BASES DE LA TERAPIA DE GRUPO

Isabel Díaz Portillo

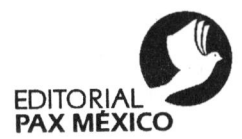

Editorial
PAX MÉXICO

EL LIBRO MUERE CUANDO LO FOTOCOPIAN

Amigo lector:

La obra que usted tiene en sus manos es muy valiosa, pues el autor vertió en ella conocimientos, experiencia y años de trabajo. El editor ha procurado dar una presentación digna a su contenido y pone su empeño y recursos para difundirla ampliamente, por medio de su red de comercialización.

Cuando usted fotocopia este libro, o adquiere una copia "pirata", el autor y el editor dejan de percibir lo que les permite recuperar la inversión que han realizado, y ello fomenta el desaliento de la creación de nuevas obras.

La reproducción no autorizada de obras protegidas por el derecho de autor, además de ser un delito, daña la creatividad y limita la difusión de la cultura.

Si usted necesita un ejemplar del libro y no le es posible conseguirlo, le rogamos hacérnoslo saber. No dude en comunicarse con nosotros.

EDITORIAL PAX MÉXICO

PORTADA: Víctor M. Santos Gally

© 2000 Editorial Pax México, Librería Carlos Cesarman, S.A.
Av. Cuauhtémoc 1430
Col. Santa Cruz Atoyac
México, D.F. 03310
Teléfono: 5605 7677
Fax: 5605 7600
editorialpax@editorialpax.com
www.editorialpax.com

Primera edición
ISBN 978-968-860-422-9
Reservados todos los derechos
Impreso en México / Printed in Mexico

Índice

Prefacio .... *vii*

PARTE I. FUNDAMENTOS DE LA TERAPIA GRUPAL

    Capítulo 1. Aproximación histórica a la terapia grupal ... 3
    Capítulo 2. El grupo 23
    Capítulo 3. El grupo terapéutico 40
    Capítulo 4. Aportaciones del psicoanálisis a los grupos.
              I) Los pioneros 63
    Capítulo 5. Aportaciones del psicoanálisis a los grupos.
              II) Críticas e innovaciones 93
    Capítulo 6. Enfoque terapéutico de algunos fenómenos
              grupales 118
    Capítulo 7. Factores curativos en los grupos 140

PARTE II. ELEMENTOS DEL PROCESO GRUPAL

    Capítulo 8. El terapeuta 169
    Capítulo 9. Transferencia 183
    Capítulo 10. Contratransferencia 202
    Capítulo 11. Los sueños en el grupo 212
    Capítulo 12. Rol 225
    Capítulo 13. Resistencia 249
    Capítulo 14. Acting out 282

PARTE III. EL PROCESO GRUPAL

    Capítulo 15. Selección de pacientes 301
    Capítulo 16. Agrupabilidad 318

Capítulo 17. En los inicios del grupo terapéutico 329
Capítulo 18. De la desestructuración a la integración 362
Capítulo 19. Terminación de la terapia 391

Anexo 1. Grupos especiales *409*

Anexo 2. Coterapia *426*

*A mi hijo Guillermo, por su amorosa
solidaridad y ejemplar valentía*

Prefacio

En el curso de mi actividad docente me he encontrado con la necesidad de contar con un libro en español, para la enseñanza y aprendizaje de la psicoterapia psicoanalítica de grupo; campo de aplicación del psicoanálisis que cuenta con un número cada vez mayor de profesionales dedicados a su práctica. Más que una aportación novedosa a la teoría y técnica del análisis grupal, mi intención es la de introducir un orden, que considero lógico, sistematizar y poner al día, la bibliografía existente al respecto, que a mí me parece significativa para comprender el proceso terapéutico en los grupos. Selección, por necesidad arbitraria y subjetiva, influida, incuestionablemente, por el trasfondo académico que sustenta mi trabajo clínico: psiquiatría de orientación psicodinámica, psicoanálisis individual y grupal.

Ser terapeuta psicoanalítico de grupo implica conocer la teoría y técnica del psicoanálisis individual. Dando por sentada esta premisa, omito definiciones y notas de pie de página explicativas de conceptos tales como yo, *self*, pulsión, ansiedades psicóticas y otros.

No he pretendido hacer, ni una revisión bibliográfica exhaustiva, ni un compendio de la obra de los autores más significativos dentro del campo grupal, porque considero que un libro de texto es sólo una introducción a los conocimientos más básicos y generales sobre una materia determinada. A partir de esta información que permite la ubicación inicial del objeto de estudio, es posible ampliar y profundizar la comprensión obtenida, consultando las fuentes de referencia que se consignan en la bibliografía de cada capítulo y de ahí pasar a abrevar del caudal de las publicaciones más novedosas que se producen día con día.

No me involucro en la polémica sobre la validez de llamar a la terapia grupal psicoanálisis o psicoterapia psicoanalíticamente orientada.

Ni emprendo la discusión crítica de los conceptos y corrientes en boga dentro de la terapia grupal, porque considero que, antes de criticar, es preciso conocer a fondo lo que se cuestiona y los argumentos ya planteados por quienes nos preceden como teóricos; de manera que la crítica resulte bien fundamentada, desde la reflexión, no desde la pasión por la controversia y el afán de pasar a la posteridad rebautizando fenómenos ha largo tiempo descritos por otros autores.

Usando el texto para cumplir la función con la que fue concebido, el lector podrá tener una visión general sobre la evolución de los grupos terapéuticos; los fenómenos grupales que aparecen en el proceso terapéutico; su manejo técnico, y el desarrollo del grupo y de sus miembros. Las viñetas que aparecen en algunos capítulos tienen la finalidad exclusiva de ilustrar algunas de las ideas que se consignan en el texto. Mi forma de trabajar no pretende ser, de ningún modo, la "única" manera correcta y efectiva de abordar un determinado rol, resistencia o ansiedad individual o grupal.

Aunque cuento con la anuencia de los integrantes de los grupos que menciono para publicar su material, los nombres que consigno no son los reales. Los utilizo en aras de disminuir las posibilidades de perderse entre la multitud de letras y/o números que usan otros autores, que a mí me confunden. Por lo que, en la mayoría de los casos, bautizo al paciente con el que ejemplifico algo, pero, a fin de conservar el anonimato de todos los miembros, número o pongo letras a los restantes.

En los capítulos que así lo requieren, se define el concepto a tratar, por ejemplo, grupo, rol y resistencia, etc. Se incluyen los puntos de vista de diversos autores sobre el tema y el manejo técnico de los fenómenos grupales que lo ameritan.

El capítulo 1, "Aproximación histórica a la terapia grupal", es una ojeada sobre la evolución de las prácticas grupales llevadas a cabo con la finalidad explícita de modificar ciertas conductas de los miembros; así como dejar constancia de la multiplicidad de recursos que han utilizado los terapeutas, desde principios de siglo, para intentar ayudar a segmentos más amplios de la población, que los que logra abarcar la terapia individual. Permite, además, ubicar el campo del conocimiento del cual proceden algunas de las teorías, prácticas y conceptos que se aplican en el análisis grupal.

El capítulo 2, "El grupo", revisa los enfoques sociológico y psicológico de los grupos y las características comunes a todo tipo de grupos. El capítulo 3, "El grupo terapéutico", delinea los pros y contras de la terapia grupal, según sus partidarios y opositores. Establece los elementos constitutivos del grupo terapéutico (contrato, encuadre, y otros) y señala algunas de las diferencias entre grupos sociales y terapéuticos y entre los que trabajan siguiendo una línea psicoanalítica y los que se adhieren a otros enfoques. Se menciona la existencia, dentro de los primeros, de diversas combinaciones de terapia grupal e individual (terapia concurrente).

En los capítulos 4 y 5 "Aportaciones del psicoanálisis a los grupos", se resumen, en muy apretada síntesis, las contribuciones más significativas, para la comprensión del acontecer grupal de: Sigmund Freud, Wilfred R. Bion, Henry Ezriel, Sigmund Heinrich Foulkes, así como las escuelas francesa y argentina, la psicología del *self* y las teorías general de los sistemas y de las relaciones objetales. La finalidad de ambos capítulos es enriquecer los ángulos desde los que el terapeuta puede enfocar, comprender y abordar los fenómenos individuales y grupales que se presentan en la labor clínica.

El capítulo 6, "Enfoque terapéutico de algunos fenómenos grupales", describe una serie de fenómenos como la cohesión, interacción, comunicación, identificación, que se presentan en todos los grupos, terapéuticos o no, susceptibles de favorecer o interferir la labor terapéutica; por lo que su conocimiento y posibilidad de manejo adecuado es importante para el futuro terapeuta. El capítulo 7, "Factores curativos en los grupos", intenta deslindar, desde una perspectiva psicoanalítica, los agentes diseñados por el terapeuta para promover la modificación de las estructuras psíquicas; de las precondiciones necesarias para favorecer su actuación; de los factores derivados del dispositivo terapéutico grupal y de aquéllos que son producto del cambio y, a su vez, lo refuerzan. Entre ellos se mencionan el aprendizaje interpersonal, la instilación de esperanza, universalización, libre asociación, interpretación e *insight*.

Por su importancia y para facilitar la comprensión de los capítulos correspondientes a la tercera parte del libro, en la segunda parte se asignan los siguientes capítulos: "El terapeuta" (8); "Transferencia" (9); "Contratransferencia" (10); "Los sueños en el grupo" (11); "Rol" (12); "Resistencia" (13) y "*Acting out*" (14), cuya aparición (a excepción del terapeuta) forman parte del proceso evolutivo del grupo terapéutico. Títulos que no creo necesiten de mayores aclaraciones.

La tercera parte del libro corresponde al proceso grupal. Incluye los capítulos "Selección de pacientes" (15); "Agrupabilidad" (16); "En los inicios del grupo terapéutico" (17); "De la desestructuración a la integración" (18) y "Terminación de la terapia" (19).

Como anexos quedan los temas "Grupos especiales" y la "Coterapia", que constituyen prácticas grupales frecuentes y por tanto convenientes de conocer, así sea en forma somera, por quien inicia su aprendizaje de la terapia grupal.

Más allá de las ventajas de reunir en un solo texto algunos de los conocimientos actualmente existentes con respecto a la terapia grupal psicoanalíticamente orientada, el presente libro es producto del placer que me ha proporcionado la docencia durante más de treinta años. Transmitir lo que he aprendido, es una forma de agradecer a mis pacientes el haberme brindado el privilegio de compartir sus alegrías y tristezas, triunfos y fracasos; en el devenir de su tesonera búsqueda de una vida más plena; signada por la humildad de reconocer la necesidad de pedir ayuda y el valor de afrontar la ruptura con figuras significativas, fantasías y valores del pasado.

Este libro es también un testimonio de gratitud para mis maestros y psicoanalistas por su ejemplo y enseñanzas durante mis años formativos.

Parte I
Fundamentos de la terapia grupal

Capítulo 1

Aproximación histórica a la terapia grupal

Campuzano, M. (1987), Tuttman, S. (1990) y Scheidlinger, S. (1993), nos recuerdan que la historia de la Humanidad ha estado influida por dinámicas e interacciones grupales. Las prácticas comunitarias de descarga catártica y las experiencias emocionales compartidas han sido parte de ritos religiosos, mágicos, festividades públicas y espectáculos deportivos y culturales. Las sesiones chamánicas; el drama griego (coro incluido); los autos sacramentales y peregrinajes de la religión católica en la edad media; el mesmerismo del siglo XVIII e innumerables instituciones y tradiciones sociales (familia, escuela, trabajo) incluyen actividades grupales, muchas de las cuales son de naturaleza terapéutica. En cambio, la terapia grupal como tratamiento conducido por un profesional, planeado para el abordaje de la patología del individuo es, literalmente, "hija del siglo." Nacida en los Estados Unidos, se ha generalizado, en la actualidad, a la mayor parte del mundo.

Iniciadores de la terapia grupal

El internista de Massachusetts Joseph Hersey Pratt (1872-1956) instituyó "clases de salud" en la Iglesia Emmanuel de Boston y, el 1º de julio de 1905, clases de "control de pensamiento" para pacientes tuberculosos del Hospital General de esa ciudad. Pensaba que su estado de desmoralización contribuía a la incapacidad para persistir en los programas de rehabilitación. El abordaje grupal disminuía el tiempo que debía dedicarse a cada enfermo. Observó que el proceso grupal, por sí mismo, parecía tener un efecto terapéutico. A la información sobre el padecimiento medidas sugestivas, aunaba persuasión y apoyo para enseñar a los pacientes a cuidar mejor de sí mismos y de su enfermedad. A la vez promovía un clima de solidaridad, cooperación y también de emulación. Describió su abordaje como "reeducación emocional y persuasión" (6, 7, 14, 20, 44 y 46).

Trabajaba cinco sesiones semanales, de una hora de duración, que incluían ejercicios de relajación muscular y de imaginación, una plática de orientación médica de 10 o 15 minutos y el testimonio de los pacientes antiguos sobre su recuperación, lo que infundía esperanza en los restantes. Las clases tenían el clima de una agradable hora social en la que los síntomas de los asistentes no se examinaban. Después de la conferencia se discutían las medidas higiénicas y terapéuticas convenientes para los enfermos. Los asistentes que cumplían mejor el régimen propuesto eran promovidos a las primeras filas del aula, según una situación de escalafón o status claramente establecido. El médico asumía el rol de una figura parental idealizada. Inspeccionaba los registros diarios que realizaban los pacientes de su temperatura, pulso, ingesta de alimentos, tiempo de permanencia en el exterior y otros datos, con la finalidad de estimularlos para que perseveraran en el programa (15, 16 y 26).

Posteriormente Pratt extendió su método a enfermos cardiacos, diabéticos y obesos y, en 1930, lo aplicó a pacientes neuróticos y psicosomáticos. Emmerson lo instauró en niños desnutridos; Buck en pacientes con hipertensión arterial; Chappel en casos de úlcera gastroduodenal y Cody Marsh (ministro religioso y psiquiatra) lo introdujo en el tratamiento de esquizofrénicos hospitalizados. Este último clínico también estableció reuniones de pacientes y equipo de salud similares a las de las actuales comunidades terapéuticas (46).

Esta rudimentaria terapia, que Anthony, E. J. (1972), califica de "psicológicamente ingenua" utiliza, en forma sistemática y deliberada, las emociones surgidas en el grupo. Estimula la aparición de algunas (como la emulación) y desalienta la expresión y desarrollo de otras (como la agresión). El método, que induce la identificación del enfermo con el médico, da por resultado el fortalecimiento de las defensas útiles para poder cumplir ciertas normas y programas de higiene y de vida.

Grinberg, L.; Langer, M. y Rodrigué, E. (1957) clasifican entre las "terapias exhortativas paternales, que actúan por el grupo," a los métodos derivados de este modelo inicial, ya que incitan y se valen de las emociones colectivas sin tratar de comprender su naturaleza, ni modificar las estructuras psíquicas subyacentes. El grupo se utiliza como medio eficaz y económico para influir a numerosas personas. La organización de este tipo, cuya versión moderna la constituyen algunos grupos de encuentro y maratón, se parece a la de ciertas comunidades religiosas que idealizan al líder. Los programas actuales para personas con SIDA incluyen muchos de sus principios (20 y 26).

Trigant Burrow (1897-1950), ministro religioso, doctor en filosofía, psiquiatra, discípulo de Jung y fundador de la Asociación Psicoanalítica Americana, consideraba los conflictos mentales como problemas fisiológicos, económicos, biológicos y sociales de la vida comunitaria: del cómo llevarse con los otros. Su método aplica los principios psicoanalíticos a las manifestaciones del intercambio social para descubrir, tanto su contenido manifiesto como el latente, con el objetivo de capacitar al individuo a fin de expresarse libremente, sin las inhibiciones habituales de su autoimagen social. Comenzó a realizar grupos en la práctica privada a partir de 1920. Desde 1928 veía al grupo como una totalidad; e incluía en sus grupos de discusión a los pacientes con sus familiares y a colegas. Acuñó el término "análisis de grupo."

Para Burrow el mayor mérito del grupo es su capacidad para disminuir la resistencia del paciente, al descubrir que su problema no es único (universalización). Daba mayor importancia al "aquí y ahora" del material grupal que a los recuerdos. En los años veinte llevó a cabo talleres intensivos de análisis grupal en el Campo Lifwynn de Adirondacks, precursores de los grupos de encuentro y grupos T. Dentro de esta misma línea se encuentran los grupos constituidos por pacientes y ex pacientes de hospitales psiquiátricos iniciados por Lazell (1921), Marsh (1935), Snowden, Low y Wender (18, 20, 27, 44 y 46).

Edward Lazell, psiquiatra del Hospital St. Elizabeth de Washington, D. C., aplicó en 1921 los métodos de Pratt al tratamiento grupal de pacientes esquizofrénicos y maniacodepresivos hospitalizados y posteriormente abordó en la misma forma a pacientes externos. Su método, conocido como la "arenga etiológica", combina los conceptos freudianos sobre psicología de los grupos junto con interpretaciones transferenciales referidas de la familia a la interacción grupal. Lazell adquirió con el tiempo una perspectiva jungiana y aumentó sus conferencias de 12 a 30, aplicándolas también a pacientes hipertiroideos, neuróticos y epilépticos (15, 17, 20, 44 y 46).

Cody Marsh, inicialmente ministro religioso y después psiquiatra, amplió, mediante el uso de altavoces, el procedimiento de conferencias para pacientes psiquiátricos internados en el Hospital Estatal de Kings Park, de Long Island. Utilizaba los conceptos teóricos de Freud, Le Bon, McDougall y los métodos psicoeducativos de Lazell para estimular las emociones grupales y la adaptación al ambiente hospitalario. Suplementaba sus conferencias con tareas en casa, lecturas, cantos, ejercicios grupales, testimonios y conferencias de pacientes, tiempo para preguntas y respuestas, *role playing* y otras técnicas psicodramáticas.

El objetivo del tratamiento era inspirar en los pacientes un estado de ánimo feliz. En 1933 organizó innumerables grupos "socio-educativos-industriales" en el Hospital Estatal Worcester, para el personal, pacientes y comunidad hospitalaria. Trabajó con grupos de médicos, clérigos, educadores, enfermeras y estudiantes, con temas que incluían problemas del desarrollo, sexualidad, matrimonio, religión, filosofía, y adquisición de serenidad, éxitos, entre otros (15, 17, 20 y 46).

Snowden impartía 8 conferencias de 20 minutos (con frecuencia semanal y tres horas de duración), sobre las causas de las enfermedades mentales, a lo que seguía una discusión grupal de los enfermos y posteriormente, conversación individual con ellos, para indicarles la relación entre la conferencia y su problema psicológico particular. Sus grupos llegaban a tener hasta 40 pacientes. Low y Klapman redujeron la importancia de las conferencias en favor de entrevistas grupales (17, 20 y 46).

Louis Wender (1889-1966) estudió con William Alanson White y con S. Freud. Fue director del Hospital Hillside, de Hastings-on Hudson, N. Y. Veía al hospital como una familia substituta. Abordó los problemas de convivencia entre pacientes mentales leves y psiconeuróticos mediante terapia combinada, individual y grupal. El tratamiento duraba cinco meses aproximadamente. En las sesiones presentaba una exposición sencilla de las motivaciones de la conducta, el conflicto, el inconsciente, por ejemplo. No interpretaba las resistencias, sino desviaba la atención de ellas a otros temas y tomaba en consideración ciertos factores sociológicos (interacción grupal). Apelaba a la comprensión intelectual de la conducta, favorecía la catarsis y la utilización terapéutica de las transferencias laterales (15, 20 y 28).

Estos grupos son básicamente de apoyo, represivos, no de búsqueda de *insight*. Intentan reforzar los mecanismos de defensa útiles para obtener los objetivos planeados. Se han aplicado con éxito a pacientes esquizofrénicos tempranos con poca desorganización; así como en depresiones sin retardo marcado, con libidinización del pensamiento y en las psiconeurosis (con excepción de la neurosis compulsiva severa de larga duración). En los abordajes de Marsh, Low, Wender y Lazell, los ex pacientes dados de alta regresan a la institución a compartir sus experiencias con los internos. Wender influyó sobre Aaron Stein, maestro de cientos de residentes psiquiátricos en el Hospital Mt. Sinaí de Nueva York, quien pudo realizar interpretaciones al grupo como un todo, gracias a su percatación de la transferencia a los pares.

Paul Schilder (1886-1940), director clínico del Hospital Psiquiátrico Bellevue y profesor-investigador de la universidad de N.Y., colaboró con Wender en el trabajo pionero de aplicar los principios psicoanalíticos freudianos al encuadre grupal. Interpretaba sistemáticamente sueños, asociaciones libres y dirigidas y transferencia. En la década de los treinta introdujo en el grupo actividades estructuradas (biografías escritas), interpretaciones didácticas y terapia por el arte (por influencia de su esposa Lauretta Bender), interpretando sus productos como si de sueños se tratara. Por su interés en la imagen corporal, incluyó en sus grupos cuestionarios sobre cuerpo y belleza; sentimientos de superioridad e inferioridad con respecto al aspecto físico, y otros. Prescribía tratamiento conjunto, individual y grupal con un mismo terapeuta, a fin de obtener *insight*; entendido éste como la habilidad para ver las estructuras del mundo real y actuar de acuerdo con ellas y discutía las "ideologías" de los pacientes (ideas y connotaciones que los seres humanos requieren para orientar mejor sus acciones) (15, 28 y 46).

La doctora Bender, por su parte, trataba a sus grupos de niños y de adolescentes del Hospital Psiquiátrico de Bellevue, a través de clases de ritmo y música, terapia por el arte, rutinas escolares, teatro guiñol, discusiones y conferencias (15).

En estos métodos, el terapeuta es una figura central, de gran autoridad y prestigio, lo que fomenta la dependencia. Al realizar conjuntamente la terapia individual y grupal, transferencias y contratransferencias se complican y el área individual constituye un lugar de reservas y secretos que interfieren con la integración del grupo, y refuerzan el papel central del terapeuta, poseedor de todos los secretos de los pacientes (20).

De esta misma corriente se derivan las terapias con análogos dinamismos que actúan "por el grupo con estructura fraternal", aunque en vez de que se establezca la relación con un terapeuta-padre idealizado, se estimula la fraternidad homogeneizadora de los miembros, que disminuye la rivalidad y envidia dentro del grupo. Son modalidades de este tipo los diversos grupos de autoayuda existentes en la actualidad: "clubes" de diabéticos, desahuciados y cancerosos. El ejemplo mejor conocido es el de Alcohólicos Anónimos (A.A.), organización nacida en 1935 (20).

En los grupos de A.A., cuya membresía varía de tres a cincuenta o más miembros, se estimula la solidaridad, humildad y colaboración entre los integrantes. El alcohólico no confronta en estos grupos el problema de autoridad y se identifica fácilmente con el compañero que le "pasa" el mensaje"; no se le culpabiliza, pero se le invita a asumir la responsabilidad de las propias acciones y a la reparación de ofensas y daños a terceros. Se utiliza la catarsis tanto con fines de liberación de las emociones perturbadoras, como para percatarse de insatisfacciones y resentimientos que impulsan a la bebida.

Para facilitar la integración al grupo se sugiere la participación diaria en las reuniones y la colaboración en su tareas. Se induce la modificación de los "defectos de carácter" (formas habituales de pensamiento y acción), a través de la práctica de un programa de recuperación, que parte de la admisión del alcoholismo como enfermedad y llega a la actividad misionera de "ayudar a otros alcohólicos a recuperarse del alcoholismo." Esta labor implica un proceso de extroversión, que facilita dejar de pensar en las dificultades propias, conduce a sentirse aceptado por la sociedad y aumenta la autoestima. Desplazan la dependencia del alcohol y de otras personas, a un Poder Superior, que puede ser el mismo grupo de A.A., Dios o la Naturaleza (2 y 14).

A.A. ha dado lugar al surgimiento de numerosos grupos que utilizan sus principios para enfrentar problemáticas variadas: Alanon (familiares adultos de alcohólicos), Alateen (hijos de alcohólicos), Narcóticos Anónimos, Drogadictos Anónimos, Familias Anónimas (de drogadictos y farmacodependientes), Neuróticos Anónimos, Comedores Compulsivos Anónimos, Adictos a las Relaciones Destructivas, Jugadores Compulsivos Anónimos. Synnanon terapia para drogadictos, une al programa de A.A. los principios de la comunidad terapéutica.

Alfred Adler sostenía que el psicoanálisis no toma suficientemente en cuenta las presiones sociales y políticas a las que está sujeto el individuo y vio en la atmósfera igualitaria de la terapia de grupo el ambiente natural para la psicoterapia. Fundó clínicas de terapia familiar y grupal a partir de 1921. Rudolph Dreikurs (1897-1972) trabajó en Viena con Adler durante los años veinte. Abordaron niños y grupos de padres, con un método que denominaron "Terapia colectiva." El foco del tratamiento era el contexto social de la conducta. Dreikurs también se abocó a la terapia de los trastornos sociales subsecuentes a la Primera Guerra Mundial. Se estableció en Chicago, colaboró con Carl Rogers y fue uno de los primeros en llevar la psicoterapia de grupo a la práctica privada a partir de 1929. Julius Metzel comenzó a trabajar en 1927 con grupos de alcohólicos. Asya Kadis es otra importante seguidora de Adler (15, 33 y 44).

Jacob Levy Moreno (1889-1974) nació en Bucarest y se trasladó a Viena donde estudió medicina. Sus primeros escritos fueron más filosóficos y poéticos que psicológicos. Organizó sesiones grupales para prostitutas en 1913. Acuñó el término "Psicoterapia de grupo" en 1923. En 1925 estableció "El teatro del hombre espontáneo". Demostró los métodos grupales de acción en 1928 en el Hospital Mt. Sinaí de N.Y. y los psicodramáticos en el Carnegie Hall, de 1929 a 1932 y posteriormente en el Hospital St. Elizabeth de Washington, D.C. Practicó la sociometría y el psicodrama a partir de 1934. Fundó un hospital psiquiátrico en Beacon, N.Y.; dos institutos de formación y en 1942 la American Society for Group Psychotherapy and Psychodrama. Acuñó los términos: *encuentro, comunicación interpersonal, terapia de grupo, psicoterapia de grupo* y *catarsis grupal*, en 1912, 1918, 1931, 1932 y 1937 respectivamente (24, 25 y 45).

Moreno dirigía una escuela de arte dramático conforme a los principios más avanzados del momento (fundamentalmente los de Stanislavski), donde se improvisaban y dramatizaban, con propósitos educativos: hechos del diario vivir; conflictos; sueños; intentos de solución de problemas, por ejemplo. Se percató del efecto de ciertos papeles dramáticos sobre la vida matrimonial de una de sus actrices, a la cual ayudó a través de dramatizaciones realizadas *ex profeso*. Así descubrió que la dramatización de los conflictos facilita su superación. El conflicto puesto en escena es siempre grupal (familiar o escolar) y por extensión: empresa, conflictos raciales, con lo que se pasa del psicodrama al sociodrama (24, 25 y 45).

El psicodrama emplea interacciones dramáticas, medidas sociométricas y dinámicas de grupo y facilita los cambios de individuos y grupos apoyándose en la teoría de roles. Esto permite el desarrollo de nuevas percepciones y conductas, así como la reorganización de viejos patrones cognitivos. El sociodrama es una forma de representación psicodramática que tiende a aclarar y resolver problemas del grupo social total (dificultades en el desempeño de roles sociales y laborales) no individuales, por lo que es más pedagógico que psicoterapéutico. La sociometría estudia la cualidad y dirección de las relaciones interpersonales dentro de los grupos; mide objetivamente las distancias emotivas y afectivas, y las afinidades y diferencias entre los integrantes de un grupo (7, 15, 17, 29 y 46).

Moreno amplió el concepto aristotélico del efecto catártico del drama sobre las pasiones de los espectadores (catarsis secundaria o del espectador) a los actores-productores (eliminación de emociones retenidas y autolimitadoras) para liberar su creatividad. Lo importante en su método es la ruptura creativa con las inhibiciones del pasado personal (liberar la creatividad genuina), no la comprensión detallada de las conexiones históricas.

El método moreniano posee ciertos elementos de la "terapia por el grupo con estructura fraternal", ya que el papel de líder formal es restringido. En el psicodrama los pacientes son tanto agentes terapéuticos para los espectadores, como beneficiarios directos del método. De esta línea derivan: el psicodrama psicoanalítico colectivo de Anzieu, cuyo propósito es más didáctico que terapéutico y el psicodrama terapéutico individual de los Lemoine. Los psicodramatistas argentinos Martínez Bouquet, Pavlovsky, Moccio y Dalmiro Bustos conciben al grupo como una totalidad en interacción dialéctica con el nivel individual e interpretan ambas vertientes (individual y grupal) (7 y 20).

El psicólogo Kurt Lewin (1890-1947) desarrolló en los años treinta, en Alemania, los conceptos de la "teoría del campo" y la "dinámica de grupo"; contribuciones sustantivas de la moderna Psicología Social, que se derivan de su interés en la física y química. Emigrado a Estados Unidos de Norteamérica en 1933, formó el Centro de Investigación de Dinámica de Grupo, que se integró en 1948 al Instituto de Investigación Social de la Universidad de Ann Arbor, Michigan y entronizó los laboratorios nacionales de entrenamiento (grupos T, seminarios o talleres de formación) en Bethel, Maine (36).

Lewin afirmó que los grupos tienen propiedades distintivas, diferentes de las de subgrupos y miembros individuales y que, tratar a los grupos como unidades no elimina el dilema entre los aspectos subjetivos y objetivos del campo social. Concibió los procesos grupales como campos estructurados, constituidos por elementos interrelacionados. Los aspectos grupales (liderazgo, redes de comunicación, características del grupo, cohesión, interdependencia, competencia y cooperación) influyen sobre el individuo. Una de las causas de resistencia al cambio subyace a la relación entre el individuo y el valor de las normas de grupo. No puede predecirse la conducta grupal sin tomar en cuenta las metas, normas y valores grupales y la forma en que el grupo ve su propia situación y la de otros grupos. El grupo es un sistema dentro de una jerarquía de sistemas (1 y 37).

La dinámica de grupo es una amalgama de tres disciplinas: psicología individual, psicología social y sociología. Combina el "*skill group*" en el que los participantes aprenden técnicas de manejo y participación en grupo, con el "*training group*", dentro del cual se invita a los participantes a resocializarse en función de lo que sucede entre ellos; a abrirse al otro, ser más aceptantes y receptivos a las interacciones dentro del grupo (22).

Lewin introdujo la investigación-acción como método de trabajo para lograr el cambio en situaciones sociales concretas. Estudió las formas en que interactúan el grupo, el líder y los miembros individuales y la relación entre esta interacción y la tarea, desarrollo y estructura del grupo. Psicología a la vez dinámica y gestaltista, articula el medio social con los fenómenos de formación, integración y desintegración de los grupos (7).

El concepto nuclear de la "teoría del campo" del funcionamiento del pequeño grupo (lo que sucede dentro del campo depende de la distribución de fuerzas a través de él), es precursor de la teoría general de los sistemas y del estudio del estilo de liderazgo sobre el comportamiento grupal. Los laboratorios de entrenamiento intentan demostrar la forma en que se modifican los procesos grupales primitivos, mediante el desarrollo de confianza, espontaneidad e incremento en la cercanía y sensibilidad entre los miembros del grupo. Un año antes de su muerte, Lewin realizó un taller sobre problemas de integración interracial en el Colegio de Educadores del Estado en New Britain, Connecticut, en el que los miembros solicitaron participar en las reuniones de los equipos de entrenamiento e investigación. Así se descubrió un medio y un proceso reeducativo poderoso, consistente en que: el enfrentamiento objetivo y la reflexión de los miembros de un grupo, sobre las características y efectos de su propia conducta, produce un aprendizaje significativo sobre sí mismos, las respuestas de los demás y la evolución del grupo en general (31).

Auge de la terapia grupal

Muerto Lewin, se invitó en 1949 a participar en los grupos T a psiquiatras y clínicos con orientaciones freudiana y rogeriana. La atención del equipo instructor se centró en los sucesos interpersonales de los participantes y en los fenómenos grupales. Las interpretaciones de lo sucedido se tornaron más psicoanalíticas o rogerianas que sociológicas o lewinianas. Esta mezcla de corrientes da el perfil particular del grupo T y conduce a variadas prácticas: laboratorio general de relaciones humanas; laboratorio ocupacional centrado en el aprendizaje de técnicas específicas de grupo (liderazgo, trabajo en equipo, toma de decisiones); laboratorios de experimentación social; de clínica psicológica; seminarios teóricos o vivenciales centrados en el grupo, en la acción, lo ideológico-axiológico, lo existencial (37).

De esta corriente se derivan los conceptos de *tensión* (resultante del conflicto entre necesidad individual y colectividad); *clima* (referente a percepciones contratransferenciales) y *roles* o *papeles*, que han sido adoptados por la terapia grupal. Estos y los de fuerzas de equilibrio, campos de fuerzas y campos inducidos, han ampliado su rango de aplicación desde el reino de la psicología individual a los de la sociología y la antropología cultural (7, 20, 31 y 37).

Peck, en 1975, en línea con la teoría general de los sistemas, estableció que cuando un paciente cambia su conducta característica en el grupo, se alteran, inevitablemente, la forma y carácter del grupo; lo que involucra a los miembros, al líder y al grupo en un proceso circular, en el cual el cambio de cualquier parte del sistema afecta a las otras partes. Esta línea teórica, que persiste, trata de integrar los conceptos psicoanalíticos con los de la dinámica de las organizaciones. Sus formulaciones iluminan los problemas de personalidad de líderes organizacionales.

Carl Rogers derivó de la tradición lewiniana al movimiento de grupos de encuentro en los años sesenta.

La crítica sociopolítica en los grupos T, aunada a desarrollos pedagógicos y psiquiátricos en Francia, origina la corriente institucionalista (7 y 29).

Samuel R. Slavson, ruso, ingeniero y educador progresista que trabajaba como voluntario con grupos de niños, se convirtió posteriormente en psicoterapeuta, en gran medida autodidacta. Introdujo el concepto de *pequeño grupo* en 1934, e inició grupos de actividad para niños en la Jewish Board of Guardians de N.Y. Observó que los niños en la latencia son más espontáneos cuando interactúan en un contexto grupal, pudiendo expresar fantasías y sentimientos a través del juego y la acción. Posteriormente abordó el tratamiento de los pacientes adolescentes y adultos y desarrolló grupos de discusión psicoanalítica para el abordaje de diversas categorías nosológicas; aunque siempre consideró que la terapia de grupo es menos poderosa y minuciosa que la individual. Fundó la Asociación Americana de Psicoterapia de Grupo en 1940 (15, 44 y 46).

Slavson facilitaba la catarsis sistemáticamente e interpretaba sueños y transferencia como medios para obtener *insight* (en el sentido psicoanalítico estricto del término). Encontró que la atmósfera grupal permisiva facilita la descarga de agresividad y mitiga los sentimientos de culpa. Impartía seminarios semanales de capacitación para el equipo hospitalario, que con el tiempo dieron lugar a una formación regular. Recomendaba intervenir en forma específica según las necesidades particulares de cada paciente, actuación similar a la "experiencia emocional correctiva" de Franz Alexander. Consideraba que en el grupo, el terapeuta representa al padre, el grupo en sí a la madre y los compañeros a los hermanos. Esta visión es simplista, según Grinberg, L.; Langer, M. y Rodrigué, E. (*op. cit.*).

Alexander Wolf comenzó a practicar el "psicoanálisis de grupos" (terapia individual en grupo) en 1938. En su abordaje los pacientes alternaban este papel con el de terapeutas auxiliares. Junto con Emmanuel Schwartz, publicó *Psicoanálisis en grupos* en 1962 e introdujo la *sesión alterna*, programada en forma regular. En ésta, el grupo funciona sin el terapeuta, lo que "permite la autoexpresión de los pacientes que se inhiben ante la figura de autoridad, y los libera de la dependencia de la figura parental depositada en el terapeuta" (15, 20, 41 y 43).

La Segunda Guerra Mundial dio un ímpetu dramático a la terapia de grupo. Enfrentados con una gran cantidad de casos psiquiátricos, los escasos psiquiatras militares se vieron forzados a utilizar recursos grupales de tratamiento para satisfacer la demanda, tanto en los hospitales de Estados Unidos de Norteamérica como en los de la Gran Bretaña. Entre los primeros ya se mencionó a A. Wolf William C. Menninger, director en jefe de los psiquiatras militares estadunidenses visualizó el uso de la terapia grupal durante la guerra, como una de las mayores contribuciones de la psiquiatría militar a la práctica civil (44 y 46).

Wilfred R. Bion, inglés, analizado de Melanie Klein, contribuyó al desarrollo del análisis grupal aplicando principios psicoanalíticos a grupos de soldados hospitalizados por neurosis de guerra, con la finalidad de reintegrarlos a sus labores militares. La tarea psíquica consistía en producir hombres que se respetaran a sí mismos, socialmente adaptados a la comunidad y que, en consecuencia, aceptaran sus responsabilidades, tanto en tiempo de paz como de guerra. El experimento duró seis meses. En realidad la meta no era primariamente terapéutica, sino acortar la hospitalización. Sin embargo, el Northfield Army Neurosis

Centre se concibió como una comunidad, en la que todos los aspectos de la vida del paciente en el hospital tenían una función para la recuperación: terapia de grupo, psicodrama, grupos de actividades, de discusión y de salas, entre otras (1, 5, 18 y 21).

Bion se limitaba a interpretar los fenómenos emergentes como un acontecer global del grupo (o de partes del mismo), en función del todo. Familiarizado con la teoría del campo de Lewin, consideró al grupo, desde un punto de vista dinámico, como una entidad diferente de los miembros que lo componen. A partir de sus observaciones hipotetizó que todos los grupos tienen dos tipos de actividades: una racional, consciente, que tiende a la cooperación (*grupo de trabajo*); y otra compartida por los miembros del grupo, cuyo origen es inconsciente, que se opone a la primera y actúa según un *supuesto básico*. El líder de cada supuesto básico no es necesariamente el terapeuta, sino el miembro más adecuado para cumplir las funciones que el grupo requiere en un momento dado. La idea central de Bion de un proceso inconsciente colectivo, al cual contribuye cada individuo y que une a los miembros, ha tenido un impacto ininterrumpido en el campo de la terapia grupal, como se verá en los capítulos 4 y 5 (5, 20 y 30).

Con la mira de ingresar al Servicio Nacional de Salud de Inglaterra, la Clínica Tavistock acogió a un grupo de psiquiatras psicoanalíticamente formados, entre ellos: Joshua Bierer, (introductor de uno de los primeros programas de hospital de día); Sigmund Henry Ezriel, que desarrolló la teoría del conflicto focal; Henry Foulkes, quien sentó las bases del grupoanálisis y Tom Main que acuñó el término comunidad terapéutica. Bion (1948) y Ezriel, H. (1950 y 1952) afirmaban que la tarea esencial del terapeuta de grupo consiste en confrontar al grupo como un todo, con los temas de sus fantasías inconscientes compartidas en el aquí y ahora; y por esta razón confirieron máxima importancia a la interpretación de la transferencia central (20, 23, 27, 30, 34, 35 y 37).

Bajo la dirección de J. D. Sutherland, Tavistock devino el punto focal del trabajo psicoanalítico en Gran Bretaña. Posteriormente, el Centro de Investigación Social Aplicada del Instituto Tavistock de Relaciones Humanas, dirigido por A. Kenneth Rice, ofreció conferencias sobre dinámica de grupo. Rice recomendaba intervenir en forma específica según las necesidades particulares de cada paciente. En las experiencias vivenciales de grupos pequeños, medianos e intergrupos, se enfatizaba especialmente la importancia de la estructura social y también las relaciones con la autoridad (37).

En el método Tavistock de terapia grupal, el terapeuta presta atención a la dinámica del grupo como un todo. Las investigaciones respecto a este método de tratamiento demostraron su bajo nivel terapéutico, debido a que la interpretación exclusiva al grupo como un todo, hiere el narcisismo de los pacientes, dejándoles un sentimiento de minusvalía y deshumanización. Además, los clínicos de esta corriente tienen dificultad para definir operacionalmente los conceptos de su encuadre psicoterapéutico (1).

La organización Tavistock incluía un grupo industrial de altos directivos de empresa, interesados en el conocimiento de la dinámica de grupo y su aplicación al campo laboral. Bion, Harold Bridger, Fred Emery, Foulkes, Erci J. Miller, A. Kenneth Rice, Eric Trist y Pierre Turquet, fundaron el Instituto Tavistock de Relaciones Humanas, que integró las idas de Bion del grupo como un todo, con la teoría de campo de Lewin. Reemplazaron el modelo burocrático y autoritario del hospital psiquiátrico por otro, en el que todas las relaciones y actividades del equipo hospitalario y los pacientes estaban al servicio de la tarea terapéutica (precursor de la comunidad terapéutica). Descubrieron que los lugares de trabajo son más productivos cuando se toman en consideración las interconexiones entre los aspectos económicos, técnicos y sociales del trabajo. Lo anterior provocó un cambio de foco del trabajador individual al grupo de trabajo y los llevó a intentar la aplicación de un enfoque sociopsicológico a la transformación de industrias, organizaciones y pequeñas sociedades (1 y 23).

S. H. Foulkes (1898-1976) psicoanalista alemán, llegó al Reino Unido en 1933. Trabajó con Kurt Goldstein, neurólogo exponente de la escuela gestáltica de psicología dinámica, que entendía la red neuronal como un sistema de comunicación. El Instituto de Psicoanálisis estaba ubicado en el mismo edificio que la Escuela de Sociología de Frankfurt. Foulkes se relacionó con Norbert Elias, Max Horkheimer y Teodoro Adorno, acercándose al pensamiento de la Escuela, que intentaba integrar las ideas de Marx sobre la importancia de la sociedad con el enfoque freudiano del individuo. De ahí que Foulkes conceptualice al grupo como un "todo social", mayor que la suma de sus partes. El modelo foulkiano se basa en el paradigma biológico-organísmico; es un sistema abierto, holístico, gestáltico, que se define en términos de la información significativa que recibe de las fuerzas psicológicas sociales.

Foulkes ejercía como psicoanalista individual en Exeter, Inglaterra, entre 1938 y 1939. Al ver a sus pacientes en la sala de espera comenzó a preguntarse: "¿qué se dirían unos a otros si estuvieran juntos?" Éste fue el inicio del cambio de la terapia del paciente aislado a la atención a las relaciones interpersonales y el tratamiento grupal. Inició la nueva práctica (*group-analysis*) en 1940. Visualizó la totalidad de las comunicaciones grupales como el equivalente de la "libre asociación" del paciente individual. En contraste con Slavson y Wolf y Schwartz, quienes compartían la creencia en la primacía del enfoque individual en la terapia de grupo, Foulkes prohijaba una posición centrada en el grupo, reflejada en su aserto de: "cuida al grupo y el individuo cuidará de sí mismo" (20, 35, 39, 46 y 48).

Junto con Anthony consideró que la "transferencia" se desarrolla con menor intensidad en el grupo que en el análisis individual; motivo por el cual este último es el procedimiento de elección para el tratamiento de las "neurosis de transferencia". Los autores señalaron además, que en el análisis individual, la "transferencia" tiene un carácter regresivo, "vertical", porque se refiere al pasado; mientras en el grupo es "horizontal", pues se desarrolla en el plano actual y multipersonal. Su énfasis tanto en el individuo como en el grupo, le da al grupoanálisis un lugar intermedio entre los conceptos del grupo como un todo y el psicoanálisis del individuo en el grupo. Al llamar al método grupoanálisis y no psicoanálisis de grupo, se apoyan en A. Freud, quien confina el psicoanálisis a la situación individual. Foulkes formó la Sociedad analítica de grupo de Londres en 1952 (35).

Los trabajos de Bion y Foulkes en Northfield, vivero del análisis de grupo británico, originaron dos modelos diferentes. La definición del papel del conductor como adaptativo y flexible diferencia al grupoanálisis del enfoque Tavistock, en el que la tarea es interpretar la cultura del supuesto básico (Bion) o la tensión grupal común (Ezriel). El grupoanálisis es terapia en el grupo, del grupo y realizada por el grupo. En cambio, el marco Tavistock es terapia del grupo realizada por el conductor, consciente del marco del grupo como un todo, pero libre de efectuar comentarios acerca de cada uno de los miembros e interactuar con ellos (18 y 39).

Al terminar la Segunda Guerra Mundial, la Cruz Roja de los Estados Unidos de Norteamérica instituyó terapia grupal para los veteranos. En el inicio de los años sesenta, durante el gobierno de J. F. Kennedy, surgió un nuevo modelo del Centro Comunitario de Salud Mental, dentro del cual tuvo gran importancia el uso de los grupos terapéuticos y técnicas asociadas; lo que condujo a una gran demanda de terapeutas grupales para pacientes externos e internos, hospitales de día, e incluso para programas preventivos, que se resolvió sobre la marcha, enviando a terapeutas individuales y profesionistas auxiliares a trabajar en los grupos.

Esto trajo consigo la substitución de las metas tradicionales de descubrimiento de los conflictos inconscientes y reconstrucción del carácter, por expectativas menos ambiciosas: mejoría del funcionamiento del yo; competencia social y desaparición de síntomas. Aronson (1964), delineó la terapia combinada y surgieron enfoques grupales dirigidos a los pacientes "difíciles de alcanzar": drogadictos, delincuentes, enfermos crónicos y población de ghetos urbanos, en hospitales generales y psiquiátricos, clínicas para pacientes externos, programas de rehabilitación e instituciones correccionales (46).

Maxwell Jones desarrolló las comunidades terapéuticas en los sesenta, lo que influyó en la presencia de programas intensivos basados en los grupos, en los que utilizó principios del psicodrama, componentes cognitivos, afectivos y de acción. Simultáneamente con el trabajo de Jones, Ewen Camero en Canadá y Joshua Bierer en Londres sentaron las bases del programa del hospital de día (32).

Tras décadas de predominio del movimiento psicoanalítico en el campo de la terapia grupal, en 1982 se comprendió en Norteamérica que los grupos psicoterapéuticos, con su foco primario en la "reparación" de la patología personal, difieren de las modalidades grupales "terapéuticas" de la salud mental, así como de los diversos grupos de crecimiento personal, entrenamiento y autoayuda. Se concluyó, además, que los trabajadores experimentados de campos teóricos divergentes y técnicas diversas, obtienen resultados terapéuticos similares. Los terapeutas de grupo norteamericanos de orientación psicoanalítica en la actualidad no sólo se apoyan en la teoría de las pulsiones y en la psicología del yo, sino en la teoría de las relaciones objetales y la psicología del *self* (36).

Las ideas de Kurt Lewin adquirieron fuerte influencia en Francia al término de la Segunda Guerra Mundial; época en la que la demanda de atención psicoterapéutica facilitó la admisión de los enfoques grupales en los medios "psi." Bajo los auspicios de la Agencia Europea de Productividad (AEP), a partir de 1951 se establecieron contactos entre los franceses y Bethel. El primer seminario de formación dirigido por franceses se llevó a cabo en 1955. Los laboratorios congregaron a los pioneros galos de la psicología de los grupos, discípulos de Lewin, Bales, Bion, Moreno y Rogers (25).

Hasta la década de los sesenta, predominan en Francia dos corrientes: una que intenta abarcar al grupo como totalidad, aplicando conceptos psicoanalíticos a las técnicas de Lewin, de Moreno y Rogers y la psicoanalítica, en especial el psicodrama psicoanalítico, que usa al grupo sólo como agente movilizador (4).

La primera corriente se desenvuelve principalmente en la *Société d'Etudes du Psychodrame Théorique et Practique; Le Groupe Français de Sociometrie, de Psychodrame et de Dynamique de Groupe* y el Círculo de Estudios Franceses para la Formación y la Investigación Activa en Psicología Dinámica de la Personalidad y Grupos Humanos (CEFFRAP). La aplicación del psicoanálisis al grupo deriva de varias líneas teóricas. En un grupo quedan S. Levobici, S. Diatkine, S. Decobert, E. y J. Kerstenberg. En otro: G. Testemale, M. Monod y D. Anzieu, y en un tercer grupo, P. Lemoine, S. Blajan-Marcus y H. Michel Lauriat. A pesar de la cercanía geográfica, los trabajos de Bion y Foulkes no tuvieron mayor importancia en este momento y Lacan mostró un franco rechazo hacia la cuestión grupal (4).

CEFFRAP, fundada en 1962 por Didier Anzieu, estuvo constituida hasta 1985 por 18 profesionales, pertenecientes a diferentes sociedades psicoanalíticas, o sin afiliación societaria, que intentaron mantener la estructura de un pequeño grupo, preocupado por dotar de un sólido cuerpo teórico a sus prácticas clínicas. Su finalidad es el estudio de la psicodinámica de los pequeños grupos desde una perspectiva psicoanalítica (13).

CEFFRAP organiza anualmente diversos tipos de "formación" en el sentido de lapso de aprendizaje que genera una evolución y tiende a la socialización. Intenta ubicar a los participantes en la situación propicia para experimentar los efectos del inconsciente. Estas prácticas grupales no constituyen una psicoterapia, ni por el objetivo que persiguen los analistas, ni por la demanda de los participantes. No se menciona la historia individual de los miembros del grupo pero, de todos modos, se producen efectos psicoterapéuticos dado el tipo especial de relación que se instituye y la experiencia que se realiza.

En 1963, J. B. Pontalis, quien fuera discípulo de Lacan, publicó *El pequeño grupo como objeto,* punto de inflexión en el enfoque psicoanalítico del grupo. Al año siguiente, D. Anzieu, psicoanalista y sociólogo, pronuncia una conferencia en CEFFRAP y otra en la Facultad de Letras y Ciencias Humanas de Aix-en Provence, en las que sostiene que las técnicas lewinianas conducen a la idealización del coordinador grupal y a la manipulación de la transferencia, en vez de a su comprensión e interpretación. De estas condiciones emerge, en el seno de las organizaciones sociales, una "ideología" del "buen grupo", o una "espontaneidad" contestataria. A partir de este momento comienza el abandono paulatino de las técnicas psicosociales y morenianas, que generan críticas virulentas y ceden el paso a un dispositivo netamente psicoanalítico (4 y 36).

La terapia de grupo en Latinoamérica

En Argentina, el movimiento grupal se inicia en 1947. Enrique Pichon Rivière organizó grupos terapéuticos con enfermos hospitalizados en el Hospital de Neuropsiquiatría a partir del modelo de K. Lewin, pero con la táctica de Schilder y fundó en 1954, la Asociación Argentina de Psicología y Psicoterapia de Grupo (A.A.P.P. de G). De los grupos operativos de este autor derivaron los grupos analíticos de reflexión, que en la actualidad, tienen un encuadre psicoanalítico en su totalidad. Posteriormente, Grinberg, L.; Langer, M. y Rodrigué, E. se abocan al estudio de los grupos, sistematizando el enfoque del "análisis *de* grupo" (42).

En contraste con los autores que consideran el grupo como una suma de individuos que se tratan simultánea, pero asiladamente ("análisis *en* grupo"), o bien manejan las emociones colectivas sin interpretarlas ("análisis *por* el grupo"), Grinberg, Langer y Rodrigué conciben al grupo como integración de distintos elementos que constituyen una totalidad "gestáltica", a la que aplican estrictamente la técnica psicoanalítica de interpretación transferencial directa, en el aquí y ahora del grupo. El modelo original, que excluía las interpretaciones individuales en función de la historia personal de los miembros del grupo, evolucionó con el tiempo para abarcarlas.

El grupo argentino interpretaba: a) al grupo como un todo, al señalar el clima emocional con sus oscilaciones y fantasías subyacentes; b) en función de roles, por considerar que éstos se derivan de la situación y sentimiento común al grupo; c) la actitud y fantasías del grupo hacia una persona (participante del grupo o no) y hacia el terapeuta; d) en términos de subgrupos como partes complementarias de un todo, como índice de desintegración de ese todo, y como dramatización de las fantasías inconscientes; e) en función del "aquí y ahora", campo configurado por la interacción y sobreposición de las creencias y actitudes de cada uno de los integrantes hacia el grupo como una totalidad, hacia los otros miembros y hacia el terapeuta (42).

En México se iniciaron experiencias terapéuticas aisladas a partir de 1949, año en el que los doctores Ramón de la Fuente y Eleonor Torres trataron a un grupo de niños en el Hospital Infantil. En 1950, el psicoanalista doctor Luis Feder condujo dos grupos terapéuticos: uno de niños y otro con sus madres. En 1954 organizó un grupo con pacientes psicóticos internados en una institución (48).

El doctor José Luis González tomó del doctor Enrique Pichon Rivière el interés por la terapia grupal durante su formación como psicoanalista individual en Argentina. Tiempo en el que también llevó a cabo su análisis grupal con el doctor Emilio Rodrigué. Ya en México, en la década de los cincuenta, inició un grupo con pacientes severamente resistentes al análisis individual, con el doctor Santiago Ramírez como observador. Trabajó también con hipertensos en el Instituto Nacional de Cardiología en 1959 y en forma privada con obesas y con ulcerosos. A finales de los años cincuenta regresó a México, procedente de Argentina donde completó su formación psicoanalítica, el doctor Gustavo Quevedo, quien formó en México dos grupos terapéuticos junto con el doctor Héctor Prado Huante (en uno laboró como terapeuta y en el otro como observador).

En 1961, a petición de Gregorio Lemercier, prior del Convento benedictino de Santa María de la Resurrección (de Cuernavaca, Mor.), Gustavo Quevedo y Frida Zmud (una psicoanalista Argentina emigrada a

México) inician el tratamiento grupal de los monjes de la comunidad, al que poco después se integra el doctor González. El experimento del monasterio fue cuestionado, tanto desde el psicoanálisis como desde la Iglesia. El Vaticano investigó la situación, ordenó suspender la experiencia y prohibió el uso del psicoanálisis en la comunidad. Algunos monjes renunciaron a su ministerio, otros fueron excomulgados y en 1966 abrieron, bajo régimen laico, el Centro Psicoanalítico Emaús. La terapia se prolongó hasta 1967.

En 1963 los terapeutas de Emaús invitaron a participar en un grupo de estudios a otros psicoanalistas interesados en el trabajo grupal. Trataban a los grupos alternándose como terapeutas y observadores silenciosos (forma de control-supervisión cruzada) y realizaban sesiones clínicas. Las diferencias en los enfoques técnicos terminaron por provocar la salida de varios miembros. En 1967, los doctores Luis Feder, José Luis González, Gustavo Quevedo y Frida Zmud fundan la Asociación Mexicana de Psicoanálisis de Grupo A. C.

En 1968, como resultado de las presiones de la Asociación Psicoanalítica Mexicana, el nombre de la asociación cambia al de Asociación Mexicana de Psicoterapia Analítica de Grupo (AMPAG), que conserva hasta la fecha. En ese mismo año se obliga a renunciar al doctor Quevedo y AMPAG se desliga del Centro Psicoanalítico Emaús por haberse constituido en un "movimiento místico, social y cooperativista", ajeno a las metas de AMPAG.

La formación de psicoanalistas mexicanos de grupo se inició con reuniones semanales en el consultorio del doctor Quevedo y graduó a su primera generación en 1968, época en la que AMPAG se afilia a la Federación Latinoamericana de Psicoterapia Analítica de Grupo (FLAPAG). La inmigración de colegas extranjeros, mayoritariamente argentinos, reafirmó la búsqueda y diversificación de la investigación grupal.

Con el tiempo, el observador silencioso deviene participante y en la actualidad los alumnos en formación trabajan en coterapia con un docente. Se amplió el plan de estudios del campo psicoanalítico al psicodrama moreniano y psicoanalítico, también a técnicas de sensibilización, psicología del campo, sociología, psicosociología, análisis institucional, teoría de la comunicación y terapia familiar. Aspiración a un marco referencial multi e interdisciplinario, que plantea innumerables problemas para constituir un todo articulado, más allá de un eclecticismo confusionante.

En 1977 abrió sus puertas la Clínica de la Asociación, con funciones asistenciales, docentes y de investigación. Se ha diversificado en laboratorios de relaciones humanas, de parejas, sesiones prolongadas, grupos T, grupos vastos, terapias breves, socioanálisis y sus técnicas. El abordaje grupal se ha extendido a grupos de niños y adolescentes, de psicóticos, de capacitación, recursos humanos, entre otros, en la clínica de la Asociación y en varias Secretarías de Estado. Se publican un boletín y una revista.

Con la intención de entender su dinámica y patología, AMPAG se ha "pensado a sí misma" a través de tres experiencias de "comunidad clínica": en 1973, con el doctor Fernando Ulloa; 1975 con el doctor Emilio Rodrigué; en 1977 se realizó una experiencia autogestiva. Hubo dos encuentros socioanalíticos con el marco referencial del análisis institucional francés, la primera, autogestiva en 1979; la segunda en 1981 con la intervención de René Lourau y François Gavarini-Lourau. Con nombres diversos, (autoanálisis, encuentro, etcétera), AMPAG prosigue la reflexión sobre sí misma, con la meta de conocerse y buscar solución a los retos que continuamente tiene que enfrentar una agrupación viva y en contacto con su entorno (6, 7, 8, 9, 10, 11, 12, 19, 38, 41, 43 y 48).

Bibliografía

1. Agazarian, Y.M. y Janoff, S. (1993), "Systems Theory and Small Groups", en H. I. Kaplan y B. J. Sadock, *Comprehensive Group Psychotherapy*, Baltimore, Williams y Wilkins, 3a. ed., pp. 32-44.
2. Alexander, J. (1941), "Alcoholics Anonymus", *Saturday Evening Post,* Nueva York (21 de enero), tomado de: "Transmítelo. La historia de Bill Wilson y de cómo llegó al mundo el mensaje de A.A.", México, Central Mexicana de Servicios Generales de A.A., A.C., 1992.
3. Anthony, E.J. (1972), "The History of Group Psichotherapy", en H.I. Kaplan y N.J. Sadock, *Modern Group Book (I). The Origins of Group Psychoanalysis,* Nueva York, E.P. Dutton.
4. Bernard, M. (1991), *Introducción a la lectura de la obra de René Kaës,* Buenos Aires, Asociación Argentina de Psicología y Psicoterapia de Grupo.
5. Bion, W.R. (1948), *Experiencias en grupos,* Buenos Aires, Paidós, 5a. ed., 1979.
6. Campuzano M. (1983), "Los marcos teóricos de la terapia grupal", en: *Rev. Análisis grupal,* México, I (1), pp. 3-7.
7. Campuzano M. (1987), "Revisión histórica de algunas de las corrientes teóricas en la psicoterapia de grupo", en: *Rev. Análisis Grupal. México,* IV (4): 3-23.
8. Carrillo, J.A., Díaz de M., C. y S. Radosh C. (1984), "Correlato al relato oficial 'Corrientes actuales en la psicoterapia de grupo'", en: *Rev. Análisis Grupal,* México, II (IV), pp. 47-52.
9. Carrillo, J.A. (1984), "Una clínica para la comunidad", en: *Rev. Análisis Grupal,* México, II (IV), pp. 22-28.
10. —— (1984), "Introducción al análisis de los grupos", en: *Rev. Análisis Grupal,* México, II (IV), pp. 29-45.
11. ——, "¿Qué hay de nuevo en terapia institucional?", en: *Rev. Análisis Grupal,* México, II (IV), pp. 53-62.

12. ——, "La dualidad metodológica en el análisis grupal", en: *Rev. Análisis Grupal,* México, II(IV), pp. 83-105.
13. Castel, R. (1973), "Apéndice: Glosario de particularidades psiquiátrico-psicoanalíticas", en *ídem, El psicoanalismo, el orden psicoanalítico y el poder,* México, Siglo XXI Editores, 1980, pp. 255-268.
14. Elizondo López, J.A. (1982), "Tratamiento del alcoholismo", en V. Molina Piñeiro y L. Sánchez Medal, (comps.), *El alcoholismo en México,* Fundación de Investigaciones Sociales A. C., México, tomo I, pp. 179-197.
15. Ezriel, H. (1950), "A Psychoanalytic Approach to Group Treatment", *Br. J. Med. Psychol,* XXIII, pp. 59-75.
16. —— (1952), "Notes on Analytic Group Psychotherapy: Interpretation and Investigation", *Psychiatry,* XV, pp. 119-132.
17. Foulkes, S.H. (1963), "Psicoterapias y psicoterapia de grupo", en A.L. Kadis, J.D. Krasner, C. Winick y S.H. Foulkes, *Manual de psicoterapia de grupo,* México, Fondo de Cultura Económica, cap. I, pp. 2-19.
18. Foulkes, S.H. y E.J. Anthony (1957), "Desarrollo histórico del análisis de grupo", en *ídem, Psicoterapia de grupo,* Buenos Aires, Paidós, 1964, pp. 40-46.
19. González, J.L. (1983), "Historia del análisis de grupo en México", *Rev. Análisis Grupal,* México, I (1), pp. 8-14
20. Grinberg, L., M. Langer y E. Rodrigué (1957), *Psicoterapia del grupo,* Buenos Aires, Paidós, 1977.
21. Grinberg, L., D. Sor y E. Tabak de Bianchedi, (1973), *Introducción a las ideas de Bion,* Buenos Aires, Nueva Visión.
22. Horwitz, L. (1979), "Grupos de capacitación para psiquiatras residentes", en M. Kissen (comp.), *Dinámica de grupo y psicoanálisis de grupo,* México, Limusa, cap. V, pp. 87-100.
23. Kibel, H.D. (1993), "Introduction. Tavistock Tradition in Organizational Psychology", en H.I. Kaplan, y B.J. Sadock (comps.), *Comprehensive Group Psychotherapy,* 3a. ed., Baltimore, Williams & Wilkins, pp. 45-47.
24. Lapassade, G. y R. Loureau (1971), "Moreno y la Sociometría", en *Ibídem, Claves de la Sociología,* Barcelona, Laia, 3a. ed., 1973, pp. 134-145.
25. Lourau, R. (1970), "La intervención psicosociológica", en *ídem, El análisis institucional,* Buenos Aires, Amorrortu Editores, 1975, pp. 191-210.
26. MacKenzie, K.R. (1992), "The Class Method of Treating Consumption in the Homes of the Poor. *Joseph H. Pratt*", en *ídem, Classics in Group Psychotherapy,* Nueva York, The Guilford Press, pp. 25-30.
27. ——, "The Basis of Group-Analysis, or the Analysis of the Reactions of Normal and Neurotic Individuals. *Trigant Burrow*", pp. 31-38.
28. ——, "The Dynamics of Group Psychotherapy and Its Application. *Louis Wender*", pp. 39-46.
29. ——, "Psychodrama. *J.L. Moreno*", pp. 47-60.
30. ——, "Intra-Group Tensions in Therapy: Their Study as the Task of the Group. *W.R. Bion and John Rickman*", pp. 61-71.
31. ——, "Frontiers in Group Dynamics: Concept, Method and Reality in Social Science; Social Equilibria and Social Change. *Kurt Lewin*", pp. 72-87.

32. ———, "Emotional Catharsis and Re-Education in the Neuroses with the Help of Group Methods. *Maxwell Jones*", pp. 88-94.
33. ———, "The Unique Social Climate Experienced in Group Psychotherapy. *Rudolf Dreikurs*", pp. 95-102.
34. ———, "Notes on Psychoanalytic Group Therapy: II. Interpretation and Research. *Henry Ezriel*", pp. 105-115.
35. ———, "Group-Analytic Dynamics with Specific Reference to Psychoanalytic Concepts. *S. H. Foulkes*", pp. 115-127.
36. Maisonneuve, J. (1968): *La dinámica de los grupos*, Buenos Aires, Ediciones Nueva Visión, 1985.
37. Munich, R. L. (1993), "Group Dynamics", en H.I. Kaplan y B.J. Sadock (comps.), *Comprehensive Group Psychotherapy*, Baltimore, Williams & Wilkins Baltimore, 3a. ed., pp. 21-32.
38. Palacios, A. (1983), "Historia del análisis grupal en méxico", *Rev. Análisis Grupal*, México, I (1), 15-25.
39. Pines, M. y S. Hutchinson (1993), "Análisis grupal", en A. Alonso y H.I. Swiller (comps.), *Psicoterapia de grupo en la práctica clínica*, México, El Manual Moderno, 1995, cap II, pp. 28-46.
40. Pines, M. y L.E. Hearst (1993), "Group Analysis", en H.I. Kaplan y N.J. Sadock (comps.), *Comprehensive Group Psychotherapy*, Baltimore, Williams & Wilkins, 3a. ed., pp. 146-156.
41. Prado, H.H. (1983), "Versión de la historia de la psicoterapia analítica de grupo en México y estado actual", *Rev. Análisis Grupal*, México, I (1), pp. 26-33.
42. Puget, J. (1982), "Terapia psicoanalítica de grupo y psicoanálisis", en J. Puget, M. Bernard, G. Games Chaves y E. Romano (comps.), *El grupo y sus configuraciones*, Argentina, Lugar Editorial, pp. 43-56.
43. Radosh, S. e I. Lenz (1986), "Breve historia de A. M. P. A. G.", *Rev. Análisis Grupal*, México, III (1-2), pp. 5-8.
44. Rutan, J.S. (1993), "Psychoanalytic Group Psychotherapy", en H.I. Kaplan y N.J. Sadock, N.J. (comps.), *Comprehensive Group Psychotherapy*, Baltimore, Williams & Wilkins, 3a. ed., pp. 138-146.
45. Sacks, J.M. (1993), "Psychodrama", en H.I. Kaplan y N.J. Sadock (comps.), *Comprehensive Group Psychotherapy*, Baltimore, Williams & Wilkins, 3a. ed., pp. 214-228.
46. Scheidlinger, P. (1993), "History of Group Psychotherapy", en H.I. Kaplan y N.J. Sadock (comps.), *Comprehensive Group Psychotherapy*, Baltimore, Williams & Wilkins, 3a. ed., pp. 2-10.
47. Tuttman, S. (1990), "Principles of Psychoanalytic Group Therapy Applied to the Treatment of Borderline and Narcissistic Disorders", en B. Roth, W.N. Stone y D. Kibel (comps.), *The Difficult Patient in Group*, Connecticut, Int. Universities Press, pp. 7-29.
48. Wasongarz, A. (1984), "La evolución de la psicoterapia de grupo", en: *Rev. Análisis Grupal*, México, II (IV), pp. 8-17.
49. Wolf, A y E.K. Schwartz (1962), "Psicoanálisis en grupos", Pax-México, 1967.

Capítulo 2

El grupo

Las lenguas antiguas no disponen de ningún término para designar una asociación de pocas personas que persiguen objetivos comunes. El término francés *groupe* (grupo) proviene del italiano *groppo* o *gruppo* (nudo), derivado del gótico *krupps* (bulto, masa redondeada). Designa, en las bellas artes, a varios individuos pintados o esculpidos, que componen un tema. La extensión del vocablo al lenguaje corriente le adjudica el sentido de conjunto de elementos, categoría de seres o de objetos. Sólo hacia mediados del siglo XVIII, *grupo* designa, en Francia, una reunión de personas (2, 25 y 26).

En español, *grupo* tiene entre otras acepciones, las siguientes: conjunto de cosas o personas, pluralidad de seres o cosas que forman un conjunto, material o mentalmente considerado; asociación; banda; cada uno de los conjuntos en que se divide otro más grande; camarilla; capillita; cenáculo; círculo; clan; conjunto; corporación; corrillo; cuadrilla; elenco; equipo; familia; hato; junta; minoría; pandilla; partida; patrulla; pelotón; sección (26).

A pesar de la existencia de agrupamientos desde la prehistoria, el estudio de los grupos pequeños es un campo de aparición reciente. La dificultad de su abordaje obedece, entre otras razones, a que algunas formas de vida grupal no provocan en sus miembros conciencia diferencial acerca de lo que es un grupo. Lo viven como algo ya dado, natural, inevitable, permanente, anterior y superior al individuo; éste no se plantea problemas acerca del grupo, vive en, por y para el grupo, al que ingresa por nacimiento (familia, clan, tribu). Una segunda dificultad proviene de la actitud de las grandes organizaciones colectivas (imperios, estados, ejércitos, órdenes religiosas) hacia los grupos pequeños, cuya fuerza puede volverse contra ellos (1 y 29).

Anzieu, D. y Martin, J. (1971) señalan que otra resistencia a la investigación sobre los grupos obedece a que las representaciones espontáneas que tiene del grupo el individuo son representaciones imaginarias, no fundadas en un análisis racional de la realidad. El individuo generalmente no es consciente de sus representaciones; se adhiere a ellas como a una creencia, lo que quedó demostrado en una encuesta que llevó a cabo la Asociación Francesa para el Aumento de la Productividad. Los sujetos estudiados sólo apreciaron las relaciones interindividuales, aunque reconocieron que el grupo es útil, incluso necesario, para incrementar la eficacia, lo consideran una alienación para la personalidad individual, peligroso para la dignidad y la libertad. Esto se deriva de la resistencia a descentrarse de sí mismos exigida por el trabajo y la vida de grupo.

La dificultad para pensar el grupo y la grupalidad se basa en la renuencia narcisista a estar en grupo. Este descentra al yo imaginario de su propia representación omnipotente, autónoma y unificada, ya que no es ni el centro, ni el origen, ni el fin, ni el único de este conjunto. Sin embargo, una de las mayores funciones del agrupamiento, para cualquiera, es la de sostener el narcisismo. Lacan (1973) se preguntaba "¿No es el grupo, entonces, en su principio mismo, forma del continuo, figura de la inmortalidad y de la completud, campo de lo ilusorio y de la coincidencia?" Su palabra sobre el grupo ha determinado la exclusión de éste del campo de la legitimidad y de la experiencia psicoanalítica para toda una corriente del psicoanálisis francés (20).

Definición

A pesar de las dificultades antes mencionadas, el *grupo* es objeto de investigación y definición desde los campos de la sociología y la psicología. Anzieu (*op. cit.*) considera conveniente reservar el uso científico del vocablo *grupo* para conjuntos de personas reunidas. Y menciona las definiciones de Kurt Lewin, en términos de interdependencia entre los miembros. De Homans: "un grupo pequeño consta de determinado número de personas que se comunican entre sí. La cantidad de individuos es lo suficientemente pequeña como para que cada uno de ellos pueda comunicarse con los otros, no mediante interpósita persona, sino frente a frente." Y de Bales: "un grupo pequeño es un número determinado de personas en interacción individual durante una reunión o serie de reuniones frente a frente, en cuyo curso cada miembro recibe impresiones o percepciones de los otros, a los que considera tan distintos entre sí como le es posible y emite alguna reacción hacia ellos."

Para Maisonneuve, J. (1968), el vocablo *grupo* abarca conjuntos sociales de talla y estructura muy variadas, desde colectividades nacionales hasta bandas efímeras, cuyo único rasgo común es la pluralidad de los individuos y su solidaridad implícita. Pero lo que define a un grupo no es la simple proximidad o semejanza de los miembros, sino su interdependencia. En este sentido constituye un "organismo", no un conglomerado o colección de individuos. Proximidad, semejanza e interrelaciones sólo adquieren sentido colectivo en el interior de una estructura que rige el juego de las interacciones e implica una meta, un marco de referencia y una vivencia comunes. La trama de esa organización es el campo psicológico del grupo, que engloba a los miembros y sus objetivos, acciones, recursos y normas. En el seno del grupo se desarrolla un sistema de tensiones positivas y negativas que corresponden al juego de deseos y defensas; la conducta del grupo es el conjunto de operaciones tendientes a resolver esas tensiones y a restablecer un equilibrio más o menos estable.

Albion Small (citado por Olmsted, M. S., 1979), considera que: "el término *grupo* es una designación sociológica conveniente para indicar cualquier número de personas, grande o pequeño, entre las cuales se han establecido tales relaciones que sólo se puede imaginar a aquéllas como un conjunto; un número de personas cuyas relaciones mutuas son tan importantes como para que demanden nuestra atención."

Olmsted (*op. cit.*) recomienda diferenciar el *grupo* del *agregado* o *clase*, pues ni la proximidad física ni el interés común constituyen un grupo. En consecuencia, define al *grupo* como una pluralidad de individuos que se hallan en contacto los unos con los otros; tienen en cuenta la existencia de unos y otros; poseen conciencia de cierto elemento común importante y creen que éste establece una diferencia. Los orígenes de los lazos significativos en los grupos pueden consistir en intereses, creencias tareas o consideraciones territoriales, por ejemplo (29).

Para Slavson S. R. (1953) *grupo* es la reunión voluntaria de tres o más personas, en una relación libre, cara a cara, sujeta a un liderazgo, con una meta común y que, en relación con ella, genera una relación dinámica recíproca entre sus miembros, de la cual puede resultar el desarrollo de la personalidad. El grupo posee componentes emocionales que se derivan de: 1) vínculo de los miembros con el líder; 2) la red de interacciones recíprocas entre los miembros y 3) las relaciones de cada uno de los integrantes con las relaciones entre los demás miembros. Esta última dimensión es la que funde a individuos distintos en la entidad unitaria "grupo."

Grinberg, L.; Langer, M. y Rodrigué, E. (1957) ven en el *grupo* una zona intermedia entre la realidad interna y la vida exterior, correspondiente a los objetos y fenómenos transicionales de Winnicott. Proceso continuamente móvil, donde opera un ininterrumpido intercambio de relaciones, aspectos y pulsiones. Dreikurs (citado por MacKenzie, K. R., 1992) considera al *grupo* como gestalt, configuración única, con su clima social específico. Kadis, A. (et al., 1963), encuentran en los grupos relaciones interaccionales, interpersonales, afectivas y un propósito común, que en el grupo terapéutico es la cura.

Loeser L. H. (1979) distingue al *grupo* del conjunto de personas sin relación, por las siguientes características: 1) interacción dinámica (basada en cierto tipo de relación que puede ser positiva o negativa); 2) meta común (su falta o indefinición perjudica el funcionamiento del grupo, resulta amenazante); 3) existe una relación entre tamaño y función del grupo; 4) voluntad y beneplácito (los grupos compuestos mayoritariamente por miembros cautivos e involuntarios no funcionan como grupos verdaderos, excepto tal vez, en términos de rebelión) y 5) capacidad de autodirección.

Foulkes, S. H. (1964 y 1979) conceptualiza al *grupo* como una matriz básica cuyas fibras son interrelaciones, interacciones y también pautas de relación; sus puntos nodales son los miembros individuales, a través de ellos pasan las líneas de fuerza de la matriz. Los individuos reaccionan en el grupo como si éste fuera su matriz, de la cual emergen sólo lenta y tentativamente, bajo condiciones especiales (6, 7 y 8).

Para Bejarano, A. (1972), el *grupo* es físicamente una totalidad, una estructura (y no una colección de individuos), que se expresa como tal (a través del "nosotros", de la referencia permanente al "grupo"). Pero además funciona como "objeto" en el inconsciente de cada uno y como "imago" (en el inconsciente individual e incluso colectivo, fuera de toda situación grupal concreta). Los fenómenos de grupo son globales (silencios, risas, pánico), el grupo actúa de un determinado modo (se defiende, ataca, se desenvuelve, habla, trabaja) y manifiesta un "clima" específico, debido a las interacciones individuales constantes que constituyen, justamente, "la dinámica de grupo."

Para Käes, R., *grupo* designa, (1993):

1) La forma y la estructura de una "organización de vínculos intersubjetivos", según un punto de vista que considera las relaciones entre varios sujetos del inconsciente como generadoras de formaciones y procesos psíquicos específicos. Esta estructura intersubjetiva, sus funciones y transformaciones pueden localizarse en los "grupos empíricos" y contingentes, marco de nuestras relaciones intersubjetivas organizadas, que se destacan sobre el fondo de organizaciones más complejas (grupos sociohistóricos, institucionales, familiares) y forman el fondo de las figuras intersubjetivas de la pareja, el tri, por oposición a la singularidad del sujeto (18 y 20).

2) La forma y la estructura de una "organización intrapsíquica" caracterizada por las ligas mutuas entre sus elementos constitutivos y por las funciones que cumple en el aparato psíquico. Según esta perspectiva, el grupo se especifica como "grupo interno". La grupalidad psíquica es una organización de la materia psíquica.
3) Un "dispositivo de investigación y tratamiento" de los procesos y formaciones de la realidad psíquica del individuo que participa en la reunión de sujetos en un grupo (18 y 20).

Sólo puede constituirse, desarrollarse y mantenerse un grupo si, y sólo si su organización permite satisfacer algunos deseos inconscientes; las exigencias defensivas correspondientes que proceden de sus miembros; los requerimientos de conservación y coherencia propias del aparato psíquico grupal y las demandas de la realidad social y material. El grupo tiene cuatro funciones fundamentales: a) asignación de lugares y espacios; b) cognición y representación; c) defensa y protección; d) producción y reproducción (19).

Ganzarain, R. (1989) conceptualiza el *grupo* como un tópico científico real, "objetivo", con su propia realidad y dinámica, objeto mental de la catexis "subjetiva" y fantasías de los miembros. A menudo el grupo como entidad se representa en forma de imágenes mentales emocionalmente cargadas, que se manifiestan en los sueños, fantasías o respuestas del paciente a los encuentros grupales (13 y 14).

El *grupo* representa un encuadre vital esencial para la sobrevivencia biológica y social y para el desarrollo de la personalidad. El individuo recibe de los grupos (familia de origen, escuela, pandilla) aceptación, socialización, identificación, afirmación sexual, seguridad económica y autoperpetuación. El sujeto responde de acuerdo con las características del interlocutor y con las propiedades de los grupos a los que pertenece. Los miembros de un mismo grupo pueden internalizar normas y códigos grupales relativamente distintos, a pesar de que el ámbito de donde proceden las reglas sea el mismo (23).

Enfoques psicológico y sociológico del grupo

La tradición sociológica e histórica concibe a los grupos como las valiosas piedras angulares de la sociedad. Contempla a las sociedades como grupos, mientras la tradición psicológica ve a los grupos como sociedades. La psicología social considera a los grupos como subsociedades en las cuales tiene lugar la interacción social. Visualiza al grupo ya sea como "los otros" (respaldo social contra el cual se apoya el individuo), o bien como un sistema de interacción compleja o red de comunicación. Estudia el desarrollo del grupo, la diferenciación de roles, la satisfacción de los miembros, los efectos del tamaño del grupo, de las perspectivas temporales y del grupo de trabajo. Enfoca la interacción miembro a miembro más que la relación individuo-grupo y viceversa (27 y 28).

Desde el punto de vista de la psicología, Bion, W. E. (1948) establece que: lo que dice y hace el individuo dentro del grupo arroja luz tanto sobre su personalidad como sobre la opinión que tiene del grupo. El florecimiento o decadencia de la vida social del grupo depende de los juicios que hacen sus miembros sobre él.

Cuando el individuo entra en el mundo extrafamiliar, su actitud depende de la capacidad de adaptación adquirida en el hogar. Si las relaciones interpersonales que estableció en la familia concuerdan con las normas reinantes, su adaptación se facilita. A su vez, la integración en los grupos extrafamiliares puede intensificar o corregir las fallas adquiridas en el seno familiar. La familia, el clan y la nación son grupos primarios, grupos raíces. En ellos, los miembros son vitalmente interdependientes, satisfacen necesidades básicas de alimento, protección y sexo. El conflicto primario del hombre como animal de grupo es el de la dominación, en el sentido básico del dominio de los padres sobre los hijos. El individuo debe comportarse de acuerdo con las normas impuestas por el grupo; si puede desviarse de ellas, se "individualiza." Cuando el niño se alía con los hermanos para luchar contra los padres en el seno familiar, puede fracasar en los grupos aceptados por la sociedad e integrarse en agrupaciones marginales o de delincuentes, en ellas, a través de su rebelión y rechazo contra la sociedad, continúa la lucha contra sus padres (9, 10 y 15).

Muchos piensan que agruparse significa sacrificar la singularidad y particularidad del individuo. Los grupos resultan amenazantes porque se teme la repetición en ellos de situaciones traumáticas infantiles de ataque; rechazo; rivalidad; agresión; constricción y limitación de la libertad de acción y opinión, de la espontaneidad y de la personalidad. A pesar de estos temores, persiste la necesidad de contacto con otros seres humanos, por lo que existen grupos sociales que surgen en forma espontánea. Tanto el aislamiento como la búsqueda compulsiva de las relaciones reflejan una tensión interna que apela a mecanismos de evasión (33).

Helen Durkin consigna que, por definición, dinámica se refiere a fuerzas motivadoras. Pero distingue el uso que hacen del término los científicos sociales del que utilizan los terapeutas de grupo. Para estos últimos la dinámica implica las causas latentes de la interacción entre los miembros individuales del grupo, que producen y conforman el comportamiento grupal (causa dinámica). Para los sociólogos la dinámica representa los fenómenos conductuales manifiestos (externos) del grupo y sus efectos sobre los individuos que lo componen (efecto dinámico). Los científicos sociales usan términos referentes a fenómenos de comportamiento grupal como liderazgo, *status*, rol, estructura, clima, normas, presión, comunicación y contagio. Para lograr el conocimiento de la dinámica de los grupos (en términos de fuerzas motivadoras), es imprescindible considerar las causas y los efectos de la interacción colectiva; métodos complementarios, no antagónicos. Neuróticos y normales interactúan a través de sus defensas yoicas. Repiten, en sus relaciones actuales, patrones que fueron apropiados en situaciones pasadas. La meta del grupo es la que determina la naturaleza de su liderazgo, su composición particular, estructura interna, métodos de desplazamiento, y otros (3, 24).

Siguiendo la misma línea, Yalom, I. (1995) opina que el conocimiento adecuado de la dinámica de grupo permite aumentar deliberadamente las consecuencias deseables de agruparse. Subraya la importancia de ser aceptado por el grupo, el cual es inductor de variaciones en la agresión, normas, decisiones y conducta individual, además de que la pertenencia a un grupo y la participación en sus tareas produce satisfacción.

Horwitz, L. (1979) aclara que el grupo, como instrumento psicológico, define el ámbito interindividual donde se van a efectuar las operaciones buscadas, pero no establece *per se* su referente teórico, su instrumental técnico ni su afiliación a una u otra de las escuelas o corrientes existentes en la psicología: psicoanalítica, conductista y la llamada tercera corriente existencial humanista en la que se incluyen Rogers (terapia centrada en el cliente), la gestalt, bioenergética, transaccional, psicodrama, maratón y grupos de encuentro.

Al final de la década de los años veinte se inicia la investigación sobre grupos. Se realizan experimentos con trabajadores de la planta de Hawthorne de la Western Electric Company en Chicago, con la finalidad de incrementar la productividad. Se demostró que los grupos establecen normas para que los "buenos" miembros las adopten como valores propios Al mismo tiempo, en la misma ciudad, Frederic Thrasher y posteriormente William Foote Whyte en Boston, observaron el papel de las pandillas en la vida de los adolescentes. Los psicólogos sociales Ronald Lippit y Randolh White, asesorados por K. Lewin estudiaron los efectos de diversos tipos de liderazgo adulto sobre la agresión en grupos de niños (5 y 30).

Las experiencias de Sherif y Asch demostraron la influencia de las opiniones del grupo sobre la percepción del individuo. Los estudios de Lewin y Bavelas confirmaron que las decisiones de grupo producen cambios más importantes en la conducta del individuo, que los generados por intentos de su modificación en sujetos aislados. Además, Seashore encontró que la ansiedad individual disminuye en los grupos muy cohesivos. Se reconocieron: a) el efecto Stanton y Schwartz (perturbación de los enfermos mentales hospitalizados debido a desacuerdos entre el personal de la institución); b) las repercusiones de ciertos acontecimientos grupales sobre miembros no implicados en forma directa en esos sucesos y c) la influencia que tiene la posición que ocupa una persona dentro de un grupo, sobre la conducta de los demás hacia ella, así como sobre sus niveles de aspiración y autovaloración.

Todas estas comprobaciones experimentales terminan con algunos de los mitos sobre los grupos y llevan a Cartwright, D. y Lippitt, R. (1979) a concluir que:

1) La pertenencia a un grupo permite escapar de dolorosas perplejidades. Los sujetos que no participan en grupos con sistemas de valores y fines fijos, terminan autodestruyéndose (alcoholismo y suicidio). En una sociedad en estado de anomia (falta de claridad o conflicto entre las normas de comportamiento personal o social), el individuo tiene una sensación de futilidad, vacío emocional y desesperación. La persona necesita ser aceptada como miembro valioso de algún grupo que es significativo para él, pero por otro lado, la pertenencia a un grupo tiende a costarle su individualidad. Ésta puede mantenerse cuando la pertenencia al grupo es temporal y no existe una conformación total a las normas y valores del grupo o se contrarresta por la pertenencia a otros grupos.
2) La visión negativa de los grupos argumenta que: a) no tienen existencia real, son abstracciones, producto de distorsiones conceptuales; b) son malos porque fomentan la regresión y reducen a los hombres a su más bajo común denominador. Los que se adhieren a la visión positiva consideran que: a) los grupos realmente existen, como lo muestra la importancia que tiene para el individuo ser aceptado o rechazado por el grupo; b) los grupos son buenos porque satisfacen necesidades de afiliación, cariño, reconocimiento y autovaloración; también estimulan los valores morales de altruismo, lealtad y sacrificio; son un medio para alcanzar metas imposibles para la sola iniciativa personal. Esta postura (del movimiento de dinámica de grupo), cosificó e idealizó al grupo, llegando al extremo de afirmar que, quien se dedica a trabajar con grupos debiera oponerse a la individualidad, la responsabilidad individual y la autodeterminación.
3) La postura que se adopta ante los grupos depende de ciertos postulados explícitos o implícitos que guían las opiniones vertidas.
4) El conocimiento adecuado de la dinámica de grupo incrementa los efectos convenientes que pueden tener los grupos.

Dreikurs, R. señala que cada grupo se identifica por los valores que representa, así como con los que afecta a cada uno de sus miembros (de lo que poca gente se percata). La mayoría de las personas pertenece a varios grupos distintos, por lo que sus valores son más bien confusos, ya que sus diversos grupos de pertenencia no generan los mismos sistemas axiológicos. La cualidad de la estima grupal da al individuo un status diferente en los diversos grupos a los que pertenece. La misma característica que le da alto status en un grupo puede colocarlo muy abajo en otro (22).

Las diferencias de afiliación de un individuo pueden relacionarse entre sí de varias maneras y tener diversas consecuencias para él: conflicto o complementariedad. Encontrarse en una afiliación inestable "entre dos grupos", sin tener una identificación firme con ninguno de ellos produce alta tensión, cambios de conducta bruscos y extremosos, hipersensibilidad y rechazo de los otros miembros, con bajo status en ambos grupos; esta es la "afiliación marginal". En la "afiliación superpuesta" la persona tiene un arraigo firme en dos o más grupos, cuyas normas no son del todo compatibles (5).

La "afiliación superpuesta" puede enfrentarse en diversas formas: a) vivir el momento (pensando lo menos posible en el grupo en el que no se está en un momento dado y reduciendo a un mínimo sus contactos con él); b) dejar dominar la primera afiliación, rechazando al grupo actual; c) identificación total con el nuevo grupo, eliminando como equivocadas e inferiores las normas del primero, lo que provoca conflicto al volver al grupo de origen; d) la solución más difícil, pero también más creativa, considerar deseable la pertenencia a ambos grupos, percibiendo las incompatibilidades entre sus respectivas expectativas, luchar por juzgar con imparcialidad los puntos fuertes y débiles de cada grupo, aplicar lo positivo de un grupo a otro y buscar la aceptación de ambos (5).

Las aportaciones derivadas de los estudios de diversos tipos de grupos enriquecen nuestra comprensión de los mismos, pero, como bien enfatiza Slavson, S. R. (*op. cit.*) sólo son aplicables a los grupos terapéuticos si se toman debidamente en cuenta las diferencias en las situaciones observadas y se realizan las modificaciones apropiadas.

Clasificación

1) La corriente sociológica clasifica a los grupos en: *primarios*, en los que los miembros están ligados por lazos emocionales cálidos, íntimos y personales, tienen contactos directos y espontáneos, además son vitalmente interdependientes, satisfacen las necesidades básicas

de alimentación, protección y sexo y se orientan hacia fines comunes. Como ejemplos se encuentran la familia, los grupos de amigos y pandillas. No todo grupo pequeño es un grupo primario y hay grupos grandes (como los monasterios) que sí lo son (9 y 27).

El *grupo primario* tiene por función ofrecer entrenamiento, sostén y oportunidad para lograr intimidad y respuesta emocional. "Entrena" a sus miembros, es decir, favorece el desarrollo psicológico de los individuos, proveyéndolos del contexto necesario para su desenvolvimiento intelectual y emocional. En la familia y en los grupos de pares, el niño aprende "las reglas del juego" y gradualmente internaliza las actitudes de los otros, gracias a su capacidad para asumir el rol de los demás. Dentro del grupo, el niño también cobra consciencia de sí mismo como entidad diferenciada. En ciertas circunstancias, el grupo restringe, inhibe o anula al individuo, que puede sentirse impelido a resistir la presión del grupo, a pesar de las satisfacciones que deriva de él (31).

En el *grupo secundario* las relaciones entre los miembros son impersonales, racionales, contractuales, formales. Los contactos entre los miembros son intermitentes, a veces indirectos, a través de diversos medios de comunicación. Los individuos participan sólo en cuanto a sus capacidades especiales y delimitadas. El grupo es un medio para alcanzar otros fines. A este tipo pertenecen las asociaciones profesionales, los grupos sociales, equipos de trabajo, las organizaciones burocráticas y el Estado (9 y 31).

2) Maisonneuve (*op. cit.*) clasifica a los grupos de acuerdo a la relación con la organización social. a) El grupo puede depender en forma directa de la organización social (*grupos institucionales*). O b) provenir de proyectos particulares (*grupos espontáneos*).

Y a la relación con las normas admitidas, metas colectivas y proyectos científicos. a) Las reglas implícitas o explícitas que siguen los miembros pueden preexistir al grupo (*grupo formal*) o surgir de sus interacciones (*grupo informal*). b) Los miembros pueden considerar al grupo como un fin, para "estar juntos", situación en la que predominan los factores afectivos (*grupo de base*). O centrarse en una tarea, en donde predominan los factores operativos (*grupo de trabajo*). c) La existencia del grupo puede deberse al marco y objetivo de un experimento (*grupos de laboratorio*). O ser independiente del proyecto científico (*grupo natural*). Estas distinciones no son radicales. Por ejemplo, un *grupo institucional* puede implicar importantes dimensiones afectivas y ser el foco de relaciones informales.

3) Según su organización, los grupos pueden ser *estructurados* o *no estructurados*. Los grupos siempre se reúnen con el propósito de hacer "algo" que, por indefinido que sea, consta de un determinado

tipo de vínculos, normas y relaciones. El conjunto de esos lazos que unen a un grupo en particular, constituye la *estructura del grupo* (el orden de picoteo en un gallinero es una estructura simple, en este caso lineal, determinada por las relaciones de dominio y sumisión, nos dicen Grinberg, L.; Langer, M. y Rodrigué, 1957). La naturaleza y número de las relaciones determina la complejidad de la *estructura social*. La influencia de esta estructura en nuestra vida social se advierte cuando nos encontramos frente a situaciones que carecen de ella (15).

Los *grupos de trabajo* o de *tarea* son un ejemplo de grupo estructurado; tienen una ocupación a desarrollar: por ejemplo, grupos de enseñanza o asociaciones. Existen en función de la ocupación que los vincula; están ligados a una estructura social más amplia; habitualmente están jerarquizados y en tanto grupos preformados, tienen un tejido previo de vínculos, intereses y códigos de comunicación (16).

Los grupos no estructurados implican ausencia de cualquier estructura establecida, papeles claramente definidos para el líder y los participantes, o agenda en la que se pueden ocultar ansiedades. La situación psicoanalítica crea deliberadamente, en forma controlada, esta falta de estructuración en los *grupos terapéuticos* (15).

4) Por su tamaño y función Loeser, L. H. (1979) clasifica los grupos en:

a) *Diada*, pareja que desarrolla un alto grado de intimidad, (homo y heterosexual) y "valores espirituales"; así como reacciones hostiles y agresivas, porque en ella la responsabilidad por las acciones individuales es fija y evidente. Es el más frágil de todos los grupos, ya que puede desintegrarse por la acción de cualquiera de sus miembros.

b) *Triada* conjunto en el cual son frecuentes las situaciones de rivalidad, exclusión, celos e impotencia de uno de los miembros o, por el contrario, éste ocupa un lugar predominante, superior al de cualquier integrante de otro tipo de grupo, por ejemplo: juez o equilibrador. La triada está poco expuesta a influencias externas.

c) *Pequeño grupo* (cuatro a ocho miembros) es el tamaño adecuado para funcionar sin líder ni reglamentos rígidos sin fragmentarse y permite que cada miembro reciba una cantidad aceptable de tiempo y atención. Además es suficientemente grande para manejar con facilidad y seguridad las pulsiones libidinales; ofrecer la variedad de posibilidades transferenciales intragrupales para satisfacer las necesidades de cada paciente; evitar la división en subgrupos y reacciones polarizadas positivas o negativas muy intensas y no puede ser destruido por una o dos personas. La heterogeneidad y diversificación de los tipos psicodinámicos en los grupos terapéuticos permite el proceso de interacción grupal en forma atenuada y manejable.

d) *Grupo amplio* (8 a 30 miembros) es ideal para fines educativos por ser tan grande que admite un liderazgo eficaz y suficientemente pequeño como para permitir una participación activa y una identificación razonable. La transferencia hacia los pares es débil, pero intensa hacia el líder, que resulta revestido de un gran poder.

e) La *masa* sólo puede existir si cuenta con las reglas fijas y estrictas que existen en un auditorio (horarios, disposición de asientos, silencio obligatorio). Unicamente se mantiene unida cuando un ejecutante o director domina por completo la acción. El autor sigue a Freud al señalar que la masa es sensible a las influencias empáticas positivas y negativas, más que a los procesos intelectuales de pensamiento. Es manipulable, no indaga ni verifica; no busca la verdad, uniforma el pensamiento, disminuye las facultades críticas y desvanece los valores, lo que puede explicar tanto los excesos, como el alto grado de cooperación e inspiración en su seno. La emoción es contagiosa. El grupo reacciona en su mayor parte como un todo, carece, en general, de juicio crítico, hasta un grado colindante con el estado hipnótico, capaz de niveles de comportamiento altos o bajos (11, 12 y 21).

5) Anzieu, D. (*op. cit.*) identifica al grupo pequeño (de 8 a 12 personas) con grupo primario y lo denomina *grupo restringido*. Al grupo secundario lo asimila con la organización. El *grupo amplio* comprende alrededor de 25 a 60 personas, categoría especial, en la que el incremento en la cantidad de integrantes (entre los 20 y los 25) provoca cambios cualitativos en los procesos inconscientes que se desarrollan en y entre los miembros. A mayor número de personas, mayor regresión, angustia y aparición de las ansiedades y defensas primitivas correspondientes a las etapas orales del desarrollo temprano. *Grupo vasto* es la reunión de más de 80 personas y a partir de las 300 existe la *multitud* o *muchedumbre*, a la que define mediante la psicología de la simultaneidad, cuyo elemento en común es la soledad y le asigna las características que Freud describió para la masa. Propone reservar el término *masa* para los fenómenos de psicología colectiva que se refieren a un gran número de personas que no están físicamente juntas ni podrían estarlo: lectores de un diario; oyentes de un programa de radio; jóvenes entre 13 y 20 años; trabajadores de determinada categoría; quienes siguen la moda, la opinión pública, los rumores e idolatrías.

La *banda* tiene en común la similitud, es una reunión voluntaria, por el placer de estar juntos; búsqueda en los "congéneres" de modos de pensar y sentir idénticos a los propios. El placer de formar parte de la banda proviene de la supresión de la exigencia de adaptarse a las reglas de pensamiento y conducta de un universo adulto o social. Los miembros tienden a multiplicar los signos externos de semejanza en el arreglo y lenguaje (caló).

Agrupamiento es una reunión frecuente de un número pequeño o elevado de personas (decenas o centenas), con una permanencia relativa de objetivos que responden a un interés común, no siempre asumido en forma activa, pero que toma como punto de referencia a sus representantes o dirigentes. Fuera de la realización de los objetivos que surgen de este interés común, los miembros no se relacionan, porque aunque su interés les es común, no lo tienen en común, no se han apropiado de él. La mayor parte de las asociaciones son agrupamientos en el sentido aquí descrito (1).

Características generales de los grupos

Independientemente de la finalidad y lugar en que se reúnen, de su tamaño y estructura, los grupos poseen ciertas características comunes (5, 17, 27, 28, 30, 34 y 35).

1) Sólo existe interacción social en los grupos cuando hay cierta comunidad de intereses y percepciones entre los participantes (34).
2) Las personas en contacto continuado tienden a desarrollar una organización social informal, constituida por una sutil combinación de actividad manifiesta, lenguaje, gestos, sentimientos e ideas que sirven para distinguir a los miembros del grupo de los "extraños" (28).
3) Sólo los temas pertinentes a la meta del grupo despiertan tendencias hacia la conformidad de los miembros (34).
4) Una característica importante de la organización informal de los grupos es su código implícito, no escrito (cultura con normas y símbolos que estructura el consenso). Los miembros pueden no ser conscientes de la forma en la que este código influye en su comportamiento. La opinión del grupo es un agente de presión social mayor que el castigo físico. En el grupo primario, el código prescribe la lealtad al grupo: "Sé uno de los nuestros. Todos los de afuera son extraños" (30).
5) El grado de conformidad hacia las normas de grupo, tiene relación directa con su grado de cohesión y mientras mayor es ésta, menos ansiedad experimentan los miembros. La presión hacia la uniformidad de los miembros hace que éstos tiendan a modificar su opinión de conformidad con la de los demás, lo que puede reafirmar o destruir la integridad del individuo. Las presiones hacia la uniformidad de opinión pueden dar lugar a la formación de subgrupos, que introducen heterogeneidad en el grupo como conjunto (5, 34 y 35).

6) Los desviantes tienen menos preferencias sociométricas que los que se ajustan a las normas. Si fracasan los esfuerzos persistentes para conformar a los desviados se interrumpe la comunicación entre ellos y la mayoría, que los empieza a rechazar y excluir. Cuando las necesidades individuales están en conflicto con la meta del grupo se reducen la satisfacción de los miembros y el logro de la meta grupal (5 y 27).

7) Dentro del grupo no todos se comportan de la misma manera. Existe una diferenciación de roles: payaso, trabajador ejemplar, líderes y seguidores, que proporciona diferentes status. El comportamiento de cada miembro en el grupo es función de su posición dentro del mismo y el grupo ejerce presión para que cada quien permanezca en el rol asignado. La asignación de roles difiere de una posición a otra y permite la persistencia en el grupo de funciones que pueden suprimirse si se cede a la presión a conformarse. Los roles son casos de conformidad a normas que prescriben la heterogeneidad en el grupo. Esto indica que, aunque un grupo sea muy fuerte, no necesariamente suprime las diferencias (5 y 30).

8) Mientras más aceptado se siente un individuo por su grupo, más fácilmente puede desviarse de las creencias comunes, si su desviación sirve a los intereses del grupo. La desviación dentro de un grupo puede ser tanto creativa como destructiva para éste (34).

9) Las normas y valores del grupo sirven generalmente a la función de contener la ansiedad, o cuando menos, de mantenerla dentro de límites manejables. Este proceso da por resultado un incremento en el sentimiento de seguridad que capacita a los miembros para moderar y diferenciar con precisión sus afectos. En ocasiones, los miembros que son menos capaces de tolerar los sentimientos constituyen el elemento controlador, por lo que las normas del grupo reflejan el mínimo común denominador al respecto (34).

10) La cohesión del grupo no se explica satisfactoriamente por el control que ejerce el líder. Este debe amoldarse a los deseos del resto del grupo. Los líderes que cometen errores pierden el poder y son substituidos por otros individuos. Sin embargo, el estilo de liderazgo es responsable del tipo de relación existente en el seno del grupo (22 y 30).

11) En los grupos con *liderazgo democrático*, las relaciones entre los miembros son más personales y amistosas, existe poca agresión contra alguno de los miembros (chivo emisario), se toleran las diferencias, se colabora en la tarea y se solicita la aprobación del grupo (30).

12) En los grupos con *liderazgo laissez-faire* existe poco incentivo para el trabajo, mayor dependencia del líder y carencia de las téc-

nicas sociales necesarias para tomar decisiones grupales y cooperar (30).
13) En los grupos bajo *liderazgo autoritario* existe gran dependencia del líder y puede presentarse una reacción agresiva, con rebeldía y con deseos de llamar la atención. La solidaridad es fuerte, como parte del dispositivo para dirigir la agresión hacia el líder o al exogrupo, con la finalidad de mantener en niveles manejables las tensiones intragrupales. Puede haber también una reacción apática, en la que la sumisión compartida aleja el incentivo de competir por un status social (30).

La satisfacción de los miembros en los pequeños grupos (predominio de reacciones positivas, escaso subagrupamiento y baja competencia por el liderazgo) se deriva de su percepción del progreso hacia la meta del grupo y a la gratificación de algunas de sus necesidades; de la libertad para participar; de la existencia de un alto consenso respecto a la efectividad del líder de la tarea; de la atracción positiva hacia los otros miembros y del prestigio o status que le confiera el grupo en su ambiente social. Los grupos que están organizados en forma cooperativa son más productivos que los competitivos. La satisfacción con el grupo refuerza las conductas que tienden a alcanzar la meta del grupo (23 y 27).

Rickman, J. (1948) concluye que el buen espíritu de grupo se asocia con: a) un propósito común; b) el reconocimiento de los "límites" del grupo, de su posición y función con relación a los de los grupos más extensos; c) flexibilidad, es decir, capacidad de absorber y perder miembros sin temer por la individualidad del grupo; d) libertad entre los subgrupos; e) valoración individual de cada miembro por su contribución al grupo y f) tres personas como mínimo, para establecer relaciones interpersonales y no sólo personales.

Bibliografía

1. Anzieu, D. y Martin, J. (1971), "El Concepto de grupo", en *Ibidem, La dinámica de los grupos pequeños,* Argentina, Editorial Kapeluz, cap. I, pp. 9-27.
2. Anzieu, D. (1972), "Perspectivas teóricas", en *ídem, El grupo y el inconsciente,* Buenos Aires, Biblioteca Nueva, parte II, pp. 261-306.
3. Bejarano, A. (1972), "El liderazgo como función de resistencia y de transferencia", en D. Anzieu, A. Bejarano, R. Käes, A. Missenard y J.B. Pontalis, *El trabajo psicoanalítico en los grupos,* México, Siglo XXI Editores, 1978, parte II, cap. IV, pp. 136-184.
4. Bion, W. R. (1948), *Experiencias en grupos,* Buenos Aires, Paidós, 5a. ed., 1979.
5. Cartwright, D. y Lippitt (1979), "La dinámica de grupos y el individuo", en M. Kissen (comp.), *Dinámica de grupo y psicoanálisis de grupo,* México, Limusa, cap. I, pp. 19-36.
6. Foulkes, S. H. (1964), "Group-Analytic Observations and the Indication for Psycho-analytic Treatment", en *ídem, Therapeutic Group Analysis,* Nueva York, International Universities Press, inc. 2nd. print, 1977, cap. VIII, pp. 101-107.
7. ——, "Psychodynamic Processes in the Light of Psychoanalysis and Group Analysis", cap. IX, pp. 108-119.
8. ——, (1979), "Dinámica analítica de grupo con refrencia específica a conceptos psicoanalíticos", en M. Kissen (comp), *Dinámica de grupo y psicoanálisis de grupo,* México, Limusa, cap. XVII, pp. 297-309.
9. Foulkes, S.H. y E.J. Anthony (1957), "Los pacientes, sus antecedentes y el proceso analítico de grupo", en *ídem, Psicoterapia de grupo,* Buenos Aires, Paidós, 1964, cap. III, pp. 61-80.
10. ——, "La historia natural del grupo terapéutico", cap. VI, pp. 145-182.
11. Freud, S. (1914), *On the Hystory of the Psycho-Analytic Movement,* The Standard Edition, Londres, The Hogarth Press, 4a. ed., 1964, XIV, 1-65.
12. —— (1921), *Group Psychology and the Analysis of the Ego,* XVIII, 69-164.
13. Ganzarain, R. (1989), "Introduction", en *ídem, Object Relations Group Psychotherapy,* Madison, Conn. International Universities Press, 2a. ed., 1990, pp. 3-4.
14. ——, "Object Relations Group Psychotherapy", cap. I, pp. 3-21.
15. Grinberg, L., M. Langer y E. Rodrigué (1957), "Diferencias del grupo social y del grupo terapéutico", en *ídem, Psicoterapia del grupo,* Buenos Aires, Paidós, 5a. ed., cap. I, 1977, pp. 36-51.
16. Horwitz, L. (1979), "Grupos de capacitación para psiquiatras residentes", en M. Kissen (comp.), *Dinámica de grupo y psicoanálisis de grupo,* México, Limusa, cap. V, pp. 87-100.
17. Kadis, A., J. Krasner, C. Winick y S.H. Foulkes, "Algunos fenómenos de grupo", en *ídem, Manual de psicoterapia de grupo,* México, Fondo de Cultura Económica, cap. VII, pp. 96-119.

18. Käes, R. (1993), "Para introducir la cuestión del grupo en el psicoanálisis", en *ídem, El grupo y el sujeto del grupo,* Buenos Aires, Amorrortu Editores, 1995, pp. 19-32.
19. ———, "El aparato psíquico grupal. Estructuras, funcionamientos, transformaciones", pp. 249-286.
20. ——— (1994), "Lugar, función y saber del psicoanalista en el grupo", en *ídem, La invención psicoanalítica del grupo,* Buenos Aires, Asociación Argentina de Psicología y Psicoterapia de Grupo, pp. 11-40.
21. Loeser, L.H (1979), "Algunos aspectos de la dinámica de grupo", en M. Kissen (comp.), *Dinámica de grupo y psicoanálisis de grupo,* México, Limusa, cap. III, pp. 53-68.
22. MacKenzie, K.R. (1992), "The Unique Social Climate Experienced in Group Psychotherapy. *Rudolf Dreikurs",* en *ídem, Classics in Group Psychotherapy,* Nueva York-Londres, The Guilford Press, pp. 95-102.
23. ———, "Some Determinants, Manifestations, and Effects of Cohesiveness in Therapy Groups. *Jerome D. Frank",* pp. 154-165.
24. ———, "Toward a Common Basis for Group Dynamics, Group and Therapeutic Processes in Group Psychotherapy. *Helen E. Durkin",* pp. 183-198.
25. Maisonneuve, J. (1968), *La dinámica de los grupos,* Buenos Aires, Ediciones Nueva Visión, 1985.
26. Moliner, M. (1994), *Diccionario de uso del español,* España, Editorial Gredos.
27. Munich, R. L. (1993), "Group Dynamics", en H.I. Kaplan y N.J. Sadock (comps.), *Comprehensive Group Psychotherapy,* Baltimore, Williams & Wilkins, 3a. ed., pp. 21-32.
28. Olmsted, M.S. (1978), "Introducción", en *ídem, El pequeño grupo,* Buenos Aires, Paidós, 8a. ed., pp. 7-9.
29. ———, "El estudio de los grupos", cap. II, pp. 10-20.
30. ———, "Comportamiento del grupo", cap. III, pp. 21-49.
31. ———, "Las funciones de los grupos", cap. IV, pp. 50-74.
32. Rickman, J. (1948), "Tensiones intragrupo en la terapia", en W.R. Bion (1948), *Experiencias en grupos,* Buenos Aires, Paidós, 5a. ed., 1979, pp. 16-27.
33. Slavson, S.R. (1953), "Criterios para diferenciar los grupos terapéuticos de los no terapéuticos", en *ídem, Tratado de Psicoterapia Grupal Analítica,* Buenos Aires, Paidós, 1976, cap. II, pp. 40-75.
34. Stone, W.N. (1990), "On Affects in Group Psychotherapy", en B. Roth, W.N. Stone y H.D. Kibel (comps), *The Difficult Patient in Group,* Connecticut, Int. Universities Press, inc., pp. 191-213.
35. Yalom, I. D. (1995), "Group Cohesiveness", en *ídem, The Theory and Practice of Group Psychotherapy,* Nueva York, Basic Books, 5a. ed., cap. III, pp. 47-68.

Capítulo 3

El grupo terapéutico

Definición

Los psicólogos sociales y los antropólogos reconocen al grupo como agente terapéutico por sí mismo. Pero las psicoterapias tratan de establecer ciertos controles sobre los procesos de cambio espontáneos. Así, Scheidlinger P. (1983) y Slavson, S. R., 1953, definen la psicoterapia de grupo como un campo específico en el ámbito de las psicoterapias. Es una realidad condicionada, planificada estrictamente por el terapeuta, con miras a un objetivo terapéutico que tiene en cuenta la conveniencia de ese grupo para sus participantes. Proceso psicosocial en el que un psicoterapeuta experto, con entrenamiento adicional especializado en procesos de grupo, utiliza la interacción emocional en grupos pequeños, para reparar la salud mental enferma; es decir, para llevar a cabo la mejoría de las disfunciones de la personalidad en individuos seleccionados para este propósito específico (32, 49, 52, 58 y 61).

O'Donnell, P. (1974 y 1977) caracteriza al grupo terapéutico como una organización microsocial objetivamente descriptible; reunión de personas organizadas en un tiempo y espacio determinados, que tienen como objetivo la develación y transformación de las conductas inadecuadas de sus integrantes y el descubrimiento y afirmación de conductas sanas. Es la sumatoria de los grupos internos de sus integrantes. El grupo psicoterapéutico (microgrupo), reproduce las características del contexto socioeconómico (macrogrupo). Es un sistema abierto que permite el estudio de la psicología social psicoanalítica. Sus normas son producto de las reglas familiares y sociales. Los dinamismos grupales no pueden entenderse sólo mediante los conceptos psicoanalíticos. Se requiere de los enfoques interaccionales, comunicacionales, psicodramáticos, etcétera (39, 40 y 60).

Foulkes, S. H. y Anthony, E. J. (1957), establecen que los grupos analíticos no son comunidades; sus miembros no dependen entre sí, de ningún modo, en la vida ordinaria; de hecho, son grupos de extraños. No son sociedades organizadas ni grupos que se forman libremente en la sociedad o en las instituciones laborales. Pertenecen al tipo reunido en forma deliberada para propósitos terapéuticos. La terapia psicoanalítica de grupo utiliza el trabajo de las escuelas psicoanalíticas individuales, en particular el psicoanálisis freudiano y tiene también afinidades con las teorías sociológicas contemporáneas (1, 18 y 19).

Para Puget, J. (et al., 1982), el grupo terapéutico es un medio *ad hoc* creado artificialmente sobre la base de encuentros pautados en el que varias personas interaccionan, se comunican y comparten normas. En su campo observacional se articulan pautas individuales y socioculturales, lo que posibilita el análisis de las disevoluciones de los modelos de relación diádico, triádico y triangular y el de la patología sociocultural referida a la asunción de roles y a la adquisición de valores. El grupo terapéutico es un grupo secundario primarizado mediante la regresión. Despierta ansiedades básicas grupales (caos y masificación) con sus correspondientes defensas. La tarea en los grupos terapéuticos es el estudio de las modificaciones en su estructura debidas a la intervención de los procesos inconscientes de cada uno de los miembros (44 y 45).

Grotjahn, M. (1977) y Mullan, H. y Rosembaum, M. (1962), afirman que, si en el análisis individual el paciente es el hijo único, en el grupal es miembro de una familia. De ahí que la terapia de grupo pueda considerarse como una "experiencia familiar correctiva."

Grupo terapéutico psicoanalítico

Para los psicoanalistas individuales ha sido difícil aceptar la terapia de grupo como un procedimiento respetable, con bases teóricas congruentes, campo de aplicación de la teoría psicoanalítica que puede instaurar cambios estructurales en los pacientes. Slavson, S. R. (1953), a diferencia de Alexander Wolf (1962), encontraba ridículo hablar de psicoanálisis en un encuadre grupal. Mientras Foulkes, S. H. (1975) evitó la controversia omitiendo la partícula "psi" de su grupoanálisis.

Bejarano, A. (1972), por el contrario, reafirma el carácter psicoanalítico del enfoque grupal, al recordar que para Freud, el psicoanálisis se basa esencialmente en: a) la teoría del inconsciente, vinculada con las de la resistencia y la represión; b) la existencia de una sexualidad infantil y preedípica; c) considerar a la resistencia y la transferencia como ejes del tratamiento. El grupo aparece como matriz del individuo y reactiva: a) la relación dual con la madre (objeto bueno y malo), el conflicto defensivo, la estructuración del yo y de la personalidad, de las relaciones de objeto y de las identificaciones (aspecto ontogenético); b) el mito de la horda (aspecto filogenético).

Käes, R. (1993) considera que el pensamiento psicoanalítico sobre los problemas que plantea el grupo parece estar sujeto a una resistencia poderosa, de la que es responsable, en cierta medida, la culpa por intentar superar las prohibiciones, reticencias y reservas formuladas por Freud, para quien una práctica psicoanalítica en situación de grupo era algo, si no inconcebible, al menos improcedente. Aunque su posición fue mucho más ambivalente y estimulante que la de M. Klein, opuesta al empeño de Bion en este sentido y la de Lacan, que fustigó los "efectos de grupo" por considerarlos fácilmente manipulables.

O'Donnell, P. (*op. cit.*) opina que los terapeutas devalúan al grupo terapéutico porque: a) las asociaciones psicoanalíticas, en general, privilegian el análisis individual ya que responde a su pertenencia de clase, de allí que descalifiquen a las otras prácticas, tildándolas de superficiales o poco científicas. b) El terapeuta entrenado en la práctica individual piensa que la terapia grupal no es mala, pero el análisis individual es mejor y extrapola de él, en forma arbitraria, cuando considera a los miembros del grupo como partes yoicas de una totalidad, escotomizando la dinámica grupal. c) El que la terapia grupal sea más barata, la desvaloriza en el mundo de la mercancía. d) El origen de la psicoterapia grupal y de las psicoterapias breves es "lumpen", porque se desarrolló como respuesta técnica a la sobredemanda de intervención urgente, por parte de pacientes hospitalizados y centros de bienestar social. e) Compartir una terapia se opone a la pauta microgrupal de la propiedad privada. f) El temor y desconfianza hacia el "otro", consecuencia de la lucha por la riqueza o el prestigio que confieren el poder, hace que el grupo suponga un "riesgo" (de compartir y quedar "a merced de los demás") (39).

Es natural que los terapeutas grupales defiendan el carácter científico de su práctica, aduciendo entre otras razones, las siguientes: 1) las patologías predominantes en nuestra fragmentada sociedad contemporánea son el resultado de deficiencias en las relaciones interpersonales. 2) La terapia de grupo intenta proporcionar el antídoto a las creencias y conductas desadaptadas a través de la retroalimentación de los otros (validación consensual) y el estímulo para experimentar con conductas más sanas, primero dentro del grupo y después en el mundo real. 3) La meta de la psicoterapia psicodinámica a largo plazo, consiste en la reorganización de la estructura de personalidad a través del proceso de análisis del carácter y también de la resolución del conflicto inconcinte. 4) La investigación documenta de contínuo que la terapia de grupo es al menos tan efectiva como la individual (47 y 61).

5) La confesión pública tiene un efecto catártico. 6) La atmósfera permisiva del grupo es el único lugar de nuestra sociedad en el que el individuo puede comportarse como quiere sin perder status y sin la salvaguarda que éste o un rol determinado le brindan. 7) La mera existencia y participación del miembro le confiere un lugar en el grupo. 8) Esto implica que se da pleno valor a cada miembro, lo que resulta tranquilizador en vista de los temores del paciente respecto a sus sentimientos de inferioridad, sensación de inadecuación y fracaso. 9) La psicoterapia conduce en dirección a la autoconfianza, autoestima adecuada, mutua comprensión y respeto, y certeza de poseer un lugar social de igualdad (10, 16, 17, 20, 30, 32, 36 y 61).

10) El grupo es más eficaz que el tratamiento individual para disminuir culpas y ansiedades, gracias a la universalización. 11) Los compañeros son al mismo tiempo objetos reales e irreales con los que se puede jugar, ceder a sentimientos omnipotentes e incluso permitir el relajamiento y desintegración del yo; fragmentaciones controladas que facilitan al individuo tolerar las posibilidades terroríficas de la inermidad y la aceptación de estas partes escindidas del yo a manera de prueba. 12) La transición del grupo al mundo externo es más suave y facilitadora del ajuste social que la que se logra en la terapia individual. 13) En algunos casos los pacientes se benefician más rápido en el tratamiento grupal que en el individual, porque en el primero es más difícil aislar la interpretación y esconder la hostilidad contra el terapeuta, a través de la idealización. 14) El grupo facilita la expresión de los sentimientos ambivalentes a través de la escisión y proyección de los objetos buenos y malos en distintos miembros del grupo. 15) La proyección al grupo del objeto bueno amenazado en el interior del sujeto le permite a éste sentirse protegido, lo que incrementa su sentimiento de seguridad interna (10, 16, 17, 20, 30, 32, 36 y 61).

16) Los miembros del grupo constituyen un ambiente contenedor y de apoyo (asistencia mutua para vencer resistencias, observar patrones repetitivos y obtener *insight*) que ayuda al proceso terapéutico. 17) El grupo permite la superación de fallas yoicas mediante las múltiples posibilidades identificatorias y de rectificación transferencial, que también libera al mundo externo de las distorsiones patológicas del paciente. 18) Poder ayudar a los demás a obtener *insight* a través de la auto-revelación, coloca al paciente en una posición adulta que incrementa su autoestima. 19) Los pacientes primitivos toleran mejor la terapia psicoanalítica grupal que la individual (34, 47, 51, 53 y 54).

20) En el grupo es más posible reconocer las perturbaciones narcisistas que en el análisis individual y cambiar los puntos de vista, hasta

ahora erróneos y estrechos que tiene el paciente sobre los otros en relación con su *self*. 21) Los grupos proporcionan una diversidad de objetos/sí mismo: a) que espejean, reflejan y confirman la bondad y valor del *self*. b) Son idealizables, dando oportunidad para fundirse con el otro omnipotente y omnisciente, con lo que se incrementa el valor del *self*. c) Los alter ego satisfacen la necesidad de mismidad del *self*, que también contribuye al desarrollo y florecimiento del *self* (2, 21, 23 y 59).

22) La dilución de la transferencia central a través de las transferencias laterales, permite elaborar una contratransferencia más mitigada, lo que a su vez facilita la capacidad de pensar e interpretar del terapeuta. La terapia individual puede favorecer la idealización del terapeuta, como recurso defensivo frente a su persecusión retaliativa y además fomenta la fantasía de ser el único vástago de una madre cuya principal ocupación es escucharlo, comprenderlo y consolarlo. La idealización del hijo único puede encontrar su contrapartida en la ideología individualista del terapeuta y expresarse en la devaluación de la terapia grupal (13).

23) Cuando la transferencia se combina con resistencias caracterológicas, el grupo es más efectivo que la terapia diádica, en la cual los datos se limitan a los informes del paciente, la transferencia, la relación de trabajo y la relación real entre terapeuta y paciente. Los miembros del grupo no dependen de lo que se les informa. Pueden ver la manera en que actúan, reaccionan e interactúan sus compañeros. Lo que se sacrifica en términos de la "pureza" de la transferencia se compensa plenamente por la observación directa del funcionamiento real del paciente.

24) Dentro del contexto del grupo, aunque las regresiones sean de corta duración son intensas, en ocasiones muy primitivas y con frecuencia son simultáneas al surgimiento de la transferencia negativa primitiva; "brotes" que tienden a suprimirse en la terapia individual (29).

25) El intenso clima emocional que se desarrolla en la interacción de los miembros disminuye la importancia de la regresión como vehículo de liberación emocional. El grupo tiene muchas ventajas para hacer que lo egosintónico se vuelva distónico. Los miembros están en posibilidad de ser más francos y confrontativos que el terapeuta. No responden de acuerdo con las expectativas del paciente, proporcionan un nuevo escenario para representar viejas y familiares conductas (egosintónicas) que obtienen respuestas inesperadas, que desconfirman lo que se teme, con lo que los pacientes se liberan de sus defensas innecesarias, bajo la "protección anticipada" del grupo, que no ofrece el tratamiento diadico (29).

26) La terapia de grupo se convierte en psicoanálisis cuando se introduce en los grupos la investigación de material intrapsíquico. Los vectores horizontales dejan de ser simples experiencias del presente

con la autoridad y pares para adquirir cualidades transferenciales paternas y fraternas. 27) A algunos pacientes el cambio del foco de atención de un miembro a otro, les da tiempo para asimilar y elaborar los *insights* que pueden haber adquirido y a otros les permite no sentirse presionados a abandonar en forma prematura sus resistencias. 28) El cambio en el foco de atención puede ser un medio para elaborar la demanda de ser el hijo único de la familia. 29) El psicoanálisis en los grupos enfatiza el desarrollo de armonía, reciprocidad, el desarrollo del yo, el autorespeto y el respeto a los otros en medio de la lucha, la valoración de las diferencias y el sentimiento de mutua consideración (31).

Para Anzieu, D. 1974 y Bejarano, A. (*op. cit.*) el grupo posee características específicas en relación con la cura individual: a) suscita angustia, que conduce a una regresión (cronológica y formal) sui géneris; b) facilita las defensas (actualizadas en la resistencia y la transferencia), en particular a través del clivaje (de los afectos, de la transferencia, de los objetos) en los cuatro objetos transferenciales; c) segrega, así, discursos manifiestos y modalidades clínicas propiamente grupales; d) suscita el fenómeno de liderazgo como función de resistencia (y de transferencia) y también como función progresista si se analiza la resistencia de transferencia; e) sobre todo en la fase inicial, el grupo se constituye alrededor del líder como yo ideal, como defensa contra el monitor (como superyó arcaico cruel).

Características de los grupos terapéuticos

1) El grupo terapéutico dentro de un encuadre psicoanalíticamente orientado es un *grupo no estructurado*; lo que implica ausencia de papeles claramente definidos para el líder o los participantes, o de una agenda en la que se pueden ocultar ansiedades. Es una estructura semivacía, espacio virtual, en el que sólo están discriminados arbitrariamente el rol de terapeuta y los de los pacientes. La estructura semivacía puede llenarse por la condensación, en el grupo, de transferencias múltiples. Finalmente, los polos de estructuración del grupo son el encuadre y el objetivo terapéutico (26, 38 y 44)
2) El *encuadre* es la suma de los elementos de la estructura y dinámica del grupo terapéutico. Está constituido por las constantes dentro de las cuales se da el proceso terapéutico. Consta de una serie de normas verbales y no verbales que regulan los encuentros y tienen un carácter fijo (horarios, honorarios, ambiente, actividad o pasividad terapéutica, composición del grupo). El ritmo y la frecuencia de los encuentros configuran una continuidad espacio temporal institucionalizada que ocupará la posición de la realidad exterior. El encuadre

organiza y sostiene al grupo. La organización espacio temporal y económica de los encuentros constituye el aspecto explícito del encuadre, que diferencia al grupo terapéutico de cualquier otra reunión de personas, efectuada con otros fines. Sobre él se depositan las partes psicóticas de la personalidad, la temprana relación simbiótica madre-hijo y se abre campo a la resistencia. Durante el proceso terapéutico el encuadre adquiere diferente valor simbólico. Cuando se modifican sus constantes, el encuadre deviene proceso con lo que se liberan las ansiedades esquizoparanoides, conectadas con las imágenes de la madre mala, antes latentes bajo la idealización simbiótica silente del encuadres (22, 40, 43 y 46).

3) El *contrato* terapéutico se refiere a los acuerdos compartidos y no coercitivos, formales o informales, entre el terapeuta y los miembros, con respecto a las tareas que cada uno debe desarrollar, así como las reglas básicas para conseguirlo y los fines que se persiguen. Establece un marco de referencia dentro del que operan terapeuta y grupo. Es el fundamento en el que se basa la alianza terapéutica. Incluye dos vertientes: una explícita, que se refiere al tiempo, espacio y aspecto económico de las sesiones. Otra implícita, constituida por el cuerpo teórico e ideológico del terapeuta acerca de lo sano y lo enfermo y sobre los psicodinamismos grupales que considera útiles para el proceso terapéutico. En la práctica, el contrato puede ser más o menos explícito y específico; puede establecerse desde el principio o dejarse evolucionar a través del tiempo y es aceptado de más o menos buena manera y con mayor o menor conciencia por los miembros, variaciones que se tratan en el capítulo 17 (5, 29, 43 y 50).

Entre sus reglas, algunos terapeutas incluyen: a) asistencia regular; honorarios; confidencialidad; b) actitud ante los contactos extragrupales; c) abstenerse del contacto físico, de comer, fumar y masticar chicle durante las sesiones; d) poner en palabras los sentimientos hacia los compañeros, terapeuta y grupo incluidos; e) la responsabilidad de los miembros de compartir con los otros sus experiencias y dificultades presentes, pasadas y futuras, tan libremente como les sea posible y ayudar a los demás en esta tarea. Contiene la descripción del grupo (abierto o cerrado, de duración indefinida o de tiempo limitado), duración y frecuencia de las sesiones, si habrá dramatizaciones y sesiones prolongadas, resultados esperables y posibles efectos colaterales indeseables (5, 12, 46, 50, 56, 61 y 62).

La asignación de cuotas reducidas a algunos pacientes los coloca en una posición especial en el grupo, que repercute sobre el resto de los miembros, por lo que debe explicitarse, para que todos tengan la oportunidad de expresar sus sentimientos al respecto e iniciar el proceso de autoexploración. Con frecuencia, la situación proporciona una excelente oportunidad para traslaborar el conflicto entre altruismo y envidia entre los miembros. El terapeuta debe tener siempre presente la posibilidad de que los pacientes con quienes acuerda una cuota reducida, inhiban las manifestaciones de transferencia negativa central, debido a la gratitud y el temor a perder lo que consideran, con frecuencia, como una muestra especial de afecto por parte del terapeuta (12).

Anzieu resume los elementos del contrato y encuadre en cinco reglas: a) verbalización; b) del aquí y ahora; c) de abstinencia; d) de restitución y e) de discreción. La regla de comunicación verbal introduce al individuo en la dimensión simbólica. Remite a un sistema coherente, ya que las reglas nunca se dan aisladas, sino en relación unas con otras (50).

Algunos terapeutas enuncian la regla fundamental para permitir al analizado el acceso a las formaciones y procesos de su inconsciente, a las especificidades de su conflicto fundamental y de su economía psíquica, al conocimiento de su posición de sujeto deseante y de Yo (Je) pensante, a las resistencias que se oponen al devenir consciente de su deseo. Otros prefieren enseñar a los pacientes a visualizar todo material como potencialmente valioso, a través de analizarlo y atender a las resistencias que se oponen a su comunicación (28).

Ciertos terapeutas consideran importante institucionalizar *sesiones alternas* en sus grupos. Los pacientes se reúnen sin la presencia del terapeuta. La mayor libertad para interactuar y aportar material que se inhibe ante la figura de autoridad del terapeuta proporciona elementos valiosos para las sesiones con él y permite confrontar a los pacientes con sus conductas diferentes en la sesión alterna y la regular. Pero la mayor parte de los terapeutas no avala esta práctica. Consideran que favorece el *acting out* sexual y agresivo (57).

En el contrato de algunos grupos se establece el acuerdo para realizar *sesiones prolongadas*, reuniones cuya duración varía de 6 a 12 horas y que pueden llevarse a cabo en el sitio acostumbrado en el que sesiona el grupo o en locales más amplios que permiten trabajar con técnicas de acción. Por lo común, el trabajo se realiza en coterapia. Su racional consiste en acelerar el trabajo terapéutico a través de intensificar la regresión y disminuir las resistencias. El material que emerge en ellas se retoma en las sesiones convencionales para su elaboración El procedimiento tiene como desventaja la disminución de la atención en pacientes y terapeutas después de 12 horas de trabajo (48).

Elementos del encuadre

1) Los fines de la terapia dictan el *número de los miembros*. El restringido número de personas que integran un pequeño grupo, facilita la producción de un tipo de comunicación en el que la fusión de identidades es tanto fundante como disruptiva. Se considera que el número ideal de pacientes para análisis en grupo es de 6 a 10 miembros, ya que permite la depositación transferencial de la familia nuclear y otras personas significativas en los compañeros. Con menos de 8 integrantes el grupo no tiene suficiente provocación y actividad interpersonal, lo que lleva a puntos ciegos en la interacción espontánea. Menos de cinco disminuye las interacciones y el terapeuta se encuentra muy pronto haciendo terapia individual. Con más de 10 personas se dificulta saber lo que pasa y disminuye el tiempo para la elaboración de los problemas personales. Entre más grande sea el grupo, menor posibilidad tienen de expresarse los miembros inhibidos, menos autoafirmativos y agresivos que los demás; pero con tres pacientes en una relación prolongada puede surgir un círculo vicioso de catexias emocionales. Cinco miembros es el mínimo aceptable. Aunque a mayor duración de la sesión, mayor número de pacientes, por ejemplo en los grupos de maratón (20, 31, 37, 43, 44, 52 y 62).
2) *Frecuencia*: el grupo se reúne de una a cinco veces por semana. En los inicios de la práctica terapéutica grupal se consideraba que era necesario trabajar cuando menos dos veces por semana, para evitar la acumulación de material cotidiano que interfiere con el logro del nivel de regresión útil. En la actualidad se reconoce que una sesión semanal funciona en forma muy satisfactoria (20, 37, 43, 44 y 61).
3) *Duración de las sesiones*: varía de 80 minutos a 2.30 hs. La duración de las sesiones es el resultado de una decisión adoptada por experiencia. Corresponde al reconocimiento de que un proceso multipersonal requiere un tiempo para instalarse y poderse detectar, comprender y analizar. Pero sea cual fuere el tiempo asignado para trabajar con el grupo, nunca se termina ninguna sesión en forma abrupta (20, 31, 38, 43 y 61).
4) Por su *duración total*, los grupos pueden ser *a tiempo limitado* o *sin límite de tiempo*. Los primeros establecen, desde el contrato, el tiempo que el terapeuta asigna a la terapia. Son, en general, grupos homogéneos, cerrados y con objetivos focalizados, trátese de supresión de síntomas o de resolver un área especial de conflicto: adaptación a ciertas etapas de la vida (adolescencia, senectud), crisis vitales y otras. Todos los pacientes inician y terminan la terapia al mismo tiempo. No ingresa nadie una vez constituido el grupo, de

ahí que sean grupos cerrados. Los grupos que pretenden modificaciones estructurales no pueden preveer el tiempo que le tomará a cada paciente lograrlos, por lo que se elige trabajar sin límite de tiempo, con grupos heterogéneos abiertos. Los pacientes que terminan el tratamiento son reemplazados por nuevos miembros. Los terapeutas que eligen este modelo lo consideran cercano a la vida real, con sus pérdidas de viejas relaciones y establecimiento de otras nuevas.

Foulkes, S. H. y Anthony, E. J. (1957) consideran que los grupos *cerrados* proveen el mejor ambiente para una terapia muy intensiva, en especial cuando los miembros han sido bien homogeneizados. Los encuentran ideales para la investigación de la psicopatología individual y de grupo. El grupo cerrado puede ser, además, de duración limitada a un mínimo de nueve meses y uno a dos años en promedio. Indican grupo *abierto* como experiencia terapéutica preparatoria para pacientes que han pasado por alguna clase de terapia intensiva y requieren cierto "cuidado subsiguiente" antes del final del tratamiento. Los autores señalan que sus grupos abiertos duran un promedio de dos a tres años y como mínimo un año para que sean efectivos. El grupo de *apertura lenta* es una formación de compromiso entre el abierto y el cerrado. Se inicia con cinco pacientes y permite el ingreso y salida de los miembros según alcanzan las metas programadas. Los grupos abiertos y sin límite de tiempo constituyen el dispositivo habitual en la práctica privada (20).

5) La *composición* del grupo influye en la efectividad del proceso terapéutico. Los grupos *heterogéneos* en cuanto a *sexo* presentan a los pacientes una situación acorde con la vida cotidiana. Las actitudes que surgen de fuentes edípicas y de desajustes sexuales se manifiestan más pronto y de modo más realista en ellos. Los pacientes toman consciencia de sí según los ven sus compañeros del mismo sexo y los del opuesto, con lo que disminuyen muchas fantasías sobre sí mismos. Los síndromes nucleares y los marcos de referencia psicológicos y biológicos difieren en hombres y mujeres; por lo que la heterogeneidad es un elemento que enriquece al grupo. La utilidad del grupo heterogéneo no sólo es el logro de un equilibrio entre tendencias opuestas, permite que se evidencien las características latentes y reprimidas contrarias a las manifestadas por las respectivas personalidades (55).

Anzieu, D. (1974) no encuentra, en sus grupos de diagnóstico, ninguna diferencia fundamental en la dinámica inconsciente del grupo, lo componga un solo sexo o los dos, ya que los participantes se consideran al principio, cualquiera que sea su sexo, como sujetos que asisten para someterse a discusión. Así, el grupo es una realidad psíquica anterior a la diferencia de sexos. Sin embargo, el vínculo homosexual inconsciente pregenital es el más fuerte en los grupos. La composición unisexual representa la ventaja de constituir una defensa contra la agresión potencial entre los miembros. El que los miembros masculinos y femeninos se consideren con gran frecuencia como hermanos, ha hecho atribuir injustificadamente esta asexualidad del grupo a la prohibición del incesto en ellos.

Algunos terapeutas fundamentan la conveniencia de integrar grupos homogéneos en las posibilidades de interrelación y comunicación entre personas con aspectos comunes, orientando su selección en dirección a la similitud en las características individuales o los problemas que los afligen. La desventaja de los grupos homogéneos es que la similitud de patologías o estructuras caracterológicas hace surgir, tarde o temprano, el mismo tipo de resistencias, cuyo refuerzo recíproco por parte de los miembros puede llevar a estancamientos terapéuticos difíciles de superar. Por esta razón, la terapia en grupos homogéneos se lleva a cabo durante un tiempo limitado, tras el cual se refiere a los pacientes a grupos heterogéneos que trabajan sin límite de tiempo.

Pero la mayor parte de los terapeutas está de acuerdo en que las mejores posibilidades de cambio terapéutico se dan en los grupos mixtos. En ellos se cuestionan y analizan los mitos de que todos los varones son indiferentes hacia los sentimientos y necesidades de las mujeres y de que éstas quieren controlar a los varones, con lo que se logra una nueva comprensión y aprecio de la complejidad de las relaciones heterosexuales. En el grupo mixto, las mujeres se percatan de la forma en la que ignoran y excluyen a los hombres, con lo que les impiden mostrarse sensibles hacia sus necesidades y dispuestos a satisfacerlas. Esta conducta puede provenir del temor a la intimidad o de haber crecido en ambientes en los que la función de la mujer es ser deseable y complaciente, por lo que no debe tener deseos propios. Por su parte, los varones con inhibiciones para aceptar sus deseos de dependencia, pueden ver en sus compañeras (por transferencia materna), personas dominantes y manipuladoras que no los dejan independizarse. La rectificación de estas distorsiones les permite visualizar y aceptar sus deseos infantiles insatisfechos (14).

6) Cuando las *edades* dentro de los grupos son muy divergentes, los pacientes responden a la situación a partir de sistemas de valores semejantes a los que distinguen a padres e hijos. Esto puede impedir que exista la base común para el intercambio, lo que perturba la comunicación. Los pacientes deben hallarse en los grupos con personas de su misma generación. La máxima distancia, en los grupos

de adultos puede ser de 20 años. Cuanto menor sea la edad de los pacientes, menor debe ser la diferencia. Por esto en los grupos de niños y adolescentes la distancia cronológica ideal es de dos años (35).

Puget. J. (*op. cit.*) clasifica los grupos terapéuticos: a) *Según su finalidad*: Grupos terapéuticos; de experiencia; de enseñanza; creativos y comunitarios. b) *Según la técnica*: grupos en los que se utilizan: la interpretación, discusión, dramatización, juegos y otras técnicas de movilización así como la combinación de algunas o de todas las técnicas anteriores. c) *Según el marco teórico*: psicoterapia psicoanalítica de grupo (Slavson); análisis de grupo (Foulkes); psicodrama (Moreno); psicodrama psicoanalítico (Levobici); dinámica grupal; interacción grupal (Bales, Jackson, Watzlawick); teoría de la comunicación; psicología existencial; análisis transaccional; terapia gestáltica; terapias conductistas; psicología rogeriana; teoría de los sistemas y otras. d) *Según la duración*: terapia sin límite de duración total; terapia de tiempo limitado (6 meses a 1 año); terapias breves (menos de 6 meses); terapias con sesiones prolongadas, dentro de una duración total limitada: laboratorios, grupos de encuentro, entre otros e) *Según el número de integrantes*: psicoterapia con pequeños grupos (hasta 18 integrantes aproximadamente); psicoterapia con grandes grupos y grupo comunitario. f) *Según su composición*: grupos mixtos (de ambos sexos y heterogénos en diagnósticos); grupos homogéneos (de alcohólicos, de obesos, por ejemplo); grupos preformados; terapias de pareja y familia; grupos multifamiliares y grupos institucionales (43).

Diferencias entre el grupo terapéutico y otros grupos

Grupos sociales

La *admisión* se basa, por lo general, en la existencia de alguna clase de logros o posesiones. La *incorporación* al grupo depende de la propia elección, tomando en consideración la existencia de algún elemento de homogeneidad en relación con los demás integrantes (prueba de realidad). Su *objetivo* es contribuir a la adquisición de instrumentos para la vida social y descubrir intereses y talentos. La meta es común y se colabora para alcanzarla. La *cohesión* grupal es necesaria. La *interacción* se asienta en el dominio de las ideas o de la camaradería, aunque existan corrientes emocionales subterráneas. No hay *catarsis*. El líder no explora, sino *dirige las interacciones* entre los integrantes del grupo hacia las metas grupales específicas. No se revelan los *significados latentes* de las comunicaciones porque provocarían ansiedad. Los *contactos extragrupales* y la amistad se consideran benéficos; la asimilación es deseable. La responsabilidad del *líder* es mayor que la del resto de los miembros. El terapeuta socialmente orientado trata de suprimir las *tensiones grupales* y atiende a las manifestaciones externas, conscientes del grupo. La *transferencia* siempre es positiva y en gran medida no es sexual; se manipula, pero no se interpreta (4, 15, 33, 51, 53).

Grupo terapéutico

Es el único grupo en el que la *admisión* se establece en función de alguna deficiencia reconocida y admitida. El terapeuta selecciona a los miembros según criterios terapéuticos más o menos bien definidos. Los miembros no tienen un *objetivo* común. Puede decirse que la motivación es la misma, mejorar; pero no es un propósito común en el sentido social. Los pacientes se mantienen ligados por la ansiedad y el conflicto interpersonal, no por una participación que les da placer. La *cohesión* grupal obstruye en ocasiones el avance de los pacientes y del grupo, constituyendo una resistencia que debe interpretarse. Las *interacciones* son espontáneas, predominando las que corresponden a sentimientos y emociones y es necesario explorar sus fuentes psicológicas. Se favorece la *catarsis* y se considera que las diferencias y conflictos sobre las ideas enmascaran sentimientos, con frecuencia hostiles, que deben ventilarse. Se interpreta la *tensión* que surge de la exploración y develación de los *significados latentes* de las comunicaciones. La realidad es condicionada, planificada y estructurada por el terapeuta y los *encuentros extragrupales* son objeto de exploración e interpretación. No existe un *líder* en el sentido usual de la palabra. La única asimetría entre pacientes y terapeuta consiste en la función normativa y actitud interpretativa de este último. La *transferencia* es ambivalente, múltiple y objeto de interpretación. La diferencia esencial entre un grupo terapéutico y otro que no lo es, radica en la intervención del terapeuta que descubre lo latente (4, 15, 24, 33, 43, 48, 51 y 53).

Estas características se concentran en la siguiente tabla:

	Grupo social	Grupo terapéutico
Admisión	Posesión de ciertas cualidades.	Admitir ciertas deficiencias.
Inclusión	Voluntaria.	Terapeuta decide.
Objetivo	Meta común: adquirir herramientas sociales, desarrollar intereses y habilidades. Requiere colaboración.	No existe meta común como tal, aunque el propósito sea librarse de conflictos, se realiza individualmente.

Cohesión	Conveniente. Se favorece.	Puede ser resistencial. Se interpreta.
Interacción	Dominio de ideas y camaradería. El líder la dirige hacia la meta establecida.	Espontánea, en el dominio emocional. Se interpreta.
Catarsis	Inconveniente.	Se facilita.
Socialización	Benéfica.	Puede ser resistencial. Se interpreta.
Liderazgo	Profesional o no. Más responsable que el resto de los miembros.	Profesional. La única diferencia con los demás es que interpreta.
Tensión	Se abordan sus aspectos conscientes y se tiende a suprimirla sin explorar.	Se exploran e interpretan sus significados inconscientes.
Transferencia	Postiva. Desexualizada.	Ambivalente. Sexual y agresiva.
Interpretación	No.	Se interpretan afectos, resistencias, contenidos y transferencias.

Diferencias entre grupos terapéuticos

Los grupos propiamente terapéuticos tienden a metas y usan técnicas distintas, dependiendo de la orientación teórica de los terapeutas, como lo establece Puget, J. (*op. cit.*) en su clasificación. Intentar diferenciarlos aquí rebasa los objetivos de esta obra, por lo que me limitaré a tratar los aspectos diferenciales más conocidos y aceptados entre los enfoques terapéuticos que buscan el cambio a través de diversos recursos y la psicoterapia analítica de grupo que, en el sentido más restringido del término, se caracteriza por la búsqueda de los significados inconscientes de la conducta para obtener, por medio de su interpretación, la modificación o creación de estructuras psíquicas distorsionadas o inexistentes. Esfuerzo discutible desde muchos puntos de vista, ya que, como se verá en el capítulo 7, ni en el campo psicoanalítico existe acuerdo con respecto al mecanismo de la cura. Además de que, psicoanalistas y no psicoanalistas utilizan muchos procedimientos similares, en cantidades diversas y apoyados en conceptualizaciones y terminologías distintas.

Grupos terapéuticos no psicoanalíticos

Se incluyen en esta categoría los grupos de: autoayuda; control emocional (ira, angustia, por ejemplo); contención (espera de los pacientes mientras se les refiere a un grupo terapéutico definitivo); de apoyo y psicoeducativos. Los grupos pueden estar centrados: en un tema (por ejemplo, conflictos de los padres de hijos adolescentes); en una crisis (duelos recientes, etapas transicionales de la vida); en una sintomatología. Hay talleres de relaciones humanas, disfunciones sexuales. Y grupos de encuentro. Maratón. Psicodrama. Desarrollo humano. Seminarios de formación, grupos T. Que son, en general, grupos estructurados.

El *contrato* tiende a ser muy explícito y normativo, estableciendo desde un principio la conducta que se considera útil para obtener los fines terapéuticos, porque generalmente se trabaja con tiempo y objetivos limitados (por ejemplo, mejorar las relaciones interpersonales, los problemas con la autoridad, y otros). El contrato se renegocia las veces que sea necesario. *Objetivo*: Adquisición de ciertas habilidades para la vida (seguridad, autocontrol, socialización, conductas racionales, buenos hábitos o supresión de síntomas, conocimiento de las dinámicas grupales y la forma en la que el grupo moviliza ciertas conductas).

Cohesión: Se considera necesaria para facilitar el cambio, por lo que se favorece a través de la homogeneidad del grupo, la universalización de los intereses, metas y reglas establecidas en el contrato. *Comunicación*: se utilizan sus aspectos conscientes, manifiestos, no se pretende buscarle significados ocultos. *Información*: se considera importante e incluso terapéutica en sí misma. El líder puede fomentar y orientar la discusión racional de los problemas. Es válido indoctrinar e inspirar el cambio hacia la meta predeterminada. *Interacción*: es la herramienta terapéutica principal, se modela de acuerdo con los fines terapéuticos (aumento de la autoestima, autoafirmación, desmitificación de la autoridad). Conduce al *aprendizaje interpersonal* a través de la retroalimentación que proporcionan los compañeros.

Catarsis: puede favorecerse o desviarse, según la meta del grupo. Mientras el terapeuta estimula más activamente la *instilación de esperanza* mayor es la necesidad de apoyo, autoestima y autocontrol de los miembros. La técnica para manejar resistencias, angustias y tensiones es variable: cambio de tema, discusión dirigida, apoyo, exploración e *interpretación* individual o grupal. Se trata de mantener la *transferencia* en términos positivos. En general, no se consideran importantes el *insight* y la *elaboración*.

El *líder* del grupo no es necesariamente un profesional de la psicoterapia. Puede ser un sacerdote, pedagogo, trabajadora social, capacitados para adoptar un rol: entrenador, educador, experto en el tema, líder emocional, de tarea, de discusión o seminario, que funciona como hermano mayor, tío o tía cercanos, facilitador, entre otros. Controla en gran medida el contenido y el proceso del grupo a través de enseñar, dirigir, modelar, recompensar e inspirar a los miembros. Con frecuencia todo el grupo termina el proceso en forma simultánea.

Grupos psicoanalíticos

Son grupos no estructurados porque, como señala Bejarano, A. (*op. cit.*), si queremos permitir que un grupo controle en su seno la pulsión destructiva, se debe facilitar su organización. Si se pretende liberar esta pulsión, en función de un proceso terapéutico o formativo, es necesario ubicar al grupo en un situación regida por las reglas de no omisión y abstinencia, y que se suspenda cualquier otra organización (9).

El *contrato* explicita sólo las condiciones formales de la terapia, la regla fundamental y la de confiabilidad, aunque también dentro de este grupo hay terapeutas muy normativos. Es muy frecuente que el grupo sea abierto, heterogéneo y sin límite de tiempo, para lograr la reestructuración de la personalidad total. El contrato no se cambia en el curso de la terapia. *Objetivo:* modificación de las estructuras intrapsíquicas o desarrollo de estructuras deficientes o ausentes. *Cohesión:* Es producto de interpretaciones al grupo en cuanto a las angustias, defensas y deseos compartidos, que facilitan la identificación de los miembros entre sí y la percatación de la universalidad de los mecanismos inconscientes. Pero también se interpreta la cohesión como enclave resistencial cuando es necesario.

Comunicación: se toman en consideración tanto los aspectos verbales como los pre y paraverbales. El terapeuta primero y posteriormente también los miembros, diferencian lo manifiesto de lo latente implícito en la comunicación, su implicación personal en lo que expresan sobre sí mismos y de dónde provienen las reacciones que les provocan los demás. *Información:* permanecer en un intercambio activo de informaciones, consejos y discusiones impersonales es mantenerse en el nivel manifiesto de la comunicación, se considera resistencial y es motivo de interpretación. *Interacción:* es uno de los medios para acceder al inconsciente individual y a las modificaciones que su emergencia provoca en la configuración grupal. No está sujeta a indicaciones por parte del terapeuta. Es el equivalente grupal de la libre asociación del análisis individual.

Catarsis: imprescindible para que el *insight* sea efectivo. La *instilación de esperanza* es producto de la desinhibición de las funciones yoicas antes trabadas en el conflicto, prohibidas por objetos internos, por ejemplo y de la identificación o rivalidad con los logros de los compañeros. La técnica para manejar resistencias, angustias, tensiones, emociones y pautas de conducta conflictivas consiste en su exploración, aclaración, confrontación e *interpretación* en términos de la fantasía inconsciente que subyace a ellas. El *terapeuta* puede razonar, discutir, apoyar, sostener, en un momento dado, como preparación o facilitación del terreno para la *interpretación*. Esta puede dirigirse al individuo, grupo o subgrupos y se repite a través del proceso de adquisición de *insight* y de *elaboración*.

Se exploran e interpretan, pero no se provocan, manipulan ni desvían, las *transferencias* positivas y negativas al terapeuta, los pares, el grupo y el mundo externo. Las distintas corrientes psicoanalíticas enfatizan el trabajo sobre uno u otro objeto transferencial. No hay un foco exclusivo para el trabajo terapéutico. El terapeuta es un profesional, observador participante en el proceso grupal. Comparte el liderazgo con los miembros. No tiene más metas para sus pacientes que ayudarlos a descubrir sus motivaciones inconscientes. Tras lo cual, cada quien es libre de manejar lo que ha aprendido sobre sí en la forma que juzgue pertinente. En los grupos abiertos, sin límite de tiempo, la terminación es individual.

Terapia combinada

Algunos terapeutas consideran que, para los pacientes muy enfermos, la terapia individual o grupal, en modo aislado, resultan insuficientes, por lo que las indican en forma simultánea: *psicoterapia concurrente*. Consideran que los pacientes narcisistas y borderline (caracteres orales narcisistas), no son susceptibles de psicoterapia grupal exclusiva, pero pueden tratarse en terapia concurrente. El uso de ambas formas de tratamiento bloquea el desarrollo de la ansiedad provocada por la neurosis de transferencia del tratamiento individual. El grupo proporciona figuras de identificación realistas y una prueba de realidad y mecanismos de soporte yoico más efectivos en la relación e interacción que el tratamiento individual. La escisión transferencial, indeseable en otros casos, constituye una de las principales razones para recomendar tratamiento combinado para los pacientes con patología preedípica significativa, porque disminuye el *acting out* y ayuda a los pacientes a mantenerse el tiempo suficiente en el grupo para beneficiarse de él (35 y 48).

Para precisar las modalidades de *tratamiento concurrente* se habla de *psicoterapia combinada* cuando el mismo terapeuta trata al paciente en terapia individual y grupal en forma simultánea. Y de *psicoterapia conjunta* o *paralela*, cuando son dos terapeutas distintos los que cooperan para tratar al paciente, uno en individual y otro en grupo. Para muy pocos terapeutas el tratamiento grupal es el primario y el individual suplementario.

Porter K. (1993) encuentra que la terapia conjunta tiene la ventaja de exponer al paciente a enfoques terapéuticos diferentes, enriquecedores en términos mutuos, los cuales brindan la oportunidad de trabajar con diversas transferencias, en especial hacia los terapeutas de distinto sexo.

Además, ofrece al paciente una multiplicidad de objetos transferenciales, observadores, intérpretes, solucionadores emocionales, ambientes terapéuticos, reacciones contratransferenciales y estados del yo. Bach, G. R. (1979) advierte acerca de las dificultades que surgen en la terapia conjunta cuando el terapeuta individual no se interesa profundamente en los sucesos del grupo y, por tanto, no trata de mantenerse en contacto con ellos (6, 7, 41 y 42).

Se indica tratamiento conjunto cuando: a) el paciente no produce material suficiente en la terapia individual, o en la de grupo; b) la terapia individual no consigue resolver los conflictos interpersonales; c) el encuadre grupal acrecienta la exploración e integración de los logros de la terapia individual; d) los problemas transferenciales con el terapeuta individual interfieren con la terapia; e) la resistencia caracterológica es tan intensa que no permite el avance de la terapia y f) la dinámica del paciente evoca sentimientos contratransferenciales especialmente difíciles (1, 35 y 48).

La terapia combinada está contraindicada: a) en pacientes resistenciales a la terapia individual o grupal en curso; b) en pacientes con personalidad limítrofe grave o narcisista que no toleran la ansiedad que produce el grupo; c) cuando el paciente no puede soportar la competencia por el objeto primario y d) cuando las diferencias entre los dos tratamientos sobrecargan las defensas del paciente (1 y 48).

Por lo común, la terapia combinada se inicia cuando el paciente ya se encuentra en tratamiento individual e ingresa a un grupo conducido por su terapeuta o por otro; sin embargo, puede seguirse un orden inverso o iniciarse ambas terapias en forma simultánea. La terapia conjunta corresponde a una indicación precisa para el paciente, pero el terapeuta que la considera necesaria no maneja el tratamiento complementario que indica, por lo que continúa la terapia individual o grupal en curso y refiere al paciente con un colega. Los demás pacientes del grupo necesitan preparación para el doble tratamiento de algunos miembros, aunque es preferible indicar, a todo el grupo, terapia concurrente (48).

El tratamiento individual concomitante puede "drenar" los efectos terapéuticos del grupo, por lo que Bach G. R. (*op. cit.*) recomienda instaurar sesiones individuales "centradas en el grupo", que concentran la atención en las nuevas percepciones, compenetraciones e interacción derivadas del grupo. Además, confronta al paciente con el resumen de la opinión del grupo acerca de su conducta y se examinan sus reacciones diferenciales hacia los compañeros del grupo: de qué habla con distintos miembros y a quiénes evita comunicar ciertas situaciones para descubrir las emociones subyacentes (miedo, cariño, huida) que le impiden acercarse a pesar de desearlo. Con esto se facilita, con el tiempo, la emergencia de sentimientos de solidaridad con el **grupo**. Así, las sesiones de grupo proporcionan material emotivo y conductual manifiesto, y experiencias interpersonales reales; mientras las consultas individuales permiten su análisis e integración.

El autor considera que en las entrevistas individuales se superan las tensiones generadas en la sesión previa del grupo. Interpreta como resistencia la transferencia del paciente que lo invita a sumergirse en una experiencia imaginaria de completa aceptación por parte del terapeuta, con lo cual pretende evitar enfrentarse con los elementos reprimidos de la interacción grupal. El vínculo con el terapeuta no sólo es una válvula de escape a la tensión, también ayuda a desbloquear la libre comunicación, trabada por la ansiedad que provoca el grupo. Si las sesiones individuales no se limitan a las experiencias del grupo, los pacientes se estancan en un marco de referencia narcisista y egocéntrico que retrasa la comprensión de su interacción neurótica en el grupo. Pero si no se establecen las consultas individuales, la participación en el grupo es más defensiva, general y orientada a los demás y menos autoperceptiva y personal (6 y 7).

En las terapias conjuntas es necesario acordar con los pacientes que lo que se maneja en la sesión individual debe llevarse al grupo. El terapeuta no debe involucrarse en ninguna relación confidencial con el paciente, que niegue el proceso grupal, aunque la mayoría de los miembros experimenta placer al pensar en ocultar ciertas cosas al grupo, lo que en general, encubre el deseo de tener una relación exclusiva con el terapeuta; situación que puede utilizarse en forma constructiva a través de la interpretación, para hacer emerger los sentimientos que el paciente preferiría ocultar al grupo (6, 37 y 48).

Foulkes y Anthony (*op. cit.*) prefieren la sucesión de terapias al tratamiento concurrente. La terapia grupal puede establecerse como un proceso de "redondeo" subsecuente a la individual, o la grupal constituir una preparación para el tratamiento individual. Pero si se elige llevar a cabo una terapia concurrente, todos los pacientes deben sujetarse a ella y además el grupo que los incluye debe ser de tipo abierto. Lo importante es mantener la igualdad de tratamiento para todos los miembros del grupo (20).

Bibliografía

1. Alonso, A. y S. Rutan (1984), "The Impact of Object Relations Theory on Pyschodynamic Group Therapy", en *Am. J. Psychiatry*, 141 (II), pp. 1376-1380.
2. Alonso, A. y H.I. Swiller (1993), "Introducción, Defensa de la terapia de grupo", en *ídem* (comps.), *Psicoterapia de grupo en la práctica clínica*, México, El Manual Moderno, 1995, pp. XV-XIX.

3. Anzieu, D. (1972), "El monitor y su función interpretante", en D. Anzieu, A. Bejarano, R. Käes, A. Missenard y J.B. Pontalis, *El trabajo psicoanalítico en los grupos,* México, Siglo XXI, 1978, parte III, pp. 233-348.
4. ———— (1974), "Perspectivas teóricas", en *ídem, El grupo y el inconsciente,* Buenos Aires, Biblioteca Nueva, parte II, cap. VIII, pp. 261-306.
5. Aschbach, C. y V.L. Schermer (1992), "The Role of the Therpist from a Self Psychology Perspective", en R.H. Klein, H.S. Bernard y D.L. Singer (eds.), *Handbook of Contemporary Group Psychotherapy,* EE.UU., Internat. Univ. Press Inc., 2a. ed., 1995, pp. 279-319.
6. Bach, G. R. (1984), "Combinando sesiones individuales y de grupo", en *ídem, Psicoterapia intensiva del grupo,* Buenos Aires, Ediciones Hormé, 3a. ed., cap. V, pp. 63-79.
7. ————, "Principales medios y temas de la comunicación del grupo", cap. VI, pp. 80-93.
8. Bejarano, A. (1972), "El liderazgo como función de resistencia y de transferencia", en D. Anzieu, A. Bejarano, R. Käes, A. Missenard y J.B. Pontalis, *El trabajo psicoanalítico en los grupos,* México, Siglo XXI Editores, parte II, cap. IV, pp. 136-184.
9. ————, "Conclusión", parte II, pp. 227-232.
10. Bion, W. R. (1948), *Experiencias en grupos,* Buenos Aires, Paidós, 5a. ed., 1979.
11. Campuzano, M. (1983), "Los marcos teóricos de la terapia grupal", en: *Rev. Análisis Grupal,* México, I (1): pp. 3-7.
12. Cohen, A. (1993), "Establecimiento de grupos en un consultorio de práctica privada", en A. Alonso y H.I. Swiller (comps.), *Psicoterapia de grupo en la práctica clínica,* México, El Manual Moderno, 1995, cap. XIX, pp. 353-362.
13. Díaz Portillo, I. (1983), "De la terapia individual al grupo", *Rev. Análisis grupal,* México, I (1): pp. 44-55.
14. Doherty, P. y P.L. Enders (1993), "Mujeres en psicoterapia de grupo", en A. Alonso y H.I. Swiller (comps.), *Psicoterapia de grupo en la práctica clínica,* México, El Manual Moderno, 1995, cap. XX, pp. 365-385.
15. Durkin, H.E. (1979), "Hacia una base común para la dinámica de grupos, Procesos terapéuticos y de grupo en la terapia de grupo", en M. Kissen (comp.), *Dinámica de grupo y psicoanálisis de grupo,* México, Limusa, cap. II, pp. 37-52.
16. Ezriel, H. (1950), "A Psychoanalytic Approach to Group Treatment", en: *Br. J. Med. Psychol,* XXIII, 59-75.
17. Foulkes, S.H. (1975), "El conductor como persona y su formación", en *ídem, Psicoterapia grupo-analítica. Método y principios,* Barcelona, Gedisa, 1981, cap. VII. pp. 291-304.
18. Foulkes, S.H. y E.J. Anthony (1957), "Desarrollo histórico del análisis de grupo", en *ídem, Psicoterapia de grupo,* Buenos Aires, Paidós, 1964, cap. I, pp. 40-46.
19. ————, "Los pacientes, sus antecedentes y el proceso analítico de grupo", cap. III, pp. 61-80.

20. ——, "Algunos aspectos técnicos y prácticos de la situación analítica de grupo", cap. IV, pp. 81-100.
21. Ganzarain, R. (1989), "Object Relations Group Psychotherapy", en *ídem, Object Relations Group Psychotherapy,* Madison, Conn. International Universities Press, 2a. ed., 1990, cap. I, pp. 3-21.
22. ——, "The 'Bad Mother' Group", cap. IV, pp. 67-87.
23. Ganzarain, R. y B. Buchele (1989), "Technique, The Group as a Tool. Introduction", en R. Ganzarain, *Object Relations Group Psychotherapy,* Madison, Conn. International Universities Press, 2a. ed., 1990, sección II, pp. 105-109.
24. Grinberg, L., M. Langer y E. Rodrigué (1957), "Diferencias del grupo social y del grupo terapéutico", en *ídem, Psicoterapia del grupo",* Buenos Aires, Paidós, 5a. ed., 1977, cap. II, pp. 36-51.
25. Grotjahn, M. (1977), "Introducción", en *ídem, El arte y la técnica grupal analítica,* Buenos Aires, Paidós, 1979, pp. 15-20.
26. Horwitz, L. (1979), "Grupos de capacitación para psiquiatras residentes", en M. Kissen (comp.), *Dinámica de grupo y psicoanálisis de grupo,* México, Limusa, cap. V, pp. 87-100.
27. Käes, R. (1993), "La herencia freudiana", en *ídem, El grupo y el sujeto del grupo,* Buenos Aires, Amorrortu Editores, 1995, pp. 32-72.
28. —— (1994), "Las condiciones de posibilidad del proceso asociativo en los grupos", en *ídem, La invención psicoanalítica del grupo,* Buenos Aires, Asociación Argentina de Psicología y Psicoterapia de Grupo, pp. 41-54.
29. Kauff, P.F. (1993), "Contribuciones de la terapia analítica de grupo al proceso psicoanalítico", en A. Alonso y H.I. Swiller (comps.), *Psicoterapia de grupo en la práctica clínica,* México, El Manual Moderno, cap I, pp. 3-27.
30. Kosseff, J.W. (1990), "Anchoring the Self trough the Group, Congruences, Play, and the Potencial for Change", en B. Roth, W.N. Stone y H.D. Kibel (1990), *The Difficult Patient in Group,* Connecticut. Int. Universities Press, Inc., pp. 87-108.
31. Kutash, I.L. y A. Wolf (1993), "Psychoanalysis in Groups", en H.I. Kaplan y N.J. Sadock (comps.), *Comprehensive Group Psychotherapy,* Baltimore, Williams & Wilkins, 3a. ed., pp. 126-138.
32. MacKenzie, K. R. (1992), "The Unique Social Climate Experienced in Group Psychotherapy. *Rudolf Dreikurs",* en *ídem, Classics in Group Psychotherapy,* Nueva York-Londres, The Guilford Press, pp. 95-102.
33. ——, "Are There 'Group Dynamics' in Therapy Groups? *R. S. Slavson",* pp. 166-182.
34. ——, "The Working Alliance in Analytic Group Psychotherapy. *Henriette T. Glatzer",* pp. 305-316.
35. ——, "Indications for Concurrent (Combined and Conjoint) Individual and Group Psychotherapy. *Aaron Stein",* pp. 329-343.
36. Mullan, H. y M. Rosenbaumn (1962), "The Group Psychotherapeutic Configuration, Fundamental Conceptions", en *ídem, The Group Psychotherapy. Theory and Practice,* Nueva York, The Free Press, cap. III, pp. 47-64.
37. ——, "The Organization of the Therapeutic Group", cap. VII, pp. 125-136.

38. ——, "The Group Psychotherapeutic Techniques", cap x, pp. 161-213.
39. O'Donnell, P. (1974), "Rol", en *ídem, Teoría y técnica de la psicoterapia grupal*, Buenos Aires, Amorrortu Editores, cap. III, pp. 55-78.
40. —— (1977), *La teoría de la transferencia en psicoterapia grupal*, Buenos Aires, Editorial Nueva Visión.
41. Porter, K. (1993), "Psicoterapia combinada individual y de grupo", en A. Alonso y H.I. Swiller (comps.), *Psicoterapia de grupo en la práctica clínica*, México, El Manual Moderno, 1995, cap. XVII, pp. 307-338.
42. ——, "Combined Individual and Group Psychotherapy", en H.I. Kaplan y N. J. Sadock (comps.), *Comprehensive Group Psychotherapy*, Baltimore, Williams & Wilkins, 3a. ed., pp. 314-324.
43. Puget, J. (1982), "Terapia psicoanalítica de grupo y psicoanálisis", en J. Puget, M. Bernard, G. Games Chaves y E. Romano, *El grupo y sus configuraciones*, Argentina, Lugar Editorial, pp. 10-42.
44. ——, "Una concepción de grupo", pp. 89-108.
45. Puget, J., M. Bernard, G. Games Chaves y E. Romano (1982), "Prólogo" en *ídem, El grupo y sus configuraciones*, Argentina, Lugar Editorial, pp. 7-9.
46. Rosenthal, L. (1980), "Resistance in Group Therapy, The Interrelationship of Individual and Group Resistance", en L.R. Wolberg y M.L. Aronson, *Group and Family Therapy*, Nueva York, Brunner/Mazel Publishers, pp. 79-93.
47. Rutan, J.S. (1993), "Psychoanalytic Group Psychotherapy", en H.I. Kaplan y N.J. Sadock (comps.), *Comprehensive Group Psychotherapy*, Baltimore, Williams & Wilkins, 3a. ed., pp. 138-146.
48. Salvendy, J.T. (1993), "Selection and Preparation of Patients and Organization of the Group", en H.I. Kaplan, y N.J. Sadock (comps.), *Comprehensive Group Psychotherapy*, Baltimore, Williams & Wilkins, 3a. ed., pp. 72-84.
49. Scheidlinger, P. (1983), "Individual and Group Psychology are they Opposed?", en M. Pines (comp.), *The Evolution of Group Analysis*, Londres, Rutledge & Kegan Paul, pp. 313-325.
50. Singer, D.L., H.S. Bernard y R.H. Klein (1992), "Summary, The Role of the Therapist", en R.H. Klein, H.S. Bernard y D.L. Singer (edits.), *Handbook of Comtemporary Group Psychotherapy*, EE.UU., Internat. Univ. Press Inc., 2a. ed., 1995, pp. 371-497.
51. Slavson, S.R. (1953), "El grupo en la naturaleza, la cultura y la psicoterapia", en *ídem, Tratado de Psicoterapia Grupal Analítica*, Buenos Aires, Paidós, 1976, cap. I, pp. 16-39.
52. ——, "Criterios para diferenciar los grupos terapéuticos de los no terapéuticos", cap. II, pp. 40-75.
53. ——, "La relación entre la psiquiatría y la psicoterapia grupal", cap. III, pp. 76-94.
54. ——, "Dinámicas básicas de la psicoterapia grupal", cap. V, pp. 122-165.
55. ——, "Algunas orientaciones para la constitución de los grupos", cap. VII, pp. 183-212.
56. ——, "La sesión grupal analítica, su fenomenología", cap. X, pp. 258-298.

57. ——, "La sesión en psicoterapia grupal analítica, regresión y acting out", cap. XII, pp. 332-358.
58. ——, "La supervisión", cap. XIV, pp. 407-420.
59. Stone, W. N. (1992), "The Clinical Applications of Self Psychology Theory", en R.H. Klein, H.S. Bernard y D.L. Singer (eds.), *Handbook of Contemporary Group Psychotherapy*, EE.UU., Internat. Univ. Press Inc., 2a. ed., 1995, pp. 177-208.
60. Tuttman, S. (1990), "Principles of Psychoanalytic Group Therapy Applied to the Treatment of Borderline and Narcissistic Disorders", en B. Roth, W.N. Stone y H.D. Kibel, *The Difficult Patient in Group*, Connecticut. Int. Universities Press, Inc., pp. 7-29.
61. Yalom, I.J. y S. Vinogradov (1993), "Interpersonal Group Psychotherapy", en H.I. Kaplan y N.J. Sadock (comps.), *Comprehensive Group Psychotherapy*, Baltimore, Williams & Wilkins, 3a. ed., pp. 185-195.
62. Yalom, I. D. (1995), "The Composition of Therapy Groups", en *ídem, The Theory and Practice of Group Psychotherapy*, Nueva York, Basic Books, 5a. ed., cap. IX, pp. 244-265.

Capítulo 4

Aportaciones del psicoanálisis a los grupos

I. Los pioneros

Sigmund Freud

Freud realizó aportaciones importantes al estudio de los grupos aunque, como bien lo señala Foulkes, sus contribuciones se basan en los hallazgos de la psicología individual. Contempla los procesos grupales como simples extensiones de las actividades de la mente del sujeto; visualiza la forma en la que se modifica la dinámica individual en el grupo, sin pretender explicar las fuerzas inmanentes, características de los grupos. El campo que abrió Freud a la investigación ha estimulado el desarrollo teórico y técnico del abordaje grupal, de aquí que valga la pena resumir sus aportes más significativos.

En su comentario de 1909 al trabajo de Alfred Adler "Psicología del marxismo", Freud sugirió que el mejor acceso a la psicología del yo, podía ser la investigación de los desórdenes de la sociedad. Comenzó a plantearse el fundamento psicoanalítico para la psicología de grupo mientras escribía *Más allá del principio del placer*. A los 79 años, consignó en el post-scriptum de su autobiografía que, después de un largo rodeo a través de las ciencias naturales, medicina y psicoterapia, había vuelto a los problemas culturales que lo fascinaron mucho tiempo antes (22).

Psicología de las masas y análisis del yo vio la luz en Agosto de 1921. En este trabajo, Freud afirma que la vida mental del individuo incluye invariablemente al otro como modelo, objeto, ayuda u oponente. Por esto, "desde un principio, la psicología individual es, al mismo tiempo, psicología social." "Todas las relaciones con el objeto externo (familia, objeto amoroso, terapeuta) que el psicoanálisis investiga, deben considerarse fenómenos sociales y contrastarse con otros procesos, los narcisistas en los que se busca la satisfacción instintiva a través del objeto interno. Sólo rara vez y bajo condiciones excepcionales, puede la psicología individual desentenderse de las relaciones del individuo con los demás".

Para Freud, la psicología individual está obligada a explicar el que, bajo ciertas condiciones (los grupos), el individuo piensa, actúa y siente en forma muy distinta de lo esperable: adquiere características de una "psicología de grupo." Visualizar lo social como la determinación "natural" de un instinto gregario, no aprehende la elaboración de lo objetivo en lo subjetivo. El punto de vista de Rozitchner, L. (1979), es que el psicoanálisis muestra el momento en que lo social, considerado como un todo, se mediatiza en la parte, el individuo.

Freud apoya su artículo en los estudios sobre grupos de Tardé, LeBon (a quien se considera el primer psicólogo social), William MacDougal, psicólogo social y sociólogo (autor, en 1908, de la primera obra específica sobre psicología social (*An Introduction to Social Psychology*). Pero arriba a conclusiones distintas de ellos en cuanto al cemento que mantiene unidos a los integrantes de los grupos y al origen de las diferencias en el comportamiento del individuo aislado y agrupado.

LeBon observó el surgimiento de una especie de mente colectiva en el individuo agrupado: desvanecimiento de la individualidad y homogenización. El grupo se caracteriza por su impulsividad, sentimientos muy simples y exagerados, volubilidad, credulidad, irritabilidad e impremeditación, así como falta de consideración por la autopreservación, intolerancia a la demora, pensamiento en imágenes, ausencia de perseverancia, de lógica y facultad crítica. El grupo está sujeto al poder mágico de las palabras, que pueden desencadenar o acallar las más formidables tempestades.

MacDougal descubrió la existencia de un vínculo en las multitudes no organizadas: interés común en un objeto; tendencia emocional similar, o cierto grado de influencia recíproca: la "homogeneidad mental", facilitadora de la integración grupal. Consideró la inducción emocional como una respuesta simpática primitiva y la intensificación de las emociones del individuo, como producto de la impresión del poder ilimitado que despierta el grupo en él, derivado de la experiencia agradable de sumergirse en el conglomerado y perder los límites de la individualidad. Observó que la intensificación de los afectos interfiere con el trabajo y el pensamiento racional (37 y 45).

Por el contrario, Freud no ve en la conducta grupal la aparición de algo nuevo, sino la emergencia de lo reprimido, gracias al anonimato del sujeto inmerso en la masa y a su relación especial con el líder, que posibilitan la emergencia de: a) sentimientos de omnipotencia, b) Un estado de "fascinación", similar al del hipnotizado con respecto al hipnotizador, debido a sugestibilidad recíproca entre los miembros del grupo, (imitación social de Tardé) que da origen a: c) Contagio emocional e inducción a la actuación, hasta el grado de sacrificar el interés personal al colectivo. Y d) pérdida de inhibiciones sociales que convierten al individuo en una criatura guiada por el instinto, con la espontaneidad, violencia, entusiasmo y heroísmo de los seres primitivos.

A diferencia de LeBon, Freud reconoce que también el grupo es capaz de altos logros como el lenguaje, el folklore, la abnegación, altruismo y devoción a un ideal. Si bien la capacidad intelectual del grupo siempre es inferior a la del individuo, su conducta ética puede elevarse por encima de la de sus miembros o sumergirse muy por debajo de ella. Lo que lo lleva a concluir que la contradicción entre el incremento moral y la creatividad grupales, versus la disminución del raciocinio e impulsividad desatada, proviene de la observación de distintos tipos de grupo: la masa no organizada y las instituciones sociales que poseen una estructura. Las condiciones que MacDougal designa como "organización" del grupo corresponden a la introducción en éste de los atributos del individuo: continuidad, consciencia, tradiciones, función, posición y separación y diferenciación de los rivales.

Para comprender las fuerzas que mantienen unido al grupo, Freud compara dos masas artificiales: iglesia y ejército. En ambas existe la ilusión de tener una cabeza (Cristo o el comandante, substitutos paternos) que aman a todos los miembros del grupo por igual. Todas las demandas que se hacen al individuo derivan de este amor. La pérdida de la ilusión de ser amados por el líder provoca la desintegración del grupo.

El individuo está ligado por lazos libidinales con el líder por un lado y con los otros miembros del grupo por el otro. Este doble vínculo explica la falta de libertad del individuo agrupado. Mientras no hay lazos libidinales entre la gente no hay un grupo, sino una colección de personas. El que la esencia de la formación del grupo consista en el establecimiento de nuevos vínculos libidinales se deduce de que, en los grupos, el amor narcisista a sí mismo deja su lugar a un sentimiento de igualdad, tolerancia frente a las peculiaridades de los demás y aceptación del otro. La desintegración del grupo provoca pánico. Los lazos mutuos dejan de existir, y el individuo, retornando a su posición narcisista, sólo se ocupa de sí mismo.

El ligamen recíproco entre los miembros es una *identificación* en función de la cualidad emocional común del vínculo con el líder. Un grupo primario es un conjunto de individuos que han colocado al mismo objeto en lugar de su ideal del yo y en consecuencia, se han identificado en su yo con el otro. El espíritu de grupo, los sentimientos sociales, la conciencia social, el sentido del deber y de justicia se basan en la transformación en lo contrario de un sentimiento hostil (envidia), en un lazo positivo: la *identificación*, por el influjo del lazo afectivo común con una persona externa al grupo, el líder, al que no se aplica la demanda de igualdad. El instinto gregario de Trotter no deja lugar para el líder. El hombre no es un animal gregario, sino de horda, conducida por un líder. El grupo es una reviviscencia de la horda primitiva. La psicología individual sólo surge en modo gradual de la primitiva y antigua psicología de grupo.

El líder de la horda no está ligado por dependencias afectivas con los miembros del grupo. Sus actos son fuertes e independientes y su voluntad no necesita reforzarse con la de los demás. Sólo se ama a sí mismo y se vuelve hacia los otros cuando sirven a sus necesidades. La orden hipnótica de dormir, de concentrar la atención sólo en el hipnotista, despierta una porción de la herencia arcaica del sujeto: la idea acerca de una personalidad sobresaliente y peligrosa, frente a la que hay que deponer toda voluntad. El líder de grupo es aún el temido padre primitivo, colocado en el lugar del ideal del yo. La sugestión es una manifestación parcial del estado hipnótico, sobrevivencia en el inconsciente de una predisposición proveniente de la historia temprana de la familia humana. Freud afirma en *Totem y Tabú* (1912), que tras el concepto de sugestión se ocultan vínculos sexuales, ya que: a) El grupo se mantiene unido por una fuerza: el Eros. b) La pérdida de la individualidad en el grupo y el abandonarse a la sugestión es egoísta, no altruista, se encuentran al servicio de la necesidad de estar en armonía con los demás. En resumen, la esencia de la mente grupal obedece a los lazos emocionales, amorosos, entre los individuos.

Freud también descubrió que: a) la necesidad de líder se encuentra frecuentemente con éste a medio camino, investiéndolo con un poder y predominio que no se le dan en circunstancias diferentes. b) Cuando el yo coincide con el ideal del yo, siempre aparece un sentimiento de triunfo. En la masa, el ideal del yo de sus integrantes se proyecta en el líder, coincidencia entre yo e ideal del yo que favorece la sensación de poderío de las multitudes. c) Los impulsos sexuales directos resultan desfavorables para la formación de grupos, porque la búsqueda de soledad, necesaria para el logro de satisfacción sexual, contradice el instinto gregario y despierta los celos de los demás miembros del grupo.

La teoría freudiana de los grupos se elaboró antes de la formulación del modelo estructural y del surgimiento de una teoría del desarrollo del yo y de las relaciones objetales, por lo que a la dinámica narcisista grupal que propone en términos de cohesión, como producto de la ubicación del líder en el lugar del yo ideal, le falta valor explicativo y no puede aplicarse, sin modificaciones, cuando se trata a pacientes perturbados caracterológicamente. A fin de comprender algunos de los comportamientos grupales es esencial recurrir a la dinámica de la idealización, con sus diversas defensas y orígenes. Aunque esto no agota las dinámicas narcisistas de los grupos psicoterapéuticos analíticos (44).

Otros psicoanalistas amplían el interés de Freud por la psicología grupal desde el seno mismo de diversas prácticas grupales. Sólo mencionaré los autores más conspicuos, cuyos aportes originaron a las escuelas y corrientes más conocidas dentro del momento actual de la práctica grupal.

Wilfred R. Bion

Bion, W. R. (1948), después de su experiencia en el Northfield Army Neurosis Centre (véase el capítulo 1), recibió en 1948 la encomienda del Comité Profesional de la clínica Tavistock de formar un grupo terapéutico. Propuso a éste, repetir su experiencia previa de estudiar las tensiones que se desarrollan durante la inmersión en la experiencia grupal. El observó que lo que dice y hace el individuo dentro del grupo ilumina tanto su personalidad, como la opinión que tiene del grupo; así como que éste es incapaz de enfrentar sus tensiones emocionales sin creer que dentro de él hay una especie de Dios, totalmente responsable de lo que sucede. Papel que no asumió Bion, lo cual provocó el enojo del grupo y lo llevó a buscar otro líder, sin quedar satisfecho con quienes salieron a la palestra.

Se percató de que los estadios tempranos en la formación de los grupos no estructurados se caracterizan por un empuje emocional regresivo que tiende a relajar los límites del yo y a reactivar deseos y modalidades de relaciones objetales tempranos, que incluyen identificaciones y búsqueda de la relación no conflictiva con la madre gratificadora de necesidades. Estos patrones regresivos se reactivan en momentos de peligro y ansiedad y provocan sentimientos de desamparo.

Bion se enfrentó con la negación de los miembros del grupo cuando intentó hacerlos conscientes de su hostilidad contra él. Dedujo de lo anterior que la negación se debía a que el aporte de hostilidad al grupo se había efectuado en forma anónima (inconsciente), e hipotetizó la existencia de una *mentalidad grupal* que actúa como recipiente de todas las contribuciones anónimas que se hacen en el grupo. En consecuencia, se instaura un mecanismo de intercomunicación para asegurar que la vida del grupo marche de acuerdo con ciertos *supuestos básicos* y cualquier contribución a esta mentalidad debe obtener el apoyo de las otras contribuciones inconscientes o estar de acuerdo con ellas. Esta situación permite la gratificación de los impulsos y deseos implícitos en las contribuciones anónimas. Así, puede decirse que la mentalidad grupal es la expresión unánime de la voluntad del grupo y tiene sobre él una influencia enojosa para el individuo que piensa o actúa en desacuerdo con los supuestos básicos (4).

Las dificultades inherentes a la situación grupal, como por ejemplo, la falta de intimidad, producen problemas distintos de los que se originan en la *mentalidad grupal*. Estos últimos corresponden al resentimiento que se genera cuando se expresan, en el grupo, impulsos que los individuos desean satisfacer en forma anónima. A esto se suma la frustración que producen las consecuencias que acarrea tal satisfacción (4).

Grinberg, L. (1973) entiende la *mentalidad grupal* como la actividad mental colectiva inconsciente, que se produce cuando las personas se reúnen en grupo. Representa una conjunción constante[1] que adquiere más significado en la medida en que continúa la investigación. La mentalidad grupal está formada por la opinión, voluntad o deseo unánime del grupo en un momento dado; puede estar en conflicto con los deseos, opiniones o pensamientos de los individuos, produciéndoles molestia, enojo u otras reacciones. Una característica de la mentalidad grupal es la actuación en equipo.

Durante los periodos de emociones fuertes, placenteras o displacenteras, se establece una especie de retroalimentación. Se acumula tensión hasta el punto en que quedan sofocadas las reacciones individuales y dominan las grupales. Entonces se habla de una mentalidad grupal, porque el grupo deja de ser un conjunto de individuos que desempeñan cada uno un papel específico. Es ahora un organismo colectivo que reacciona en su mayor parte como un todo, relativamente carente de juicio crítico. La regresión grupal induce la ruptura de la capacidad de simbolizar y comunicarse verbalmente. Esta situación parece representar tanto una capitulación del yo como del superyó ante una nueva autoridad: el grupo. De aquí se derivan las actitudes extremosas grupales. La reacción de grupo es siempre transitoria. Al final, el yo individual se reafirma. Las tensiones se reducen y cada miembro acaba por asumir su papel individual, restableciéndose así la homeostasis (34).

Bion sugiere que la mentalidad grupal plantea un desafío a la capacidad del grupo para realizar las necesidades individuales, que se enfrenta mediante la elaboración de una *cultura de grupo* (estructura en miniatura) característica, que incluye la organización y comportamiento que adopta el grupo. Dado que la cultura del grupo es una función del conflicto entre los deseos del individuo y la mentalidad grupal, siempre muestra evidencia de los supuestos básicos subyacentes. El intento de

---

[1] Conjunción constante es un término de Hume, implica que ciertos datos de observación aparecen unidos regularmente. Un concepto o una palabra son enunciados que ligan, bajo su nombre, los elementos observacionales constantemente conjugados. (Grinberg, 1973)

constituir al grupo como estructura con un líder y sus seguidores, es un ejemplo de lo que implica el concepto cultura. Dentro de este esquema, el grupo puede considerarse como un interjuego entre las necesidades individuales, la mentalidad grupal y la cultura.

Grinberg (*op. cit.*) explica que *cultura* es la estructura que adquiere el grupo en un momento dado, las tareas que se propone y la organización que adopta para realizarlas. La cultura del grupo surge del conflicto entre voluntad colectiva anónima e inconsciente y los deseos y necesidades individuales.

Bion considera justificado decir que el grupo "siente" de determinada manera cuando, de hecho, sólo una o dos personas parecen comportarse así si, en ese momento, el grupo no da muestras de la conducción que recibe. "A menos que el grupo desautorice abiertamente a su líder, de hecho lo está apoyando." "Quien calla otorga." La participación en un supuesto básico no sólo es inevitable, sino que además implica compartir emociones. El supuesto básico del grupo entra en conflicto con la idea de que el grupo se reúne para realizar un trabajo creativo. La angustia del individuo surge del conflicto entre el estado emocional del grupo y la parte de sí mismo que se preocupa por participar en la tarea común (4).

El *supuesto básico* se deduce de la existencia de un determinado estado emocional; es esencialmente tácito, no se expresa en forma abierta, ni siquiera cuando se lo lleva a la acción. La situación es tal, que las personas se comportan como si tuvieran consciencia, en cuanto que individuos, del supuesto básico, pero no como miembros del grupo. Cada supuesto básico tiene su sentimiento de seguridad en combinación indisoluble con otros afectos e ideas, distintos de un supuesto básico a otro. Lo más importante no es un sentimiento determinado, por ejemplo, la seguridad, sino la combinación de afectos ligados a él. Los supuestos básicos constituyen una defensa contra las ansiedades psicóticas que se reactivan en los grupos (4).

Grinberg, L. junto con Langer, M. y Rodrigué, E. (1957), consideran a los *supuestos básicos* de Bion dramatizaciones colectivas (en el "aquí y ahora" del grupo), de las diferentes estructuras emocionales primitivas que representan el pasado heredado del grupo. Un grupo que durante cierto tiempo permanece estático, con supuestos básicos fijos y roles invariables, tendrá mal pronóstico, desde la perspectiva del cambio terapéutico.

El *supuesto básico dentro de la cultura de dependencia* es el de la existencia de un objeto externo, del cual se puede depender. Su función es proveer seguridad al organismo inmaduro. El grupo dentro de este supuesto intenta establecer una relación de médico y paciente, limita las conversaciones a tópicos carentes de importancia, que apoyan la apariencia de que los pacientes hablan con un médico. De esta manera, el grupo pretende colocarse en una situación familiar e inmodificable. El individuo siente que, dentro del grupo, el bienestar individual es secundario, el grupo está primero. La adhesión al grupo es una función en sí misma; el propósito es preservar el grupo, no trabajar. Se vive como en una secta religiosa que sofoca el pensamiento independiente, las discrepancias y rebeldías. Se cree que el poder surge de la magia e intuición, no del aprendizaje por medio de la experiencia, ni del pensamiento científico (4).

Estas son características de inmadurez en las relaciones individuales e ineficacia en las relaciones de grupo, opuestas a la posibilidad de una comunicación esmerada y consciente. El grupo pretende que su líder sea un mago, o se comporte como si lo fuera. El sentimiento de seguridad que se deriva del grupo de dependencia está ligado en forma indisoluble con sentimientos de inadecuación y frustración y corresponde a la atribución de omnipotencia u omnisapiencia a uno de los miembros del grupo. Por esto, los silencios del grupo son intentos de negarle al líder el material necesario para la investigación científica. Con frecuencia las interpretaciones producen un silencio de reverente temor en vez de una pausa para pensar.

Todo esto resulta difícil para quien desea ser oído y para los ambiciosos, porque sus deseos les parecen (lo mismo que al grupo), como intentos de rivalizar con el líder. El resultado es que los individuos se sienten defraudados o abandonados, porque consideran que sólo se les atiende cuando hablan con el líder. A esto se asocia la impresión de pedir demasiado y dar muy poco. El supuesto básico de dependencia constituye un racimo de defensas contra la culpa inducida por la avidez, expresión del sadismo oral. Los grupos intentan tomar lo que desean del terapeuta, forzándolo a través de maniobras manipuladoras, explotadoras. Los miembros evitan percatarse de su hostilidad demandante, y proyectan defensivamente su *self* infantil dependiente. A veces el grupo empuja a uno de sus miembros a adoptar el papel de "caso psiquiátrico", que intenta forzar al terapeuta a darle atención especial. Mientras los otros miembros obtienen una gratificación vicaria por identificación con su compañero (4 y 18).

Para mantener la fantasía de que todos reciben por igual, el grupo recurre a la idealización del líder y a la pérdida de la individualidad ("despersonalización") de sus miembros. El yo pierde sus límites y se funde en una entidad única, más o menos diferenciada que niega las diferencias individuales, lo que suele provocar angustia (19 y 33).

Si se perpetúa el estado de dependencia, el resentimiento es tan intenso como la satisfacción por depender. El individuo se vive voraz, porque demanda más atención paterna de la que le corresponde. Hay un choque entre lo que se le reclama al paciente como adulto y lo que se siente capaz de dar. Se expresan fácilmente enojo y celos, pero no provocan gran temor porque existe un ser que está allí para evitar las consecuencias de la irresponsabilidad de los individuos (4).

Cuando se proyectan en el terapeuta la vulnerabilidad de los miembros y su potencial de depresión suicida, se revierten los roles y el terapeuta se percibe como ávido, deseoso de ser alimentado, débil, enfermo o loco. La culpa y persecución que genera esta situación despiertan la necesidad de reparar al terapeuta. Se intenta hacerlo hablar, para comprobar que no se le ha dañado. Esta situación constituye el *supuesto básico de dependencia dual o recíproco* (4).

Bion señala que el grupo parece conocer sólo dos técnicas de autodefensa: el ataque o la fuga y puede decirse que, a veces, el grupo se reúne para el *ataque-fuga*. El líder existe para expresar el odio y emociones afines. Si la presencia de un enemigo no es lo bastante obvia, el grupo elige un líder para quien sí lo sea; de aquí que, en general, quien substituye al terapeuta sea una persona con rasgos paranoides. En la huída el individuo se hace a un lado; la necesidad fundamental es la supervivencia del grupo, no la suya. La seguridad disminuye por la exigencia de coraje y autosacrificio que impone el grupo. El alivio que proporciona expresar emociones con mayor libertad entra en conflicto con el deseo de ser maduro. La preocupación por el ataque-fuga lleva al grupo a ignorar, suprimir o evitar otras actividades (4).

Grinberg, Langer y Rodrigué (*op. cit.*) explican que suele acontecer que el primer líder emergente se perfile al entrar el grupo en el *supuesto básico de ataque-fuga*. La hostilidad, el valor, la fuerza y el miedo son las emociones dominantes en ese momento. El grupo intenta en vano que el terapeuta se solidarice con ese espíritu bélico, así como con la necesidad de acción violenta. La inevitable desilusión los lleva a improvisar un caudillo entre los miembros del grupo para enfrentar al enemigo, que puede ser ubicado dentro o fuera del grupo. Éste posee una gran carga agresiva y necesita crear un enemigo para canalizar de algún modo sus impulsos destructivos; se vuelve paranoide; necesita proyectar la agresividad hacia afuera. Se habla de posición esquizo-paranoide, porque las angustias que el grupo experimenta en dichos momentos, son de una intensidad tal que impresionan como angustias psicóticas. El estado de emergencia crea una gran cohesión y solidaridad entre los integrantes del grupo y el individuo no se siente responsable ni culpable de sus actos. La existencia de dos campos en lucha permite la adhesión al bando que identificamos como "nuestro" y el repudio del bando opuesto. Las pasiones humanas se simplifican en un mundo en el que todo es blanco o negro. El enemigo intragrupal más común es el terapeuta. Cuanto más idealizado está en la posición de dependencia, mayor es la hostilidad y el resentimiento cuando, tras repetidas frustraciones, se desmorona la idealización (19).

Bion observó que, con frecuencia, dos miembros del grupo quedaban trabados en una discusión, que el resto del grupo contemplaba en silencio. Tanto el grupo como la pareja en cuestión (compuesta por miembros de distinto sexo o del mismo), parecían compartir el supuesto de que la relación era de tipo sexual. Como si fuera del sexo no pudiera existir ninguna razón para que dos personas se pusieran de acuerdo (*supuesto básico de apareamiento*). La reproducción (formación de parejas) dentro del proceso de preservación del grupo es equivalente al ataque-fuga. El grupo que se muestra intolerante para actividades que no satisfacen esta necesidad permite, en cambio, la formación de parejas, que producirán en el futuro, el Mesías que salvará al grupo (4).

Grinberg, Langer y Rodrigué (*op. cit.*) sostienen que el grupo recurre al supuesto básico de apareamiento cuando fracasa el intento de reparación e integración realizado por todos al unísono. Entonces la pareja lleva a cabo la reparación en forma vicaria. El mecanismo de apareamiento es un intento de integración parcial. El grupo delega a un subgrupo la tarea integradora que no puede realizar en su totalidad. La tranquilidad de los testigos frente a la pareja obedece a que, mediante el mecanismo de identificación proyectiva, no son testigos; el grupo vive *en* pareja.

Ganzarain, R. (1989), por su parte, considera que el supuesto básico de apareamiento puede constituir una defensa contra la ansiedad del grupo acerca de su supervivencia. Se percibe inconscientemente al terapeuta como esfinge (testigo silencioso cuyo conocimiento tiene poderes mortales), perseguidor del grupo, que debe ser eliminado porque "sabe demasiado." Ante esta situación, el supuesto básico de apareamiento expresa la esperanza de que los miembros puedan ayudarse mutuamente a vencer el temor a que el amor dañe, versus la expectativa omnipotente de que mágicamente, lo cure todo.

El terapeuta debe enfrentarse a dificultades creadas por el hecho de que su tarea no se ajusta fácilmente a lo que se demanda del líder del supuesto básico del grupo. Esto hace que el grupo no esté preparado para recibir las contribuciones del terapeuta. Pero dentro del grupo también se reconocen la necesidad de evolucionar, el valor del enfoque racional o científico de los problemas y el aprendizaje por experiencia. Estas son las características del *grupo de trabajo* que además es organizado y demanda de sus integrantes cooperación en las tareas grupales. Las emociones que despierta el grupo de trabajo son tan intensas como las de los grupos de supuesto básico, como si existiera una consciencia de las consecuencias dolorosas y con frecuencia fatales, que se derivan de actuar sin captar adecuadamente la realidad y como si se percataran de la necesidad de la verdad como criterio de evaluación de sus nuevos descubrimientos. Los supuestos básicos no se conflictúan unos con otros, pero sí lo hacen con el grupo de trabajo; movilizan las emociones de un supuesto básico contra las emociones y fenómenos de otro, lo que da la apariencia de conflicto entre supuestos básicos.

Según Anzieu, D. (1974), Bion desarrolla en sus supuestos básicos la intuición freudiana de la imago. El jefe-padre bueno del que se desea depender, es la primera faceta de la imago paterna descrita por Freud. El padre egoísta, severo y cruel que el niño, lleno de resentimiento desea agredir y del cual, al mismo tiempo, quiere escapar por las terribles amenazas que le ha oído proferir, instaura el supuesto básico de ataque y fuga. Detrás de esta doble imago paterna se perfila la imago escindida de la madre buena y mala. La dependencia corresponde a la forma primitiva de la libido, al vínculo del bebé con el pecho bueno y el ataque huida es la forma primitiva de la pulsión de muerte, envidia destructora al pecho frustrante y exterminador. El autor considera que la esperanza mesiánica correspondiente al contenido manifiesto del supuesto básico de apareamiento no concuerda con el terrorífico *fantasma de los padres combinados* que le atribuye Bion, por lo que propone transferir este supuesto básico a alguna otra categoría (Anzieu 1974).

Otros conceptos importantes de Bion son los de: *valencia* y *cooperación*. *Valencia* es la capacidad de cooperación espontánea e instintiva dentro de los supuestos básicos; disposición del individuo para combinarse con el grupo al actuar de acuerdo con los supuestos básicos. *Cooperación* es el trabajo consciente o inconsciente con respecto del grupo de trabajo (4).

Aunque el individuo se incline a sumergirse en el grupo de supuesto básico, también desea mantener su "independencia individual." Así mismo, resulta conflictivo el choque entre la necesidad de mantener la visión del grupo como fuente de seguridad, y el conocimiento de que produce ansiedad y frustración. Para reconciliar esta discrepancia aparente, los miembros del grupo invocan la negación masiva y la proyección, escinden los aspectos negativos del grupo y de sí mismos y colocan la fuente de frustración en el terapeuta y subgrupos, o en sucesos e individuos externos al grupo, no en los miembros de éste (35).

La demanda de evolución hacia los miembros o el grupo provoca una escisión (*subagrupamiento*). Un subgrupo se opone al avance, apela a la lealtad que se debe al líder del supuesto básico de dependencia, o a su sustituto (la biblia del grupo). Así, mediante este artificio, la pertenencia al grupo no demanda sacrificios penosos; la actividad mental se estabiliza en un nivel trivial, dogmático e indoloro y se detiene la evolución. El subgrupo recíproco apoya ostensiblemente las nuevas ideas, pero es tan exigente en sus demandas, que pronto deja de recibir adherentes, con lo que desaparece el doloroso proceso de unión entre iniciados y no iniciados, primitivos y sofisticados, que constituye la esencia del conflicto evolutivo. Así llegan ambos subgrupos al mismo fin (evitar la integración de nuevas ideas), con lo que desaparece el conflicto. Los individuos se adhieren a uno u otro *subgrupo* de acuerdo con su personalidad (4).

Aunque una buena parte de los terapeutas de grupo cuestiona las aportaciones de Bion desde muy diversos puntos de vista, sus conceptualizaciones permiten comprender ciertos fenómenos comunes a los individuos agrupados, trátese de temores o deseos que suscitan defensas y emociones que, aunque presenten diferencias individuales, corresponden a la presencia de un estímulo que afecta a todos los miembros del grupo. Muchas aportaciones de otros trabajadores del campo grupal se derivan, en forma directa o indirecta, de los hallazgos y formulaciones de Bion.

Henry Ezriel

Ezriel, H. (1950 y 1952) y Sutherland, J. D. (1952) cierran la brecha entre la dinámica grupal de Bion y los puntos de vista de los terapeutas de grupo. El primero se aproxima a los grupos a partir de la teoría de las relaciones de objeto inconscientes de M. Klein y Faribairn y toma de Strachey el concepto de interpretación mutativa. Postula que, "cuando el individuo se encuentra con otro, intenta establecer un tipo de relación que tienda a disminuir la tensión provocada por su relación con sus objetos inconscientes, superpuestos a cualquier tarea consciente que pueda pretender realizar" (5, 6, y 35).

En el grupo, independientemente del contenido manifiesto que se exprese, se desarrolla un problema grupal común subyacente, una *tensión grupal común inconsciente* para el grupo, pero que determina su comportamiento. Esta tensión grupal común parece representar el *denominador común* de las fantasías inconscientes dominantes en todos los miembros. Las tensiones inconscientes pueden evitar que el grupo asuma su trabajo.

Los choques de interés sobre asuntos reales y los métodos que adoptan individuos y grupos para resolverlos, no difieren básicamente de los conflictos con los objetos inconscientes que observamos en la personalidad individual, o dentro de un grupo terapéutico. La aparición de roles diferenciados, como líder, chivo expiatorio, por ejemplo, son intentos de lidiar con tensiones inconscientes.

Cualquier cosa que haga o diga el paciente durante la sesión (movimientos, gestos, fantasías, sueños, recuerdos e inclusive mentiras deliberadas y relatos de las relaciones pasadas y presentes del paciente con otras personas) deben considerarse como manifestaciones de su necesidad de establecer con el terapeuta una relación específica, que lo involucre como participante activo en las relaciones que mantiene con sus objetos inconscientes (ampliación de la hipótesis transferencial). En el grupo, los conflictos intrapersonales se manifiestan en las relaciones interpersonales.

Cuando un aspecto del tema que aporta algún paciente representa algo en relación con la fantasía que predomina en la mente de cada uno o algunos de los demás, el tema "prende" en forma gradual y llega a ser el tópico inconscientemente determinado del grupo. Al enfrentarse con esta tensión grupal común, cada miembro asume un rol particular, una forma específica de enfrentarse a una misma tarea, determinada por la estructura de su personalidad y por sus fantasías sobre las relaciones del grupo. Coloca a los otros miembros en ciertas posiciones como peones de su juego de ajedrez particular. La interpretación del rol que adopta cada participante en su enfrentamiento con la tensión común, permite mostrarle los mecanismos de defensa que utiliza para lidiar con su propia tensión inconsciente dominante (5, 6 y 35).

Ezriel trabajó con grupos homogéneos en edad, educación e inteligencia, consideró que los casos graves y las personalidades rígidas se beneficiaban poco en sus grupos. Utilizó una técnica no directiva rigurosa. Sólo realizaba interpretaciones transferenciales en el aquí y ahora, sin ir más allá de la tensión grupal común y consideraba todo material ajeno a ella como intentos resistenciales de obtener una relación personal con el terapeuta. Sus interpretaciones individuales muestran los determinantes inconscientes de las intenciones de los pacientes, con la finalidad de liberarlos de las fantasías inconscientes que determinan, cuando menos parcialmente, su conducta en la situación extraanalítica.

En resumen, según la técnica de Ezriel, solo se interpreta cuando se distinguen, en el material de los pacientes, tres tipos de relación de objeto:

1) Una relación de objeto que procuran establecer dentro del grupo, especialmente con el terapeuta: *relación necesaria.*
2) Una relación que creen que deben evitar en la realidad externa por más que puedan desearla (*relación evitada*).
3) Una *catástrofe* que ocurrirá si el paciente se permite ceder a su deseo secreto de establecer la relación de objeto evitada.
4) Las interpretaciones se dirigen principalmente al denominador o tensión grupal común. Cualquier reacción de los pacientes tomados

individualmente, sólo se interpreta si es posible mostrar: a) que su comportamiento representa su manera específica de afrontar estas tensiones grupales comunes, y b) por qué elige esta manera de enfrentarse con el problema grupal.
5) Es indispensable interpretar la significación sexual simbólica o disfrazada de otra manera del material manifiesto.

Toda interpretación efectiva debe contener una cláusula con un "porque." Debe demostrar al paciente que adopta un tipo de conducta y evita otra "porque" teme las consecuencias, supuestamente desastrosas de la última. En este punto empieza la prueba de realidad que capacita al paciente para disminuir las distorsiones del mundo externo, ampliar su repertorio conductual e integrar la experiencia obtenida en la sesión, con las situaciones (presentes y pasadas, en especial el pasado infantil) que enfrenta fuera de la situación analítica. *La interpretación señala la relación objetal evitada, la calamidad temida y la relación requerida en el aquí y ahora.* El material subsecuente permite que se manifieste, ya menos distorsionada, la relación objetal hasta aquí evitada.

Sutherland (*op. cit.*) recomendó pensar siempre por qué produce el paciente este material particular en esta sesión, qué tipo de relación intenta establecer inconscientemente con el terapeuta y además descubrió la posibilidad de dramatizar en el grupo diversas relaciones objetales inconscientes a través de los otros miembros del grupo. Por ejemplo, los celos edípicos aparecen en fantasías acerca de la preferencia del terapeuta por alguno de los pacientes. La meta esencial del proceso terapéutico, tanto en la terapia individual como en la grupal consiste, para el autor, en inducir la comparación entre las relaciones inconscientes con objetos fantaseados y las que se sostienen con figuras externas reales (35).

Whitaker y Lieberman subscriben los puntos de vista de Ezriel, a los cuales complementan al afirmar que las interpretaciones y confrontaciones con la realidad, sólo tienen efecto sobre el individuo si éste participa en el problema estimulado y compartido por el grupo. Enfatizan más las condiciones inmediatas que estimulan y mantienen los conflictos, que su origen genético individual (35).

Sigmund Heinrich Foulkes

Foulkes inicia un camino distinto al de Freud a partir de 1964. Acepta la conceptualización del instinto social como expresión de los instintos sexuales y de vida. Pero afirma que no puede pretenderse explicar así la naturaleza social de la especie humana, hecho esencial e irreductible. Junto con Anthony, E. J. (1957) reconoce que, si bien el individuo, sano o enfermo, emerge como resultado de sus desarrollos en la comunidad y que la relación madre-hijo es la primera relación social, sexual y amorosa, la cohesión y las corrientes que se mueven en el grupo son elementos primarios que no pueden explicarse en términos de interacciones entre los individuos. Según Pines, M. y Hutchinson, S. (1993), Foulkes considera al individuo como una abstracción que adquiere definición significativa sólo en un contexto social o de relación.

Foulkes suscribe el punto de vista de A. Freud con respecto a la situación bipersonal del psicoanálisis y por ende, llama a su enfoque *grupal analítico* o *grupoanálisis* y no psicoanálisis grupal. Considera que los conceptos psicoanalíticos pueden aprovecharse en el contexto de grupo para facilitar la terapia, pero insiste en que los procesos que les corresponden son equivalentes, mas no idénticos, a los observados en la situación psicoanalítica individual. De ahí que proponga el símbolo "t" para los fenómenos grupales equivalentes a los que genera la transferencia individual. También intenta renombrar, cuando le es posible, o dejar constancia de la equivalencia, mas no identidad, de fenómenos que se presentan tanto en el análisis individual como en los grupos terapéuticos. Los resultados de tales intentos aún no alcanzan el propósito del autor, ya que no han sido adoptados por los terapeutas grupales de otras corrientes (9 y 36).

Pero Foulkes, como la mayoría de los terapeutas grupales procedentes del análisis individual, no puede evitar vertir el vino nuevo del grupo al odre viejo del psicoanálisis: "en el grupo, el equivalente de la consciencia consiste en que cualquier miembro diga algo." Si el terapeuta puede entender y asimilar lo que ese miembro dice, "puede afirmarse que el problema en cuestión está totalmente presente en su consciencia." El preconsciente se puede definir como "algo no expresado, del cual el grupo no tiene consciencia alguna, pero que en cualquier momento puede ser expuesto como problema por alguien, sin tropezar con ninguna resistencia o incomprensión por parte del grupo" (8, 11 y 36).

El equivalente de las asociaciones libres en el grupo es la *libre discusión flotante*. El contenido manifiesto de la comunicación grupal se relaciona, en términos generales, con su significado latente, en forma similar a la que existe entre el contenido manifiesto del sueño y los pensamientos oníricos latentes. Foulkes destacó la importancia del *reflejo en espejo* como factor terapéutico específico del grupo, concepto dinámico basado en procesos complejos de la observación de aspectos del sí mismo en los demás y de reclamo de las partes proyectadas a través de procesos de identificación.

El equivalente grupal del *desplazamiento* se observa cuando tendencias reprimidas en unos individuos emergen en los roles que asumen otros. Habla de *aislamiento* cuando se le asignan a un miembro del grupo tendencias, fuerzas o características repudiadas fóbicamente por los demás. Puede expresarse también a través de silencios reveladores o por el cambio abrupto de un tema a otro. La *escisión* se manifiesta a través de la formación de subgrupos, parejas, entre otros. Los procesos de *personificación* y *dramatización* se observan con particular claridad en el grupo, en donde desempeñan un papel mucho más importante que el que poseen en psicoanálisis individual (9 y 11).

El grupoanálisis integra psicoanálisis y *gestalt*, hace del grupo o la comunidad la base primaria para conducir la terapia; abarca el campo total de la dinámica mental. El grupo es el fundamento y patrón mental que opera sobre la base de las relaciones. Estas incluyen todas las interacciones de los miembros que se interpenetran y comunican en un campo común (el grupo). Cualquier suceso implica a todo el grupo, aunque aparentemente se encuentre restringido a uno o dos miembros; forma parte de una *gestalt* (configuración), en la cual los participantes constituyen las "figuras" (el primer plano), mientras el resto del grupo es el "fondo." A veces sobresale el grupo y el factor que precipita su reacción queda en último plano. La tarea del terapeuta es descubrir el factor desconocido que opera detrás del comportamiento de un grupo, utilizando como guía las reacciones y contribuciones del grupo y el conocimiento de sus significados inconscientes (7, 11 y 36).

Los autores consideran que toda psicoterapia es, en último término, tratamiento del individuo. Por tanto, no tratan al grupo para su propio beneficio, sino para el alivio de sus miembros individuales. Utilizan el grupo y sus fuerzas con propósitos terapéuticos. Consideran que la situación analítica de grupo arroja más luz sobre el presente inmediato, el aquí y ahora de la vida del paciente, que sobre su pasado y el desarrollo genético de sus perturbaciones. El grupoanálisis no sigue al detalle los conflictos inconscientes del individuo, ni la dinámica intrapsíquica de su personalidad, pero sus efectos sobre la situación actual son más directos que los del tratamiento individual. Permite una comprensión mucho más amplia y rica de las varias pautas de acción y reacción del paciente con diferentes personas, en situaciones diversas o imprevistas y bajo condiciones mucho más cercanas a las de la vida en común. Al proceso psicoanalítico puede llamársele "análisis vertical", va de la superficie a lo profundo, del presente al pasado. El análisis de grupo es un "análisis horizontal" (9, 10 y 13).

El grupo se asemeja a un modelo de la estructura mental, en el que se personifica y pone de relieve la dinámica estructural. Representa como externas las relaciones internas. Los miembros pueden ejercer los papeles del superyó, del yo y del ello en sus interrelaciones. Con frecuencia representa la imagen materna y permite la exploración de lo que podría denominarse "inconsciente social". El grupo también manifiesta algo de naturaleza semejante a lo que sería un yo colectivo. *Pero no existe un yo grupal. El yo pertenece al individuo* (9, 10 y 13).

Foulkes describe un *inconsciente colectivo* o *nivel de las imágenes primordiales*, formado por los procesos inconscientes de comunicación basados en la identidad que comparten los miembros de la especie humana, con un código genético y una programación del desarrollo comunes. *Matriz fundamental*: cultura básica que poseen en común todos los seres humanos. La participación en la matriz de comunicación incrementa el sentido de pertenencia, de estar inmerso en la matriz grupal.

Tan pronto como el grupo se afirma y los individuos antes aislados vuelven a sentir las corrientes coercitivas del antiguo sentimiento tribal, todas sus interacciones subsecuentes quedan enclavadas, de modo ineludible, en una matriz común. El concepto de matriz grupal es la base operativa de todas las relaciones de la red interaccional que evoluciona en el grupo. Se refiere a los antecedentes del desarrollo del grupo analítico. Se basa en la red de comunicación que establecen los participantes a través del tiempo. Estos antecedentes compartidos fundamentan la *matriz dinámica* de grupo, contexto en el que reaparecen y se experimentan los patrones transferenciales de todos los miembros. Las personas reaccionan en el grupo como si éste fuera una matriz de la cual emergen en forma lenta y tentativa, bajo condiciones especiales. Las fibras (líneas de fuerza) que pertenecen a esta matriz son las interrelaciones, interacciones y pautas de relación que atraviesan a los individuos, por lo que también puede designarse *trama* o *red transpersonal*. El sujeto es un punto nodal suspendido en ella (7, 9, 10, 11, 12, 13, 40 y 41).

Las comunicaciones se establecen a través de esta red y cualquier cosa que pueda ser advertida en la situación particular es comunicación. El grupo en cuanto tal, se vale ora de un intérprete, ora de otro, pero siempre es la red transpersonal la que resulta sensibilizada y responde o se expresa. En este sentido puede comprenderse la idea de que el grupo "asocia", "responde" y "reacciona" como un todo y postularse la existencia de una "mente" grupal (7, 9, 12, 13 y 36).

Foulkes E. T. (1984), Pines, M. (1983), Pines, M. y Hutchinson, S. (1993) y Pines, M. and Hearst L. E. (1993) concluyen que el modelo foulkiano se basa en el paradigma biológico-organísmico del que ha desaparecido el lenguaje de la teoría estructural e instintiva. Describe sistemas de comunicación abiertos, vivientes, dentro de un equilibrio dinámico impulsado por las fuerzas psicológicas sociales. Los conceptos psicodinámicos que describen procesos de interacción (intrapsíquicos o interpersonales) como transferencia, proyección, introyección e identificación proyectiva, son parte de la gramática básica del análisis grupal. Los síntomas corresponden a obstáculos en los sistemas de comunicación entre la persona y los demás, que se transforman en bloqueos intrapsíquicos ignorados por el propio paciente; de ahí que el primer factor terapéutico es la restauración de la comunicación.

El grupoanálisis define el papel del conductor del grupo como una función adaptativa y flexible, que favorece el incremento de la autoridad del grupo y disminuye la del líder. Esto diferencia al grupoanálisis del enfoque Tavistock, en el que la tarea es interpretar la cultura del supuesto básico o la tensión grupal común (terapia *del* grupo realizada por el conductor). El análisis grupal es terapia *en* el grupo, *del* grupo, realizada *por* el grupo. El conductor analítico grupal está consciente del marco del grupo como un todo, pero tiene la libertad de hacer comentarios individuales y de interactuar con los miembros. No sólo interpreta, sino que refleja, identifica temas, reconoce patrones e introduce elementos que contribuyan al proceso grupal. Su actividad es una forma de modelamiento que aumenta la capacidad de los miembros para participar en un sentido terapéutico, confinando sus comunicaciones al entorno grupal. La interacción constante entre encajar y diferenciar al sí mismo de la matriz grupal, proporciona oportunidades para reestructurar los sistemas psíquicos a través del proceso de externalización e internalización. Esto permite que el individuo reintegre aspectos previamente distorsionados del sí mismo.

El poder terapéutico del grupoanálisis no sólo reside en el reconocimiento, comprensión y elaboración de los problemas de relación que conducen hacia el pasado, cuya importancia varía de una persona a otra. Lo fundamental es que casi todos los miembros pueden involucrarse en nuevas formas de relación, sancionadas por las normas que desarrolla el grupo. Foulkes definió la *traslación* (afloración a la consciencia de lo reprimido inconsciente) como la esencia del proceso terapéutico. El analista de grupo atiende por igual a los patrones de interacción y comunicación del aquí y ahora, al proceso dinámico en curso y a los patrones de relación habituales, relativamente estables y continuos, que se suceden a través del tiempo y forman la *estructura* del grupo. El contenido de las comunicaciones se moldea mediante el proceso y estructuras a través de los cuales se transmite.

El proceso de comunicación puede enfocarse desde varios ángulos: a) Nivel de la realidad actual, observable de manera directa por todos los participantes. b) Nivel transferencial (nivel de objeto total). Aquí el foco se centra en la manera en que interactúan y se ligan los diferentes sistemas, es decir, la transferencia de los rasgos característicos de la organización psíquica de un sistema a otro: entre los sistemas intrapsíquicos de cada uno de los miembros; entre miembros y grupo como un todo; entre miembros y terapeuta o diversas combinaciones de éstos. c) Nivel proyectivo (objeto parcial), que describe los movimientos en el intercambio de las partes de los sistemas intrapsíquicos de los miembros (aspectos del sí mismo) y su relocalización dentro de la red grupal como un todo y viceversa. d) Nivel de comunicación del inconsciente primordial colectivo.

El grupoanálisis es una corriente terapéutica activa no sólo en el Reino Unido donde vio la luz; sus principios han sido adoptados por terapeutas de las más diversas latitudes.

Escuela francesa
Didier Anzieu, Angelo Bejarano, Rene Käes, André Missenard y Jean Bertrand Pontalis

Las aportaciones de la escuela francesa provienen del trabajo con grupos de formación, en los que retoman los hallazgos de Bion y Ezriel. Anzieu, D. (1972 y 1974) considera que lo que el psicoanálisis de grupo debe tratar de comprender, es "lo que significan la actitud y pensamientos de un miembro del grupo para los demás y cómo cada uno reacciona de manera específica al problema común del grupo."

Los trabajos de esta corriente restituyen al grupo su valor de objeto psíquico para sus miembros y ubican al sujeto, como sujeto del grupo. Ya no conciben al grupo como sistema estabilizado de relaciones interpersonales, sino como objeto de investiduras pulsionales y de representaciones inconscientes, sistema de ligazón y desligazón intersubjetivas de las relaciones de objeto con sus cargas libidinales y mortíferas (24).

El grupo es el aparato formador de una parte de la realidad psíquica de los sujetos. La teoría psicoanalítica del grupo y del sujeto del grupo incluye la intersubjetividad como una de sus dimensiones decisivas. Examina la función co-excitadora de los otros y del grupo en la formación de los contenidos, formas originarias y transmisión de significantes (24 y 29). Entre las contribuciones más novedosas de esta escuela se encuentran las siguientes:

1) Pontalis y Anzieu proponen la *hipótesis del inconsciente grupal*. Como el sueño y el síntoma, el grupo es la asociación de un deseo con las defensas contra la angustia que suscita. La comunicación entre los miembros depende de la resonancia y de las oposiciones entre sus vidas imaginarias inconscientes; fenómenos sobre los cuales no

actúan la mayoría de los métodos de formación y discusión que pretenden mejorar las comunicaciones (24).
2) Bejarano, A. (1974) amplía la descripción de los cuatro objetos transferenciales específicos del grupo ya reconocidos por otros autores: a) El monitor (transferencia central) como figura paterna en los niveles arcaicos (como superyó e ideal del yo). b) El grupo (transferencia grupal) imago materna arcaica, edípica o matriz social. c) Los "otros" (transferencia lateral) como imagos fraternas d) El mundo externo (*transferencia societal*), como significante de la ley tiránica (en la horda), afuera amenazador y lugar de proyección de la destructividad individual, pero también del Eros (esperanza de un mundo mejor, más adecuado a la naturaleza humana y social), a veces bajo las formas defensivas de mitos e ideología.
3) Anzieu confecciona un primer inventario de los objetos parciales del cuerpo grupal (el grupo como boca, seno, vientre y como máquina), en el registro de la fantasmática persecutoria. Registra las angustias específicas y los medios de defensa contra estas fantasías y angustias. Considera que el grupo amplio es el mejor instrumento para desnudar las ansiedades ligadas a la situación grupal; en él sólo existe un pre-yo corporal; yo piel, que se asocia con la imagen del interior del cuerpo de la madre proyectado sobre el grupo. La situación de grupo informal facilita la regresión a las posiciones esquizoparanoide y depresiva. La angustia por la pérdida del seno nutricio y protector se aviva y amenaza la unidad del ser individual, lo que puede explicar la frecuencia de "actuar" en la situación de grupo (abrir ventanas, salirse, comer).

La amenaza a la integridad del yo (*fantasma de rotura*) moviliza:
a) Angustias arcaicas relacionadas con la imago materna (de aniquilamiento o de vacío; esquizoide de despedazamiento; persecutoria, depresiva y de castración) y b) procesos defensivos contra estas angustias: escisión del objeto en bueno y malo, restauración reparadora del vínculo e identificación proyectiva (2 y 24).

La dolorosa angustia de aniquilamiento contiene la amenaza de la destrucción vital, de castración de todo el cuerpo. Los mecanismos de defensa que connotan su presencia se encadenan, en general, en un cierto orden: silencio, identificación con el agresor y con la víctima y finalmente, búsqueda de un compañero privilegiado (apareamiento), que reconoce y ama al sujeto en su identidad personal distintiva, pero que no le permite nacer y diferenciarse. En este sentido, la pareja es tanto huida del grupo, como reparación de los daños sufridos (2).

Designar como "miembros" a los integrantes de un grupo y hablar del "espíritu de cuerpo" para referise a la cohesión de un grupo, testimonian la lucha contra la angustia de despedazamiento, que también puede manifestarse a través de la aparición del *fantasma del grupo máquina*. La función organizadora de la imago corporal apuntala los límites del yo corporal. Se establece un nuevo límite en las fronteras del grupo, que funciona como el cuerpo común mayor, imago sobre la que se establece el "espíritu de cuerpo" (2, 27 y 30).

El grupo se representa como un cuerpo unido o dividido: lo componen unos miembros, un jefe (cabeza); dispone de un espíritu (espíritu de cuerpo): la ideología. La metáfora del "cuerpo grupal" define una frontera, afirma una identidad de pertenencia y la solidaridad *orgánica* común de la realidad psíquica de los miembros del grupo. La ficción del grupo indiviso está al servicio del principio de placer y de la fantasía de omnipotencia. Los preceptos como: "amaos los unos a los otros", "la unión hace la fuerza", son exhortaciones a no dejarse invadir por la angustia persecutoria. La angustia depresiva "no llegamos a nada", "no somos buenos para nada" se expresa y tolera con mayor facilidad en estas condiciones. La identificación con el objeto amado y perdido es el medio más seguro y antiguo de superar su pérdida reincorporándolo.

Un agregado humano se transforma en grupo cuando se genera una envoltura que mantiene juntos a los individuos. La envoltura grupal es un sistema de reglas, se instaura por la proyección al grupo de las fantasías, imagos y tópica subjetiva de los miembros. *Pero la realidad interna inconsciente es individual*. El grupo produce una trama simbólica que lo hace perdurar, condición necesaria, pero no suficiente, ya que un grupo puede sobrevivir aunque desparezca su vida psíquica. La envoltura grupal permite el establecimiento de un estado psíquico transindividual, "sí mismo" del grupo. Más aún, el grupo es el sí mismo imaginario; continente en cuyo interior se activa la circulación fatasmática e identificatoria entre los miembros del grupo. Funda la realidad imaginaria de los grupos. El grupo accede a la organización cuando se instaura la prevalencia de la imago paterna como denominador común de los fantasmas inconscientes de los miembros, y se reaviva el problema edípico (2 y 24).

Anzieu, D. (*op. cit.*) fue el primero en llamar ilusión grupal al sentimiento de euforia que los grupos en general y los de formación en particular, experimentan en algunos momentos. Se expresa en el discurso de los participantes en términos de: "estamos bien juntos", o bien, "somos un buen grupo." Supone la erección del grupo como objeto libidinal, yo ideal, restauración colectiva de los narcisismos individuales amenazados. Así, formar un "buen grupo" constituye un desplazamiento defensivo del objetivo verdadero, buscado y temido de la formación o de la psicoterapia: el cuestionamiento personal. La ilusión grupal está alimentada por las proyecciones que suscitan los grupos reales: conquista de un tesoro oculto, de un lugar santo ocupado por infieles, realización de una hazaña; transposición simbólica del vientre materno perdido y del deseo incestuoso de volverlo a poseer. La ilusión grupal es análoga a la ilusión individual de Winnicott y desempeña funciones del mismo orden. Opera por un proceso escénico análogo al del sueño. Como éste, cumple una función de realización imaginaria de deseos. El equivalente de la pantalla del sueño es el espacio imaginario del grupo (2, 3 y 28).

4) La realidad psíquica en el grupo no se reduce a la suma de las contribuciones psíquicas de cada uno de sus miembros considerados en forma aislada. El agrupamiento impone exigencias de trabajo psíquico, que dan por resultado formaciones y procesos psíquicos que pueden llamarse grupales en la medida en que sólo se producen por el agrupamiento. Algunas formaciones psíquicas son comunes al grupo y a cada miembro, comunidad que se realiza principalmente a través de identificaciones y se mantiene en el ideal del yo. Otras formaciones son comunes por ser de naturaleza transindividual, es decir, propias de la especie o antropológicas. Éstes es el caso de las fantasías originarias y del complejo de Edipo. Sin embargo, para que estas formaciones adquieran un indicio de realidad psíquica, es necesario que sean objeto de una apropiación por el grupo y por los sujetos que lo constituyen (24).

Como consecuencia del trabajo psíquico que obliga a realizar a sus miembros, Käes. R. (1993 y 1994), propone pensar al grupo como el aparato de esta transformación de la materia psíquica. El *aparato psíquico grupal* liga las psiques de los miembros, media e intercambia diferencias entre la realidad psíquica (intrapsíquica, intersubjetiva y grupal) y la realidad grupal (en sus aspectos societarios y culturales), de tal manera que produce la transformación del espacio psíquico del grupo. El aparato psíquico grupal produce, en su actividad de ligazón y transformación, un espacio de contención y, por lo tanto, de límites y procesos de regulación. Es un lugar a la vez que un sistema de intercambio entre los espacios psíquicos individuales y las realidades intra, inter, y trans-psíquicas. Las psiques se acoplan en un grupo a través de los mecanismos que rigen el proceso primario (24, 26 y 27).

El concepto de aparato psíquico grupal permite pensar: a) el trabajo de ligazón, transformación y diferenciación de las partes del aparato psíquico individual que se movilizan en la construcción de la realidad psíquica del grupo. b) Las formaciones de la grupalidad intrapsíquica (en especial los grupos internos) que constituyen los *organizadores inconscientes* de la realidad psíquica grupal. c) Las relaciones de anudamiento y desanudamiento entre los espacios psíquicos, así como entre las formas de subjetividad que se activan en los grupos y d) los efectos del agrupamiento sobre la formación del sujeto del inconsciente (24, 26 y 27).

En la construcción del aparato psíquico grupal, algunas estructuras y procesos del psiquismo individual se desplazan y ligan (por isomorfía u homomorfía)[2] en configuraciones nuevas. La estructuración del aparato psíquico grupal crea la ilusión de que los yo (es) individuales de los sujetos del grupo coinciden en un yo grupal; *pero el soporte es siempre un aparato psíquico "individual."* Se descarta así la hipótesis de un inconsciente grupal. Reconocer los efectos del acoplamiento psíquico de los sujetos en el vínculo de grupo como formaciones y procesos producidos en el grupo por sus sujetos, sin ellos saberlos, reestablece al sujeto como tal, como actor y actuado en ese acoplamiento que constituye la parte intersubjetiva de su subjetividad (24 y 27).

La hipótesis del aparato psíquico grupal responde a la cuestión de saber cómo se pasa de los grupos de adentro (realidad psíquica interna) a los grupos de afuera (realidad exterior). Este espacio intermedio, mediador, posee ciertas características del espacio transicional o del fetiche. Como espacio transicional es un espacio de ilusión, de experiencia cultural, mirada generadora de relaciones entre los grupos de adentro y los de afuera. La relación entre individuación y agrupamiento puede aprehenderse a partir de la *formación intermediaria y crítica* que es el aparato psíquico grupal. Mientras el aparato psíquico individual se apoya sobre un cuerpo viviente, el grupal busca apoyarse en el "cuerpo" social, tiene una necesidad casi dramática de compensar la ausencia de un cuerpo biológico (2, 32).

Los aportes de los miembros del grupo y la ligazón de esas contribuciones forman *espacios psíquicos grupales* (continentes, escenas, límites). Del mismo modo, se establece un *tiempo grupal* organizado esencialmente por la ilusión de inmortalidad del grupo y el mito de su origen. Se constituye una memoria de grupo, según principios diferentes de los de la memoria individual. Se identifican algunos mecanismos de defensa propios del grupo, que los miembros utilizan para reforzar sus propias defensas o erigir las que les faltan (24).

Las formaciones y *procesos psíquicos intermediarios* aseguran la continuidad y articulación entre la psique de los sujetos y la del grupo. El ideal del yo es una de estas formaciones de dos lados, indi-

---

[2] *Isomorfía* (coincidencia narcisista e imaginaria de los espacios. *Heteromorfía, homomorfía u homeomorfía* (distinción de los espacios reconocidos como heterogéneos) (25).

vidual y social (ideal común de una familia, clase o nación) (27 y 32).

5) *Teoría de los organizadores.* A. Missenard hipotetizó que el fantasma individual, por su estructura interna grupal, puede ser un *organizador* del grupo en la línea del *organizor* de Lacan[3] y el *organizador* de R. A. Spitz. Anzieu generaliza esta hipótesis en una teoría de tres organizadores, que ordena en sucesión cronológica. Los *organizadores inconscientes individuales de la realidad psíquica grupal* son las formaciones psíquicas grupales del individuo (grupos internos, imagen del cuerpo, fantasías originarias, complejos e imagos familiares, instancias antropomórficas del aparato psíquico y sistemas de relación de los objetos internos). El organizador de un vínculo reduce la diversidad y dispersión de los elementos; capta y regula la energía y formaciones psíquicas; dispone los lugares de una dramatización; asegura el paso de un nivel elemental a uno del conjunto (26 y 28).

Por su estructura grupal, la fantasía escenifica relaciones de deseo. Los sujetos sienten la presión de encontrar un lugar en la escena fantasmática del grupo. En tanto que la fantasía sostiene las identificaciones complementarias y reversibles de los sujetos del grupo, no puede describirse tan sólo como un común denominador o efecto de resonancia. Hay *organizadores inter o transpsíquicos grupales* (los supuestos básicos, la ilusión grupal y la ideología), producto del vínculo grupal, que pueden modificar el curso de las ligaduras inter o transubjetivas del grupo. El espacio transicional grupal aconflictivo es el campo del juego entre los organizadores psíquicos y los grupales. Existe también un espacio conflictivo entre los organizadores: la ideología, consecuencia de la resolución de los conflictos entre organizadores, por transformación fetichista y también idealizada de uno de ellos (26 y 28).

A) Primer organizador

El primer organizador que propone Anzieu es el *fantasma individual inconsciente*, escena imaginaria que se desarrolla entre varias personas. Sólo existen fantasmas individuales. Es un abuso del lenguaje hablar de un fantasma de grupo. El denominador común de la fantasía grupal de Ezriel es el denominador común de los fantasmas individuales del grupo.

La circulación fantasmática es el vínculo interhumano primario en la pareja, el grupo y la vida social. Otros vínculos psicológicos inconscientes (relaciones de objeto, identificaciones-proyecciones,

---

[3] Lacan concibe el *organizor* como una estructura de sostén y orientación del desarrollo. El *organizador* de Spitz es la formación resultante de una integración (26 y 28).

transferencias), conllevan una fomentación fantasmática. La convergencia, hasta la complementariedad, de los sueños de los miembros de un grupo ilustra el fenómeno de resonancia fantasmática. La reorganización fantasmática es el reagrupamiento (de intereses y estimulación mutua) de algunos participantes alrededor de otro que hace ver o da a entender, a través de sus actos, palabras o manera de ser, su (o uno de sus) fantasma individual inconsciente. Este puede ejercer un efecto duradero en los grupos naturales (por ejemplo, el fantasma de los fundadores de un organismo social institucional).

Käes afirma que el *momento originario* corresponde al encuentro de los sujetos con la zona del objeto del agrupamiento. El primer organizador grupal lleva a la formación de un conjunto a través de mantener la relación de cada uno con el objeto común. Éste es el principio del agrupamiento por resonancia e isomorfía, en torno del deseo reprimido de un individuo; se manifiesta por la constitución de la ilusión grupal (26).

Los mitos intentan explicar la organización política, las clasificaciones botánica y zoológica, la geografía y cosmogonía de los pueblos. Dan cuenta de los fantasmas inconscientes y de los principales síndromes psicopatológicos. Intentan demostrar que la sociedad comprende e identifica los fantasmas de sus miembros, lo cual le permite ejercer un control social indirecto sobre ellos y un efecto tranquilizador. Mitos e ideologías (aparatos de interpretar), resultan a la vez defensas contra el acceso al inconsciente, contra la regla del aquí y ahora, y desempeñan un papel de transición (a la Winnicott) entre la realidad psíquica interna y la realidad natural y social exterior. Constituyen formaciones de compromiso específicas de la situación grupal o social, construidas sobre la base de la renegación o de la represión. Lo reprimido que retorna puede corresponder a un miembro, al grupo como conjunto o como objeto (2, 3 y 28).

B) Segundo organizador
El primer organizador nunca es durable. El fantasma individual que se convierte, en un momento dado en el centro de atracción de un grupo, obstruye la circulación de los demás fantasmas individuales que han entrado en resonancia con él. El grupo cae de nuevo a la deriva por lo que le es preciso encontrar un nuevo elemento de unificación e integración; un segundo organizador: la *imago*. Para Freud lo que asegura el vínculo grupal es la *imago* del jefe, no el fantasma individual. La imago pertenece al mismo orden de realidad que el fantasma, pero difiere de él en que éste es una representación de acción que se construye en el curso del desarrollo psíquico individual, mientras la imago constituye un

nudo de instancias psíquicas (yo, superyó, ideal del yo, yo ideal), que no representan a nadie. La imago se construye en el proceso de desarrollo de la especie y preexiste en el niño desde el nacimiento, en forma potencial. De ahí la característica universal de las imagos y su predisposición a proporcionar, ya sea a los grupos, colectividades u organizaciones, su unidad psíquica profunda.

El segundo organizador tiende a proporcionar al grupo un estado de equilibrio entre la tendencia a la isomorfía y la homeomorfía, que le permite pasar de la escisión a la ambivalencia, desarrollar dependencia y contradependencia, diferenciar la realidad externa de la interna y delimitar el aparato psíquico grupal del individual. Pero el aparato psíquico grupal permanece aún marcado por la influencia de un miembro que ahora pone por delante la instancia que domina en su aparato psíquico individual, por lo que predominan la elaboración de la relación con lo semejante, la exclusión de lo diferente y las formaciones del estadio del espejo, los cuales solicitan la imagen del cuerpo. Es frecuente la aparición del supuesto básico de ataque-fuga. El segundo organizador completa la instalación de la envoltura grupal más como límite que como continente. Además suscita el enunciado de las primeras reglas y leyes comunes (2 y 26).

C) Tercer organizador

Una imago puede asegurar en forma duradera la unidad del grupo, pero su bivalencia favorece un retorno de las imágenes (en general la buena se convierte en mala), acompañado de desórdenes o transformaciones en la organización interna y la función del grupo. Los miembros se ven, por consiguiente, reducidos a volver a los fantasmas individuales que ofrecen más oportunidades de ser semejantes entre los individuos: los *fantasmas originarios.*

Pontalis propone una clasificación estructural de estos fantasmas: a) *Fantasmas originarios*, responden a la pregunta sobre el origen de los niños (vida intrauterina y escena primaria) y sostienen las teorías sexuales infantiles. b) *Fantasmas de castración*, aluden a los orígenes de la diferencia de sexos, que puede expresarse mediante referencia a bebés inválidos desde el nacimiento. c) *Fantasmas de seducción* que apuntan a los orígenes de la sexualidad. d) *Fantasma de rotura* que reúne la angustia fálica de castración y la oral de separación de la madre. e) *Fantasmas intrauterinos* que se expresan a través de la exploración simbólica de la imagen del interior del cuerpo de la madre. f) *Fantasma de la escena primaria* que se manifiesta por medio del tercero excluido (2).

El aparato psíquico grupal adquiere, con los fantasmas originarios, unos sistemas de oposición más elaborados y diversos que la bivalencia correspondiente a la imago, por ejemplo, continente-contenido (fantasmas intrauterinos), actor-observador (fantasma de la escena primaria), activo-pasivo (fantasmas de castración), iniciador-iniciado (fantasmas de seducción). Partidas y afiliaciones refuerzan la toma de consciencia de la historia grupal. El advenimiento de la historia y la distinción entre el tiempo grupal y los singulares, y el acceso a la posición mitopoyética marcan este momento organizador.

Imagos y fantasmas cumplen sus roles organizadores porque constituyen un continente (depósito ni amado ni odiado, que acoge y encierra los desperdicios sin quedar destruido). Esta depositación libera la capacidad de fantasear y con ella la creatividad, el deseo y los medios para comprender. El continente (seno-*toilette*) es, por definición, un elemento inadvertido y, por ende, más regulador que el encuadre grupal asumido conscientemente. Su maleabilidad lo hace adquirir el sentido que se desee. El grupo que se organiza alrededor de un fantasma originario admite las diferencias entre sus miembros, puesto que tiene asegurado algo definitivo en común: el origen. La ilusión grupal trata de negar las diferencias entre los miembros del grupo, por lo que se considera un *contrafantasma originario*.

En el grupo, como en el individuo, el fantasma puede ser también un *desorganizador*, según la naturaleza y masividad de la angustia, neurótica o psicótica que suscite y contagie. El fantasma de rotura representa una especie de común denominador de las diversas desorganizaciones por las que se sienten amenazados los participantes en un grupo; de ahí su elevada frecuencia y su condición de constituir el desorganizador común por excelencia. El gran desorganizador es la experiencia de la muerte en los grupos, las fracturas, escisiones, reunificaciones, juegos entre filiación y afiliación, llegadas y partidas de nuevos miembros. En los grupos sociales naturales e instituciones, el marco, los reglamentos, constituyen defensas colectivas estables contra las angustias y fantasmas desorganizadores como lo mostró Elliot Jacques (2 y 27).

Käes, R. (1993) considera dos organizadores más: el *cuarto* (*seudo organizador del grupo*) es el complejo de Edipo, que moviliza las fantasías del deseo y prohibición del retorno al origen. Introduce las diferenciaciones y la revaloración de las formaciones grupales precedentes.

El *quinto organizador* es la *imago del propio cuerpo* y la envoltura psíquica del aparato grupal.

Estos cinco organizadores, independientes en cuanto a su naturaleza e interdependientes en su funcionamiento, están presentes en todos los grupos. Generalmente prevalece uno de ellos; aun así, es

necesario registrar el papel (complementario, antagonista o sofocado) de los otros.
6) Käes conceptualiza en los grupos *funciones fóricas* que aseguran el clivaje, idealización y renegación de los sujetos individuales. Designan lo que porta y transporta el sujeto en el grupo: porta-voz, porta-ideales, porta-sueño, porta-silencio, porta-muerte, porta-síntoma. El portador del ideal o de una idea innovadora otorga un apuntalamiento narcisista a los miembros del grupo. Siempre hace falta alguien que se sacrifique para permanecer juntos. El grupo se establece a cambio de la parte de sí mismo de la cual el sujeto no quiere saber (27).

Käes intenta construir, en la actualidad, una metapsicología intersubjetiva cuyos principios son: a) El inconsciente se manifiesta en la realidad psíquica del agrupamiento. b) El inconsciente trabaja y es trabajado en la realidad psíquica del agrupamiento según una lógica propia y c) ciertas formaciones y procesos son trabajados electivamente por y en el agrupamiento. El autor sostiene la hipótesis de una realidad psíquica propia del grupo pero, como Anzieu, se rehúsa a calificar como grupal, el inconsciente que se manifiesta en él (28, 29 y 31).

Bibliografía

1. Anzieu, D. (1972), "El monitor y su función interpretante", en D. Anzieu, A. Bejarano, R. Käes, A. Missenard y J.B. Pontalis, *El trabajo psicoanalítico en los grupos,* México, Siglo XXI Editores, parte III, pp. 233-348.
2. —— (1974), "Perspectivas teóricas", en *ídem, El grupo y el inconsciente,* Buenos Aires, Biblioteca Nueva, 1978, parte II, cap. VIII, pp. 261-306.
3. Bejarano, A. (1974), "El liderazgo como función de resistencia y de transferencia", en D. Anzieu, A. Bejarano, R. Käes, A. Missenard y J.B. Pontalis, *El trabajo psicoanalítico en los grupos,* México, Siglo XXI Editores, 1978, parte II, cap. IV, pp. 136-184.
4. Bion, W.R. (1948), *Experiencias en grupos,* Buenos Aires, Paidós, 5a. ed., 1979.
5. Ezriel, H. (1950), "A Psychoanalytic Approach to Group Treatment", en: *Br. J. Med. Psychol,* XXIII, 59-75.
6. —— (1952), "Notes on Analitic Group Psychotherapy. Interpretation and Investigation", en: *Psychiatry,* XV, 119-132.
7. Foulkes, S.H. (1964), "Outline and Development of Group Analysis", en *ídem, Therapeutic Group Analysis,* Nueva York, International Universities Press, Inc., 2a. ed., 1977. cap. V, pp. 66-84.
8. —— (1975), "El conductor en acción", en *ídem, Psicoterapia grupo-analítica. Método y principios,* Barcelona, Gedisa, 1981, cap. VI, pp. 197-290.

9. —— (1976), "Dinámica analítica de grupo con referencia específica a conceptos psicoanalíticos", en M. Kissen (comp.), *Dinámica de grupo y psicoanálisis de grupo*, México, Limusa, 1979, cap. XVIII, pp. 297-309.
10. Foulkes, S.H. y Anthony, E.J. (1957), "Los pacientes, sus antecedentes y el proceso analítico de grupo", en *ídem, Psicoterapia de grupo*, Buenos Aires, Paidós, 1964, cap. III, pp. 61-80.
11. ——, "La historia natural del grupo terapéutico", cap. VI, pp. 145-182.
12. ——, "Teoría dinámica general", cap. VIII, pp. 199-218.
13. ——, "Metateoría. Especulaciones sobre el desarrollo teórico y práctico", cap IX, pp. 219-239.
14. Foulkes, E.T. (1984), "The Origins and Development of Group Analysis", en T.E. Lear (ed.), *Spheres of Group Analysis*, Londres, Group-Analytic Soc. Pub., pp. 5-13.
15. Freud, S. (1913 [1912]), *Totem and Taboo*. The Standard Edition, Londres, The Hogarth Press, 4a. ed., 1964, XIII, pp. 1-161.
16. —— (1921), *Group Psychology and the Analysis of the Ego*, XVIII, 65-143.
17. Ganzarain, R. (1989), "Psychoticlike Anxieties and Primitive Defenses in Group Analytic Psychotherapy", en *ídem, Object Relations Group Psychotherapy*, Madison, Conn. International Universities Press, 2a. ed., 1990, cap. V, pp. 89-109.
18. ——, "Borderline Problems within the Group Context", cap. IX, pp. 169-175.
19. Grinberg, L., M. Langer y E. Rodrigué (1957), "Historia y encuadre de la psicoterapia del grupo", en *ídem, Psicoterapia del grupo"*, Buenos Aires, Paidós, 5a. ed., 1977, cap. I, pp. 19-35.
20. Grinberg, L., D. Sor y E. Tabak de Bianchedi (1973), *Introducción a las ideas de Bion*, Buenos Aires, Editorial Nueva Visión.
21. Jacques, E. (1955), "Los sistemas sociales como defensa contra las ansiedades persecutoria y depresiva", en M. Klein, P. Heimann y R.E. Money-Kyrle (eds.), *Nuevas Direcciones en Psicoanálisis*, pp. 458-477.
22. Jones, E. (1961), "The Life and Work of Sigmund Freud", Nueva York, Basic Books, Inc., 4a. ed., vol. III.
23. Käes, R. (1993), "Para introducir la cuestión del grupo en el psicoanálisis", en *ídem, El grupo y el sujeto del grupo*, Buenos Aires, Amorrortu Editores, 1995, pp. 19-32.
24. ——, "Realidad psíquica de/en grupo", pp. 73-111.
25. ——, "El inconsciente y el grupo. Construcción de los objetos teóricos", pp. 111-145.
26. ——, "El modelo del aparato psíquico grupal. La parte del sujeto", pp. 207-248.
27. ——, "El aparato psíquico grupal. Estructuras, funcionamientos, transformaciones", pp. 249-286.
28. ——, "El inconsciente y las alianzas inconscientes. Investigaciones para una metapsicología de los conjuntos intersubjetivos", pp. 287-339.
29. —— (1994), "La invención psicoanalítica del grupo", en *ídem, La invención psicoanalítica del grupo*, Buenos Aires, Asociación Argentina de Psicología y Psicoterapia de Grupo, pp. 1-10.

30. ——, "La histérica y el grupo", pp. 87-114.
31. ——, "Intersubjetividad y procesos intrapsíquicos en el psicodrama psicoanalítico, el juego, las identificaciones y el trabajo del preconsciente", pp. 115-128.
32. ——, "La categoría del intermediario y la articulación psicosocial", pp. 129-142.
33. Karterud, S.W. (1990), "Bion or Kohut, Two Paradigms of Group Dynamics", en B. Roth, W.N. Stone y H.D. Kibel (comps.), *The Difficult Patient in Group*, Connecticut, Int. Universities Press, Inc., pp. 45-65.
34. Loeser, L.H. (1979), "Algunos aspectos de la dinámica de grupo", en M. Kissen (comp.), *Dinámica de grupo y psicoanálisis de grupo,* México, Limusa, cap. III, pp. 53-68.
35. MacKenzie, K.R. (1992), "Notes on Psychoanalytic Group Therapy, II. Interpretation and Research. *Henry Ezriel*", en ídem, *Classics in Group Psychotherapy,* Nueva York-Londres, The Guilford Press, pp. 105-115.
36. ——, "Group-Analytic Dynamics with Specific Reference to Psychoanalytic Concepts. *S.H. Foulkes*", pp. 115-127.
37. Mailhiot, B. (1975), "Dinámica y génesis de grupos", Marova, Madrid, 3a. ed.
38. Missenard, A. (1972), "Identificación y proceso grupal", en D. Anzieu, A. Bejarano, R. Käes, A. Missenard y J.B. Pontalis, *El trabajo psicoanalítico en los grupos,* México, Siglo XXI Editores, 1978, pp. 351-400.
39. Mullan, H. y M. Rosenbaum (1962), "Group Psychotherapy's Heritage, a Historical Survey", en *ídem, Group Psychotherapy. Theory and Practice*, Nueva York, The Free Press, cap. I, pp. 3-20.
40. Pines, M. (1983), "The Contributions of S. H. Foulkes to Group Therapy", en *ídem, The Evolution of Group Analysis*, Londres, Rutledge & Kegan Paul, pp. 265-285.
41. Pines, M. y S. Hutchinson (1993), "Análisis grupal", en A. Alonso y H.I. Swiller (comps.), *Psicoterapia de grupo en la práctica clínica,* México, El Manual Moderno, 1995, cap II, pp. 28-46.
42. Pines, M. y L.E. Hearst (1993), "Group Analysis", en H.I. Kaplan y N.J. Sadock (comps.), *Comprehensive Group Psychotherapy*, Baltimore, Williams & Wilkins, 3a. ed., pp. 146-156.
43. Pontalis, J.B. (1972), "Sueños en un grupo", en D. Anzieu, A. Bejarano, R. Käes, A. Missenard y J.B. Pontalis, *El trabajo psicoanalítico en los grupos,* México, Siglo XXI Editores, 1978, pp. 401-428.
44. Roth, B.E. (1990), "The Group That Would Not Relate to Itself", en B. Roth, W.N. Stone y H.D. Kibel (comps.), *The Difficult Patient in Group*, Connecticut, Int. Universities Press, Inc., pp. 127-155.
45. Rozitchner, L. (1979), "Freud y los límites del individualismo burgués", México, Siglo XXI Editores, 2a. ed.

Capítulo 5

Aportaciones del psicoanálisis a los grupos

II. Críticas e innovaciones

Las grandes corrientes en la psicoterapia de grupo

En términos de Cooper Lonergan, E. (1994) la aplicación empírica de una teoría comprueba su adecuación a los requerimientos prácticos. Si la comparación de la teoría con la práctica verifica a la primera, ésta se acepta y continúa utilizándose y ampliándose. De lo contrario se modifica o se descarta (14).

O'Donnell, P. (1974) señala que la teoría y el método psicoanalítico adolecen, fundamentalmente, de dos fisuras que exigen una redefinición para implementarse con eficacia en el campo de la psicoterapia grupal: a) teoría, técnica y práctica psicoanalíticas, tienen un enfoque en esencia individual e intrapsíquico. El Otro se instituye como una prolongación, reflector del sí mismo, lo que deja en la oscuridad una serie de fenómenos interrelacionales grupales, que no pueden entenderse sólo en términos de lo intrapersonal. b) La teoría psicoanalítica, quizás por ocuparse en principio de lo conflictivo, da poco lugar a lo creativo, lo imaginario, lo lúdico, vías regias para la transformación de conductas inadecuadas y estereotipadas.

Más allá de este cuestionamiento. Los trabajos de los primeros terapeutas grupales de orientación psicodinámica han sido sujetos a pruebas suficientes como para que, en la actualidad, algunos de sus descubrimientos estén prácticamente descartados, otros sean poco utilizados, mientras los restantes conservan plena vigencia. De ellos se derivan las tres grandes corrientes de la psicoterapia grupal contemporánea.

1) *Intrapersonalista* o *intrapsíquica*, terapia individual *en* grupo, se deriva de Wolf y Schwartz, Schilder, Locke y, en cierta medida, también de las restricciones en las metas terapéuticas propuestas por Slavson. Los miembros de esta corriente trasponen sus conceptos del tratamiento individual al encuadre grupal. Contemplan al grupo como un conjunto de individuos reunidos en el mismo lugar y tiempo. Su meta es obtener el cambio de las estructuras intrapsíquicas y el balance interno del individuo. Interpretan al paciente en términos histórico-genéticos, resistenciales y transferenciales (transferencia "en estrella" o "tenedor"). Los demás participantes observan la situación terapéutica y a veces ayudan con sus intervenciones al compañero. Los terapeutas no atienden las manifestaciones de la dinámica grupal, e incluso las consideran antiterapéuticas (19, 20. 25, 34 y 47).

2) La corriente *transaccionalista* o *interpersonalista* (que se adhiere a ciertas características de la terapia *por* el grupo), está influida por las ideas de H. S. Sullivan. Se enfoca primariamente en las interacciones entre los miembros. El conjunto de entidades individuales aisladas se transforma en grupo cuando sus objetivos se mantienen en común y en relación unos con otros. Considera que el grupo provee estímulos que permiten a sus integrantes mostrar sus formas características de relacionarse con y responder a los otros. Asume que la combinación de los individuos aporta al grupo cierto orden e interacción planeados de antemano. Los seguidores de esta corriente desalientan la expresión de temas externos al momento grupal actual e intentan atraer la atención de los miembros hacia el "aquí" y "ahora". Se interesan más en las características de la personalidad de los pacientes, que en la dinámica del grupo total. Scheidlinger, Frank, Bach, Berna, Mullan y Rosenbaum, Rutan & Stone y Yalom son los exponentes más conspicuos de esta tendencia (19, 20, 25, 34 y 47).

3) La *integralista, holista* o *grupista* se basa en las ideas Bion (terapia *del* grupo *por* el grupo). Considera que el mayor problema del paciente es su inhabilidad para ser miembro efectivo de un grupo orientado a una tarea. La pertenencia al grupo terapéutico evoca conflictos y motivaciones conscientes e inconscientes compartidos. La actividad grupal refleja abierta o encubiertamente aspectos de la conducta de sus miembros. El grupo como unidad se engarza en actividades que proporcionan al individuo experiencias y respuestas diferentes en grado y tal vez en calidad, de las que se encuentran en la díada. Se aplican al grupo como un todo los modelos de la psicoterapia individual, del conflicto familiar y de reduccción de tensión.

El grupo no organizado se concibe a la manera freudiana, guiado por fuerzas inconscientes comunes a sus miembros, ya que éstos poseen una similitud pulsional de base. Indica la creación de una entidad cualitativamente nueva y superordenada, distinta y con "algo más" que la simple suma de sus partes. El grupo define e influye la relación entre los miembros individuales y subgrupos. La psicoterapia del grupo concierne al análisis de la interacción y transacciones entre el grupo como una entidad y el terapeuta, o entre el grupo y uno de sus miembros. El terapeuta sólo interviene cuando se perturba el devenir grupal. Los exponentes más connotados de esta corriente han sido Bion, Ezriel, Rice, Foulkes, Pines, Borriello, Agazarian, Whitaker y Lieberman, Horwitz, Grinberg, Langer y Rodrigué, Ganzarain, Anzieu, Bejarano, Pontalis y Käes (24, 25, 26, 34 y 36).

Intrapersonalistas e interpersonalistas suponen que la salud mental está representada por la expresión de la individualidad única del hombre, así como por su habilidad para liberarse de las constricciones de su ambiente, grupo, cultura. Mientras los integralistas asumen que el bienestar del ser humano depende de la total participación e integración en el grupo, la cultura y la sociedad (34).

La crítica fundamental a los intrapersonalistas resulta irrebatible: analizan en grupo sin utilizar las fuerzas propias de los grupos (16).

A los interpersonalistas se les cuestiona, desde el campo psicodinámico, el empleo de categorías sociológicas, las cuales se mantienen en términos conscientes y desaprovechan la energía del inconsciente. El énfasis de Lewin, de quien se deriva esta corriente, sobre las propiedades contemporáneas dentro de un campo, como las únicas causas relevantes para explicar los efectos sobre dicho campo, promovió un punto de vista ahistórico en la psicología, que se enfocó sólo en el aquí y ahora. El manejo lewiniano de la dimensión temporal parece negar la importancia del desarrollo emocional temprano. Los integralistas también enfatizan más las condiciones inmediatas que estimulan y mantienen los conflictos, que su origen genético individual (24 y 34).

La teoría del campo tiende a confundir la relaciones reales con los otros, con las interrelaciones fantaseadas entre una persona y sus objetos internalizados. Estos intercambios, esencialmente subjetivos, no pueden ser captados por el analista a partir de la observación de situaciones externas objetivas, o por la visualización de las fuerzas del campo que interactúan entre personas reales. El análisis constante y minucioso de cada trozo de comportamiento da por resultado un procedimiento intelectual estéril, despojado de significación y de relación humana. En las terapias regresivas y reconstructivas se utiliza y explota al máximo la interacción. Mientras tanto, en las terapias represivas y constructivas se da un mínimo de interacción y su utilización es parcial (24, 26, 34, 35 y 38).

Las objeciones anteriores no son aplicables a los integralistas, ya que reconocen y utilizan tanto los fenómenos grupales como las fuerzas inconscientes. La conjunción grupo-inconsciente ha sido semillero tanto de los pensamientos originales de la escuela francesa, como de minuciosas y fundamentadas críticas que han derivado hacia modificaciones de la técnica, que toman en consideración a los individuos en interacción, dentro de un dispositivo artificialmente construido: el grupo terapéutico. Enfoque que comienza a extenderse, en forma paulatina, en todos los ámbitos en los que se practica la terapia grupal.

Por otra parte, Bion nunca pretendió ser terapeuta de grupo. La aplicación de sus ideas a la clínica ha encontrado suficientes objeciones teóricas, técnicas y prácticas como para que la corriente integralista, como tal, prácticamente haya desaparecido del campo terapéutico. Sin embargo, como se dijo con anterioridad, es innegable su aportación a la terapia grupal contemporánea, que se ha beneficiado de las críticas al modelo original. Entre los cuestionamientos más generalizados se encuentran los siguientes:

Slavson, S. R. (1953) señala que la aparición de una "reacción en bloque del grupo" o de una "tensión experimentada en común" por el grupo, aunque implica una emoción de la que participan todos los pacientes, es un fenómeno individual, tal como lo demuestra la intensidad diferente con que la experimenta cada miembro. Los psicoterapeutas de grupos analíticos no pueden aceptar las "tensiones experimentadas en común" por el grupo como técnica interpretativa exclusiva, si su tarea ha de ser la de ayudar a cada uno de los pacientes a elaborar y volver a vivir sus situaciones traumáticas, a la luz de un nuevo contenido emocional y la comprensión que el tratamiento aporta.

El intento de tratar al grupo como una unidad le adscribe características del individuo, pero es arbitrario y técnicamente erróneo suponer que, si algún miembro o miembros del grupo manifiesta X sentimiento, los demás deben experimentarlo "de alguna manera". El silencio no siempre indica asentimiento y por tanto, no se justifica sacar conclusiones sobre los que no pueden expresarse por sí mismos. Los pacientes de los grupos tratados con la técnica integralista estricta, padecen de una sensación de serialidad y desindividuación, instaurándose así, un proceso latente de "entrenamiento" y realimentación de la propuesta reificadora social. Ni siquiera una circunstancia impactante y general, como el aumento de honorarios, separación por vacaciones o un hecho sociopolítico relevante del macrogrupo social, autoriza a hablar de una reacción grupal. Pues al mismo tiempo habrá en el grupo personas ambivalentes, angustiadas, indiferentes, expectantes. Lo anterior, de acuerdo con el significado que cada quien asigne al suceso externo (26, 34, 36, 40 y 41).

Un método que estimula la búsqueda de comunidades subyacentes lleva a diversos abusos contra la individualidad, autonomía, libertad de elección y acción del paciente. Tales grupos tienden a alimentar la conformidad, la falta de reconocimiento de las diferencias individuales y requieren que cada paciente se ajuste a un molde. Wolf y Schwartz fueron los voceros más activos de esta objeción. Definen sus grupos como democráticos, en contraste con los grupos holistas, a los que califican de autocráticos e incluso fascistas. Esta caracterización del punto de vista holístico confunde el reconocimiento de las fuerzas del grupo, con la prescripción de cierto comportamiento grupal.

O'Donnell, P. (1974 y 1977) señala enfáticamente que "ver y oír al grupo" es producto de un enfoque prejuicioso de la dinámica grupal. Y Anzieu, D. (1974) considera que, evocar en el discurso este objeto-grupo que no existe, es asignar a los participantes como objetivo más o menos explícito, el tener que hacerlo existir (ver en el capítulo precedente lo relativo a la ilusión grupal). En ocasiones, los pacientes "grupalizan" la realidad al servicio de la resistencia a la diferenciación y el compromiso afectivo ("el grupo está enojado", en vez de "yo lo estoy"). Pero también es erróneo intentar resolver la "contradictoria" emocionalidad (dinamicidad dialéctica) de los integrantes de un grupo terapéutico escindiéndola, a la manera kleiniana, en partes: una "parte" ataca mientras "otra" repara. Esta concepción unificadora, que confunde analogía con identidad, provoca la despersonalización en los pacientes; nada les pertenece, ninguna emoción, ningún ademán, todos son supuestos (presupuestos) significantes de un único "individuo" grupo. Se pone la realidad entre paréntesis, reemplazándola por una "realidad" entre comillas (40 y 41).

El peligro de generalizar se reduce en cierta manera, por el procedimiento que introdujo Eriel que se expuso en el capítulo anterior. Whitaker y Lieberman insisten en la regularidad de los temas grupales (conflictos focales) aunque prestan atención tanto al grupo como al individuo y la interacción (47). Pero, por útil y conveniente que pueda ser la simplificación que implica ver en el grupo a un solo paciente, el tratar sólo con los aspectos de la conducta grupal que pueden interpretarse convincentemente como compartidos, tal vez con la pretensión de economizar esfuerzo sin perder efectividad, no ha dado buenos resultados, porque resulta problemático decidir cuándo se ha identificado una tensión grupal compartida (34, 37 y 40).

El fanatismo globalizante de adjudicar todo emergente grupal a un "fantasma grupal", o a una "ansiedad grupal", constituyen artificios iatrogénicos a fin de traspolar el modelo del análisis individual, cegando la especificidad de los fenómenos grupales. Si sólo se interpreta la transferencia central, se paraliza la capacidad de los pacientes para actuar como subrogados del terapeuta, en el sentido constructivo, saludable. Considerar las transferencias laterales y al grupo desplazamientos de la transferencia al terapeuta, olvida que ésta puede ser, a veces, una defensa contra la transferencia a los pares (5, 26, 34, 36 y 41).

Ganzarain, R. (1989), consigna que muchos terapeutas consideran irrelevantes para la terapia, e incluso antiterapéuticos, los fenómenos de grupo. Para O'Donnell (*op. cit.*), las interpretaciones "al grupo" que explicitan ansiedades primarias subyacentes a los supuestos básicos de Bion, remiten a situaciones francamente regresivas que interfieren con el nivel de tarea útil de los grupos. Se establecen relaciones demasiado asimétricas, que infantilizan a los miembros y perpetúan la transferencial al terapeuta de una figura omnisciente, omnipotente y distante. La interpretación permanente en términos transferenciales es una forma de negar la realidad concreta, actual y de fomentar una atmósfera regresiva más allá de lo estrictamente operativo. Implica condenar al paciente al rol de "enfermo" (40).

Incluso se cuestiona si la cohesión que se produce alrededor de los supuestos básicos es intrínseca a la dinámica grupal o un artificio, producto de la interpretación insistente sobre las "ansiedades básicas", que induce serialización a través del señalamiento de fantasías y defensas grupales. Ya que, en los grupos terapéuticos coordinados con un encuadre más activo y menos autoritario, no aparecen ansiedades básicas "grupales", por lo que los supuestos básicos pueden ser la respuesta táctica de algunos o de todos los miembros, a la conducta autoritaria y represiva del terapeuta "ortodoxo." Siguiendo esta línea, el supuesto básico de dependencia estaría ligado a la maniobra de aliarse con el sometedor. El de ataque y fuga a la de darle la batalla y el de apareamiento al intento de independizarse de él y dejarlo solo (40).

La psicología del *self* no concibe los supuestos básicos de Bion como reacciones contra el grupo de trabajo, aunque tampoco cuestiona su existencia. Simplemente les atribuye otro significado: el apareamiento expresa la necesidad de un doble. La dependencia vehiculiza la necesidad de idealizar relaciones con objetos del *self* o de fundirse con objetos del *self* arcaicos. La cultura de ataque fuga constituye el desarrollo de una organización defensiva en el grupo, que se moviliza contra las fallas de los demás. Los cambios entre las subculturas de apareamiento y dependencia están determinados, tanto por el incremento de la necesidad predominante del objeto del *self* en el grupo, como por el tipo de conflicto existente (5).

El integralista intérprete de los fenómenos inconscientes grupales es, por definición, el único miembro no involucrado en el grupo y, por tanto, el único capaz de formular interpretaciones y juzgar su exactitud. Los miembros del grupo tienen que adaptarse a él ya sea obedeciéndolo, sometiéndose o rebelándose. Existe una dificultad real para decidir, sin arbitrariedad, cuándo se ha identificado una tensión grupal inconsciente compartida y referirla a las experiencias infantiles correspondientes. El grupo terapéutico no tiene una historia infantil común, por lo que resulta ilógico extender la hipótesis transferencial para abarcar todo el material y usarlo para las interpretaciones del aquí y ahora. Otra crítica a los integralistas es que carecen de una teoría en relación con el cambio terapéutico (26, 33, 34, 36 y 42). Intrapersonalistas y transaccionalistas quedan fuera de estas críticas cuando asumen que pacientes y terapeutas comparten la oportunidad de observar y evaluar las interacciones y transacciones de los otros en el grupo. Esta situación permite obtener un consenso con respecto al significado de la conducta y disminuye la posibilidad de ignorar la contratransferencia del terapeuta (26 y 36).

Malan, D. H., (et al. 1976) estudiaron una muestra de 55 pacientes psiconeuróticos adultos, externos, tras dos a doce años de haber completado su tratamiento grupal en la clínica Tavistock, bajo el modelo holista. Encontraron que el programa se planteó una meta demasiado ambiciosa, que condujo a intentos de llevar a todos los pacientes a metas reconstructivas irrealizables. Colocó al grupo antes que al individuo, ya que éste sólo podía hablar si encontraba un tema común. De no ser así, la situación degeneraba en una serie de sesiones individuales aisladas, con los miembros restantes como auditorio cortés que ocultaba su aburrimiento en espera de turno para hablar. El énfasis del trabajo terapéutico en la transferencia central (con especial referencia a los sentimientos negativos), anuló las funciones terapéuticas y de apoyo de la situación grupal en sí.

Los investigadores se impresionaron porque la mayoría de los pacientes sintió que el tratamiento grupal fue una experiencia de despojo y frustrante, que los dejó resentidos hacia la clínica. Piadosamente extienden un manto protector sobre los resultados, cuando afirman que debe tenerse en consideración el que, con frecuencia, terapeutas y pacientes dan versiones distintas sobre un mismo hecho.

Clasificaron las quejas de los pacientes en dos categorías: a) las referentes a la falta de cuidado y consideración en la aplicación del método (preparación inadecuada y falta de seguimiento, tanto por parte de la Clínica como de los terapeutas) y b) las relacionadas con factores intrínsecos al enfoque psicoanalítico (falta de participación, apoyo o calidez del terapeuta) que son críticas al método en sí, no a su forma de aplicación.

Sólo tres pacientes reportaron haber adquirido *insight*. Muy pocos recordaron las interpretaciones que se les hicieron. Muchos más, no entendieron nada de lo que dijo el terapeuta y no aprendieron mayor cosa sobre sí mismos. En cambio, les sirvió percatarse de que otros también tienen problemas, que debían responsabilizarse de su propia vida, aprendieron a llevarse mejor con la gente y a comprenderla mejor.

La investigación concluye que: el método puede tener efectos terapéuticos poderosos pero, en la muestra estudiada, sólo se presentaron mayoritariamente en pacientes con una aptitud excepcional para la terapia, que son escasos; preparados, en su mayoría, por psicoterapia individual previa. Quienes tienen poca aptitud o motivación para atravesar la situación especial que representa la terapia dinámica de grupo es poco probable que se beneficien de ella. Lo anterior no obedece a los defectos en el tratamiento grupal psicoanalítico en sí, sino a su aplicación defectuosa.

En resumen, la investigación de Malan (*op. cit.*) concluye que: el terapeuta que establece una forma particular de tratamiento grupal debe aplicarlo con cautela, tanto en el sentido de discriminar lo que es posible y lo que no, como en el de cuidar al paciente individual y sus necesidades legítimas. Debe darse más atención a la preparación de los pacientes para la terapia grupal, mediante una explicación cuidadosa de sus principios y, de ser posible, mediante una serie de sesiones individuales interpretativas. Es necesario prestar mayor atención a la preparación de los miembros del grupo para la terminación del tratamiento y mantener el seguimiento del paciente después de terminada la terapia.

Las críticas anteriores no dejan de reconocer las bondades del enfoque holístico. Los terapeutas analíticos aceptan el punto de vista de Ezriel de que cada paciente, al entrar al grupo, proyecta sus objetos inconscientes fantaseados en otros miembros del grupo, e intenta manipularlos para que asuman el rol asignado, que corresponde a la propia manera de defenderse contra temores inconscientes.

Por otro lado, MacKenzie, K. R. (1992) señala como aspectos positivos del enfoque integralista, que la hipótesis centrada en el grupo ofrece varias ventajas notables sobre los métodos no holísticos: a) el terapeuta está menos preocupado por una distribución equitativa del tiempo para cada paciente, en tanto que ve la participación de cada miembro del grupo como una contribución al todo, que ayuda a elaborar un aspecto del conflicto compartido, lo cual ilumina, a su vez, el problema de cada uno de los participantes. b) El terapeuta puede evitar con mayor facilidad incomprensiones y errores, viendo la conducta del individuo incluida en el contexto total del grupo. Cuando se escucha al miembro como portavoz de un punto de vista grupal, se comprende su conducta en forma muy diferente de cuando se le percibe independiente del grupo.

c) El fenómeno de universalización que favorece la cohesión, se incrementa en un encuadre en el que se buscan y descubren, constantemente, los puntos en común entre los pacientes. d) A medida que el paciente comienza a apreciar que sus deseos y fantasías son compartidas por otros miembros del grupo, experimenta la "protección por el tema grupal", que atenúa la ansiedad asociada con la expresión de deseos inaceptables. e) La interpretación holística se haya diseñada para estimular los afectos y recuerdos removidos a través de la empatía e identificación con los pares. f) El trabajo del terapeuta para incrementar el efecto de contagio, a través de intervenciones centradas en el grupo, intensifica la utilidad terapéutica de la regresión. g) La creciente percatación de las fuerzas totales, conscientes o inconscientes grupales, contribuye a la habilidad del individuo para escapar de la tiranía potencial del grupo (26 y 36).

O'Donnell (op. cit.) expresa que, considerar que la matriz grupal permite desprender conclusiones personales sobre sus integrantes no supone hacer terapia individual, sino discriminar, individualizar, personalizar a los integrantes. Esto no plantea la falsa antinomia de optar por lo individual o lo grupal, sino apoyarse sobre uno, otro, o ambos simultáneamente, dependiendo de la conveniencia técnica. Asimismo, las ansiedades básicas reales, no "grupales", sino de individuos grupalizados, que a veces incluyen a varios de sus integrantes, y en ocasiones a la totalidad, constituyen casos en los que el grupo aparece como un todo. Esto sucede también : a) cuando el encuadre del grupo es activo y poco autoritario; b) cuando el grupo es tomado como elemento hacia donde proyectar o desde el cual reintroyectar aspectos de la fantasía inconsciente individual (vagina que aprisiona, útero tibio o exigencia contra la cual rebelarse); c) cuando un "tema" no común a todos, sino a la mayoría de los pacientes, o con suficiente carga de afecto, es "centrado" para trabajarlo en conjunto por el grupo en su "totalidad"; d) cuando se consideran los vectores estructurales y dinámicos comunes a todos los individuos de un grupo psicoterapéutico (microgrupo) en función de la esencia macrogrupal ("personalidad básica", roles sociales, ideología, entre otros). Dicha totalidad grupal remite, en última instancia, al determinante infraestructural fundante: el sistema de relaciones que avala y reproduce tal ordenamiento cultural.

La mayor parte de los terapeutas actuales está de acuerdo en que los temas comunes a todo el grupo aparecen en relación con sucesos grupales significativos, como son la entrada y salida de miembros y las interrupciones por vacaciones. Pero durante los periodos intermedios entre estos sucesos, muchos consideran que los temas grupales son relativamente débiles o están ausentes y así, el grupo maneja temas individuales o interaccionales que no están bajo el influjo del grupo como un todo (26).

Nuevas aportaciones

El paradigma de la interpretación presentado por Ezriel, esencialmente deductivo, deja que se desenvuelvan las contribuciones de diversos miembros con pocos o nulos comentarios del terapeuta, hasta que emerge el tema grupal. Sólo se hacen comentarios individualizados después que ha quedado clara e interpretada, la tensión grupal común.

Leonar Horwitz (*op. cit.*) se acercó al Modelo Tavistock en los sesentas, a través de John Sutherland, director médico de la Clínica Tavistock y consultor de la Clínica Menninger. Derivó de Ezriel un método que utiliza el paradigma inductivo: primero se afronta y responde la contribución de los miembros, en términos de sus hechos individuales, idiosincrásicos, caracterológicos. A medida que aumentan las contribuciones y de preferencia dentro de una misma sesión, el terapeuta puede generalizar a partir de los casos individuales, para formular comentarios de naturaleza grupal (26, 36 y 47).

Habitualmente estas intervenciones estimulan las respuestas de otros miembros, con sus reacciones afectivas dominantes, lo que a su vez incrementa la elaboración del tema grupal. No siempre emerge un tema grupal en una sola sesión, de manera que no puede hacerse la interpretación centrada en el grupo. A veces también existe la posibilidad de que no esté funcionando la hipótesis centrada en el grupo y que el terapeuta tenga, por tanto, que operar sobre bases más individuales. El terapeuta se mueve entre el contenido individual, la interacción grupal, las transferencias al grupo como un todo y la tensión grupal común. K. Köning, que trabaja dentro de la tradición foulkiana ha elaborado un modelo similar (26, 36 y 47).

Tuttman, S. (1992 y 1993) refiere que Durkin (1964) y Scheidlinger (1968) fueron de los primeros en reconocer que el foco en el grupo como un todo y en el individuo, son complementarios y no contradictorios. Scheidlinger describió los niveles grupales contemporáneo-dinámico y genético-regresivo. El primero pertenece a las necesidades conscientes y a los patrones adaptativos del yo, roles grupales y red de atracciones y repulsiones, así como a la estructura del grupo. En este nivel, los miembros ven al grupo como el medio de pertenencia, aprendizaje y obtención de satisfacción personal. Por contraste, el nivel regresivo-genético (la cual surge bajo condiciones regresivas que levantan la represión y exponen necesidades y emociones profundas), incluye motivaciones inconscientes y preconscientes, patrones y conflictos defensivos, transferencias, contratransferencias, resistencias, identificación y proyección (52 y 53).

Henriette Glatzer, introduce el concepto de alianza terapéutica a los grupos. La considera un apoyo contra la ansiedad que provocan sus interpretaciones directas, que tienden a descubrir las defensas caracterológicas más profundas (preedípicas) y la rabia primitiva subyacente a las manifestaciones transferenciales edípicas. La alianza con los otros miembros disminuye la dependencia hacia el terapeuta y la ansiedad en relación con la figura parental omnipotente transferida. En el proceso, el grupo puede devenir el superyó incorruptible que sirve como guardián contra la autoconmiseración indebida y el *acting out* neurótico (35 y 47).

De la teoría general de los sistemas

Helen Durkin (1972) inició la aplicación de la teoría general de los sistemas al campo de la psicoterapia analítica de grupo. Por su parte, Bach, G. R. (1984) considera que la integración del psicoanálisis con la teoría del campo social permite comprender la forma en la que las fuerzas inconscientes que genera la dinámica de grupos ejercen presiones sobre los miembros, que trascienden la influencia del terapeuta. La formulación coherente del pensamiento sistémico es una contribución de Ludwig von Bertalanffy en 1968. *Sistema* es una estructura (arreglo particular) o conjunto de elementos interconectados e interrelacionados. Los sistemas existen en niveles dentro de una *jerarquía dinámica* de complejidad creciente. Todos los sistemas (desde el más simple hasta el más complejo) dentro de la misma jerarquía, tienen la misma estructura y funcionan con los mismos principios y procesos organizadores. Este concepto, conocido como isomorfía es el corazón de la teoría general de los sistemas, que establece las leyes que rigen los sistemas, independientemente de las unidades específicas que los constituyen (1, 5, 7 y 39).

La mayoría de los clínicos de la teoría general de los sistemas combina este enfoque con la visión del grupo o del individuo como centro. Contemplan al grupo como un todo dinámico. El individuo ya no es el centro alrededor del que gira el grupo, sino un sistema incluido en una jerarquía de sistemas. El equilibrio es un estado móvil, en el cual pueden darse cambios sin destruir el sistema. Cualquier variación en el estado de tensión (ansiedad) de un miembro altera el de los demás y, en forma recíproca, los cambios en el grupo repercuten sobre sus integrantes. Por ejemplo, cuando el grupo adquiere autonomía, ésta genera o restaura la autonomía de sus miembros (1 y 8).

Agazarian, Y. M. y Janoff, S. (1993) consideran que el subgrupo es el sistema central del grupo y enfocan el cambio hacia él, porque encuentran más fácil influir sobre un subgrupo que sobre el individuo. El cambio se produce por las modificaciones en la comunicación entre los sistemas de la jerarquía. Utilizan la tendencia natural de los grupos a dividirse como técnica terapéutica, estimulando a los miembros a subagruparse alrededor de una de las tendencias del conflicto presente en el grupo. La contención del conflicto en los subgrupos le brinda al individuo apoyo para explorar un solo lado del problema, con lo que desaparece la necesidad de negar, proyectar o actuar la tensión que provoca la ambivalencia. En la medida en que cada subgrupo explora y profundiza la experiencia de una de las tendencias del conflicto, aparecen diferencias en lo que aparenta ser similar y emergen las similitudes entre los subgrupos. Esto genera una nueva integración en el grupo como un todo (1 y 26).

Para Ganzarain, R. (*op. cit.*) la integración de la teoría general de los sistemas con la de las relaciones objetales constituye una "metateoría", que amplía la comprensión de los interjuegos entre los procesos mentales del individuo y los del grupo. La isomorfía enriquece la comparación entre yo y grupo en sus estados de integración y fragmentación. Un estado yoico esquizoide escindido, no cohesivo, es comparable con un periodo grupal no integrado. Y los estadios yoicos bien integrados, que se alcanzan tras la elaboración de la posición depresiva, son comparables con los tiempos cohesivos de los grupos terapéuticos, enfocados en las tareas de adquisición de *insight*, integración y reparación (19).

La teoría general de los sistemas enfatiza el entrecruzamiento constante de los límites de los sistemas vivientes, desde el interior y el exterior, en una interacción dinámica holística. La cualidad de permeabilidad de los sistemas permite comprender la expansión de los límites del grupo y del *self*, más allá de los márgenes correspondientes al espacio y el tiempo, así como la mezcla del "aquí y ahora" con el "allá y entonces" mediante la introyección y proyección. La autoimagen de cada paciente se expande para incluir el nuevo elemento de identidad de ser miembro de un grupo particular. Los límites que se constituyen alrededor del grupo terapéutico incrementan la necesidad de los miembros de mantenerse juntos y establece la cohesión grupal (19 y 20).

Kernberg, O. (1993), une los puntos de vista de M. Klein, W. Bion, A. Kenneth Rice y Pierre Turquet con los de la teoría general de los sistemas y la psicología de las organizaciones, para tratar de definir las características deseables de la personalidad para el liderazgo racional. Considera que las reacciones paranoides institucionales son síntomas de un mal funcionamiento de la institución, que producen regresión tanto en los miembros individuales como en los grupos. Esto no puede ser considerado como una simple consecuencia de la suma total de la psicopatología de los miembros, sino "algo más" (28 y 30).

Tuttman, S. (1992) considera que llevar este punto de vista a la terapia grupal termina por ser limitante, ya que la situación grupal cohesiva de trabajo no sólo favorece el impulso regresivo, sino que puede facilitar un potencial progresivo, que estimula el crecimiento, cuando proporciona estructura, soporte, estímulo, interjuego emocional, retroalimentación realista, exposición al encuentro de mundos internos diversos, influencias estabilizadoras y reaseguradoras (como el "holding" grupal cargado de experiencias y objetos transicionales) y confrontaciones en una matriz segura (52 y 53).

Ashbach, C. y Schermer, V. L (1992) unen la teoría general de los sistemas con la de relaciones objetales y la psicología del *self*. Atienden en forma simultánea a cada uno de los sistemas y sus límites. Intervienen en el nivel que parece requerir más atención en un momento dado. Utilizan los procesos interaccionales de los miembros del grupo para construir puentes entre sus experiencias internas profundas y la realidad del grupo. Dan gran importancia al papel de mecanismos reguladores de símbolos, metáforas y mitos (26).

La teoría de los sistemas sociales es una teoría sociotécnica. Incorpora la perspectiva de la dinámica grupal de Bion a los constructos socio-estructurales de Miller y Rice, derivados del enfoque sociopsicológico de Lewin. Acentúa el interjuego de factores técnicos y sociopsicológicos en la vida grupal. Supone que el grupo tiene tareas y que su funcionamiento está determinado, en parte, por la congruencia entre la tarea y la estructura del grupo. Se enfoca en la forma en la que los miembros del grupo ejercen su autoridad y se relacionan con la autoridad designada. La naturaleza de las relaciones de autoridad emergentes determina la efectividad del grupo para encaminarse hacia el logro de sus metas (10, 11, 13, 32 y 48).

Intenta explicar gran parte de lo que ocurre en los grupos a través de la forma en que se definen, mantienen o violan diversos límites en la vida grupal. El trabajo terapéutico consiste en la recuperación de los aspectos escindidos del *self* a través de la exploración e interpretación de: a) los roles socioemocionales que asume el individuo o le son asignados (como depositario de los afectos o motivaciones de los demás); así como b) los límites y c) los procesos proyectivos. Los terapeutas de esta orientación sostienen que su enfoque incrementa la diferenciación, integración y complejización del funcionamiento. El foco primario de la teoría de los sistemas sociales es el grupo como un todo y en ocasiones los terapeutas trabajan con el nivel intergrupal (10, 11, 13 y 32).

El grupo permite la transformación de aspectos relativamente cerrados y arcaicos del mundo interno *self*-otros, a un sistema más abierto, que puede servir como vía para el inicio del desarrollo del *self*, a medida que el grupo intenta lidiar con su vida emocional en el "aquí y ahora." Cada miembro, a través de la identificación proyectiva, se ve inducido a tomar los roles socioemocionales que involucran los aspectos indeseados de la vida emocional del grupo, para los que posee una valencia particular. La teoría de los sistemas sociales usa intervenciones a nivel sistémico y del grupo como un todo, que enfocan la manera en que los individuos o subgrupos toman o expresan aspectos indeseados o intolerables de los dilemas emocionales actuales del grupo. Esta situación permite enlazar el momento actual con la historia personal (48 y 49).

De la teoría de las relaciones objetales

La teoría de las relaciones objetales parte de Freud y pasa por Melanie Klein, W. Ronald D. Fairbairn, Donald Winnicott, Edith Jacobson y Margaret Mahler hasta llegar a Otto Kernberg, pero no hay una sola teoría de las relaciones objetales en psicoterapia de grupo, sino una gama de aplicaciones teóricas. Sus conceptos los usan por igual quienes hacen psicoterapia individual en grupo, los que se concentran en la interacción y quienes tratan al grupo como un todo (11, 29 y 31).

El grupo es el campo para expresar el mundo interno; las relaciones de objetos parciales de cada uno de los miembros. El grupo, incluido el terapeuta, deviene el continente de las proyecciones colectivas de sus miembros. Las representaciones de los objetos internalizados y las depositaciones de ciertos aspectos rechazados por el grupo son responsables, a través de los mecanismos de identificación proyectiva y escisión, del rol (chivo expiatorio, portavoz o miembro satélite) que se asume en el grupo y de los roles recíprocos que se trata de asignar a los otros, para permitir la exteriorización de los dramas internos. Quienes asumen estos roles complementan y reflejan recíprocamente aspectos de sus propias necesidades internas y conflictos; es decir, la adopción de roles es una mezcla de psicología individual y colectiva (10, 11, 19, 29 y 46).

Ganzarain encuentra que cada supuesto básico de Bion contiene hechos que se corresponden estrechamente con objetos parciales muy primitivos, que tarde o temprano liberan la ansiedad psicótica perteneciente a estas relaciones. La regresión en los grupos obliga a sus integrantes a tratar de establecer una relación con el grupo como entidad, lo que los pone en contacto con los objetos parciales y totales preambivalentes (pecho, madre) los "buenos" y "malos", de su mundo interno más precoz. Como objeto bueno, el grupo internalizado cumple funciones maternas fantaseadas: provisión de espejo o retroalimentación. Como madre "mala" desprecia, devalúa y demerita mediante críticas hiperdemandantes, o con un implacable perfeccionismo. El mundo externo puede experimentarse como: a) depósito de los impulsos y características primitivos, indeseables, inaceptables; b) receptáculo continente, buena madre o c) madre idealizada y demandante (18, 19 y 20).

El grupo aporta al *self* un sentido de pertenencia y valoración; objetos idealizados; espejo y objetos del *self* acompañantes. También el grupo en su totalidad, o algunos compañeros, pueden transformarse en objetos transicionales que proveen seguridad y/o nutrición; o devenir objetos del *self*, cuyo espejo positivo permite el desarrollo de una visión expandida del *self* y valida aspiraciones, ideales y esfuerzos. Los objetos son intercambiables con facilidad y los afectos se desplazan del grupo como un todo al terapeuta, o a cualquier otro miembro (18).

Utilizando los conceptos de Winnicott, el grupo puede ofrecer un ambiente facilitador suficientemente bueno, en parte extensión transicional del analista y en parte un aventurarse autónomo en áreas que algunos pacientes pueden utilizar como medio para crecer. El terapeuta establece una atmósfera de seguridad y espontaneidad que permite compartir fantasías, deseos, impulsos, sentimientos y temores, desde los niveles primitivos de pechos "buenos" y malos", hasta los aspectos edípicos, pasando por los estadíos de simbiosis y gemelaridad, prueba, reaproximación y separación-individuación (2, 52 y 53).

La ansiedad primaria en términos de la teoría de las relaciones objetales es la angustia de separación, a ella se dirige la atención del terapeuta inicialmente y todo el tiempo la mantiene al nivel óptimo: que ni abruma, ni impide el crecimiento del grupo. Identificados con la actitud aceptante y continente del terapeuta, los miembros aprenden poco a poco a realizar el trabajo de explorarse a sí mismos (2, 49 y 52).

Para la teoría de las relaciones objetales, la mejoría clínica es consecuencia de la aceptación de los aspectos sádicos del *self*, así como de la superación de la culpa, a través de la reparación de los objetos dañados. Ésta tiene como prerrequisito el surgimiento de un sentimiento interno de bondad, gracias a la internalización de objetos amorosos. La transferencia central se interpreta hasta que el paciente es capaz de verse a sí mismo como verdaderamente separado, individualizado. Evolución que también permite experimentar al terapeuta como el "padre" perfecto", fuente de seguridad y bondad, aunque se le reconozca como el agente de la incomodidad en el momento presente (2 y 31).

Ganzarain, R. (*op. cit.*) enfoca la interacción que tiene lugar en la mente de cada miembro, entre el *self* y el grupo como entidad y en los intercambios entre éste y la representación interna de otras personas. Incluye las relaciones específicas con los demás pacientes y con el grupo como un todo, porque aportan oportunidades interaccionales para el trabajo de elaboración. En vez de interpretar la proyección en los fenómenos transferenciales, invita al paciente a describir sus percepciones al respecto y al resto del grupo a examinar lo que le han hecho al paciente que sufre distorsiones paranoides, para ayudarlo a reconocer la alteración transitoria de sus percepciones y juicios, debido al temor y rabia. Al actuar como continentes de la rabia del paciente, grupo y terapeuta proporcionan maternaje (comprensión y cuidado) con los que se identificará el paciente. Todo lo anterior permite, a la postre, la reintroyección de la hostilidad proyectada, la integración del yo y la reparación de los objetos amorosos supuestamente dañados (2, 17, 19, 21, 22 y 23).

De la psicología del self

La psicología del *self* contempla lo que ocurre en los grupos como función de la dinámica existente entre los *selves* y sus objetos/sí mismo. Los otros sirven como objetos especulares o idealizados potenciales. Su variedad en los grupos estimula la reactuación y examen de las relaciones sí mismo-objeto/sí mismo deficientes. La frustración que genera esta exploración permite a los pacientes entender la conducta habitual que utilizan para satisfacer las necesidades de objeto/sí mismo a través de los otros. Para Chasseguet-Smirguel (cit. por Karterud, S. W., 1990), el grupo es uno de los vehículos sociales más importantes para la restauración de la ilusión, para curar las heridas narcisistas e identificarse con el pecho bueno de la madre omnipotente. El grupo tiene hambre de ilusión, no de líder. Este último sólo despierta el deseo primitivo de unión entre el yo y el ideal del yo; la ilusión de lograr esta fusión. Los grupos que dependen de una ideología (ilusión) son regresivos, están estructurados alrededor de la fusión con la madre. En cambio, los grupos de ideas carecen de ilusión, poseen dimensión edípica con el líder en el rol del padre. Obedecen al principio de realidad (6, 9, 11, 27, 32, 49 y 51).

Kohut (cit. por Karterud, [*op. cit*.]), postula un *self* grupal análogo al individual, que no debe equipararse con las nociones conscientes o preconscientes de la identidad de los miembros. El *self* grupal implica algo más que la mera suma de los *selves* individuales. En el grupo, *el self* individual relaja sus límites horizontalmente (por identificación con los pares, con lo que cede parte de su propia individualidad) y en sentido vertical (por la fusión con el objeto del *self*). Esto da cuenta de los sentimientos oceánicos y de euforia frecuentes en los grupos, y de las reacciones compartidas cuando los miembros experimentan un trauma grupal (por ejemplo, humillación), que activa la rabia narcisista (27).

El grupo proporciona un entorno de objetos/sí mismo para los miembros, con lo que gratifica inicialmente a nivel extrapsíquico, necesidades intrapsíquicas, a través de experiencias grupales, que después permiten comprender y profundizar los lazos de objeto/sí mismo dentro del grupo y proporcionan la experiencia "real" que, unida con la satisfacción verdadera de las necesidades narcisistas, fomenta la esperanza y el cambio (9).

Las intervenciones terapéuticas de los psicólogos del *self* reconocen la inevitable disrupción de las relaciones con los objetos/sí mismo en los miembros del grupo, así como la transferencia al terapeuta de estos objetos. El terapeuta mantiene la necesidad de objetos/sí mismo en un grado óptimo de frustración durante las interacciones entre los miembros del grupo, con la finalidad de permitir la internalización transmutadora y la construcción de las estructuras faltantes. Aunque algunos terapeutas de esta corriente atienden el nivel del grupo como un todo, el foco es primariamente intrapsíquico e interpersonal. Enfatizan lo que se experimenta y expresa en estos niveles. Consideran que atender en forma exclusiva el nivel grupal provoca heridas narcisistas en algunos miembros (6, 11 y 51).

Cuando el terapeuta rechaza el rol de objeto/sí mismo idealizado aparece la rabia narcisista; el supuesto básico de apareamiento y una búsqueda frenética de objetos/sí mismo en el mundo externo. En grupos de apareamiento más benignos, los miembros se espejean mutuamente. Este es el ideal de muchos grupos homogéneos no terapéuticos: una organización plana, no jerárquica y espejeo mutuo. Cuando estos grupos se organizan, es frecuente que desarrollen líderes autoritarios en el sentido tradicional, aunque la estructura permanezca informal. El líder autoritario, pero admirado, es un fenómeno frecuente, pero no necesario, de los *grupos grandiosos* (27).

Mientras más arcaica es la transferencia, mayor es la carga de afecto que inviste al terapeuta. Por ello, los pacientes pueden experimentar a los otros miembros del grupo como amenaza y no como fuente de experiencia con el objeto/sí mismo. El terapeuta no interpreta los problemas de rivalidad entre hermanos dentro del grupo, comunica su comprensión de la experiencia subjetiva del paciente. Las inevitables perturbaciones de la relación entre los miembros del grupo o entre éstos y el terapeuta llevan, con frecuencia, a experiencias de pérdida de la cohesión del sí mismo; se viven como fragmentación, devaluación o depresión, que precipitan esfuerzos sintomáticos para restaurar la cohesión del *self*. Esto permite aclarar y elaborar las defensas y mecanismos habituales con los que se enfrenta la vida cotidiana (9).

La cualidad de "nosotros" en la acción de ayudar a otro proporciona un sentimiento de identificación con los demás. Esta experiencia gemelar y de eficiencia aporta una sensación de comunidad, asociación y efectividad. El grupo como un todo se vuelve una experiencia significativa del *self*-objeto/sí mismo y tanto dentro como fuera de él, los miembros adquieren la confianza en que sus relaciones con otros pueden satisfacer las necesidades de objeto/sí mismo (9).

Aschbach, C. and Schermer, V. L. (1992) consideran que, para el tratamiento de pacientes borderline externos, el enfoque de la psicología del *self* aplicado a grupos heterogéneos resulta insuficiente. Es por esto que recomiendan adicionarle la perspectiva de las relaciones objetales (4 y 49).

Escuela argentina

La escuela argentina se afilia, en general, al enfoque basado en Ezriel, que integra las fuerzas grupales con los dinamismos individuales; por lo que no puede decirse que trata exclusivamente al grupo como unidad. Así, los pioneros conosurianos Grinberg, L.; Langer, M. y Rodrigué, E. (1957), se sirven de las comunicaciones de los miembros del grupo para hacer inferencias con respecto a los mecanismos inconscientes de interacción del grupo; enfocan las manifestaciones de éste como una totalidad expresiva e interpretan los roles que cada integrante adopta en la fantasía grupal.

Cuissard, A. (1979) resume el corazón de la postura de los argentinos de la década de los setentas: consideran transferencias múltiples y cruzadas como en la escuela inglesa. Interpretan la transferencia latente en la fantasía grupal, en forma similar a la tensión grupal común de Ezriel y los roles que adopta cada uno de los integrantes en esta fantasía grupal, pero, en general, no interpretan lo histórico-genético individual. Bernard no interpreta ni la fantasía grupal ni al grupo, sino la estructura de los roles fijados por las proyecciones cruzadas de los integrantes. No le habla al grupo, sino a los pacientes del grupo (por qué X percibe un determinado aspecto de un compañero o del terapeuta y no se percata de otras características que podrían modificar su fantasía inconsciente), con la finalidad de que X discrimine lo que hay de él en el otro, así como las diferencias que existen entre ambos.

En la actualidad los argentinos prestan gran atención a la forma en la que los miembros de los grupos niegan y se defienden contra la existencia de relaciones triangulares. Bernard, M. (1982) observa que los pacientes tienden a mantener, especialmente con el terapeuta, un vínculo que viven como privilegiado; búsqueda de unión bipersonal que lleva implícita la fantasía de una unión dual con el objeto, como rechazo o negación de una estructura triádica en la que el tercero está representado por el resto del grupo. El motor último de esta tendencia al vínculo dual es la recuperación de la omnipotencia perdida a partir de la ruptura de la simbiosis madre-niño. Este dinamismo es la base de todos los procesos que perturban la comunicación consciente entre los pacientes y con el terapeuta. Se lo reconoce en las entrevistas individuales previas al ingreso al grupo, y después de éste en la aparición de sueños eróticos con personas del grupo, fantasías de "cama redonda", de sitios especiales, entre otros. El vínculo preferencial y codiciado con el terapeuta se idealiza y no es fácil desalojarlo de la fantasía.

En las primeras sesiones de los grupos y en los momentos de gran ansiedad, los pacientes esperan que una palabra del terapeuta, mágicamente, les otorgue la tranquilidad que anhelan. En estos casos, la expectativa es la de fusión del grupo indiscriminado con la figura del terapeuta, en un proceso análogo a los fenómenos derivados de la proyección del ideal del yo en un depositario común, el líder de la masa. Cada uno de los integrantes del grupo es un celoso custodio de que se respete la igualdad entre los miembros. Al mismo tiempo, cada uno está también dispuesto a ocupar el lugar de privilegio o, por lo menos, tiene cierta tendencia a hacerlo en cuanto se descuidan sus compañeros. La posibilidad de tener que compartir al terapeuta con sus pares despierta sentimientos de desolación y desamparo difíciles de soportar, ya que los pacientes equiparan amor y cuidado con exclusividad.

La inclusión en un grupo terapéutico hace que se pierdan los rasgos diferenciales básicos de hombres y mujeres, adquiriendo otros que se derivan de la tarea a realizar y que quedan a merced de las fantasías inconscientes actuantes. Además comienzan a funcionar tendencias hacia la fusión y la negación de los vínculos discretos (entre personas totales, diferenciadas) y se busca en una relación bipersonal, la huida de la relación triangularizada por la existencia del grupo, en cuanto imposición de una realidad que tiende a hacerse insoportable. En el grupo indiscriminado se presenta el fenómeno de borramiento de las diferencias entre los miembros, en razón del debilitamiento de los mecanismos yoicos. Lo que hace que la competencia o el sentimiento de exclusión pierdan vigencia, al no haber estructura triangular que los motive.

El complejo conjunto de relaciones grupales queda así reducido a dos términos: un terapeuta todopoderoso y un paciente que siente en los demás una multiplicación de su propia fe, de sus mismas demandas. El consenso que parece haber en las posibilidades mágicas del terapeuta, exime a los miembros del grupo de cualquier necesidad de racionalizar sus expectativas. La relación grupal se ha transformado en un vínculo dual, cuyo contenido de fantasías de fusión proporciona el sentimiento de omnipotencia que tiende a mantenerlo.

Puget, J.; Bernard, M.; Games Chaves, G. y Romano, E. (1982) clasifican la interacción que tiene lugar en los grupos en tres tipos de configuraciones: *duales* o *diádicas, triádicas* propiamente dichas y *triangulares*. El sujeto desarrolla en cada uno de sus grupos de pertenencia sólo un aspecto de su potencial comunicacional. La suma de las participaciones de cada sujeto en cada uno de sus grupos de pertenencia forma su identidad. Los pacientes tienden a rechazar la estructura triangular (o cualquier otra aún más compleja) que propone el funcionamiento grupal, intentando transformarla en vínculo dual.

Configuraciones diádicas o *duales* son modalidades interaccionales excluyentes, en las que una o dos personas o dos subgrupos, hablan o se comunican con el objetivo de excluir o mantener alejados a los demás. Se producen cuando el o los protagonistas interactúan con la única finalidad de reforzar un vínculo simbiótico intrapsíquico o interaccional. Establece una relación dual del paciente consigo mismo o entre los pacientes y un tercero presente-ausente. El o los pacientes funcionan como unidad autosuficiente. Otra posibilidad consiste en que dos miembros o dos subgrupos participen activamente y los demás se transformen en el "resto" que, a manera de coro griego, complementa, comenta o interfiere con la escena. La relación manifiesta es un diálogo, pero las actitudes son narcisistas.

La comunicación se estereotipa y la expectativa mesiánica pasa a primer plano. El mecanismo predominante en las configuraciones duales es la proyección del ideal del yo de los participantes en uno o varios miembros del grupo. Hay poca discriminación del yo y del otro entre los personajes que mantienen un así llamado "diálogo." También puede darse el caso de que un miembro dialogue consigo mismo y reduzca a los demás a un resto silencioso. La característica común a estas tres variantes es que provienen de modelos narcisistas acompañados de un elevado monto de omnipotencia.

Las *configuraciones triádicas* establecen una red interaccional sin exclusión excesiva ni fijeza de roles, dando por resultado una comunicación enriquecedora. Los recursos expresivos son variados y pasan de la dramatización a la verbalización con relativa soltura. La relación permite el reconocimiento del yo y del otro. La presencia del tercero admite el establecimiento de una relación simbólica que no pone en peligro la existencia del vínculo simbiótico. Los juegos de proyecciones e introyecciones facilitan la comunicación sin llegar a ser invasores.

En la relación triádica, los fenómenos de inclusión y exclusión pasan directamente por la adquisición de identidades sexuales, tal como sucede en el seno de la familia parental, con lo que se producen las *configuraciones triangulares*. La adopción de roles paternos, maternos y filiales determina la aparición del temor a la castración, al incesto y la irrupción de sentimientos de rivalidad, envidia y celos. La ansiedad básica es el temor al incesto como equivalente de la pérdida definitiva de un rol diferenciado de padre o de hijo, motivado por un exceso de fusión, o por la ruptura de un tabú que hasta este momento había funcionado como organizador de la interacción (43).

Puget, J. (1982) consigna que entre personas que se reúnen con una frecuencia pautada, existe un tipo de comunicación intersubjetiva que les pemite captar contenidos inconscientes por codificación rápida de elementos paraverbales o preverbales. Se crea un tipo de comunicación intuitiva, que permite captar una dramática (que se transforma en un código compartido) dentro de la cual pueden incluirse. Este fenómeno no debe confundirse con una fantasía inconsciente grupal. Puede compararse con la instauración de un escenario que permite a cada uno expresarse desde su fantasía inconsciente individual, cuya estructura le permite imaginar analógica e ilusoriamente un modelo de fantasía inconsciente grupal; deslizamiento conceptual del psicoanálisis individual, que permite comprender la dinámica de la interacción de un individuo con otro, pero no puede explicar la dramática de la estructura. El grupo posibilita el abordaje de una conflictiva intersubjetiva y dificulta el de partes de la personalidad a las que sólo se tiene acceso en una terapia bipersonal (43).

Las fantasías originarias de Missenard se mantienen en el centro del inconsciente de la vida de un grupo durante muchas sesiones y han inducido, erróneamente, a que se hable de fantasías comunes. La repetición constituye una característica esencial de la fantasía, pero su elección, al igual que la de quien la aporta y ofrece al grupo se encuentra, en algunos casos, relacionada en forma evidente con la problemática del propio analista. No se trata de la construcción común de una fantasía, sino de la fantasía de un sujeto que se convierte en organizadora de la vida del grupo (43).

Desde la vertiente sociocultural, la fantasía inconsciente incluye un proceso de internalización del macrocontexto cultural e histórico. Su representación ocupa un lugar en la adquisición del concepto de "grupo" y se suma al modelo interaccional de la fantasía inconsciente, permitiendo el desarrollo de las pautas individualizantes y socioculturales. La capacidad y necesidad de pertenecer al macrocontexto sociocultural pone en juego la instrumentación de medios con los que el individuo construye una fantasía del modelo grupal, enfatizando los elementos estructurantes que tienen una relación homomórfica con su grupo interno primordial. El aspecto ideológico adquiere el valor de idea constituyente, homomórfica al pecho nutricio para la fantasía inconsciente. A partir de estas fantasías se distribuyen roles y se adquiere un sentimiento de pertenencia. La posibilidad de compartir un ideal común, aun con riesgo de postergación de los intereses individuales, se transforma en un elemento de pertenencia (44).

En el encuadre grupal se suman las posibilidades de simbolizar aspectos individualizantes y socioculturales: asigna un espacio-tiempo compartido; suministra un código mínimo ordenador de los mensajes y de la ambigüedad, creador de simbolizaciones, regulador de la comunicación. Un pequeño grupo terapéutico permite el abordaje simultáneo de dos tipos de patología: a) la individual (el análisis de las perturbaciones del primitivo modelo diádico, triádico y triangular identificatorio, siguiendo las estructuras elementales de parentesco), y b) la patología sociocultural, que da acceso al conocimiento del rol o (roles) que adopta el sujeto en su mundo de relaciones (44).

El conocimiento de las aportaciones, antiguas y modernas, descritas en los capítulos 4 y 5 y su enriquecimiento a través de la lectura de los textos originales, incrementa la posibilidad de comprender y utilizar los acontecimientos y fenómenos grupales en forma terapéutica.

Bibliografía

1. Agazarian, Y.M. y S. Janoff (1993), "Systems Theory and Small Groups", en H.I. Kaplan y N.J. Sadock (comps.), *Comprehensive Group Psychotherapy*, Baltimore, Williams & Wilkins, 3a. ed., pp. 32-45.
2. Alonso, A. y S. Rutan (1984), "The Impact of Object Relations Theory on Pyschodynamic Group Therapy", en: *Am. J. Psychiatry*, 141 (II), pp. 1376-1380.
3. Anzieu, D. (1974), "Perspectivas teóricas", en *ídem, El grupo y el inconsciente,* Buenos Aires, Biblioteca Nueva, 1978, parte II, cap. VIII, pp. 261-306.
4. Aschbach, C. y V.L. Schermer (1992), "The Role of the Therpist from a Self Psychology Perspective", en R.H. Klein, H.S. Bernard y D.L. Singer (eds.), *Handbook of Contemporary Group Psychotherapy*, EE.UU., Internat. Univ. Press Inc., 2a. ed., 1995, pp. 279-319.
5. Bacal, H.A. (1990), "Object Relations in the Group from the Perspective of Self Psychology", en B. Roth, W.N. Stone y H.D. Kibel (1990), *The Difficult Patient in Group*, Connecticut, Int. Universities Press, Inc., pp. 157-174.
6. —— (1992), "Contributions from Self Psychology Theory", en R. H. Klein, H.S. Bernard y D.L. Singer (eds.), *Handbook of Contemporary Group Psychotherapy*, EE.UU., Internat. Univ. Press Inc., 2a. ed., 1995, pp. 55-85.
7. Bach, G.R. (1984), "Significado clínico de la tensión en el grupo", en *ídem, Psicoterapia intensiva del grupo,* Buenos Aires, Ediciones Hormé, 3a. ed., cap. XX, pp. 379-391.

8. ——, "Tensión del grupo suscitada por los líderes y los solitarios", cap. XII, pp. 392-410.
9. Baker, M.N. y H.S. Baker (1993), "Contribuciones de la psicología del sí mismo a la teoría y práctica de la psicoterapia de grupo", en A. Alonso y H.I. Swiller (comps.), *Psicoterapia de grupo en la práctica clínica*, México, El Manual Moderno, 1995, cap. III, pp. 47-66.
10. Bernard, H.S., R.H. Klein y D. Singer (1992), "Summary, Recent Theoretical Developments", en R.H. Klein, H.S. Bernard y D.L. Singer (eds.), *Handbook of Contemporary Group Psychotherapy*, EE.UU., Internat. Univ. Press Inc., 2a. ed., 1995, pp. 125-139.
11. ——, "Summary, Clinical Applications to Patient Care", pp. 227-239.
12. Bernard, M. (1982), "Mecanismos básicos de la dinámica grupal, las fantasías incestuosas", en J. Puget, M. Bernard, G. Games Chaves y E. Romano, *El grupo y sus configuraciones,* Argentina, Lugar Editorial, pp. 127-139.
13. Borriello, J.F. (1992), "The Clinical Application of Social Systems Theory", en R.H. Klein, H.S. Bernard y D.L. Singer (eds.), *Handbook of Contemporary Group Psychotherapy*, EE.UU., Internat. Univ. Press Inc., 2a. ed., 1995, pp. 209-225.
14. Cooper Lonergan, E. (1994), "Using Theories of Group Therapy", en H.S. Bernard y K.R. MacKenzie (eds.), *Basics of Group Psychotherapy*, Nueva York, The Guilford Press, pp. 189-216.
15. Cuissard, A. (1979), "Temas Técnicos", en M. Bernard y A. Cuissard, *Temas de psicoterapia de grupo*, Buenos Aires, Helguero, pp. 43-73.
16. Díaz Portillo, I. (1997), "Ayer y hoy en la psicoterapia analítica de grupo", trab. presentado en el VII Congreso Nacional de AMPAG, Morelia, Michoacán, México.
17. Ganzarain, R. (1989), "Introduction", en *ídem, Object Relations Group Psychotherapy*, Madison, Conn. International Universities Press, 2a. ed. 1990. pp. 3-4.
18. ——, "Object Relations Group Psychotherapy", cap. I, pp. 3-21.
19. ——, "A Comparative Study of Bion's Concepts about Groups", cap. II, pp. 23-46.
20. ——, "General Systems and Object Relations Theory, Their Usefulness in Group Psychotherapy", cap. III, pp. 47-66.
21. ——, "Working through in Analytic Group Psychotherapy", cap. VIII, pp. 153-168.
22. ——, "Borderline Problems within the Group Context", cap. IX, pp. 169-175.
23. ——, "An Object Relations Approach to Hypochondriasis", cap. X, pp. 177-219.
24. ——, "The Group as a Training Base. Introduction", parte III, pp. 215-219.
25. Grinberg, L., M. Langer y E. Rodrigué (1957), "Diferencias del grupo social y del grupo terapéutico", en *ídem, Psicoterapia del grupo,* Buenos Aires, Paidós, 5a. ed., 1977, cap. II, pp. 36-51.
26. Horwitz, K. (1993), "Group-Centered Models of Group Psichotherapy", en H.I. Kaplan y N.J. Sadock (comps.), *Comprehensive Group Psychotherapy*, Baltimore, Williams & Wilkins, 3a. ed., pp. 146-156.

27. Karterud, S.W. (1990), "Bion or Kohut, Two Paradigms of Group Dynamics", en B. Roth, W.N. Stone y H.D. Kibel, *The Difficult Patient in Group*, Connecticut, Int. Univ. Press, Inc., pp. 45-65.
28. Kernberg, O. (1993), "Paranoiagenesis in Organizations", en H.I. Kaplan y N.J. Sadock (comps.), *Comprehensive Group Psychotherapy*, Baltimore, Williams & Wilkins, 3a. ed., pp. 47-57.
29. Kibel, H.D. (1992), "The Clinical Application of Object Relations Theory", en R.H. Klein, H.S. Bernard y D.L. Singer (eds.), *Handbook of Contemporary Group Psychotherapy*, EE.UU., Internat. Univ. Press Inc., 2a. ed., 1995, pp. 141-176.
30. ——— (1993), "Introduction, Tavistock Tradition in Organizational Psychology", en H.I. Kaplan y N.J. Sadock (comps.), *Comprehensive Group Psychotherapy*, Baltimore, Williams & Wilkins, 3a. ed., pp. 45-47.
31. ———, "Object Relations Theory and Group Psychotherapy", pp. 165-176.
32. Klein, E.B. (1992), "Contributions from Social Systems Theory", en R.H. Klein, H.S. Bernard y D.L. Singer (eds.), *Handbook of Contemporary Group Psychotherapy*, EE.UU., Internat. Univ. Press Inc., 2a. ed., 1995, pp. 87-123.
33. MacKenzie, K.R. (1992), "Notes on Psychoanalytic Group Therapy, II. Interpretation and Research. *Henry Ezriel*", en *ídem, Classics in Group Psychotherapy*, Nueva York-Londres, The Guilford Press, pp. 105-115.
34. ———, "Analytic Group Psychotherapy. *Morris B. Parloff*", pp. 233-257.
35. ———, "The Working Alliance in Analytic Group Psychotherapy. *Henriette T. Glatzer*", pp. 305-316.
36. ———, "A Group-Centerd Approach to Group Psychotherapy. *Leonar Horwitz*", pp. 317-328.
37. Malan, D.H., F.H. Balfour, V.G. Hood y A.M.N. Shootera (1976), "Group Psychotherapy", en: *Arch. Gen. Psychiatry*, XXXIII, pp. 1303-1315.
38. Mullan, H. y M. Rosenbaum (1962), "The Group Psychotherapeutic Configuration, Fundamental Conceptions", en *ídem, Group Psychotherapy. Theory and Practice*, Nueva York, The Free Press, cap. III, pp. 45-64.
39. Munich, R.L. (1993), "Group Dynamics", en H.I. Kaplan y N.J. Sadock (comps.), *Comprehensive Group Psychotherapy*, Baltimore, Williams & Wilkins, 3a. ed., pp. 21-32.
40. O'Donnell, P. (1974), "Rol", en *ídem, Teoría y técnica de la psicoterapia grupal*, Buenos Aires, Amorrortu Editores, cap. III, pp. 55-78.
41. ———, (1977), *La teoría de la transferencia en psicoterapia grupal*, Buenos Aires, Nueva Visión.
42. Pines, M. y S. Hutchinson (1993), "Análisis grupal", en A. Alonso y H.I. Swiller (comps.), *Psicoterapia de grupo en la práctica clínica*, México, El Manual Moderno, 1995, cap. II, pp. 28-46.
43. Puget, J. (1982), "Terapia psicoanalítica de grupo y psicoanálisis", en J. Puget, M. Bernard, G. Games Chaves y Romano, E. (1982), *El grupo y sus configuraciones*, Argentina, Lugar Editorial, pp. 10-42.
44. ———, "Formación del concepto de grupo, un modelo evolutivo", pp. 43-56.
45. Puget, J., M. Bernard, G. Games Chaves y E. Romano (1982), "Tipificación de casos-problema configuraciones y sus características", en *ídem, El grupo y sus configuraciones*, Argentina, Lugar Editorial, pp. 181-234.

46. Rice, C. (1992), "Contributions from Object Relations Theory", en R.H. Klein, H.S. Bernard y D.L. Singer (eds.), *Handbook of Contemporary Group Psychotherapy*, EE.UU., Internat. Univ. Press Inc., 2a. ed., 1995, pp. 27-54.
47. Scheidlinger, S. (1993), "History of Group Psychotherapy", en H.I. Kaplan y N.J. Sadock (comps.), *Comprehensive Group Psychotherapy*, Baltimore, Williams & Wilkins, 3a. ed., pp. 2-10.
48. Sckolnick, M.R. (1992), "The Role of the Therapist from a Social Systems Perspective", en R.H. Klein, H.S. Bernard y D.L. Singer (eds.), *Handbook of Contemporary Group Psychotherapy*, EE.UU., Internat. Univ. Press Inc., 2a. ed., 1995, pp. 321-362.
49. Singer, D.L., H.S. Bernard y R.H. Klein (1992), "Summary, The Role of the Therapist", en R.H. Klein, H.S. Bernard y D.L. Singer (eds.), *Handbook of Contemporary Group Psychotherapy*, EE.UU., Internat. Univ. Press Inc., 2a. ed., 1995, pp. 371-497.
50. Slavson, S.R. (1953), "La sesión en psicoterapia grupal analítica, su dinámica", en ídem, *Tratado de Psicoterapia Grupal Analítica*, Buenos Aires, Editorial Paidós, 1976, cap. xi, pp. 297-332.
51. Stone, W.N. (1992), "The Clinical Applications of Self Psychology Theory", en R.H. Klein, H.S. Bernard y D.L. Singer (eds.), *Handbook of Contemporary Group Psychotherapy*, EE.UU., Internat. Univ. Press Inc., 2a. ed., 1995, pp. 177-208.
52. Tuttman, S. (1992), "The Role of the Therapist from an Object Relations Perspective", en R.H. Klein, H.S. Bernard y D.L. Singer (eds.), *Handbook of Contemporary Group Psychotherapy*, EE.UU., Internat. Univ. Press Inc., 2a. ed., 1995, pp. 241-277.
53. —— (1993), "Countertransference and Transference in Groups", en H.I. Kaplan y N.J. Sadock (comps.), *Comprehensive Group Psychotherapy*, Baltimore, Williams & Wilkins, 3a. ed., pp. 98-105.

Capítulo 6

Enfoque terapéutico de algunos fenómenos grupales

El problema central de la psicoterapia reside en la concepción de la naturaleza de las fuerzas que llevan a una terapia exitosa. Como se vio en el capítulo 2, el grupo humano, sea cual fuere su actividad, posee características y dinámicas específicas, más o menos universales. El análisis de grupo no crea estos dinamismos espontáneos, los reconoce como obstáculos o auxiliares en la labor terapéutica, que pueden requerir ser sometidos al análisis y develación de sus orígenes infantiles inconscientes (11, 34, 36 y 48).

Kadis, A. (1963) denomina *respuesta grupal* al engranaje del conjunto de respuestas individuales omnipresente, recurrente, común y esquemático que se presenta en los grupos. El grupo reacciona como tal, en forma adaptativa, ante una amplia variedad de situaciones de cambio y movimiento; aunque siempre puede haber miembros del grupo que no participen en ninguna de las respuestas grupales y es posible que no se presenten todas las respuestas grupales en un determinado grupo. Casi todas las respuestas grupales representan un intento de mantener la homeostasis y la angustia del grupo en un nivel tolerable. El mantenimiento del *statu quo* de los miembros, su resistencia al cambio, es una fuerza tan importante en los grupos terapéuticos como su tendencia al cambio. Las respuestas grupales pueden facilitar u obstruir el proceso terapéutico dependiendo del uso que haga de ellas el terapeuta. Enlisto una serie de respuestas grupales mencionadas en la literatura, ubicando en subcapítulos las que considero de la mayor importancia para el terapeuta grupal, con el fin de facilitar al lector su reconocimiento (25, 29 y 54).

Entre las *respuestas grupales* observables tanto en grupos no terapéuticos como terapéuticos se encuentran:

A) Compromiso

Éste constituye el mecanismo más común y esencial de los grupos sociales, políticos y dirigidos a una meta. Resulta de la *neutralización* de los impulsos emocionales a través del aplacamiento o gratificación de los miembros. En los grupos terapéuticos se establece un compromiso explícito entre paciente y terapeuta a través del contrato terapéutico. Las fuerzas que mantienen el compromiso son la alianza terapéutica (participación consciente, racional y voluntaria en la tarea) y la transferencia. La falta de compromiso en el grupo terapéutico se manifiesta a través de ausencias, retardos, participación escasa, dificultad para autodescubrirse y desinterés por las comunicaciones de los compañeros, esto es, genera situaciones resistenciales que se abordan en el capítulo 18 (11 y 36).

B) Ocupación

La ocupación es la razón por la que se reúne el grupo. Los equipos de trabajo y los grupos sociales tienen metas y propósitos específicos. En general se reúnen para dedicarse a ciertas actividades (*ocupación manifiesta* del grupo), acompañadas casi siempre por otras ocupaciones no declaradas abierta y conscientemente. La ocupación sirve de escudo para refrenar pensamientos íntimos, reacciones y fantasías interpersonales y mientras más importancia adquiere, menos libres se hacen las asociaciones que produce el grupo. Por estas razones, en el grupo analítico se evita la ocupación manifiesta, característica que lo diferencia del grupo de libre discusión (12 y 17).

C) Preocupación

Cuando la ocupación es latente (el grupo no está consciente de ella), constituye la *preocupación*, que puede ser más pertinente que la ocupación para la inteligencia de ciertos acontecimientos grupales. Un ejemplo de *preocupación* es la tendencia de los grupos terapéuticos a erigir (consciente o inconscientemente) en ocupación, la búsqueda de soluciones concretas a sus problemas, en vez de investigar los factores inconscientes que los origina y los sentimientos que les provoca. Esta situación es resistencial, lo mismo que suprimir la comunicación de alegrías y éxitos, porque se considera que la ocupación del grupo es "resolver problemas." Esta creencia da lugar a una fijación del grupo en el intercambio de consejos e informaciones. En el capítulo 18 se tratan estas situaciones resistenciales.

D) Interestimulación

La *interestimulación* consiste en la activación recíproca de acciones e ideas entre las personas involucradas en un objetivo común. La interestimulación puede ser creativa (como sucede en la "lluvia de ideas") o devastadora (desórdenes multitudinarios). En los grupos terapéuticos, la identificación implícita en la interestimulación permite levantar ciertas represiones, pues el alivio de saber que no se es el único que tiene pensamientos y acciones "reprobables" disminuye la culpa que los acompaña. Sin embargo, la interestimulación puede caer en el dominio de la resistencia cuando el autodescubrimiento lleva por finalidad atemorizar a un nuevo miembro, se escenifica ante él una discusión violenta o conduce a la descarga de tensión a través de un *acting out* (11, 36 y 48).

E) Inducción mutua

La *inducción mutua* es la activación recíproca de sentimientos y emociones. La asociación estrecha, empatía e intimidad, intensifican los *procesos inductivos* al grado de hacer innecesaria la comunicación verbal. Permitirse sentir "con" y "como" el otro incrementa la comprensión empática entre los miembros, les permite acercarse y cohesionarse. Pero como la ansiedad y la hostilidad son fácilmente inducibles, pueden deteriorar el clima terapéutico del grupo, si éste incluye a varios miembros que se ven abrumados por los afectos (11, 36 y 48).

F) Intensificación

La *intensificación* de los sentimientos y el *acting out*, son producto de la *interestimulación*, que Slavson, S. R. (1953) considera indeseables, porque pueden llevar a la desintegración del grupo. La tolerancia de los terapeutas a la intensidad del clima emocional en sus grupos es muy variable. Algunos tratan de mantenerlo bajo control, con el riesgo consecuente de dejar intactos bloqueos afectivos incapacitantes. Otros dan un gran valor a la catarsis y consideran que sólo las interacciones emocionalmente intensas tienen efectos mutativos. Su índice de deserciones es alto cuando no trabajan con grupos homogéneos en cuanto a la presencia de una fortaleza yoica que permita tolerar la emergencia de afectos intensos. La función del terapeuta es cuidar tanto la integridad del grupo como la de sus miembros, por lo que debe explorar, aclarar e interpretar lo que sucede en ambos, cuando se percata de la incapacidad de los pacientes para tolerar afectos intensos (48).

G) Polaridad

Polaridad es el centro (idea, problema o persona) en torno al cual se reúne o concentra el grupo. Los grupos estables tienen *polos* o centros cargados emocionalmente que son muy claros. La *polarización* tiende a producir rigidez e inmovilidad en los roles, y por tanto en el grupo. En los grupos terapéuticos la polaridad es múltiple y variable. En un comienzo el terapeuta puede servir como polo a causa de su importancia transferencial; también los miembros restantes del grupo terapéutico se convierten en objeto de los sentimientos de los demás en forma gradual. El grupo como totalidad constituye un tercer polo (11, 36 y 48). La inamovilidad de roles y transferencias constituye una resistencia (véase el capítulo 18).

H) Conducta nodal y antinodal

El nivel *nodal* (atmósfera grupal de interacción jovial y ruidosa) se origina en la interestimulación de pulsiones, emociones y fantasías. Se manifiesta en activas interacciones que conducen finalmente a la tensión, desgaste emocional y necesidad de control a través del silencio, inactividad o descanso (*conducta antinodal*). El patrón *nodal-antinodal* es función de la homeostasis del grupo; se observa en todas las situaciones colectivas en que la gente se comporta con libertad. En los grupos terapéuticos, cuanto mayor el número y más libres los individuos, más intensos serán los períodos nodales (hasta llegar al *acting out*) y más prolongados los antinodales (hasta la parálisis). Ambas situaciones constituyen resistencias (11, 36 y 48).

I) Formación de subgrupos

La *formación de subgrupos* es la división del grupo en fracciones más pequeñas, bajo la influencia de una tensión. La pareja o el subgrupo pueden apartarse temporalmente de la vida total del grupo. Los subgrupos más duraderos se originan por identificación entre los miembros (por ejemplo, en relación con síntomas, desplazamientos transferenciales); por complementariedad (dominante-sumiso, introvertido-extrovertido). Pueden generar un portavoz que habla por los demás, defiende sus intereses y los protege de los ataques, o utilizar al que no habla como expresión de inconformidad y rechazo. La formación de subgrupos que sostienen puntos de vista distintos puede constituir la dramatización de dos tendencias conflictivas en los miembros del grupo. Con el desarrollo del grupo se disuelven unos subgrupos, para dar paso a reagrupamientos (40 y 48).

Los cambios en una parte del grupo producen tensión en otras, que sólo se reduce eliminando el cambio o produciendo readaptaciones en esas otras partes. Cuando se producen alteraciones en las coaliciones de amistad o aún en las "parejas en lucha" del grupo, puede esperarse que la tensión dentro de los subgrupos debida a su reorganización, se refleje en una elevación del nivel de tensión de todo el grupo (6 y 7).

Se producen reagrupamientos y surgen "temas experimentados en común por el grupo", cuando un determinado tópico produce una resonancia psicológica común, cuando los miembros del grupo se esfuerzan por ayudar a un compañero a resolver un problema, encuentran un blanco común de hostilidad o existe un estado de resistencia en común. El terapeuta debe prestar atención no sólo al tema grupal, sino al papel que cada uno de los participantes adopta durante los reagrupamientos, a su tonalidad afectiva y a la conducta que revela las ansiedades manifiestas y encubiertas (53). La inamovilidad de los subgrupos es resistencial (véase el capítulo 18).

J) Cohesión grupal

Maisonneuve, J. (1968) nos recuerda que *cohesión*, en su sentido original, designa la fuerza que mantiene unidas a las moléculas de un cuerpo. También metafóricamente se aplica a la unión de los individuos en un grupo. Cartwright, D. y Lippit, R. (1979) y Yalom, I. (1975) la definen como el campo resultante de todas las fuerzas que actúan sobre los miembros para que éstos permanezcan en el grupo; atracción del grupo a sus miembros; sentimiento de pertenencia al grupo. La cohesión depende de los miembros, es un efecto que ellos producen, pero al mismo tiempo, determina su conducta y situación en el seno del grupo. Algunos terapeutas consideran que la cohesión equivale, en el grupo, a la alianza terapéutica del análisis individual.

La cohesión se desarrolla a partir de la unión de los individuos en torno a un objetivo o interés común, que subordina los intereses individuales. Surge cuando predominan la empatía, la homogeneidad sociocultural y las consideraciones emocionales. Tanto la simpatía como la hostilidad y las experiencias de conflicto y antagonismo en el grupo pueden contribuir a unir emocionalmente a los miembros (48 y 52).

Maisonneuve, J. (*op. cit.*) clasifica las fuentes de cohesión en:

1) *Factores extrínsecos,* constituidos por los controles sociales que varían de la coerción legal a la presión de la opinión pública, pasando por los factores comunes a la mayoría de los grupos, como la disposición material de las redes de comunicación; la similitud o di-

ferencia de las posiciones sociales o la dependencia jerárquica o funcional del grupo dentro de un conjunto más amplio (como una oficina o empresa). Estos controles aparecen sobre todo en los grupos institucionales, en los marcos de referencia de los individuos agrupados y cuando existe proximidad en todas sus formas (espacial, social y cultural).
2) Los *factores intrínsecos* al grupo son: a) de orden socio-afectivo, que confieren al grupo su atracción; engloban motivaciones emocionales y valores comunes y b) *factores de orden operativo y funcional* que se refieren a la organización propia del grupo que permite satisfacer necesidades y perseguir metas.

Los *factores socio-afectivos* comprenden la atracción que ejercen el objetivo común; la acción colectiva; la pertenencia al grupo (sentimientos de poder, orgullo, seguridad y refugio contra la soledad); el juego de afinidades interpersonales y la satisfacción de necesidades personales de dominio, dependencia, agresividad, prestigio, reconocimiento, aceptación y necesidades "catárticas", que van desde el simple deseo de expresar los propios sentimientos ante los demás, hasta el exhibicionismo afectivo. Los *factores socio-operativos* son la distribución y articulación de roles, la conducta del grupo y el estilo de liderazgo.

Mullan, H y Rosenbaum, M. (1962), encuentran que, después de un tiempo, aparecen otros factores cohesivos: a) sentimientos de parentesco; b) una tradición grupal colectiva; c) membresía grupal común y d) aumento de la seguridad. Para Kadis, A. (et al., 1963), los individuos pueden intentar mantenerse cohesionados porque necesitan apropiarse de la fuerza que posee el grupo. La cohesión y el clima grupales dependen de la transferencia, que mantiene unidos a los pacientes en una relación fija debido al interjuego de sus identificaciones.

Sin embargo, cohesión no es sinónimo de aceptación y comprensión entre los miembros. Aunque los grupos cohesivos pueden mostrar mayor aceptación, intimidad y entendimiento, también permiten mayor desarrollo y expresión de hostilidad y conflicto. En el grupo cohesivo, las expresiones de enojo hacia el terapeuta tienen garantizado el que otros miembros saldrán a rescatarlo y que el tono del grupo como un todo, no permanecerá hostil durante mucho tiempo. Las actitudes conflictivas de los grupos terapéuticos hacia los nuevos miembros, pueden ser expresión de la tendencia a mantener la cohesión (35, 58 y 59).

La cohesión puede limitar el desarrollo del grupo, llevar a idealizarlo; a negar sus aspectos destructivos en una ilusión grupal que acentúa la similitud y el agrado. Puede constituir una forma de fusión necesaria para defenderse contra las ansiedades inherentes a la membresía grupal, con su potencial de conflicto, rechazo y exposición. A medida que disminuyen los niveles de ansiedad y aumenta la capacidad de elaboración en el grupo pueden tolerarse las diferencias, a pesar del conflicto que producen. Los sentimientos de aceptación y afecto mutuos incondicionales en los grupos se alcanzan relegando parte de las funciones del yo y del superyó para someterse al líder, lo que puede favorecer inicialmente la disposición al cambio intrapsíquico (10, 29, 35, 37 y 52).

La falta de cohesión entre pacientes y terapeuta puede contrarrestar la eficacia terapéutica sobre la conducta de los miembros. Las oportunidades para el cambio aumentan cuando se crea un fuerte sentimiento del "nosotros." Lo cual se logra a través de: a) facilitar el contacto e influencia francos y directos entre los pacientes; b) encauzar el ascendiente entre el terapeuta y el paciente por los canales delineados por el mismo paciente y por el consenso de sus iguales y c) evitar la aplicación del "peso de la autoridad." La participación de los miembros en el proceso de autorregulación del grupo refuerza el sentimiento del nosotros y acentúa su interdependencia psicológica real (6).

La cohesión es condición necesaria, pero no suficiente para que exista acción terapéutica. Los grupos poco cohesivos, con muchos cambios en la membresía, son poco terapéuticos. El grupo cohesivo funciona como unidad con un grado mínimo de fricción o percepción de las diferencias individuales. Sus miembros manifiestan menos ansiedad que los de grupos no cohesivos, porque obtienen apoyo efectivo y porque la pertenencia al grupo les aporta una satisfacción directa, que también diluye la ansiedad. Un grupo cohesivo con normas y roles definidos permite tener expectativas claras con respecto a la conducta de los otros, lo que facilita la definición de la autoimagen; también protege y aumenta la autoestima; fortifica la habilidad para consolidar y mantener cambios benéficos en la conducta; para resolver conflictos y facilitar la liberación de sentimientos constructivos. Los miembros de grupos cohesivos tratan de influir sobre los otros miembros y permiten su influencia; participan con mayor facilidad en las sesiones y faltan menos; protegen las normas del grupo; son menos susceptibles a la disrupción como grupo cuando lo abandona un miembro; toleran los conflictos y permanecen más tiempo en el grupo que los integrantes de grupos no cohesivos (6, 10, 29, 35, 37, 52, 58 y 59).

El grado de conformidad con las normas de un grupo está en relación directa con su grado de cohesión. Los desviantes tienen menos preferencias sociométricas que los que se ajustan a las normas. Hay tendencia a excluir e interrumpir la comunicación con quienes sustentan opiniones diferentes a las de la mayoría. La conducta de los pacientes fuertemente atacados por el grupo, tiende a perturbar la cohesión grupal o evita su incremento (10, 29, 35, 37 y 52).

En el grupo terapéutico se evita que la cohesión se torne resistencial como sucede en la ilusión grupal, colusión de la buena camaradería que evita la emergencia de agresión y puede presionar hacia la aceptación de normas que interfieren con el cambio y con la admisión de nuevas ideas o miembros. Cuando la cohesión amenaza con convertirse en resistencia, es necesario analizar los afectos que unen al grupo (10, 35, 37, 48, 52, 58 y 59).

K) Conformismo

El conformismo implica la presencia de normas y modelos colectivos específicos. A medida que se establece un sistema de comunicación e intercambio entre varias personas, aparecen ciertas uniformidades en sus conductas, opiniones, sentimientos y lenguaje. En los grupos institucionales estos modelos adquieren la forma de costumbres, a las cuales deben someterse los recién llegados. Se trata más bien de una impregnación (que aparece en forma progresiva) que de coerción. Bajo ciertas condiciones los individuos cambian sus actitudes básicas, y su entera personalidad, para mantener su condición de miembros de un grupo. Las normas rígidas de *conformidad* suponen que todos exhibirán cierto comportamiento y evitarán otros. Estas presiones hacia el conformismo pueden utilizarse en favor del cambio en las etapas iniciales de la terapia (6, 10 y 35).

Los cambios individuales (en la agresión, normas, decisiones y conducta) se potencian en el grupo, porque éste moviliza fuerzas poderosas cuyos efectos son importantísimos para los individuos; ya que necesitan ser aceptados y participar en la acción de grupos que satisfagan ciertas necesidades personales (cercanía, eficiencia). La presión hacia la uniformidad hace que los miembros tiendan a modificar su opinión en conformidad con la de los demás y a que se excluya a quienes tienen opiniones desviadas de la norma. Mientras más unido está el individuo al grupo, más respeta los juicios de éste y más presta atención y toma en serio cualquier discrepancia entre su estima pública y su autoestima (6, 58 y 59).

La identificación con la entidad grupal entraña: a) la adscripción al grupo de un significado emocional (instrumento para la satisfacción de necesidades, o símbolo materno); b) abandono de aspectos de la identidad del yo al nosotros, que despierta ansiedades psicóticas primitivas y cuya superación puede servir a propósitos irracionales o a la adaptación y crecimiento (38).

Toda conducta que se aparta de la norma puede considerarse desviación (desde el fantaseo hasta el acto criminal). El desviante puede definirse como el miembro de un grupo que, solo o en compañía de una minoría, elige de modo más o menos deliberado, transgredir o transformar las normas del grupo en el plano práctico o en el ideológico y que provoca reacciones más o menos violentas de los demás en contra de él. Una conducta particular puede pasar inadvertida en cierto punto el desarrollo del grupo y ser furiosamente rechazada en otro. Las corrientes reformadoras se perciben como desviacionistas por los individuos apegados a las tradiciones. Sólo se triunfa sobre el conformismo si la desviación responde a necesidades de adaptación externa (33 y 39).

La discrepancia entre la estimación del grupo y la autoestima del individuo lo lleva a actuar para suprimir la disonancia. Si considera que el grupo lo devalúa, el individuo puede recurrir a percibir mal, negar o distorsionar la estima pública. Esto genera un círculo vicioso: se incrementan los problemas en la comunicación, lo que genera más devaluación en la estima pública, e incluso puede conducir a que se interrumpa la comunicación del grupo hacia él. En otros casos, el individuo resuelve la discrepancia devaluando al grupo y abandonándolo. El método eficaz para resolver la desigualdad es que el individuo intente elevar su estima pública cambiando los rasgos y actitudes que critica el grupo, lo que se facilita si existe atracción hacia el grupo y la divergencia entre autoestima y estima pública no es demasiado grande. La disminución de la ansiedad, la satisfacción por la pertenencia a un grupo y la presión hacia la uniformidad entre otros factores importantes para el miembro, potencian sus cambios individuales (58).

Cuando el grupo evalúa al individuo por encima de su autoestima, el paciente puede buscar resolver la discrepancia intentando disminuir su imagen pública revelando sus fallas, pero en el grupo terapéutico esta conducta tiene el efecto contrario, ya que el descubrimiento de los problemas es una norma del grupo. Esto hace que el individuo comience a examinarse y revalore sus bajos niveles de autoestima (58).

La función del conformismo toca las zonas operativas y afectivas de la cohesión, permite al grupo perseguir sus metas y mantenerse unido. No es lo mismo conformidad que uniformidad. La norma del grupo puede ser el que todo mundo sea lo más distinto posible de los demás como sucede, por ejemplo, en los grupos terapéuticos. Tanto la conformidad como la desviación pueden ser creativas o destructivas para el grupo y para la integridad del individuo (6, 10 y 35).

L) Integración

La integración es el proceso de análisis y regulación de las relaciones dentro del grupo, mediante el cual el individuo llega a ser una parte indivisible del conjunto, renunciando en grados variables a su individualidad y autodeterminación. La integración se produce aun cuando el sujeto posea sentimientos moderadamente antagónicos con respecto a algunos miembros del grupo y viceversa; sólo es necesario que el individuo comparta el objetivo o interés principal del grupo y se adapte a sus propósitos, códigos y costumbres para que se le acepte como miembro. La excesiva lealtad coarta la expansión social y cultural del individuo. El desarrollo se produce cuando hay equilibrio entre individuación e integración grupal y es posible desplazarse de un grupo a otro. La capacidad de apartarse de un grupo y adaptarse a otro constituye un indicador de una saludable dependencia y de la existencia de un carácter fuerte y estable (41 y 48).

O'Donnell, P. (1974), señala que la buena integración grupal no es sinónimo de curación, pues el grupo se consolida en función de "pactos" entre las fantasías inconscientes de sus miembros, en relación con el desempeño de los roles que necesitan los grupos internos de sus integrantes. La integración del grupo supone cierto grado de equilibrio, de institucionalización y, como tal, la anulación de las ansiedades y resistencias más comprometidas, por lo que resulta inconveniente para el proceso terapéutico.

M) Comunicación e información

La *comunicación* da a conocer a otros nuestros pensamientos, sentimientos y necesidades y nos permite comprender los de los demás. La comunicación se modela de acuerdo con la persona a la que se dirige. Los sujetos reaccionan e interactúan no sólo frente a lo que es el otro en la realidad; también responden al objeto interno desplazado a la situación actual, que influye sobre los estados afectivos y conducta del sujeto. Para interaccionar y comunicarse en grupo es necesario haber adquirido una seguridad tal en la identidad, que su pérdida momentánea no implica un desenlace psicotizante. La indiscriminación sujeto-objeto lleva a una comunicación demasiado fácil, con propósitos defensivos (23 y 46).

Dentro del grupo terapéutico todos los datos observables o que producen una reacción se consideran comunicación, manifiéstense en forma tácita o verbal, consciente o inconsciente. Pero ningún proceso se convierte plenamente en una comunicación si no existen señales de que se ha producido una reacción ante él, de que ha vinculado a un emisor con un receptor. La apariencia personal, la vestimenta y actitud del individuo, los síntomas psicosomáticos (comerse las uñas, sonrojarse, experimentar palpitaciones cardiacas o migrañas) pueden constituir comunicaciones. El grupo en su conjunto puede comunicar tensión mediante silencios o conversaciones irregulares y desarticuladas. Pero también es cierto que puede hablarse mucho, sin comunicar nada (16 y 52).

El grupo se comunica a niveles distintos a la vez: *literal* (trata del contenido manifiesto de lo dicho); *interpersonal* (interesado en el *status*, posición, contenido formal y dirección de la comunicación) y en el de la *significación inconsciente* de lo dicho y, por ende, de la participación simbólica de los otros miembros del grupo. En este nivel se concentra la atención del terapeuta de grupo psicoanalítico, mientras las terapias de apoyo o consejo se interesan en los dos primeros niveles (29).

En el grupo se alienta y cultiva la fuerza que impulsa a los miembros a interactuar y comunicarse, en favor del incremento de la toma de consciencia y de la capacidad de articulación y verbalización. Bajo esta presión y con el estímulo del terapeuta como intérprete, los síntomas inarticulados, autísticos y no compartibles de los pacientes, se remodelan gradualmente, en un proceso continuo de comunicación, hasta llegar a la formulación articulada de los problemas. Lo que era egocéntrico y centrado en un líder se vuelve altruista y centrado en el grupo. Las referencias al "yo" y al "mi" se transforman en "nosotros" y "nuestro." Se comprende el valor de hablar para comunicarse. La relación interpersonal se facilita por la oportunidad de observar los aspectos no verbales de la comunicación y todo el proceso conduce a mejorar la comprensión y el *insight*. La psicoterapia de grupo se distingue de las situaciones sociales ordinarias en que, cualquier mala interpretación o confusión del significado del mensaje por parte de quien lo recibe, puede corregirse de inmediato (3, 5, 12, 13, 16, 18, 22 y 32).

Debido a que las palabras tienen una gran carga de significados, es necesario establecer el acuerdo grupal sobre lo que se entiende cuando alguien dice algo, para evitar malos entendidos y ambigüedades al servicio de la resistencia El trabajo mental y el esfuerzo interpersonal necesarios para hacerse entender; comprender a los otros y tolerar la franqueza mutua, tienen un efecto terapéutico. Socialización, terapia y comunicación se encuentran inextricablemente unidos (19 y 20).

Cuanto mayor es el prestigio de un miembro del grupo ante los demás, mayor es su influencia sobre ellos. En los grupos terapéuticos el prestigio tiene que ver con el *status* y los logros en la macrocomunidad (belleza, educación, dinero, talento, habilidad) y con el prestigio interno en el grupo, que se produce cuando los miembros perciben a uno (o varios de ellos), como fuente de contribuciones útiles, lo que les despierta sentimientos de respeto, deferencia y disposición a cooperar más con ellos que con otros compañeros. La persona acogedora y poseedora de genuino calor humano tiene a menudo un elevado prestigio en el grupo terapéutico, aunque posea un bajo *status* en la macrocomunidad y sea intelectual o sexualmente poco estimulante. Los pacientes que tienden a mantener al grupo con los pies sobre la tierra obtienen también un prestigio importante (6).

Para Wiener, M. F. (1993), la *retroalimentación* es el mecanismo terapéutico principal en los grupos, ya que los miembros comunican lo que los otros les producen y las respuestas que quisieran dar. De este modo, los integrantes del grupo llegan a reconocer los efectos que producen sobre otras personas. Esto constituye un refuerzo positivo o negativo a su conducta.

La cuantía de la retroalimentación que obtienen las comunicaciones de un miembro en el grupo depende de su *status*, de la pertinencia, ingenio, activación emocional y alusiones a las zonas vulnerables de los compañeros que contiene su comunicación. Asimismo, depende de los niveles de comprensión, empatía y heterogeneidad del grupo. Sólo se produce retroalimentación si se comprende el contenido de la comunicación. Si la intervención de cualquiera es pertinente al tema que ocupa al grupo en ese momento, recibe más respuestas que cuando no tiene relación con él. Lo inusual, lo agudo y lo paradójico dan lugar a un diluvio de retroalimentación, que puede convertirse en una situación resistencial para evitar enfrentar otros temas cargados de afecto (52).

Cuando la comunicación provoca desacuerdos intelectuales, despierta un alto grado de retroalimentación. La invasión de zonas peligrosas para los demás puede despertar una respuesta antagónica vivaz, defensiva, airada, o de repliegue de los otros pacientes. Las defensas yoicas, el temor a las heridas narcisistas, las demandas del superyó y del ideal del yo, el temor al ridículo y muchos sentimientos, actitudes, sistemas de valores y tabúes sociales, tienden a impedir o a bloquear la comunicación (52). Muchas de las perturbaciones de la comunicación pueden considerarse resistenciales (véase el capítulo 18).

N) La información

La información (dar a conocer) es producto de la interacción interpersonal; incluye *comunicaciones* sobre salud y enfermedad mental, advertencias, sugerencias o guías directas sobre los problemas de la vida, e incluso elementos psicodinámicos. Implica un proceso educativo. Muchos conflictos pueden aliviarse con la información adecuada, sin que esto implique negar sus raíces más profundas. No "enterarse" permite continuar con los mecanismos estereotipados. La información en los grupos terapéuticos puede provenir del terapeuta o de los miembros del grupo y operar como permiso, como paliativo ante la persecución superyoica. Por otra parte, todo lo que aumenta el nivel de información en un grupo desestructura el sistema de roles y, por lo tanto, la identidad de cada uno de los participantes basada en la pertenencia a este sistema (43, 46 y 57).

La explicación de un fenómeno es el primer paso para controlarlo. La incertidumbre provoca ansiedad. Como un acto natural, los pacientes se dan consejos y advertencias mutuamente, en especial en las fases iniciales del grupo. A veces estas participaciones benefician en forma directa a quien las recibe, pero en esencia, tienen el efecto indirecto de hacer que los miembros se sientan objeto de atención e interés recíprocos. La actitud ante dar, recibir o solicitar consejos y advertencias, puede erigirse en resistencia, por lo que se tratará en el capítulo 18 (57).

La mayoría de los terapeutas no ofrece instrucción didáctica explícita en la terapia grupal interaccional ni en la psicoanalíticamente orientada. Sin embargo, en otros enfoques terapéuticos es parte importante del programa. Maxwell Jones dedicaba tres a cuatro horas por semana a lecturas que instruían a los pacientes sobre la estructura y funcionamiento del sistema nervioso central y la relevancia de este material con respecto a los síntomas y perturbaciones psiquiátricos. La instrucción didáctica se emplea de varias formas en la terapia grupal: para aportar información, para estructurar el grupo y para explicar el proceso de enfermedad (57).

O) Interacción

Interacción designa los múltiples fenómenos de mutuo impacto entre los miembros de un grupo, tanto a través de medios verbales como no verbales. Estos fenómenos se producen en diferentes niveles de significación e intensidad. Para que los grupos sociales, políticos, u orientados a un fin determinado sean constructivos y productivos deben poner límites a la libertad de interacción entre sus miembros. La conciliación, el común acuerdo, es uno de los medios para resolver la tensión que impide el logro del objetivo grupal. Para obtenerla es necesario neutralizar las emociones individuales (contrarrestándolas, aplacándolas, o gratificándolas). Cuando el líder funciona como padre bueno, cataliza un proceso de neutralización parcial. En los grupos de solución de problemas, es "buena" la interacción amistosa, porque para cooperar hacia el logro de una meta externa deben evitarse los sentimientos hostiles (11, 36, 48 y 53).

Puget, J. (1982), diferencia *interacción* de *comunicación*. Las personas pueden interactuar aunque carezcan de un cuerpo común de normas, pero no podrán comunicarse si no comparten significados. Cuando las personas que interactúan comienzan a hablarse y a comentar sentimientos y emociones, se inicia un proceso de identificación que entabla la comunicación. Todo proceso interaccional y de comunicación corresponde a una necesidad del ser humano de defenderse contra dos estados de máxima indefensión: el caos y la masificación (sincretismo). Estas dos ansiedades atentan contra la vida del grupo terapéutico. Los contactos interpersonales íntimos permiten controlar y cambiar una conducta personal para establecer y mantener la cercanía, la armonía y la comunicación y evitar el aislamiento, aliviar la tensión emocional, obtener poder e influencia (como ocurre en las asociaciones de trabajo productivo), y satisfacer necesidades sexuales y de reproducción (4 y 45).

Slavson, S. R. (*op. cit.*) y O'Donnell (*op. cit.*), consideran que es inimaginable un vínculo que no se halle teñido de subjetividad, pero con fines didácticos, distinguen tres niveles de interacción en el grupo terapéutico, que en realidad se dan en forma simultánea, entrecruzándose y superponiéndose: *intrapersonal, interpersonal* y *transpersonal*. Foulkes, S. H. (1963) y Foulkes, S. H. y Anthony, E. J. (1957) consideran, además, los *niveles de las imágenes corporales, mentales* y *primordiales*; que en realidad son subtipos de *interacción intrapersonal* (14, 18, 21, 22, 32 y 42).

1) La *interacción intrapersonal*, (*nivel transferencial*, de Foulkes y Foulkes y Anthony) corresponde a relaciones con un objeto o escena interna. Lo externo opera como detonador de una fantasía inconsciente. El grupo representa a la familia; el líder al padre o la madre y los participantes a los hermanos. Cuando el mecanismo intrapersonal se despliega con éxito, alguien se hace cargo del rol requerido, porque los grupos internos son complementarios o coincidentes, o el reclamo del rol se efectúa en forma exitosa.

El *nivel de las imágenes corporales* y *mentales* (*nivel de proyección* de Foulkes y Foulkes y Anthony), se deriva de las primitivas y narcisistas relaciones "internas" de objeto. El grupo representa como externas las relaciones internas. Los otros miembros, o el grupo como un todo, reflejan un elemento inconsciente del ser individual o del cuerpo. Es frecuente que el grupo se viva como imagen materna y que la imagen corporal se refleje y se represente en el grupo y sus miembros. El *nivel primordial* está compuesto por elementos del inconsciente colectivo; presenta las imágenes primordiales de Freud y Jung (14, 18, 21, 22 y 32).

2) En la *interacción interpersonal* (*nivel común o presente* de Foulkes y Foulkes y Anthony) el grupo interno no "nubla" al externo; la percepción del otro no está oscurecida por la contaminación transferencial. El grupo representa a la comunidad, la opinión pública; y el guía a un líder o autoridad. La identidad se estructura sobre la posibilidad del individuo de reflejarse en el otro, de que éste sea capaz de devolverle su imagen en forma interpersonal, no intrapersonalmente.

Uno de los resortes transformadores del grupo psicoterapéutico es la instauración de una identidad integrada y adecuada, en función de las miradas, el tacto y las voces, de los demás; espejo que devuelve lo que pertenece realmente a quien se refleja en él, y no aquello que, aún apareciendo "como si" fuera de él, se vincula, en esencia, con la fantasía inconsciente ajena. La interacción interpersonal es de gran importancia terapéutica, representa el nivel de discriminación más ligado a lo concreto del "aquí y ahora con nosotros", indispensable para detectar la transferencia. Gracias a ella es posible discriminar lo que *yo* siento, lo que a *mí* me pasa ante determinada situación, en contraste con lo que la familia necesita o lo que se supone que debe hacerse. La integración personal lleva a la integración social total (20, 30, 42 y 47).

3) *Transpersonal* es la interacción que se da entre cualquier integrante de un grupo (incluido el psicoterapeuta) y la cultura. Se trata del vaivén vincular entre el individuo y la imposición sociocultural cuyo vehículo son los roles sociales: "buen padre", "psicoanalista serio", "empleado eficaz", etcétera. Este nivel se excluye, en general, del campo terapéutico al considerar al grupo como una entidad autorregulada y autoexplicada, que ha cortado sus ataduras con el macrogrupo social. Pero si el terapeuta no puede percatarse de la forma en que él mismo actúa transpersonalmente el rol que la sociedad le delega, le resulta imposible develar la interacción transpersonal en el seno del grupo. El registro del nivel transpersonal posibilita un enfoque más totalizador de lo intra e interpersonal (42 y 43).

La interacción está determinada, en gran medida, por el tipo de liderazgo que existe en el grupo. Es mayor en los grupos autodirigidos, con liderazgo democrático, que en los que tienen líder autoritario, directivo o dogmático. El terapeuta percibe, según su afiliación teórica, distintos tipos de relación entre los miembros del grupo. La existencia de inhibiciones o resistencias a la interacción entre el terapeuta y su grupo se relaciona con la conducta e interacción de este último, que debe analizar sus propias resistencias para evitar que se detenga el progreso terapéutico (28, 29 y 48).

En los grupos terapéuticos la "buena" interacción no es la conciliación sino la *interacción libre*, en la que el impacto recíproco de los miembros pone en juego toda la gama de sentimientos subyacentes, incluyendo los transferenciales, lo que implica que el líder debe facilitar la expresión de sentimientos hostiles para favorecer la autocomprensión y el desarrollo de relaciones más sanas. La ausencia de interacción en el grupo terapéutico es resistencial. Pero cuando toda interacción se dirige hacia el líder, no hay un verdadero grupo, sino una tropa, clase o auditorio (11, 31, 36 y 48).

La psicoterapia de grupo crea propositivamente las condiciones para la interacción interpersonal que influye de modo positivo sobre la angustia y disfunción humanas. El paciente se vive devaluado porque ha sido objeto de rechazo en situaciones grupales, sin conocer el motivo de esta repulsa, ya que los demás no se lo comunican por estar sujetos a las reglas de etiqueta. Esto no permite que el individuo aprenda a discriminar los aspectos objetables de su conducta de los que no lo son, por lo que se siente rechazable como un todo (1, 50, 56 y 57).

A través de la interacción en el grupo terapéutico, representación en miniatura del universo social, los pacientes se percatan en forma recíproca, de sus respectivas fuerzas, limitaciones y conductas inadecuadas que producen respuestas afectivas desagradables en los demás. La verbalización de estas respuestas permite que el individuo se percate de su participación en los rechazos que recibe del mundo externo. Es una prueba de realidad *in situ*. Los miembros del grupo pueden observar, además, la forma en que actúan para condicionar ciertas respuestas en los demás (profecía autocumplida) y aprender que muchos sucesos se prestan a más de una interpretación de la realidad. El cambio en los patrones habituales de percepción y conducta promueve una mejor adaptación (8, 50, 56 y 59).

La confrontación con la conducta o actitud inadecuada es más eficaz si la movilización afectiva que produce es intensa, pero la posibilidad de modificarla depende de la incomodidad e insatisfacción que produce, así como de la rigidez de la estructura caracterológica y de la necesidad de aceptación e involucramiento del paciente con el grupo. La aceptación mutua y la empatía que se producen en los grupos refuerzan el funcionamiento yoico de cada miembro y aumentan la autoestima (57).

Slavson (*op. cit.*) señala, con razón, que el cambio en las relaciones interpersonales requiere primero de la modificación del conflicto intrapsíquico. La técnica que utiliza solamente la realidad externa puede ser eficaz en el asesoramiento y la orientación, pero no genera modificaciones dinámicas ni estructurales. Mullan y Rosenbaum (*op. cit.*) añaden que la interacción sin interpretación cuidadosa y continua promueve *acting outs* potencialmente peligrosos. Por otro lado, el análisis constante y minucioso de cada trozo de comportamiento resulta un procedimiento intelectual estéril, despojado de significación, relación y contenido humanos (40, 50).

La utilización terapéutica de las interacciones grupales ayuda a los pacientes a reconocer: a) lo que hacen; b) a quién o quiénes; c) en qué situaciones; d) por qué motivos; e) discrepancia entre las respuestas que obtienen y lo que pretendían lograr; f) sentimientos y distorsiones transferenciales y g) interpretación (55).

El psicoanalista interpreta la naturaleza de los procesos en la interacción de los pacientes y entre éstos y el terapeuta, para aprehender su significado inconsciente y explorar las consecuencias externas de la conducta. Se utiliza lo interaccional para investigar lo intrapersonal y de ahí se vuelve a lo interaccional. Cuando la expresión de deseos y pensamientos toma en consideración las ideas y emociones de los demás, el proceso interaccional se ancla en la realidad. Esta experiencia socializadora evita la regresión hacia el autismo (30).

P) Identificación

La *identificación* es un proceso mental automático, inconsciente, a través del cual el individuo adquiere características de otra persona. Es un auxiliar en el proceso de aprendizaje, que incluye el lenguaje y la adquisición de intereses, ideales, manerismos, entre otras cosas. La identificación involucra tres mecanismos: imitación, internalización e incorporación. Los códigos sociales favorecen y aún imponen las tendencias imitativas del individuo. Durante la terapia los pacientes pueden sentarse, caminar, hablar y aún pensar como sus terapeutas u otros miembros del grupo. El comportamiento imitativo puede ayudar a que el individuo se "descongele" al experimentar nuevas conductas (9, 26, 48, 50, 52 y 57).

La internalización va más allá de la imitación; implica la adopción inconsciente de maneras y formas de conducta del modelo, que cambian a medida que se modifican las circunstancias de la vida. Las identificaciones son producto de una internalización difícil de modificar, no cambian; constituyen la base del carácter, e identidad. Esta última es la experiencia de sí mismo como entidad única, coherente y que perdura igual a sí misma, a pesar de los cambios externos del medio ambiente y del psiquismo interno. La identificación mutua es la influencia socializadora más potente y universal que existe (9, 20, 47 y 50).

Los mecanismos de identificación operan prácticamente desde los primeros instantes de la vida. Para Grinberg, L.; Langer, M. y Rodrigué, E. (1957) el interjuego entre *identificación* y *proyección* se expresa en la búsqueda de equilibrio entre dar y recibir. La calidad y la naturaleza del vínculo con el primer grupo -la familia- moldea la forma y el contenido del dar y el recibir durante toda la vida. Se tiende a dar y recibir, sobre la base fantaseada de cómo, qué y cuánto se "ha dado" (o "recibido") y "le dieron" (o "recibieron" de él). Esta fórmula puede sustituirse por lo que "se le ha hecho"; contiene un tipo específico de relación positiva o negativa (amor, piedad, envidia, rivalidad, odio);

condensa los conceptos de las *identificaciones introyectivas y proyectivas*. De acuerdo con el afecto predominante, se tenderá a despojar al "otro" de lo que no se tiene, dañarlo o destruirlo; o por el contrario, ofrecerle lo que le falta, por sentimientos de culpa y necesidad de reparación.

La identificación entre los miembros del grupo es del tipo más arcaico, es decir, *introyectiva*. La que acontece con el monitor, jefe, padre, ideal del yo es más evolucionada y *proyectiva*. Las relaciones objetales se experimentan en los grupos como identificaciones introyectivas (por ejemplo, todos los miembros con el líder), o proyectivas (por ejemplo, el portavoz). La elección de un compañero como figura de identificación puede facilitar el desarrollo de funciones yoicas deficientes, disminuir defensas incapacitantes y reemplazar objetos internos extremadamente severos por otros menos punitivos (2, 23 y 51).

El grupo terapéutico se compara con un "corredor de espejos". Lo que Foulkes denomina *reacción de espejo* determina que cada individuo pueda objetivar sus cosas, tomar consciencia de sus sentimientos profundos y darse cuenta de sus actitudes y forma de conducta, por el hecho de verse reflejado en los demás. Los mecanismos de la "reacción de espejo" son identificaciones proyectivas e introyectivas. La toma de consciencia sobre ellos sólo se logra por la intervención interpretativa del terapeuta dentro de la situación transferencial. De no mediar ésta, el "espejo" se encuentra "empañado" o los pacientes ignoran su existencia, no reconocen ni admiten lo que sucede en el vecino como algo propio o similar; se limitan a juzgarlo en el "otro" (26).

A través de los diversos roles y funciones que surgen en el seno del grupo, producto de identificaciones proyectivas e introyectivas, cada integrante coloca e incorpora partes "malas" o "destructivas" en y de los demás participantes. En la medida en que el grupo evoluciona y adquiere *insight* sobre los conflictos y ansiedades que lo mantenían dividido se integra, a través de lo que se ha denominado la posición depresiva, que implica la asunción de la culpa y de la necesidad de reparar; que lleva a la aceptación de sí mismo y del grupo como una totalidad, con sus partes buenas y malas. El paciente se contempla desde dentro de sí mismo y también a través del grupo y, gracias al establecimiento de identificaciones adecuadas, se efectúa el reforzamiento y reorganización del yo (26, 49 y 53).

Los *selves* de los pacientes pueden cambiar mediante la eliminación de partes indeseables de sus *selves* hacia recipientes externos. El compañero de grupo se constituye en el vocero, o el chivo expiatorio que personifica las partes escindidas que se le proyectan. Los conceptos de chivo expiatorio y portavoz son casos particulares de identificación proyectiva. Introyección y proyeccción hacen permeables y fluctuantes los límites objeto/sí mismo; lo que permite cambios dentro del *self*, que producen mejoría o crecimiento emocional. La introyección y proyección borran el espacio habitual de los límites del grupo, casi en la misma forma en la que la atemporalidad del inconsciente borra sus límites temporales. Esto facilita la elección de un grupo externo como continente de "todo el mal" del que quiere librarse un grupo particular (23 y 24).

Las identificaciones introyectivas y proyectivas son los mecanismos más importantes para la función terapéutica del grupo. La identificación en los grupos terapéuticos posibilita la catarsis vicaria y la terapia del espectador. Al observar la terapia de un miembro con una constelación problemática similar, los demás pueden experimentar las mismas emociones y aprender a solucionar sus propios conflictos (11, 26, 50 57 y 59).

Bibliografía

1. Alonso, A. y H.I. Swiller (1993), "Introducción: Defensa de la terapia de grupo", en *ídem, Psicoterapia de grupo en la práctica clínica,* México, El Manual Moderno, 1995, pp. XV-XIX.
2. Anzieu, D. (1974), "Perspectivas teóricas", en *ídem, El grupo y el inconsciente,* Buenos Aires, Biblioteca Nueva, 1978, parte II, cap. VIII, pp. 261-306.
3. Bach, G.R. (1984), "Orientación introductoria a la psicoterapia de grupo", en, *ídem, Psicoterapia intensiva del grupo,* Buenos Aires, Ediciones Hormé, SAE, 3a. ed., cap. I, pp. 15-23.
4. ——, "Observación del proceso de progreso terapéutico", cap. XII, pp. 206-217.
5. ——, "Resistencia contra la presión del grupo", cap. XVII, pp. 310-330.
6. ——, "Aplicación de los principios de dinámica del grupo al tratamiento clínico de los grupos terapéuticos", cap. XIX, pp. 361-378.
7. ——, "Los subgrupos y el consenso de la mayoría", cap. XXII, pp. 411-430.
8. Baker, M.N. y H.S. Baker (1993), "Contribuciones de la psicología del sí mismo a la teoría y práctica de la psicoterapia de grupo", en A. Alonso y H.I. Swiller (comps.), *Psicoterapia de grupo en la práctica clínica* México, El Manual Moderno 1995, cap. III, pp. 47-66.
9. Burness, E.M. y D.F. Bernard (eds.) (1968), *A Glosary of Psychoanalytic Terms and Concepts,* The Committee on Public Information and The Committee on Indexing, The Amer. Psychoanal, Ass., 2a. ed.
10- Cartwright, D. y R. Lippitt (1979), "La dinámica de grupos y el individuo", en M. Kissen (comp.) *Dinámica de grupo y psicoanálisis de grupo,* México, Limusa, cap. I, pp. 19-36.
11. Durkin, H.E. (1979), "Hacia una base común para la dinámica de grupos, Procesos terapéuticos y de grupo en la terapia de grupo", en M. Kissen

(comp.), *Dinámica de grupo y psicoanálisis de grupo,* México, Limusa cap. II, pp. 37-52.
12. Foulkes, S.H. (1963), "Psicoterapias y psicoterapia de grupo", en A.L. Kadis, J.D. Krasner, C. Winick, y S.H. Foulkes, *Manual de psicoterapia de grupo,* México, Fondo de Cultura Económica, 2a. reimpresión, 1982, cap. I, pp. 2-19.
13. ——— (1964), "Outline and Development of Group Analysis", en *ídem, Therapeutic Group Analysis,* Nueva York, International Universities Press, Inc., 2a. ed., 1977, cap. V, pp. 66-84.
14. ———, "Similarities and Differences between Psycho-analytic Principles and Group- Principles", cap. VII, pp. 93-100.
15. ———, "Psychodynamic Processes in the Light of Psychoanalysis and Group Analysis", cap. IX, pp. 108-119.
16. ——— (1979), "Dinámica analítica de grupo con referencia específica a conceptos psicoanalíticos", en M. Kissen (comp.), *Dinámica de grupo y psicoanálisis de grupo,* México, Limusa, cap. XVII, pp. 297-309.
17. Foulkes, S.H. y E.J. Anthony (1957), "Rasgos significativos del grupo analítico en relación a otros tipos de grupos humanos", en *ídem, Psicoterapia de grupo,* Buenos Aires, Paidós, 1964, cap. II, pp. 47-100.
18. ———, "Los pacientes y sus antecedentes y el proceso analítico de grupo", cap. III, pp. 61-80.
19. ———, "Algunos aspectos técnicos y prácticos de la situación analítica de grupo", cap. IV, pp. 81-100.
20. ———, "La historia natural del grupo terapéutico", cap. VI, pp. 145-182.
21. ———, "La fenomenología de la situación de grupo", cap. VII, pp. 183-198.
22. ———, "Metateoría. Especulaciones sobre el desarrollo teórico y práctico", cap IX, pp. 219-239.
23. Ganzarain, R. (1989), "Object Relations Group Psychotherapy", en *ídem, Object Relations Group Psychotherapy* Madison, Conn. International Universities Press, 2a. ed., 1990, cap, I, pp. 3-21.
24. ———, "General Systems and Object Relations Theory, Their Usefulness in Group Psychotherapy", cap. III, pp. 47-66.
25. González, J.L., R. Döring y J. Mercado (1983), "Esquema conceptual, referencial y operativo del manejo de los grupos terapéuticos", en: *Rev. Análisis grupal, México* I (1), 56-58.
26. Grinberg, L., M. Langer y E. Rodrigué (1957), "Historia y encuadre de la psicoterapia del grupo", en *ídem, Psicoterapia del grupo,* Buenos Aires, Editorial Paidós, 5a. ed., 1977, cap. I, pp. 19-35.
27. ——— "Mecanismos de curación en el grupo", cap. VI, pp. 140-166.
28. Grotjahn, M. (1979), "Introducción", en *ídem, El arte y la técnica de la terapia grupal analítica,* Buenos Aires, Paidós, pp. 15-20.
29. Kadis, A., J. Krasner, C. Winick y S.H. Foulkes (1963), "Algunos fenómenos de grupo", en *ídem, Manual de psicoterapia de grupo,* México, Fondo de Cultura Económica, 2a. reimpresión, 1982, cap. VII, pp. 96-119.
30. Kutash, I.L. y A. Wolf (1993), "Psychoanalysis in Groups", en H.I. Kaplan y N.J. Sadock (Comps.), *Comprehensive Group Psychotherapy,* Baltimore, Williams y Wilkins, 3a. ed., pp. 126-138.

31. Loeser, L.H. (1979), "Algunos aspectos de la dinámica de grupo", en M. Kissen (comp.), *Dinámica de grupo y psicoanálisis de grupo,* México, Limusa, cap. III, pp. 53-68.
32. MacKenzie, K.R. (1992), "Group-Analytic Dynamics with Specific Reference to Psychoanalytic Concepts, SH *Foulkes*", en *ídem, Classics in Group Psychotherapy,* Nueva York-London, The Guilford Press, pp. 115-127.
33. ——, "The Deviant Member in Therapy Groups, *Dorothy Stock, Roy M. Whitman, y Morton A. Lieberman*", pp. 128-143.
34. ——, "Mechanisms of Group Psychotherapy, Processes y Dynamics, *J. Raymond Corsini y Bina Rosennerg*", pp. 144-153.
35. ——, "Some Determinants, Manifestations, y Effects of Cohesiveness in Therapy Groups, *Jerome D. Frank*", pp. 154-165.
36. ——, "Toward a Common Basis for Group Dynamics: Group y Therapeutic Processes in Group Psychotherapy. *Helen E. Durkin*", pp. 183-198.
37. ——, "Analytic Group Psychotherapy, *Morris B. Parloff*", pp. 233-257.
38. ——, "On the Concept of the 'Mother Group', *Saul Scheidlinger*", pp. 284-294.
39. Maisonneuve, J. (1968), *La dinámica de los grupos,* Buenos Aires, Ediciones Nueva Visión, 1985.
40. Mullan, H. y M. Rosenbaum (1962), "The Group Psychotherapeutic Configuration, Fundamental Conceptions", en *ídem, Group Psychotherapy. Theory y Practice,* Nueva York, The Free Press, cap. III, pp. 47-63.
41. Munich, R.L. (1993), "Group Dynamics", en H.I. Kaplan y N.J. Sadock (Comps.), *Comprehensive Group Psychotherapy,* Baltimore. Williams y Wilkins, 3a. ed., pp. 21-32.
42. O'Donnell, P. (1974), "Interacción", en *ídem, Teoría y técnica de la psicoterapia grupal,* Buenos Aires, Amorrortu cap. IV, pp. 79-117.
43. —— (1977), *La teoría de la transferencia en psicoterapia grupal,* Buenos Aires, Nueva Visión.
44. Pines, M. y L. E. Hearst (1993), "Group Analysis", en H.I. Kaplan y N.J. Sadock (Comps.), *Comprehensive Group Psychotherapy* Baltimore, Williams y Wilkins, 3a. ed., pp. 146-156.
45. Puget, J. (1982) "Terapia psicoanalítica de grupo y psicoanálisis", en J. Puget, M. Bernard, G. Games Chaves y E. Romano, *El grupo y sus configuraciones,* Argentina, Lugar Editorial, pp. 10-42.
46. Puget, J., M. Bernard, G. Games Chaves y E. Romano (1982), "Tipificación de casos-problema, configuraciones y sus características", en *ídem, El grupo y sus configuraciones,* Argentina, Lugar Editorial, pp. 181-234.
47. Slavson, S.R. (1953), "El grupo en la naturaleza, la cultura y la psicoterapia", en *ídem, Tratado de Psicoterapia Grupal Analítica,* Buenos Aires, Paidós, 1976, cap. I, pp. 16-39.
48. ——, "Criterios para diferenciar los grupos terapéuticos de los no terapéuticos", cap. II, pp. 40-75.
49. ——, "La relación entre la psiquiatría y la psicoterapia grupal", cap. III, pp. 76-94.
50. ——, "Dinámicas básicas de la psicoterapia grupal", cap. V, pp. 122-165.

51. ——, "Algunas orientaciones para la constitución de los grupos", cap. VII, pp. 183-212.
52. ——, "La comunicación en la psicoterapia grupal analítica", cap. IX, pp. 236-257.
53. ——, "La sesión en psicoterapia grupal analítica: su dinámica", cap. XI, pp. 297-332.
54. Wiener, M.F. (1993), "Role of the Leader in Group Psychotherapy", en H.I. Kaplan y N.J. Sadock (Comps.), *Comprehensive Group Psychotherapy*, Baltimore, Williams y Wilkins, 3a. ed., pp. 84-98.
55. Yalom, I.J. y S. Vinogradov (1993), "Interpersonal Group Psychotherapy", en H.I. Kaplan, y N.J. Sadock (Comps.), *Comprehensive Group Psychotherapy*, Baltimore, Williams y Wilkins, 3a. ed., pp. 185-195.
56. Yalom, I.D. (1995), "The Therapeutic Factors", en *ídem, The Theory y Practice of Group Psychotherapy*, Nueva York, Basic Books 5a. ed., cap. I, pp. 1-16.
57. ——, "Interpersonal Learning", cap. II, pp. 17-46.
58. ——, "Group Cohesiveness", cap. III, pp. 47-68.
59. ——, "The Therapeutic Factors, An Integration", cap. IV, pp. 68-105.

Capítulo 7

Factores curativos en los grupos

Todos los terapeutas coinciden en que la catarsis es un elemento valioso para la terapia, tanto en el encuadre individual como en el grupal. Pero, a partir de este acuerdo inicial y aún intentando traducir la terminología de unos a otros, la variedad de mecanismos terapéuticos que se mencionan sobrepasa las tres docenas. Las diferencias en la nomenclatura entre unos autores y otros se derivan de sus afiliaciones teóricas, que desembocan en concepciones diametralmente opuestas con respecto a lo que implica "cambio." De ahí que se incluyan como factores terapéuticos:

1) Fenómenos grupales que se producen en forma espontánea, gracias a la convivencia más o menos prolongada en cualquier grupo: cohesión, socialización, comportamiento imitativo e identificación, contagio emocional e intensificación.
2) Los resultados de un proceso terapéutico que se desarrolla en forma adecuada: cohesión, aceptación, espontaneidad, altruismo, desensibilización, sublimación, prueba de las percepciones o de la realidad, universalización, *insight* o atribución de significado, capacidad de encarar el pasado traumático, disminución del aislamiento, integración de tendencias contradictorias, cierre de sistemas de tensión, relajación y otros.
3) Los elementos del dispositivo grupal y sus productos (retroalimentación, rivalidad, terapia del espectador).
4) Muchos terapeutas atribuyen gran valor como factores de cambio, a procesos intelectuales como la información, educación, reetiquetamiento, reforzamiento, reaseguramiento, enfrentamiento con la autoridad del terapeuta, sugestión, manipulación, confianza del terapeuta en el paciente, competencia o estímulo de los otros para mejorar

o esforzarse más, coerción social para pensar racionalmente, instilación de esperanza y factores existenciales.

Corsini, R. J. y Rosennerg, B. (cit. por MacKenzie, K. R. [1992]), clasifican estos factores en: a) Factores intelectuales: universalización, intelectualización y terapia del espectador. b) Factores emocionales: aceptación, altruismo y transferencia. Y c) Factores de actividad: prueba de realidad, interacción y catarsis. Consideran que su clasificación permite evaluar cualquier método de psicoterapia de grupo. Así describen, por ejemplo, a los grupos de Klapman y Dreikurs como de alto contenido del factor intelectual; los de Roger y Schilder como de alto grado del factor emocional y el psicodrama moreniano y los grupos de actividad de Schilder como de predominio del factor de acción. Clasificación que alude más a estilos de liderazgo que a factores promotores de cambios permanentes (33).

Yalom, I. (1975) reconoce, con justicia, que el cambio terapéutico tiene lugar a través de "factores curativos", que pueden ser parte del proceso, condiciones (precondiciones, como la cohesión grupal) o factores del cambio en sí. Factores interdependientes que ni se presentan ni funcionan por separado, sólo con fines descriptivos los presenta divididos. Pero los terapeutas psicoanalíticos como Grinberg, L.; Langer, M. y Rodrigué, E. (1957) consideran que las técnicas sugestivas y de apoyo tienden a aplacar o estimular superficialmente; fijan, en cierto sentido, normas que impiden el afloramiento y desarrollo de los problemas, con lo que se evita el descubrimiento de las raíces inconscientes de los conflictos.

El cambio que pretende el psicoanálisis es aquél que crea o modifica las estructuras psíquicas (yo, ello y superyó). Aunque, como se planteará más adelante, no exista un acuerdo generalizado sobre la forma en la que esto se produce, los terapeutas psicoanalíticos están alertas a los significados inconscientes del material que aportan sus pacientes en los grupos. Para develarlo atienden a las resistencias que se oponen a su expresión; a las transferencias que revelan la reactualización de relaciones pasadas, que interfieren con la correcta percepción del aquí y ahora de la situación grupal. Distorsiones que en el grupo y fuera de él, frustran y lesionan al paciente. El mismo destino corren los patrones caracterológicos y roles que pone en juego para protegerse de la disminución de su autoestima. Si bien la interpretación es la herramienta que permite integrar todos estos elementos, llegar a ella implica una serie de maniobras previas, que preparan el terreno para que los pacientes estén dispuestos a recibirlas, comprenderlas y utilizarlas en su beneficio.

En el grupo terapéutico es necesario, además, crear un clima que permita a los miembros sentir la confianza y el interés recíproco a fin de exponer los pensamientos, las acciones y los sentimientos que revelan sus necesidades inconscientes y el origen de las fuerzas que se les oponen. Así como para auxiliar a los compañeros a realizar esta labor e identificarse con sus necesidades y dificultades para satisfacerlas, a fin de encontrar formas más adaptativas de dar salida a sus requerimientos pulsionales.

En el capítulo anterior se describieron algunos de los fenómenos que, presentes en todos los grupos, favorecen o interfieren el trabajo terapéutico, aunque no constituyen factores que deban su aparición a la actividad del terapeuta. En el presente capítulo sólo se discutirán los factores cuya presencia en los grupos terapéuticos es necesaria para inducir o producir el cambio, cuya aparición depende, en gran medida, del adecuado manejo técnico del grupo por parte del terapeuta.

Yalom (*op. cit.*), enlista la serie de "factores curativos", más clara, sistemática y aceptada que existe en la literatura concerniente al tema. Incluye lo mismo partes del proceso terapéutico, precondiciones para el cambio y factores necesarios para que éste se produzca. Para los fines de mi exposición, resumo sus aportaciones entrecomilladas, ampliándolas y contrastándolas con las contribuciones de otros autores. Señalo además, su valor con respecto al tratamiento psicoanalíticamente orientado.

Catarsis

Catarsis "es la verbalización acompañada de la expresión de sentimientos. Es un instrumento de comunicación, una parte del proceso interpersonal que conduce a poder decir lo que molesta, aprender a expresar los sentimientos. Si un grupo no incluye la catarsis degenera en un estéril ejercicio académico. Los miembros que expresan mutuamente intensos sentimientos hacia otro y los trabajan con honestidad, desarrollan fuertes vínculos recíprocos" (52).

Pero, para el psicoanálisis, no es suficiente la expresión afectiva intensa por sí sola para producir un cambio. La catarsis es un alivio emocional transitorio que debe culminar en la comprensión y el *insight*. La comprensión intelectual tampoco basta para producir efectos terapéuticos, pero contribuye a la resignificación de las imágenes y recuerdos inconscientes y, por tanto, a la de las actitudes y afectos asociados con ellos (45).

Algunos pacientes son incapaces de hacer conscientes sus sentimientos o de comunicarlos, debido a diversos temores neuróticos o trastornos caracterológicos. Por identificación con otros miembros del grupo pueden lograr una *catarsis vicaria* (terapia del espectador), que les permite iniciar el desarrollo de un cierto *insight*. También es posible estimular la catarsis a través de dramatizaciones y representación de roles (42 y 45).

Además de reconocer que la catarsis por sí sola disminuye la presión de los afectos retenidos, pero no produce un cambio en las estructuras en conflicto, es necesario recordar que la gran intensidad afectiva es característica de las personalidades histéricas, simple repetición de un patrón caracterológico que nada tiene de terapéutico. Así mismo, el llanto profuso o las expresiones de ira descontrolada pueden usarse inconsciente o conscientemente con fines resistenciales (conmover o atemorizar a los demás miembros), para evitar enfrentar recuerdos o sentimientos aún más dolorosos o vergonzosos que los que se ventilan en la catarsis.

Aprendizaje interpersonal

El *aprendizaje interpersonal* es "un factor curativo muy amplio y complejo. Representa en la terapia grupal el análogo del *insight*, elaboración a través de la transferencia, experiencia emocional correctiva y proceso técnico del encuadre de grupo." Para definir el concepto de aprendizaje interpersonal es necesario tener en cuenta otros conceptos: la importancia de las relaciones interpersonales de Harry S. Sullivan, la experiencia emocional correctiva de Franz Alexander y el grupo como microcosmos social" (50).

En el grupo no sólo se hace un recuento de las dificultades y angustias; sino que se actúan y experimentan. Los pares confrontan en forma empática al individuo en el contexto de un ambiente contenedor y aceptante. Los miembros experimentan poderosos afectos auténticos al exponer sus *selves* heridos y recibir el apoyo de los demás. Quien confronta es un aliado en la labor terapéutica, que conoce el conflicto del compañero desde su propio interior. Esta liga entre los miembros les aporta el apoyo que permite autodescubrirse y tolerar la ansiedad que genera enfrentarse con las defensas maladaptativas. A través de las confrontaciones de sus pares aprenden la forma en que los perciben los otros y la manera en la que están distorsionadas su autopercepción y autoimagen (1 y 2).

Los miembros del grupo observan las habilidades y deficiencias interpersonales de los otros para afirmar sus percepciones y relaciones con los demás; se percatan de formas de actuar o reaccionar que producen lo mismo que temen (profecía autocumplida); aprenden que un mismo hecho tiene distinto significado para sujetos distintos y por lo tanto, comprenden que no existe un único punto de vista verdadero. Aprehenden la universalidad de la angustia humana y experimentan con nuevos métodos de interacción. El abandono de la insistencia rígida en los patrones habituales de percepción conduce a una mejor adaptación (2 y 6).

El aprendizaje interpersonal se da también en el seno de interacciones cuyos fines no son terapéuticos. Lleva a la adquisición de distintas habilidades, desde la forma más rápida y económica de cocinar, hasta la evitación de desgarros musculares en las prácticas deportivas, que si bien son muy valiosas para amas de casa y deportistas, no están encaminadas a resolver los conflictos internos del individuo. En el grupo terapéutico de orientación analítica, la meta de la interacción es la búsqueda de las motivaciones inconscientes que condicionan la forma y el contenido de la relación con los demás. Va de la interacción manifiesta a la latente, para atraer a la consciencia las bases históricas de la conducta. Se busca conocer no sólo el cómo, sino el por qué y para qué de la conducta, ya que ésta solo cambia en forma permanente cuando se modifican las necesidades que satisface (defensa, venganza, exhibicionismo, castigo). La racionalidad, conveniencia, economía y simplicidad de las acciones ajenas no es suficiente para modificar la propia conducta (32).

Además, el aprendizaje interpersonal no se produce por simple imitación. En general se requiere primero disminuir las defensas de los pacientes que pretenden relacionarse en forma exclusiva con el terapeuta, excluyendo a los demás miembros, para satisfacer la fantasía de ser el hijo único de padres amorosos y complacientes, como hubieran querido hacerlo en su familia de origen. Poder oír y valorar las aportaciones de los compañeros, reconocer sus triunfos, opiniones acertadas y utilizar en forma adecuada sus cualidades y experiencia, implica haber vencido la envidia, rivalidad y temor a su crítica y rechazo. De aquí que pueda considerarse el aprendizaje interpersonal como resultado de un proceso terapéutico eficaz. Pero es innegable que, una vez que los pacientes se permiten aprender unos de otros, se potencia el cambio terapéutico.

Desarrollo de técnicas de socialización

"El *desarrollo de técnicas de socialización* (aprendizaje social) opera en todos los grupos terapéuticos. Los terapeutas que preparan a pacientes psiquiátricos hospitalizados para ser dados de alta ponen un énfasis especial en el desarrollo de habilidades sociales, para lo cual usan con frecuencia el *role playing*. En los grupos de terapia dinámica, el estímulo a la retroalimentación aporta a los pacientes información adecuada con respecto al comportamiento interpersonal que los expone al rechazo o maltrato. La posibilidad de reconocer y alterar deliberadamente el comportamiento social puede ser muy útil para iniciar el cambio terapéutico, gracias a la disminución de la crítica y la facilitación de la experimentación y expresión de empatía en el grupo, lo que ayuda a las futuras interacciones sociales en el exterior. Al avanzar el proceso terapéutico los miembros son cada vez más capaces de desarrollar y expresar una empatía adecuada, y son más tolerantes a diferencias de opinión con los demás."

A partir de los trabajos de E. Jacques, se reconoce que la sociedad presupone un conjunto de normas establecidas que, muchas veces, se utilizan como defensas contra ansiedades profundas. El grupo terapéutico se caracteriza por la ausencia de normas a seguir, configurando de este modo las condiciones para que surjan y se pongan de manifiesto los conflictos subyacentes en las estructuras sociales. Por eso no puede calificarse el aspecto social del grupo como factor terapéutico. El trabajo analítico evita que el grupo se aferre a dichas normas y las aproveche inconscientemente para no enfrentarse con sus problemas, derivados, en su mayor parte, de las relaciones conflictivas con la gente (27).

Si bien es cierto que los pacientes psicóticos no aprendieron las técnicas adecuadas de socialización por las preocupaciones autistas que muy temprano los alejaron de la realidad, saber cómo hay que comportarse para no ser rechazado no implica necesariamente un cambio genuino para el paciente neurótico o con trastornos caracterológicos. El hombre arrogante con las mujeres a quien se confronta con la ira o el alejamiento que produce en ellas, puede adoptar una actitud cortés y hasta obsequiosa, sin modificar la imagen interna de una madre deshonesta, manipuladora, egoísta e infantil a quien sigue odiando y devaluando, como defensa contra la impotencia que le genera la habilidad que ella despliega para provocarle sentimientos de culpa y devaluación. Sólo el análisis riguroso de la dependencia de tal figura logrará desprenderlo del vínculo que liga su autoestima al juicio materno.

Universalización

"*Universalidad* es la percatación de que la mayoría de los hechos y pensamientos humanos constituyen experiencias compartidas por un gran número de personas. Después de oír a otros descubrir sus preocupaciones y encontrarlas similares a las propias, los pacientes se sienten aliviados del sentimiento de ser los únicos malos, con problemas, con pensamientos, con impulsos y fantasías anormales. Los temas más temidos son: la sensación de devaluación, incapacidad para relacionarse amorosamente y los temores homosexuales. La universalización facilita la catarsis e incrementa la cohesión" (52).

Comunidad de intereses no es sinónimo de universalización, método planificado por el terapeuta o desarrollado automáticamente por los pacientes (*insight* derivado), basado en la identificación, que los ayuda a tomar consciencia de que sus impulsos "malévolos" y conducta "depravada", "codiciosa", también existen en sus compañeros de grupo y de que, cuando menos como tendencias potenciales, son propias de todos los seres humanos. La universalización y el *insight* que resultan de las discusiones grupales reducen la culpa y hacen que los pacientes se sientan apoyados por la identificación mutua, con lo que disminuyen la autocrítica y la autodesaprobación. Se inicia la reparación de la autoimagen y la autoestima y se reducen los sentimientos de culpa, contribuyendo así a la integración psíquica. Además, disminuyen la actitud defensiva y el temor a mostrarse a los demás, con lo que se hacen accesibles a la terapia los recuerdos ocultos o reprimidos (2, 42 y 45).

La universalización, expresión del reconocimiento de la comunidad del inconsciente no es *per se*, un factor curativo. La sabiduría popular consigna que: "mal de muchos, consuelo de tontos". Los niños utilizan esta identificación con los demás para disculparse de las transgresiones a las normas familiares y escolares y disminuir su culpa: "él también lo hace y no se le castiga." La disminución de la culpa en los grupos terapéuticos es un prerrequisito para el cambio, que se potencia a través de la universalización. El grupo terapéutico es más efectivo a este respecto que el tratamiento individual. La universalización puede erigirse en resistencia al cambio ("sigo golpeando a mis hijos cuando me desobedecen, porque la ira nos hace perder el control a todos").

El uso terapéutico de la universalización tiene como meta abrir el paso a la exploración, comprensión y aceptación de la validez de las necesidades inconscientes y la forma inadecuada en la que se ha intentado satisfacerlas, debido a los limitados recursos infantiles con que se enfrentaron sus primeras expresiones. Deseos y necesidades son comunes a toda la humanidad, lo que nos individualiza es la forma en que los manejamos, que se deriva directamente de las experiencias previas. Reconocer que se pretende satisfacer necesidades legítimas en forma inadecuada, promueve la búsqueda de alternativas de gratificación realista e individualizada. Esto disminuye el conflicto entre ello, yo y superyó y permite establecer relaciones de objeto adecuadas para la conveniente realización de los deseos y necesidades antes reprimidos (4 y 39).

Instilación de esperanza

"Ésta es la fe en el tratamiento, necesaria para mantener al paciente en terapia. Una alta expectativa de ayuda preterapéutica se correlaciona con un resultado terapéutico positivo. Las curas por fe y la terapia placebo actúan exclusivamente a través de la esperanza y convicción. No es menos importante que el terapeuta crea en sí mismo y en la eficacia de su grupo, confianza que transmite al paciente de una u otra manera. Los grupos de Alcohólicos o Narcóticos Anónimos enfatizan la instilación de esperanza, que movilizan usando líderes ex-alcohólicos o ex-drogadictos, que constituyen una inspiración viviente para los demás" (49).

Una buena parte de la motivación del paciente para el tratamiento incluye la esperanza consciente de beneficiarse a través de él. Pero si recordamos que la construcción de la neurosis es, con frecuencia, el trabajo de toda una vida; que la sintomatología dolorosa puede satisfacer sentimientos inconscientes de culpa y ser el medio para obtener importantes ganancias secundarias, tenemos que aceptar que los pacientes pueden tener tanto esperanzas en la efectividad terapéutica, como deseos de derrotar al terapeuta en sus esfuerzos. Las curaciones por la fe suprimen los síntomas, pero dejan intacto el conflicto psíquico, que bien puede cristalizarse alrededor de la entrega a prácticas religiosas, sin duda benéficas para el individuo, e incluso para la comunidad, pero impensables en términos de cambio estructural, ya que estas soluciones implican aceptación, no resolución, de la dependencia infantil, que es una de las metas de las terapias psicoanalíticamente orientadas.

Altruismo

"El altruismo es olvido de sí mismo para absorberse en algo o alguien más, proporciona un alivio al aislamiento, disminuye la devaluación y aumenta la autoestima. La gente requiere sentirse necesitada. En los grupos terapéuticos los pacientes pueden recibir a través de dar, no sólo como una parte de la secuencia recíproca de dar y recibir, sino también del acto intrínseco de dar. La devaluación disminuye cuando el paciente se percata de que es fuente de apoyo, reaseguramiento, sugerencias, *insight*, etcétera, para sus compañeros. Para muchos, el terapeuta es sólo un profesional pagado, mientras los otros miembros resultan más espontáneos y confiables. El altruismo no se puede apreciar desde el principio. Muchos pacientes se resisten a la indicación de terapia de grupo diciendo que: 'cómo puede conducir un ciego a otro'. La exploración de tales sentimientos revela que el paciente no se siente capaz de dar nada bueno" (51).

La inversión de roles que implica ayudar, en vez de ser ayudado, permite proyectar y descartar la envidia y despertar la de los demás. Ser importante y eficiente a través de auxiliar a los otros miembros, hace que los pacientes se sientan buenos y valiosos porque realmente lo son cuando cuidan de los demás (24).

Cuando el altruismo es producto de la aceptación y revaloración de sí mismo, del uso de la capacidad de comprender y compartir, sin temor a ser despojado y manipulado y no implica colocarse en la situación de superioridad defensiva de suponer que no se necesita de los demás, refuerza el cambio terapéutico a través de la devolución de la autoimagen valiosa y aceptable para los otros. Pero no debe olvidarse que la *renuncia altruista*, como patrón caracterológico, es producto de una identificación proyectiva que, de no analizarse, impide el reconocimiento de los propios deseos y necesidades, mecanismo de autoderrota que lleva a frecuentes desilusiones y frustración, ya que es imposible llenar el propio estómago a través de ver comer a los demás. La "superioridad moral" (actitud con frecuencia producto del narcisismo patológico) que desarrolla quien siempre cede la palabra a los demás y está presto a ayudarlos, resulta a la postre resistencial; es una forma de ocultar un "egoísmo" que sigue siendo rechazable para el superyó. Puede constituir un intento de apaciguar a los otros por temor a su enojo o formar parte de la defensa contra el temor a la dependencia y el englobamiento.

Factores existenciales

"Los *factores existenciales*, actitud ante la vida, incluyen el reconocimiento de que: a) la vida es a veces injusta, caprichosa; b) que no puede escaparse de algunos dolores (contingencias), de la muerte, de un cierto grado de soledad básica, independientemente de que se cuente con relaciones cercanas satisfactorias; y c) la aceptación de la responsabilidad sobre la forma de conducir la propia vida, a pesar de la ayuda y sostén de los demás" (51).

La aceptación de estos factores es producto de una terapia exitosa, que ha logrado incrementar la tolerancia a la demora, disminuir la omnipotencia, el pensamiento mágico, la dependencia de objetos idealizados y las exigencias irracionales. En términos estructurales, se ha fortalecido el yo; el superyó primitivo ha evolucionado en forma tal que ya no amenaza con la muerte, el dolor y la soledad como castigo y han disminuido las exigencias irracionales de obtener gratificación y lograr controlar a los demás.

Recapitulación correctiva del grupo familiar primario

"La *recapitulación correctiva del grupo familiar primario* se facilita más en el grupo que en la terapia individual, porque los miembros repiten en su interacción con pares y terapeutas, las pautas de relación que tuvieron con padres, hermanos y otros miembros de la familia: dependencia, desafío, intentos de dividir, competir, ayudar, buscar aliados, etcétera. Lo importante no es que se recapitulen los tempranos conflictos familiares, sino que se comprendan, rectifiquen y reconstituyan. El pasado es importante en cuanto explica la realidad actual del paciente en su relación con otros miembros del grupo. Esta comprensión facilita el logro de una mejor adaptación a la realidad. Debe tenerse también en consideración que los factores inconscientes que influyen sobre la conducta no se limitan al pasado. El futuro y el presente inmediato influyen en forma continua sobre sentimientos y acciones" (50 y 53).

El reconocimiento de lo que se transfiere del pasado al presente permite la diferenciación del objeto interno del externo, así como el reconocimiento de lo inapropiado que resulta depositarle afectos que no le corresponden. Una vez que se rectifican las imagos arcaicas, las modificaciones en la relación con el mundo externo pueden ser dramáticas. Pero resulta difícil comprender y rectificar los tempranos conflictos familiares sin reconocer que la conducta actual es una reedición, más o menos corregida y aumentada, de la actitud defensiva que se adoptó en la infancia. Transacción entre un deseo y el temor al castigo o pérdida del amor de las figuras importantes durante esa época de la vida, cuya percepción se distorsiona con frecuencia, debido a la proyección en ellas de la rabia infantil omnipotente y de su intolerancia a la demora. La conducta infantil que ahora se repite fue la más adecuada en función de los recursos materiales e intelectuales del paciente en ese tiempo. Modificarla implica adquirir consciencia de los nuevos recursos que se poseen en el presente, que permiten enfrentar los peligros actuales con mejores herramientas.

Asociación libre

La *asociación libre* es la verbalización de pensamientos, recuerdos y sentimientos tal como surgen en la consciencia del paciente. No tiene necesariamente un orden lógico ni un tema bien definido. Puede consistir en una serie de recuerdos y/o ideas que se mueven desde el presente hacia el pasado; incluye sueños y manifestaciones afectivas (42).

La asociación libre del grupo es, para Grotjahn, M. (1977) la interacción libre, empática y espontánea. Con frecuencia está más focalizada en el grupo que en el análisis individual, ya que, en cierta forma, constituye una respuesta a las comunicaciones de los otros miembros. Para Foulkes, S. H. (1975) y Foulkes, S. H. y Anthony, E. J. (1957) el equivalente grupal de las asociaciones libres es la *libre discusión flotante*. La situación analítica de grupo fomenta un grado óptimo de libertad de expresión. Esto, unido a la identificación y universalización, hace surgir los recuerdos de los miembros del grupo, salvando los obstáculos de la conflictiva individual.

Käes, R. (1994) señala que todos los grupos producen *asociaciones de ideas*. Pero la *asociación libre* en situación psicoanalítica de grupo se diferencia de la de salón o de la "lluvia de ideas", en que la primera se organiza alrededor de la dinámica de las transferencias y de la demanda de tratamiento. Para que surja la libre asociación en el grupo terapéutico se requiere que los miembros invistan suficiente catexis narcisista y objetal en el grupo, sus integrantes y el terapeuta. Que se confíe en su capacidad de constituirse en continentes adecuados para los contenidos psíquicos y angustias de los componentes del grupo, para así poder encaminarse hacia la transformación, restitución y reconstrucción de significados. Un sujeto reconoce, en la asociación que surge en el compañero un valor psíquico que pone a su disposición significantes a los que antes no tenía acceso. La coexistencia de varias cadenas asociativas sostiene la represión individual apoyándose sobre la función co-represiva de los otros; reduce los efectos amenazantes o violentos del retorno directo de lo reprimido; mantiene la cohesión del grupo como objeto común y como función contenedora de las tensiones de la realidad psíquica, que se traducen en formaciones grupales particulares, por ejemplo, formaciones ideológicas, alianzas, pactos y contratos inconscientes (30).

La cadena asociativa grupal es específica porque: a) cada enunciado (elemento de la cadena asociativa grupal) aporta sentido a los otros y lo recibe de ellos; y b) el proceso asociativo grupal da acceso a significados perdidos, ocultos, forcluidos o encriptados, que sólo aparecen en las asociaciones individuales cuando la transferencia actualiza la catexis de sus huellas mnémicas. La cadena asociativa grupal, discurso a muchas voces, es el vector y la forma que toman las manifestaciones del inconsciente de un determinado sujeto (31).

El terapeuta es el encargado de establecer en el grupo la cultura que permite asociar libremente, a través de sus invitaciones iniciales a participar en la interacción, para posteriormente interpretar la resistencia a hacerlo. Como en el caso de la catarsis, la libre asociación es un factor necesario, mas no suficiente para lograr el cambio. E incluso, se puede erigir en resistencia, cuando constituye la actuación de una incoherencia destinada a atemorizar a un nuevo miembro del grupo o a probar la tolerancia del terapeuta. No es un factor terapéutico primario, sino un producto del vencimiento de las resistencias a la emergencia de lo reprimido, que a su vez la favorece.

Fenómenos condensadores

Como resultado de la libre asociación e interacción se produce, en los grupos, lo que Foulkes y Anthony (*op. cit.*) y Slavson S. R. (1953) denominan *fenómenos condensadores* (súbita descarga de material profundo y primitivo, consecuencia de la acumulación de asociación de ideas: sueños, temores o fantasías grupales). La descarga resulta sorpresiva debido a la ausencia de relaciones causales y conscientes, dado que la tensión se ha acumulado en forma inconsciente.

Fenómeno de cadena

Los *fenómenos de cadena* (de ideas y sentimientos), surgen en los miembros como respuesta a la comunicación o actuación de uno de ellos, en virtud de inducción mutua, identificación y empatía. La *reacción en cadena* puede abarcar a todo el grupo o sólo a algunos integrantes y cuando no es posible discernir su relación con el estímulo que la provocó, es necesario investigarlo.

Fenómeno de resonancia

El *fenómeno de resonancia* es el efecto de los acontecimientos grupales sobre los miembros, que responden de acuerdo con su nivel de fijación o regresión. Las mismas circunstancias pueden activar en un miembro referencias al pecho materno, revelar a otros sus preocupaciones excretorias, su angustia de castración (14 y 43).

La interpretación

Como se mencionó con anterioridad, existen algunos pasos previos que preparan el camino a la *interpretación*. Así, la *explicación* intenta enseñar a los pacientes a comprender los términos del encuadre y reconocer la existencia de la fuerza de sus afectos y deseos inconscientes, para favorecer la interacción útil a los fines terapéuticos. La *aclaración* pretende esclarecer las experiencias comunes que surgen durante las sesiones grupales para lograr su comprensión e integración. La *confrontación* dirige la atención hacia aspectos de la interacción, sin tratar de descubrir sus significados latentes. La *interpretación* está diseñada para transmitir la comprensión del significado dinámico o latente de la conducta y comunicaciones de los pacientes y el de los sucesos que afectan al grupo.

Yalom (*op. cit.*) llama a la interpretación "iluminación" del proceso. Considera que "a pesar de su vasta complejidad, todas las interpretaciones conducen a unos pocos caminos comunes para el cambio. Estos caminos son producto de un proceso y no de una situación única." Y Slavson, (*op. cit.*) considera que la interpretación sólo se refiere a una contribución especial del psicoanalista en la traslación de Foulkes (afloración a la consciencia de lo reprimido inconsciente), en la que participa todo el grupo y a la cual colabora el analista confrontando, aclarando, ligando o interpretando (44).

Yalom señala que "hay una progresión, desde los comentarios sobre datos observables en la conducta del paciente hasta llamarle la atención sobre la similitud entre sus patrones de conducta en el aquí y ahora y en el mundo externo social. El terapeuta escolta a los miembros del grupo a través del siguiente proceso que lleva al cambio":

a) "Esto es lo que parece tu conducta (el paciente aprende a verse como lo ven los demás, a través de la retroalimentación que da paso a la auto-observación). b) He aquí lo que tu conducta hace que sientan los otros (aprendizaje del impacto de la conducta individual sobre los sentimientos de los otros miembros). c) Tu conducta influye de esta manera sobre lo que opinan de ti los demás (los miembros aprenden que, el ser valorados, respetados o desagradables, es resultado de su conducta hacia los demás). d) Tu conducta influye sobre la opinión que tienes de ti mismo en esta forma (con la información de los tres primeros pasos, los pacientes formulan autoevaluaciones, juzgan su propia valía y si merecen ser amados). El paciente se encuentra en la antecámara del cambio cuando entiende que sus relaciones con los demás y consigo mismo son resultado de su conducta, la cual no corresponde a sus intereses. El terapeuta está ahora en posición de cuestionar si el paciente está satisfecho con sus actos y el mundo que se ha creado" (53).

"El terapeuta debe remover los obstáculos que se oponen a la voluntad del paciente. En una u otra forma, los señalamientos interpretativos están diseñados para estimular el cambio. El terapeuta intenta guiar al paciente a la aceptación de que, para obtener lo que quiere, sólo él puede cambiar, sin gran riesgo, el mundo que se ha creado (responsabilidad). Así se ayuda a establecer el principio de causalidad, e identificar, descalificar y retar en el grupo, los peligros que los miembros creen que acompañan al cambio. Puede ser necesario interpretar la resistencia al cambio debida a la ganancia secundaria u ofrecer explicaciones para dar significado a la conducta del paciente, lo que generalmente incluye factores motivacionales fuera de su percepción" (53).

Para Bejarano, A. (1972) la *escucha analítica* de un grupo consiste en considerar su charla manifiesta y sus acciones como expresión, y a la vez ocultamiento, de su discurso latente, que debe descifrarse para restaurar su sentido en su especificidad grupal. Interpretar implica colocarse en *actitud interpretativa* lo cual es, para Puget, J. (et al., 1982), renunciar a imponer los modelos teóricos propios. Esto exige del terapeuta plasticidad yoica y una organización mental capaz de dividir un problema en sus diferentes elementos y formular una hipótesis deductiva, que permita a los pacientes aplicar este conocimiento a sus circunstancias vitales. Como un mismo mensaje se distorsiona en función de los distintos estados emocionales de los miembros del grupo, es importante captar de qué manera ha sido decodificada la misma interpretación por cada paciente (7 y 38).

El psicoanálisis considera, a partir de Sigmund Freud (17, 18, 19, 20, 21 y 22), que la resolución de la neurosis de transferencia (por medios exclusivamente interpretativos), es el único medio de evitar volver a enfermar, dado que la sustitución de los padres por el analista conduce al cambio estructural del superyó y a la convicción en el analizado de la validez de las conexiones construidas durante el análisis. Se utiliza la intensidad de la transferencia para vencer las resistencias, cuidando de que ni el amor ni el odio alcancen intensidades extremas. Sin embargo, el mismo Freud reconoció que los pacientes no pueden llevar todos sus conflictos instintivos a la situación transferencial.

La interpretación es, para psicoanalistas como Grinberg, L.; Langer, M. y Rodrigué, E. (*op. cit.*), un factor terapéutico de primer orden, hace consciente lo que está latente en el material expresado durante la sesión. El terapeuta deduce lo que concibe como significados o sentidos de la conducta verbal, pre y paraverbal de los pacientes. Intenta demostrar las resistencias y mecanismos defensivos que se oponen a la emergencia de lo reprimido y subraya las emociones existentes. Tiene en cuenta el continuo interjuego de introyección y proyección. Integra todo lo anterior dentro del marco de referencia del "aquí y ahora" de la sesión y de la transferencia y formula un enunciado a la vez profundo y asequible. La interpretación tiene en cuenta que, al revivir sus conflictos pasados en forma inconsciente, el individuo se coloca a sí mismo, y a los demás, en el rol necesario para realizar su fantasía. Cada uno condiciona así la actitud de los otros hacia él. Los autores recuerdan que Ezriel se pregunta siempre "¿en qué papel pretende colocarme inconscientemente el paciente, o qué tipo de relación intenta establecer con nosotros en este momento?" (25, 26 y 27).

Puget, J. (et al., *op. cit.*) ven en la interpretación una experiencia de des-ilusión, porque rompe la fantasía de fusión con un objeto imaginario e introduce la discriminación que posibilita el acceso al nivel vincular simbólico, con el reconocimiento de la presencia del otro como diferente del sí mismo imaginario e ideal. Salida del estado de fusión narcisista y pasaje a la triangulación, aceptación de la autonomía del otro. La interpretación de la transferencia a partir de la repetición de vínculos arcaicos en el aquí y ahora de la situación grupal permite reconocer las circunstancias histórico genéticas de cada uno de los integrantes del grupo (38).

O'Donnell, P. (1974) llama *intervención elucidativa* a aquélla cuya finalidad es "echar luz" sobre aspectos que no se relacionan esencialmente con el psiquismo individual, sino con elementos del contexto societario ocultos tras apariencias, por la "falsa consciencia." Intenta hacer consciente lo inconsciente del deseo del sistema social, para hacer emerger el contenido latente sometedor que existe en el discurso manifiesto de la ideología (35 y 36).

Anzieu, D. (1972) establece que la interpretación es la función principal del monitor, entendiéndose que un silencio, un gesto, una frase, aparentemente trivial, pueden ser una forma de interpretación o una vía hacia ésta. La interpretación comunica la confianza en la inteligibilidad del inconsciente y en la capacidad de llegar a comprenderlo. Interpretar no sólo es comprobar, sino explicar en la transferencia (3).

Pero, a pesar de la importancia de la interpretación como factor que promueve el cambio, el problema de cómo cura el análisis es un tema polémico dentro del psicoanálisis actual. Las distintas corrientes al respecto pueden resumirse en tres posturas teóricas, que sustentan técnicas sustancialmente diferentes (10, 47 y 48):

1) Una corriente, heredera directa de la tradición freudiana, privilegia la *interpretación transferencial* como factor mutativo por excelencia. Considera que todas las necesidades emocionales de los pacientes pueden atenderse en el marco del encuadre psicoanalítico tradicional. Por tanto, no avala ningún cambio significativo de la técnica, ni el abandono de la actitud abstinente del terapeuta.
2) Otros analistas suponen que la cura depende del *vínculo* entre paciente y terapeuta. Contemplan la transferencia no sólo como repetición, sino como expresión de necesidades vinculares insatisfechas en el curso del desarrollo estructural. La relación íntima, intensa y

prolongada con el analista, que proporciona un trato especial, facilita la regresión de los pacientes a la dependencia emocional infantil. Esto permite establecer una *experiencia emocional correctiva*, que satisface las necesidades emocionales frustradas en la infancia. El terapeuta abandona, aunque sea sólo por un tiempo, la actitud de neutralidad analítica. La interpretación tiene la función de preparar el desarrollo y la salida de la regresión.

3) La otra teoría sostiene que la enfermedad es consecuencia de lo que los pacientes ignoran sobre sí mismos y se curan al adquirir un nuevo conocimiento de su persona. Intenta la *resignificación* de la historia infantil, cegando sus lagunas mnémicas con recostrucciones parciales y nuevas construcciones que incluyen la realidad y el mito de la relación actual entre paciente y analista. La nueva información se transmite a través de la interpretación. El proceso analítico consiste en una transformación cognoscitiva o reinscripción, que cambia la forma del analizando de percibir y comprender el mundo, a los demás y a sí mismo.

En el ámbito propiamente grupal, Ezriel, H. (1950 y 1952) establece que la interpretación señala primero la *tensión grupal común* y necesita demostrar al paciente que adopta una estrategia conductual y no otra, para evitar temibles consecuencias catastróficas. En el momento en que el terapeuta demuestra, a través de la interpretación, que no se molesta ni rechaza los temidos deseos de los miembros del grupo, se inicia la prueba de la realidad, que permite a los pacientes manifestar abiertamente patrones de conducta hasta entonces reprimidos, e integrar la experiencia adquirida en esa sesión con otras situaciones del presente y de su pasado infantil, ajenas a la situación analítica.

En la interpretación se señalan: la labilidad, ambivalencia, proyección e inversión de los afectos (objetos buenos que se convierten en malos) y sus desplazamientos sobre los diversos objetos transferenciales. Esto exige un análisis permanente de la contratransferencia para apegarse al material, a sus modalidades y agentes resistenciales, sin olvidar el sentido general de la dinámica grupal. Además, es necesario elegir a qué nivel se dirigirá la interpretación, ya que en todo momento se expresan los diferentes registros de la psique (arcaico, preedípico, edípico: procesos primario y secundario; Eros y Thanatos; nivel familiar, societal, y presocietal) (8).

El grupo abre un doble campo a la interpretación: por un lado, trata de los problemas comunes que resultan de la dinámica inconsciente transindividual y actual (resistencias, inhibiciones, transferencias sobre los cuatro objetos transferenciales, ideología, mitos). Y por otra parte se ocupa de las relaciones mutuas de identificación y proyección entre los miembros, que a veces producen la dinámica grupal y en otras ocasiones son su producto. Interpretar en el "aquí y ahora" obliga a aprehender el inconsciente en la dimensión específica de sus manifestaciones grupales, dimensión "horizontal" (3).

La interpretación de la transferencia, aunque no necesariamente de la neurosis de transferencia, la resignificación de la historia infantil y la satisfacción de necesidades vinculares, son factores terapéuticos que utilizan, en diversas proporciones, los terapeutas individuales y los grupales. La importancia que les asignan los divide en las tres corrientes antes mencionadas, que tienen estrecha relación con divergencias en cuanto a estilos de liderazgo, tolerancia a la regresión de los pacientes y a modos de funcionamiento muy primitivos, incluso a niveles preverbales.

Desde el psicoanálisis individual se cuestiona la profundidad terapéutica de los grupos que "no tienen una historia en común previa a su inicio", lo que impide su resignificación. Esta crítica corresponde a la técnica, ya superada, de interpretar exclusivamente al grupo como un todo (véase el capítulo 5). La historia infantil se utiliza en las interpretaciones individuales en el grupo para trascender la simple experiencia emocional correctiva y comprender el pasado como algo vivo y activo en el presente, que además distorsiona la percepción realista del otro y produce, por ello, disfunciones en distintas áreas de la vida actual. La interpretación de los conflictos inconscientes entre los objetos internos tiende a recuperar los aspectos distorsionados y escindidos del *self* y por tanto, a modificar las relaciones objetales internas y externas. Las transferencias múltiples en el seno del grupo permiten conocer e interpretar las modalidades objetales y, por ende, vinculares de los pacientes, así como la organización de sus grupos internos (9, 38 y 39).

La interpretación como canal del vínculo, más allá de su contenido explícito, comunica al paciente que el analista está vivo, despierto, atento, interesado en el paciente y la forma en que valora sus expresiones y comunicaciones. Constituye una de las técnicas de reflejo que intentan devolver al paciente una imagen de sí mismo, tal como lo ve el terapeuta; actuación propositiva para establecer, desarrollar y preservar el vínculo terapéutico (47).

El grupo es el campo ideal para satisfacer la necesidades de relaciones vinculares frustradas en el curso del desarrollo. Fuera del campo de las fallas estructurales severas, los hijos únicos, que nunca tuvieron la oportunidad de competir, compartir responsabilidades y negociar diferencias con sus pares, con las consiguientes limitaciones sociales severas, forman en el grupo vínculos fraternos que los dotan de las funciones que no desarrollaron en la infancia, aunque posean una estructuración de nivel edípico. Los pacientes que propositiva o circunstancialmente quedan incluidos en un grupo en el que son el único miembro de su sexo o los primogénitos que se integran a un grupo en marcha, encuentran también la posibilidad de establecer vínculos que los ayudan a esclarecer y modificar los roles que les impuso su ubicación en la familia de origen (10).

Las encuestas de Dies, R. R. (1993) de 1983, 1986 y 1988 acerca de liderazgo en grupos de terapia breve, documentan el valor de la interpretación como vehículo principal para el cambio terapéutico. Las intervenciones que aportan elementos para comprender, explicar, aclarar, interpretar y orientar el cambio fomentan la mejoría de los pacientes en forma significativa. Las interpretaciones que integran el proceso grupal con la comprensión de las experiencias individuales extragrupo son más eficaces que las enfocadas a proporcionar *insight* genético, porque promueven la generalización a los problemas interpersonales contemporáneos de los pacientes. La facilitación de la expresión afectiva y el enfrentamiento de los temores aumentan los cambios conductuales y los cognoscitivos.

Aspectos técnicos de la interpretación

Los miembros del grupo aprenden a trabajar en la búsqueda del significado de la conducta. Al principio, es posible que acepten con mayor ecuanimidad y menor resistencia las manifestaciones, explicaciones, interpretaciones y consejos de sus compañeros, que no llevan la carga de la autoridad del terapeuta. Estas interpretaciones no interferidas por consideraciones técnicas, pueden adelantarse a las del terapeuta, lo que le allana el camino para profundizar el tema con el paciente. El grupo comunica sus interpretaciones en forma verbal y preverbal (risas, miradas que transmiten incredulidad, bostezos). Las interpretaciones de los miembros del grupo sobre la conducta de uno de ellos son numerosas, lo que unido a su reiteración a través del tiempo, termina por convencer al sujeto de la exactitud de sus observaciones. Las distintas percepciones de los miembros sobre la conducta y problemas de los demás integran, con frecuencia, interpretaciones más completas que las que puede aportar el terapeuta (3, 28, 34, 44 y 46).

Para interpretar en forma adecuada, el terapeuta debe conocer la dinámica y patología de cada paciente, comprender la significación de sus aportes en el momento, valorar su disponibilidad para la interpretación y las corrientes transferenciales hacia él y entre los distintos pacientes. Las interpretaciones que se dirigen al individuo relacionan su comportamiento con la historia personal. No se limitan a discutir exclusivamente las relaciones dentro del grupo, aunque incluyan las transferencias intragrupales. Utilizan también las relaciones con la familia de origen, objetos amorosos, colegas y otros para detectar las motivaciones inconscientes de la conducta. El terapeuta debe poder anticipar los probables efectos de sus observaciones, explicaciones e interpretaciones. Este criterio de anticipación es esencial para su labor, con el fin de evitar herir a los pacientes o incrementar sus resistencias (40 y 46).

Al igual que en la cura individual, en el grupo debe valorarse el momento adecuado para interpretar. Si la interpretación es prematura, aparece como poco convincente, intervencionista, "salvaje" y refuerza así la resistencia. Demasiado tardía ya no prende; los participantes olvidan el material que se dejó pasar; se reprime o desplaza su carga afectiva y la situación se estructura en exceso para poder analizarla. Las interpretaciones prematuras de emociones latentes pueden inhibir su ulterior manifestación y percepción por parte del grupo (8).

Los pacientes no se percatan, en ocasiones, de las emociones grupales cuando el trabajo terapéutico aún no es suficiente, porque no concentran su atención en ellas, sino en las de un miembro en particular. Para facilitar este reconocimiento es conveniente incluir en la interpretación las oscilaciones del clima grupal que se observan en distintos momentos. Esta práctica permite que, con el tiempo, los pacientes más avanzados no sólo reconozcan sus emociones, sino las de sus compañeros y del grupo en sí. El terapeuta sólo trae a la consciencia los significados presentes en las comunicaciones y sentimientos de los pacientes cuando se han vencido las represiones y resistencias que impiden la adquisición de *insight* con respecto al significado de su conducta. También es tiempo de interpretar cuando se manifiestan intensas situaciones resistenciales o transferenciales, sean éstas centrales o laterales y cuando la violencia de la interacción amenaza con desembocar en un *acting* (5, 29, 44 y 46).

Puget (et al., *op. cit.*) afirman que la interpretación se impone cuando se dan las siguientes condiciones: a) estereotipia de roles; b) amenaza de daño a un paciente por la identificación proyectiva de los demás; c) comprensión de motivaciones inconscientes o posibilidad de dar un significado a la red interaccional (38).

No debe esperarse que los miembros del grupo acepten siempre la interpretación, independientemente de la verdad de su contenido. Con frecuencia el paciente oye muchas veces la misma interpretación hasta que un día parece hacerle "clic", tal vez porque recibió el impacto de nuevos datos que la corroboran, o porque otro miembro le dice algo similar a lo que no puede escuchar del terapeuta. Para que se tolere la interpretación debe haber un clima de aceptación y confianza hacia quien la hace. Pero la disposición para recibirla también puede depender del tono, estilo, y modo de ser del terapeuta o compañero intérpretes, y del momento en que se formula (3 y 53).

La disminución de la resistencia y de los estados de angustia, el cambio de clima que se suscita casi inmediatamente y la emergencia de nuevos problemas, dan la pauta de la eficacia y oportunidad de la interpretación (27).

En el capítulo 5 se discutieron las ventajas y desventajas de interpretar exclusivamente al grupo como un todo, por lo que aquí sólo abordaré sus indicaciones en un encuadre que toma en consideración al individuo en su interacción con los compañeros y al terapeuta, dentro de una situación grupal que lo condiciona a responder en forma distinta a la que desarrolla en situaciones bipersonales.

La interpretación al grupo se dirige a señalar los elementos comunes de sus integrantes cuando su historia, relato o manifestaciones preverbales permiten concluir que existe tal comunidad. La interpretación transferencial en el "aquí y ahora", del "común denominador" de la tensión grupal favorece la cohesión e identificación de los pacientes. La universalización disminuye los sentimientos de culpa, angustia y aislamiento e inicia el desarrollo de un clima empático entre los miembros, que se reconocen como iguales (16, 23, 34 y 25).

En los inicios del grupo, la ansiedad de todos los participantes indica la necesidad de interpretaciones al grupo (desconfianza, temor al maltrato, a la locura, el contagio, crítica, rechazo), que surgen, a través de los relatos de los miembros, referentes a la problemática que los trae a la terapia o a las circunstancias vitales en las que se encuentran inmersos. No se personaliza, porque hacerlo establece un patrón radial de interacción con el terapeuta y porque los miembros pueden sentirse señalados como los más enfermos, resistentes, ignorantes o ineptos del grupo, con lo que sus defensas aumentan y se dificulta su integración al grupo. En cambio, percatarse de que todos temen, están ansiosos, desean mostrar sus mejores aspectos, por ejemplo, facilita la identificación recíproca y disminuye la ansiedad; porque los pacientes se sienten comprendidos por el terapeuta y los compañeros, ya que todos sufren o experimentan lo mismo. Las interpretaciones cambian dependiendo del material emergente, entre los inicios y el final del tratamiento, lo que se ejemplificará en los capítulos 17, 18 y 19.

Como regla general, siempre se aborda primero el tema crítico para la existencia o funcionamiento de todo el grupo, y después los asuntos interpersonales más restringidos. Así, el propósito de las interpretaciones al grupo puede ser el de eliminar algún obstáculo que obstruye el progreso de todo el grupo: normas grupales antiterapéuticas, bloqueos, evitación de temas y otras situaciones resistenciales del grupo. En estas circunstancias, conviene interpretar sueños, fantasías, fenómenos de espejo y silencios regresivos, refiriéndolos al aquí y ahora de un miembro o del grupo (37 y 53).

Que la interpretación se centre en el grupo no excluye que pueda poner de manifiesto el rol asumido por un inconsciente individual. Cuando el problema particular de un paciente repercute en el grupo, puede utilizarse el problema colectivo actual, o un fenómeno de la dinámica del grupo, para hacer comprender al individuo algo esencial acerca de su conflicto defensivo (3).

Pero como las interpretaciones que incluyen el concepto de "el grupo dice, siente o hace" entrañan el peligro de indiscriminación y de fomentar la creencia en la existencia de una superestructura, *el grupo*, que maneja los designios de los individuos que lo componen, algunos terapeutas prefieren usar el *ustedes* para referirse a un estado anímico o cualquier otro fenómeno que aparece en común. En los momentos en que hay una emoción compartida por todos los miembros del grupo, con sus diferentes cualidades e intensidad, puede tratarse al grupo como si fuera una persona y explorar el sentimiento común: "¿por qué están todos callados, perturbados, etcétera?", o bien: "veo que están todos disgustados conmigo, ¿qué los enojó?" (38 y 46).

Puget (et al., *op. cit.*) establecen cinco modelos de interpretación que emplean sucesiva o alternativamente y que intentan: a) Reconocer y destacar las configuraciones grupales y comprender sus motivaciones profundas. b) Diagnosticar la influencia de la patología de algún participante sobre la configuración grupal que se presenta. c) Determinar la modalidad vincular que establece un paciente con otro. d) Destacar el elemento individual de cada paciente que lo conecta con el problema común que se presenta, con el fin de evitar masificaciones defensivas y confusiones. e) Interpretación a cada uno de los miembros del grupo, en términos histórico-genéticos o situacionales. Estos modelos interpretativos pretenden dar cuenta de la existencia de: a) una estructura o red comunicacional con sus configuraciones típicas; b) los individuos con sus series complementarias; c) el uso que hace un individuo del otro o de los otros, para dramatizar sus conflictos; d) la existencia de personajes reales externos, que reciben y transforman los mensajes; e) el contexto terapéutico interaccional en el que se jerarquiza la comunicación y la comprensión (38).

Insight

El *insight* es un concepto que presupone una especie de introspección; implica una toma de contacto, intelectual y afectiva con vivencias que hasta ese momento habían permanecido inconscientes. Es la obtención de una visión adecuada o integrada del mundo interno como algo diferente del mundo externo. Los psicoanalistas asumen que el *insight* es un agente de cambio más poderoso y perdurable que la experiencia emocional correctiva, en cuanto a la modificación y disolución final de las estructuras neuróticas rígidas (4, 6, 26, 40 y 42).

La resolución de las resistencias es una precondición del *insight*, ya que éste implica la exploración de las interacciones grupales para detectar las distorsiones en las relaciones con los otros. La autoconfrontación con ideas y recuerdos resulta amenazante para el narcisismo del paciente, pero permite entender sus problemas de relación dentro y fuera del grupo. El afecto es el elemento primario para la psicoterapia psicoanalítica, pero por sí solo no produce cambios. Es el vehículo para entender el conflicto subyacente. La cognición liga el afecto presente con las experiencias pasadas. La integración cognitivo-afectiva es lo que genera el *insight* (4, 6, 26, 40 y 42).

En el grupo, muchas de las situaciones internas se viven como externas, debido al uso de mecanismos proyectivos. Esto facilita el acceso, reconocimiento, comprensión intelectual y emocional (*insight*) de los procesos internos hasta entonces desconocidos, por represión y negación. El terapeuta actúa como una pantalla de doble proyección, que posibilita una adecuada visión del "afuera", situación que permite corregir y reintegrar el mundo interno. A medida que surgen dentro del grupo las partes escindidas e inconscientes del *self*, el paciente empieza a verlas primero, como reflejo de los otros. Al final, el individuo termina por aceptarlas como parte de las fallas humanas comunes, que pueden enfrentarse, perdonarse y resolverse (2, 24 y 26).

Yalom (*op. cit.*) considera ambiguo el término *insight*, aunque reconoce su existencia cuando un individuo descubre algo importante sobre sí mismo (conducta, sistema motivacional, vida de fantasía o su inconsciente). Usa el término en un sentido general, que incluye esclarecimiento, explicación y depresión. Considera que, en la terapia grupal, los pacientes adquieren *insight* a través de un proceso interpersonal, similar al de teragnosis de Bach, G. R. (1979), que incluye: a) percatación de las conductas interpersonales y de la forma en que influyen en la impresión que se causa en los demás. b) Comprensión de lo que los pacientes hacen a los otros y con ellos. c) Aprendizaje sobre el porqué de la conducta interpersonal *insight motivacional*). d) *Insight genético*, que ayuda a los pacientes a entender cómo llegaron a ser lo que son, a comportarse como lo hacen, a través de la reconstrucción histórica de su desarrollo. Yalom (*op. cit.*) encuentra muy discutible la existencia de una relación significativa entre la adquisición de *insight* genético y la persistencia del cambio, ya que éste puede darse en ausencia de aquél.

Elaboración

Una vez obtenido el *insight* sobre psicodinamia y psicopatología, terapeuta y paciente buscan opciones alterativas ante la presencia del conflicto en las distintas áreas de la vida. Para algunos autores, la distinción entre psicoterapia analítica de grupo y otras terapias se centra en la presencia de elaboración e integración del proceso terapéutico. *Elaboración* es el análisis de las resistencias y otros factores que evitan el *insight*. Produce cambios significativos y duraderos en el paciente. En esencia, consiste en la repetición de las mismas interpretaciones, aunque modificadas de acuerdo con el material emergente en ese momento. Es tan importante en la psicoterapia de grupo como en la individual y se facilita en la primera gracias a la existencia de la regresión acelerada, que favorece el acceso a los conflictos inconscientes. La meta de la elaboración es hacer efectivo el *insight* (40).

El proceso de elaboración se facilita en el grupo, por la actuación, ante los otros, de conductas patológicas, que incluyen a uno o varios miembros. La repetición de diversas facetas del trastorno del paciente en las distintas fases del tratamiento es útil para reafirmar las ventajas de la realidad sobre la fantasía, lo que promueve la elaboración de anhelos compulsivos arcaicos hacia la elección final de alternativas razonables. Las variaciones en la composición del grupo constituyen una oportunidad para enfrentarse, una y otra vez con las actitudes que despierta la llegada de un nuevo rival o aliado, o la partida de alguien querido u odiado (32).

Asimismo, el relato que hacen otros miembros de problemas con su sexualidad, agresión, culpa, relaciones interpersonales, similares a los del paciente, enfrenta a éste, una y otra vez con sus conflictos inconscientes, repetición que culmina en su elaboración.

La elaboración es un proceso que requiere, por definición, un tiempo considerable. Algunos psicoanalistas dudan que en la psicoterapia de grupo pueda tener lugar un detallado proceso de elaboración porque, aunque pueda desarrollarse una neurosis de transferencia dentro del grupo, su extensión es limitada y se enfoca lo progresivo, no la transferencia regresiva como en el análisis individual. Para Slavson, S. R. (*op. cit.*), por ejemplo, la transferencia no puede ser tan intensa en los grupos como en el tratamiento individual, debido a la dilución provocada por los otros miembros. Otros consideran que la mutua rivalidad por el terapeuta que engendra la situación grupal, limita la regresión a nivel postedípico, o al del adolescente que intenta librarse de la dependencia parental. Piensan que esta limitación impide la adecuada elaboración (23).

Pero Ganzarain, R. (1989), entre otros terapeutas grupales, testimonia la presencia de neurosis de transferencia en los grupos, con profundas regresiones que producen intensas transferencias preedípicas al grupo como un todo (sentido frecuentemente como subrogado materno), a los otros miembros y al terapeuta. Estas regresiones permiten la elaboración de ansiedades psicóticas tempranas y de mecanismos de defensa primitivos. La elaboración es la característica esencial de la terapia psicoanalítica de grupo, que la distingue de otras modalidades de tratamiento grupal. Los terapeutas grupales no analíticos intentan promover abreacción o catarsis, más que elaboración (23).

Bibliografía

1. Alonso, A. y S. Rutan (1984), "The Impact of Object Relations Theory on Psychodynamic Group Therapy", en: *Am. J. Psychiatry,* 141 (II), pp. 1376-1380.
2. Alonso, A. y H.I. Swiller (1993), "Introducción, Defensa de la terapia de grupo", en *ídem,* (comps.), *Psicoterapia de grupo en la práctica clínica,* México, El Manual Moderno, 1995, pp.: XV-XIX.
3. Anzieu, D. (1972), "El monitor y su función interpretante", en Anzieu, D., A. Bejarano, R. Käes, A. Missenard y J.B. Pontalis, *El trabajo psicoanalítico en los grupos,* México, Siglo XXI Editores, 1978, parte III, pp. 233-348.
4. Bach, G.R. (1979), "Observaciones sobre la transferencia y las relaciones de objeto desde el punto de vista de la dinámica de grupo", en M. Kissen (comp.), *Dinámica de grupo y análisis de grupo,* México, Limusa, cap. XIX, pp. 313-325.
5. ——— (1984), "Tratamiento de las primeras resistencias", en *ídem, Psicoterapia intensiva del grupo,* Buenos Aires, Ediciones Hormé, SAE 3a. ed., cap. IV, pp. 49-62.
6. Baker, M.N. y H.S. Baker (1993) "Contribuciones de la psicología del sí mismo a la teoría y práctica de la psicoterapia de grupo", en A. Alonso y H.I. Swiller (comps.), *Psicoterapia de grupo en la práctica clínica,* México, El Manual Moderno, 1995, cap. III, pp. 47-66.
7. Bejarano, A. (1972), "Resistencia y transferencia en los grupos", en D. Anzieu, A. Bejarano, R. Käes, A. Missenard y J.B. Pontalis, *El trabajo psicoanalítico en los grupos,* México, Siglo XXI Editores, 1978, parte II, cap. I, pp. 119-123.
8. ———, "El liderazgo como función de resistencia y de transferencia", parte II, cap. IV, pp. 136-184.
9. Bernard, H.S., R.H. Klein, y D. Singer (1992), "Summary, Recent Theoretical Developments", en R.H. Klein, H.S. Bernard, y D.L. Singer, (eds.), *Handbook of Contemporary Group Psychotherapy,* EE.UU., Internat, Univ. Press, Inc., 2a. ed., 1995, pp. 125-139.
10. Díaz Portillo, I. (1992), "El papel de la neurosis de transferencia en el análisis grupal", en: *Rev. Análisis grupal, México,* VIII (1), pp. 67-74.
11. Dies, R.R. (1993), "Investigación en psicoterapia de grupo, Perspectiva general y aplicaciones clínicas", en A. Alonso y H.I. Swiller (comps.), *Psi-*

coterapia de grupo en la práctica clínica, México, El Manual Moderno, 1995, cap. XXIV, pp. 463-507.
12. Ezriel, H. (1950), "A Psychoanalytic Approach to Group Treatment", en: *Br. J. Med. Psychol,* XXIII, pp. 59-75.
13. —— (1952), "Notes on Analytic Group Psychotherapy Interpretation and Investigation", en: *Psychiatry,* XV, pp. 119-132.
14. Foulkes, S.H. y E.J. Anthony (1957), "Metateoría, Especulaciones sobre el desarrollo teórico y práctico", en *ídem, Psicoterapia de grupo,* Buenos Aires, Paidós, 1964, cap. IX, pp. 219-239.
15. Foulkes, S.H. (1975), "La situación grupoanalítica", en *ídem, Psicoterapia grupo-analítica, Método y principios,* Barcelona, Gedisa, 1981, cap. V, pp. 165-196.
16. —— (1976), "Dinámica analítica de grupo con referencia específica a conceptos psicoanalíticos", en M. Kissen, (comp.), *Dinámica de grupo y psicoanálisis de grupo,* México, Limusa, 1979, cap. XVIII, pp. 297-309.
17. Freud, S. (1905) [1901], *Fragment of an Analysis of a Case of Hysteria,* The Standard Edition, London, The Hogarth Press, 4a. ed., 1964, VII, 1-122.
18. —— (1912), *The Dynamics of Transference,* XII, 97-107.
19. —— (1914), *Remembering, Repeating and Working Through,* XII, 145-156.
20. —— (1915 [1914]), *Observations on Transference-Love,* XII, 157-170.
21. —— (1916) [1915], *Introductory Lectures on Psycho-Analysis,* XVI, 241-476.
22. —— (1937), *Analysis Terminable and Interminable,* XXIII, 209-254.
23. Ganzarain, R. (1989), "Working Through in Analytic Group Psychotherapy", en *Ibidem, Object Relations Group Psychotherapy,* Madison, Conn. International Universities Press, 2a. ed., 1990, cap. VIII, pp. 153-168.
24. ——, "An Object Relations Approach to Hypochondriasis", cap. X, pp. 177-219.
25. Grinberg, L., M. Langer y E. Rodrigué (1957), "Historia y encuadre de la psicoterapia del grupo", en *ídem, Psicoterapia del grupo,* Buenos Aires, Paidós, 5a. ed., 1977, cap. I, pp.19-35.
26. ——, "Diferencias del grupo social y del grupo terapéutico", cap. II, pp. 36-51.
27. ——, "Mecanismos de curación en el grupo", cap. VI, pp. 140-166.
28. Grotjahn, M. (1977), "Introducción", en *ídem, El arte y la técnica grupal analítica,* Buenos Aires, Paidós, 1979, pp. 15-20.
29. Kadis, A., J. Krasner, C. Winick y S.H. Foulkes (1969), "Algunos fenómenos de grupo", en *ídem, Manual de psicoterapia de grupo,* México, Fondo de Cultura Económica, cap. VII, pp. 69-119.
30. Kaës, R. (1994), "Las condiciones de posibilidad del proceso asociativo en los grupos", en *ídem, La invención psicoanalítica del grupo,* Asociac. Argentina de Psicol. y Psicoter. de Grupo, Buenos Aires, pp. 41-54.
31. ——, "La cadena asociativa grupal", pp. 55-69.
32. Kutash, I.L. y A. Wolf (1993), "Psychoanalysis in Groups", en H.I. Kaplan, y N.J. Sadock (Comps.), *Comprehensive Group Psychotherapy,* Baltimore, Williams y Wilkins, 3a. ed., pp. 126-138.
33. K.R. MacKenzie (1992), "Mechanisms of Group Psychotherapy, Processes and Dynamics, *Raymond J. Corsini and Bina Rosennerg*", en *ídem,*

Classics in Group Psychotherapy, Nueva York, London, The Guilford Press, pp. 144-153.
34. Mullan, H. y M. Rosenbaum (1962), "The Group Psychotherapeutic Techniques", en *Ibidem, Group Psychotherapy, Theory and Practice,* Nueva York, The Free Press, cap. x, pp. 161-213.
35. O'Donnell, P. (1974), "Grupo", en *ídem, Teoría y técnica de la psicoterapia grupal,* Buenos Aires, Amorrortu Editores, cap. I, pp. 9-25.
36. ———, "Conducta", cap. II, pp. 26-54.
37. Pines, M. y L.E. Hearst (1993), "Group Analysis", en H.I. Kaplan y N.J. Sadock (Comps.), *Comprehensive Group Psychotherapy,* Baltimore, Williams y Wilkins, 3a. ed., pp. 146-156.
38. Puget, J., M. Bernard, G. Games Chaves y E. Romano (1982), "Modelo de interpretación", en *ídem, El grupo y sus configuraciones,* Argentina, Lugar Editorial, pp. 143-177.
39. Rice, C. (1992), "Contributions from Object Relations Theory", en R.H. Klein, H.S. Bernard, y D.L. Singer (edits.), *Handbook of Contemporary Group Psychotherapy,* EE.UU. Internat Univ. Press Inc. 2a. ed., 1995, pp. 27-54.
40. Rosenthal, L. (1993), "Resistance and Working Through in Group Psychotherapy", en H.I. Kaplan y N.J. Sadock (comps.), *Comprehensive Group Psychotherapy,* Baltimore, Williams y Wilkins, 3a. ed., pp. 105-115.
41. Rutan, J.S. (1995), "Prefacio", en A. Alonso y H.I. Swiller (comps.), *Psicoterapia de grupo en la práctica clínica,* México, El Manual Moderno, 1995, p. XII.
42. Slavson, S.R. (1953), "Dinámicas básicas de la psicoterapia grupal", en *ídem, Tratado de psicoterapia grupal analítica,* Buenos Aires, Paidós, 1976, cap. v, pp. 122-165.
43. ———, "Algunas orientaciones para la constitución de los grupos", cap, VII, pp. 183-212.
44. ———, "La sesión grupal analítica, su fenomenología", cap. x, pp. 258-296.
45. ———, "La sesión en psicoterapia grupal analítica, su dinámica", cap. XI, pp. 297-331.
46. ———, "La sesión en psicoterapia grupal analítica, Regresión y acting out", cap. XII, pp. 332-358.
47. Tubert, O.J. (1993), "La función de la interpretación", en: *Jornada Psicoanalítica, APJ,* v(3), pp. 7-18.
48. Vives, J. (1989), El mecanismo de la acción terapéutica en psicoterapia analítica de grupo", en: *Rev. Análisis Grupal,* México, Número Especial, pp. 25-40.
49. Yalom, I. (1975), "Curative Factors in Group Therapy", en *ídem, The Theory and Practice of Group Psychotherapy,* Nueva York, Basic Books, Inc. cap. I, pp. 3-18.
50. ———, "Interpersonal Learning", cap. II, pp. 19-44.
51. ———, "Group Cohesiveness", cap. III, pp. 45-69.
52. ———, "The Therapeutic Factors, An Integration", cap. IV, pp, 68-105.
53. ———, "The Therapist: Basic Tasks", cap. v, pp. 106-128.

Parte II
Elementos del proceso grupal

Capítulo 8

El terapeuta

El terapeuta grupal está expuesto a una gran diversidad de estímulos que reducen su habilidad para observar las dinámicas individuales, reacciones transferenciales y contratransferenciales, sus propios *actings* y los de los miembros. Necesita observar y tolerar los intensos intercambios emocionales que se producen durante las relaciones interpersonales en el "aquí" y "ahora" del grupo, que incluyen los sentimientos de cada miembro hacia él y hacia los demás, así como su propia contratransferencia hacia cada miembro y hacia el grupo como un todo. Además está menos protegido de la mirada de los pacientes que en la terapia individual. El impacto acumulativo de esta gran cantidad de estimulación pone seriamente a prueba su capacidad para registrar todos estos fenómenos y para actuar en forma terapéutica (33 y 45).

El terapeuta debe estar dispuesto para "la escucha analítica del grupo", que para Bejarano, A. (1972), consiste en considerar el discurso y la acción manifiestos del grupo, como expresión y a la vez ocultamiento de su discurso latente. Al igual que para entender un sueño (y en la cura individual), el terapeuta de grupo debe descifrar ese discurso latente para restaurar la especificidad grupal de su sentido y, si es adecuado, para interpretarlo. En el intervalo entre discurso manifiesto y latente se deben reconocer los efectos del inconsciente, que se expresan a través del juego de los mecanismos de defensa que lo caracterizan. Estos mecanismos, síntoma de los "conflictos defensivos" se elaboran en resistencias, que se actualizan en la transferencia, con las formas específicas que asumen ambas en los grupos (9).

Puget, J. (et al., 1982) señalan que el terapeuta desempeña una función analítica, que se basa en la capacidad de escuchar mensajes latentes, descubrir las relaciones causales de las pautas de conducta y crear una nueva semántica de comunicación intrapsíquica e intersubjetiva con los objetos externos o personajes reales integrantes del grupo, que permite observar y elaborar hipótesis esclarecedoras. Las bases del ejercicio de la función analítica son: la observación de las configuraciones grupales, el reconocimiento de la particular modalidad de cada integrante, la captación de los cambios y la capacidad de discriminar y tolerar la ansiedad. La atención flotante en la escucha del paciente individual se reemplaza por una atención seleccionadora de estímulos en el grupo. El terapeuta de grupo recupera un "tiempo para pensar" cuando la dinámica de la comunicación le permite colocarse en la posición de observador. Es una pantalla de proyecciones significativas y un participante activo en el proceso de comunicación (30 y 31).

Las características del terapeuta (carácter, actitud, objetividad, honestidad, espontaneidad, responsabilidad, serenidad, sensibilidad) tienen al menos tanta importancia como lo que hace. Los pacientes tienden a imitarlo y a adoptar sus actitudes y valores en el proceso de fortalecimiento del yo y de reajuste del superyó. Por tanto, su genuina o fingida aceptación a las diferencias individuales se verá reflejada en la tolerancia o intolerancia del grupo a las discrepancias. Mientras más amplias su cultura y educación (conocimientos sobre filosofía, metáforas, anécdotas, mitos, historias populares, refranes, juegos de palabras), más extensos serán sus recursos para comprender el "aquí y ahora" grupal y aumentar la eficacia de su tarea. Pero también es necesario que posea un marco de referencia teórico y conozca ampliamente las presiones de las normas sociales a las que se encuentran sometidos los integrantes del grupo (2, 6, 42 y 45).

Las cualidades que consideran necesarias diversos autores para que el terapeuta lleve a cabo una psicoterapia efectiva son, entre otras, las siguientes: honestidad, interés, capacidad de aceptación incondicional genuina, calidez no posesiva, auténtica motivación de ayudar a los demás, empatía adecuada, curiosidad y espíritu de investigación sin abandonar el lugar de miembro participante por el de "observador parásito." Debe sentirse cómodo en grupos en los que predominan las expresiones francas, no inhibidas, tanto sexuales como agresivas y confiar en los aportes positivos del grupo al individuo. Sean cuales fueren los valores sociales, políticos y morales del terapeuta, se espera que respete la individualidad de sus pacientes y se despoje de todo vestigio de omnipotencia, para poder así reafirmar el valor esencial de la interacción, percepciones e *insight* de los miembros del grupo. En ausencia de estos factores es imposible una terapia eficaz. Pero su presencia no garantiza el buen éxito de un tratamiento (5, 6, 24, 27, 37, 42, 45, 46, y 48).

La intensidad y autenticidad de la comunicación y la interacción en el grupo depende mucho más de la libertad, espontaneidad y capacidad de respuesta del terapeuta que en el psicoanálisis individual. Pero también es importante al respecto, la adecuada composición del grupo. La multiplicidad de transferencias grupales impone al terapeuta mayores exigencias que el tratamiento individual. Como en éste, es necesario establecer una atmósfera de "espontaneidad y subjetividad", ambiente contenedor, de seguridad, que permita compartir fantasías, deseos, impulsos, sentimientos y temores, y que aporte además, estructuras, normas y límites hacia el afuera adecuados. Identificados con estas actividades del terapeuta, los miembros devienen una familia acrítica, que perdona, comprende empáticamente y apoya ante los conflictos. Aprendizaje que les permite, a la postre, realizar el trabajo de explorarse a sí mismos (1, 11, 15, 16, 26, 27, 32, 44 y 36).

Un terapeuta empeñado en ser siempre la figura central, priva a sus pacientes de la oportunidad de superar su desconfianza pregenital en favor de una agresividad responsable. Debe reconocer que no puede pretender captar siempre, con exactitud, la gama completa de las experiencias emocionales que se presentan en el grupo. Aceptar su falibilidad, sin protegerse en una actitud fría y distante que lleva a los pacientes a sentirse descalificados en sus percepciones, evita que aumente la impotencia y se produzca o incremente la confusión de los miembros más perturbados. Reconocer los errores no implica, de ninguna manera, abdicar de la responsabilidad terapéutica para convertirse en "uno más de los muchachos", actitud que da por resultado un grupo confuso, incapaz de trabajar fructíferamente sobre sus problemas transferenciales (4, 6 y 48).

La naturaleza y grado de transparencia (autorevelación, autodescubrimiento) que se permiten los terapeutas es muy variada. Para la postura analítica tradicional, que contempla en la resolución de la transferencia el motor de la cura, se requiere del anonimato u opacidad del terapeuta para favorecer la emergencia de sentimientos inadecuados hacia él. Se piensa que la curiosidad del grupo sobre el terapeuta es insaciable; pero en realidad, los miembros también requieren que el terapeuta permanezca desconocido y poderoso. La mayoría de los terapeutas prefiere no revelar aspectos de su vida personal al grupo, aunque algunos lo hacen con la finalidad de proveer un modelo a sus pacientes. Muchos se niegan a autorrevelarse porque temen que se les vea humanos.

El terapeuta no está en el grupo primariamente para ser honesto o auténtico, sino responsable. Transparencia y autenticidad no son un fin en sí mismas, sino un medio para un fin: facilitar la resolución de la transferencia; modelar la forma de establecer normas terapéuticas; ayudar al aprendizaje interpersonal de los miembros; intentar demostrar y mantener la aceptación hacia los pacientes. En cada revelación de sí, el terapeuta descubre algo de su mundo interno, lo cual resuena en el aquí y ahora del grupo. Su transparencia no siempre tiene efectos positivos. Debe considerar si lo que dice o hace interferirá con su función terapéutica, porque el exceso de descubrimiento lo puede convertir en tirano, libre y espontáneo, pero con un papel tan estrecho y restringido como el del líder tradicional de la "pantalla en blanco." La transparencia puede ser defensiva o utilizarse para agredir a algunos miembros. Por todo lo anterior, la conducta adecuada ante las preguntas de los pacientes respecto al terapeuta, es investigar antes de contestar, si esto último resulta indicado después de la exploración (45, 47 y 49).

Una parte de la honestidad y transparencia del terapeuta se expresa en el contrato. El terapeuta se compromete a realizar un trabajo y espera recibir el pago correspondiente. En la práctica privada determina, sin interferencias ajenas, el monto de sus honorarios. Tiene derecho a cobrar lo que juzgue conveniente, así como los pacientes tienen el de rechazar estipendios que les parecen excesivos o están fuera de su alcance real. Puede establecer cuotas diferenciales, a sabiendas de que, quienes pagan menos, requerirán de un mayor trabajo para manifestar sentimientos hostiles hacia él y tenderán a idealizarlo, así como a despertar la envidia de los demás por sentirlos favorecidos por el terapeuta. Pero si éste no resolvió en su análisis personal el significado inconsciente que para él tiene el dinero, su actitud ambivalente ante el pago de los pacientes abrirá el nicho que aloja la resistencia a discutir, con franqueza, los retrasos de pago resistenciales y diferenciarlos de aquéllos que corresponden a situaciones reales de imposibilidad económica temporal, que no requieren de interpretación, sino de confianza en la capacidad del paciente para resolver la crisis, tolerar su deuda y liquidarla en cuanto le es posible.

La igualdad representa un reto para el líder, en especial cuando se trata de un terapeuta individual, quien por tradición y por los requerimientos de su función, se inclina a tomar la posición de figura de autoridad, lo que le impide funcionar en un ambiente igualitario. Muchos terapeutas confunden democracia con anarquía. Tratan de evitar dirigir y preguntar, como si esto implicara asumir un rol autoritario, sin percatarse de que entronizan estos procedimientos como legisladores autocráticos, que deciden no divulgar lo que saben, independientemente de las peticiones del grupo; lo que también constituye una falta de respeto. Esta conducta es artificial y contraria al principio básico de la terapia grupal, según el cual cada miembro, incluido el terapeuta, no debiera tener falsas pretensiones y escondrijos. El entrenamiento de los terapeutas grupales enfatiza la habilidad para funcionar como un igual, el tener la humildad suficiente para considerarse un simple ser, un humano, independientemente de las diferencias individuales que existen, tanto en el grupo como en cualquier otro lugar del mundo. Bajo estas condiciones, los buenos terapeutas de grupo aprenden de la experiencia humana que proporciona el clima social del grupo terapéutico, que no se encuentra en ningún otro lado (22 y 28).

La función interpretante del terapeuta es lo que lo distingue inicialmente de los otros miembros, a los que se asemeja en su implicación personal en el proceso. Para encontrar el sentido de la situación grupal, el terapeuta debe tener libre acceso a sus sentimientos. Si al señalar los afectos que surgen en los miembros, o al comunicar los propios, asume la posición de un superyó sádico, traumatiza y culpabiliza a los participantes sin hacer avanzar el trabajo de interpretación. Por el contrario, si comparte el malestar que el grupo vive de una manera aún confusa y describe lo que él siente, puede facilitar a los miembros la verbalización de ese malestar y preparar la toma de consciencia del tipo de angustia (persecutoria, depresiva, de castración) en juego. Del mismo modo en que la regla fundamental de los participantes requiere que sean libres, la situación grupal requiere que el monitor sea natural (2).

El terapeuta es el único responsable de la creación y reunión del grupo; iniciador, catalizador y protector de la tarea grupal y procesador e intérprete de la información. Establece: las metas del grupo sobre bases científicas, no dogmáticas; el tiempo y lugar para los encuentros; hace el contrato con los miembros; los protege de lesiones y además fija la terminación de la terapia en el punto adecuado. Su selección y preparación de los futuros integrantes influye decisivamente en el destino del grupo. El terapeuta debe ser puntual porque, de lo contrario, establece una norma antiterapéutica que adoptarán los pacientes. Así mismo, debe anunciar sus ausencias. Todos podemos tener situaciones imprevistas que impiden avisar todas las suspensiones con suficiente anticipación. Pero es obvio que esta razón no es válida cuando se trata de vacaciones, congresos y otras ausencias previsibles (6, 35, 36, 45 y 48).

El terapeuta debe estar alerta a los posibles significados emocionales ocultos de las comunicaciones, interacciones, postura, gestos y demás manifestaciones físicas de los miembros y prestar atención a las discusiones del grupo, aun en los casos en que éstas parezcan superficiales y carentes de objetivo. Las respuestas faciales, corporales, el tono, ritmo y velocidad del discurso permiten reconocer las emociones y estado físico de los pacientes (enfermedad, cansancio, somnolencia). En ocasiones estas comunicaciones preverbales resultan más significativas que las verbales, que pueden utilizarse para encubrir los verdaderos sentimientos. El terapeuta debe poder diferenciar la expresión genuina de necesidades y afectos de las manifestaciones histriónicas o manipulatorias. Interroga, recuerda temas, recapitula y facilita el pasaje a tópicos cargados de emociones. Ayuda a explicitar ideas sin caer en intelectualizaciones evitadoras de sentimientos y alienta la comprensión de las fuerzas inconscientes en acción, con lo que estimula la introspección y autoanálisis y aumenta la cultura psicológica del grupo. Evalúa la disponibilidad de los pacientes para la interpretación y el *insight*, dependiendo del trabajo previo que ha realizado sobre las defensas de los miembros del grupo, para evitar que al profundizar la exploración de los conflictos se genere tanta angustia que se incremente la resistencia. También señala e interpreta las tensiones grupales (7, 14, 18, 21, 25, 37, 38 y 40).

Al atender el proceso grupal, el terapeuta ve no sólo el contenido de las comunicaciones, sino el *cómo* y el *por qué* (aspecto metacomunicacional del mensaje). Observa por qué es siempre el mismo miembro el que inicia la sesión; otro se muestra vulnerable, demandante o impulsivo; qué lugar elige cada quién para sentarse, quién ataca o apoya a quién y los movimientos que lo acercan o alejan de algo o alguien. Toma en cuenta las señales de resistencia consistentes en retrasos, ausencias, evasión de miradas, movimientos corporales que revelan impaciencia, angustia y otros afectos, que se manifiestan a través de miradas al reloj o al techo, balanceo de extremidades inferiores, expresión facial y arreglo. También presta atención a los signos de enfermedad física, a la discrepancia entre verbalización y conducta; omisiones, dificultades y evasiones defensivas en la comunicación; olvido del nombre de los compañeros, lapsus y otros. La comunicación de estas observaciones y, de ser conveniente, su exploración, enseña al grupo que, descubrir el significado oculto de la conducta implica primero registrar lo que acontece en la interacción, para después interrogarse sobre su posible sentido (12, 13 y 48).

Las intervenciones del terapeuta deben tender a lograr que continúe el curso de los aportes de los pacientes, si son fructíferos o prometen serlo, y a facilitar la catarsis, por lo que participa lo menos posible mientras la asociación libre fluya sin obstáculos. A pesar de la emergencia de emociones desagradables no usa su influencia para inspirar bienestar. Pero regula la regresión a un nivel óptimo (a mayor silencio, frustración, comentarios restringidos al análisis e interpretaciones frecuentes de la transferencia central, mayor la regresión). El terapeuta transmite un interés silencioso a través de su actitud, gestos, observaciones breves, monosílabos. Escucha empática y acrítica que favorece la revelación y catarsis de los contenidos más profundos de la personalidad. Si no responde en lo absoluto a las manifestaciones de los pacientes y mantiene un exterior frío ante quien se halla profundamente afectado, éste se vive rechazado, no querido y herido por la indiferencia del terapeuta, con lo que se renuevan las situaciones traumáticas de la infancia. Distancia no es igual a insensibilidad o indiferencia. En la terapia grupal las interacciones son profundamente humanas y personales, por lo que no se concibe al terapeuta como opaco e impersonal (17, 27, 34, 41 y 42).

Para la mayor parte de los terapeutas seguidores de la psicología del *self*, la tarea del terapeuta es proveer (o ayudar a que el grupo responda en forma óptima) a lo que el paciente necesita y busca en el tratamiento, a través del suministro de espejeo, empatía y objetos idealizados y alterego, para llevar a cabo la internalización transmutadora que requiere. Mientras algunos seguidores de esta orientación teórica, como Stone, W. N. (1992), consideran que el terapeuta no debe interpretar, Kibel, H. D. (1992) establece que esta es su tarea principal frente a la resistencia y transferencia individual y grupal (3, 11, 12 y 43).

O'Donnell, P. (1974) afirma que el terapeuta "ortodoxo" se erige en líder autocrático, incapaz de discernir entre rol y persona. Su contraparte a-directiva, se da cuando se erige en líder demagógico, negación defensiva del deseo de omnipotencia; "impostor" en la medida en que, con una estructura autocrática, muestra una apariencia democrática, cayendo a veces, en situaciones de *laissez faire*. El rol de psicoterapeuta implica tolerar, en ciertos momentos, ser colocado en el lugar del "chivo expiatorio", no en el de ideal del yo, y adoptar una conducta que facilita el que los miembros del grupo tomen iniciativas (como proponer dramatizaciones o acuerden apoyarse durante las vacaciones del terapeuta).

El rol de "terapeuta serio" implica, según O'Donnell, una serie de normas explícitas: consultorio elegante y "neutro", manejo de encuadre seguro y formación en instituciones avaladas por la sociedad, entre otros. Rol que implícitamente remite a la ficción de un miembro "sano" de la sociedad, que disimula con su actitud serena y controlada el autoritarismo de su silencio. Sus interpretaciones "al grupo" cosifican, someten a través de anular la realidad en favor de lo transferencial. Inoculan la enfermedad en sus pacientes mediante el fomento de lo regresivo. Los aspectos técnicos de la práctica del psicoanálisis ortodoxo (terapeuta silencioso y distante, por ejemplo), más allá de los fundamentos teóricos que los validan, delimitan dos roles perfectamente diferenciados e inamovibles: el de enfermo y el del que cura (10 y 28).

El terapeuta de grupo no es inmune a los deseos destructivos hacia sus grupos, lo que puede manifestarse en la formación de agrupamientos mal acoplados, condenados a desintegrarse. O puede favorecer comportamientos destructivos, como permitir que el grupo disminuya, porque rechaza a posibles nuevos miembros, ya que los incluye sin la preparación necesaria, tanto para ellos como para el grupo. Puede inducir a los pacientes a entablar contactos individuales; establecer contratos confusos o contradictorios; ausentarse en forma abrupta y repetida. El proceso terapéutico se ve interferido por la existencia de "puntos ciegos" en el terapeuta, los cuales pueden llevarlo a insistir sobre determinados temas, con lo que impide la libre interacción. Si pierde la empatía, manifestará impaciencia o enojo. Y si se deja arrastrar por su contratransferencia puede mostrar preferencia por algunos pacientes; intervenir e interpretar fuera de tiempo y no percibir el contenido latente de lo que sucede en el grupo (33 y 40).

El terapeuta hostil puede activar esta tendencia en sus pacientes, o inhibirla como resultado de una formación reactiva. En ambos casos se crea un clima inadecuado para la terapia porque incrementa la tensión grupal en forma tal, que amenaza la existencia misma del grupo y puede hacer fracasar la terapia. El narcisismo patológico lleva al terapeuta a actitudes de dominio y exhibicionismo que incluyen la necesidad de demostrar brillantez intelectual, amplia cultura y otros dones excepcionales, o puede producir una pasividad excesiva como defensa contra la culpa que le produce el deseo de dirigir. Otra fuente inconsciente de pasividad es el voyeurismo clínico, que sirve como defensa contra la abrumadora necesidad, por parte del terapeuta, de ser él mismo un paciente, uno de los muchachos, en lugar de sobrellevar las responsabilidades del liderazgo apropiado. La envidia por las capacidades y recursos de sus pacientes lo puede llevar a interferir con la interacción que les permite explorarse, cuestionarse, interpretarse y ofrecerse mutuamente *insight*. Cuando el grupo percibe en el terapeuta un objetivo extraterapéutico, puede resistirse a la mejoría para vencerlo o someterse a él y obtener sólo un alivio sintomático (8, 9. 10. 15, 16, 23, 39 y 42).

Los miembros se unen en ocasiones para atacar, herir, disgustar o decepcionar al terapeuta, situación necesaria para liberarse de las connotaciones mágicas y omnipotentes de la hostilidad. Toda muestra de vulnerabilidad por parte del terapeuta intensifica y moviliza la agresión en los pacientes. Si él responde a la hostilidad con hostilidad, resentimiento, desaprobación o ansiedad, niega el propósito de la terapia. Algunos terapeutas rehuyen la agresión adoptando una actitud de extrema amabilidad, simpatía y paternalismo, o rebajan su *status* al de un miembro más del grupo, inclusive al punto de discutir sus problemas personales. Ambas actitudes reducen los resultados terapéuticos a una simple mejoría sintomática. Por otra parte, el terapeuta que posee necesidades traumatofílicas puede activar la agresión en sus grupos en forma manifiesta o sutil, porque las dificultades resultantes le proporcionan satisfacción inconsciente. O puede sentirse más eficaz e importante cuando las cosas se tornan difíciles (41 y 42).

Los pacientes registran durante las sesiones, las frustraciones, incomodidad, dudas, confusión, enojo, ansiedad, encubiertas y manifiestas del terapeuta y terminan confrontándolo con sus características indeseables. Tolerar con ecuanimidad el ataque no es tarea fácil, porque los terapeutas tienen también la necesidad de ser aceptados. Pero si soportan la confrontación, pueden resolver las contratransferencias que limitan la efectividad del grupo y madurar a través de los años, junto con sus pacientes (26).

El terapeuta debería haber superado sus conflictos neuróticos, sin residuos de amargura o cinismo, sentimientos cuya existencia puede reforzar los de los pacientes. Si el terapeuta teme al grupo por haber sufrido ataques o humillaciones en situaciones grupales, o se siente insatisfecho con su aspecto físico, sexualidad, habilidades sociales o capacidad profesional, su tensión puede conducirlo a descargar sus sentimientos en forma verbal o motriz, a autoafirmarse en forma excesiva y agresiva. Todo esto desencadena la ansiedad de los pacientes y puede desintegrar al grupo. Los mismos problemas pueden hacer que el terapeuta se refugie en el mutismo y la distancia. Su necesidad de adoración, aprobación y respeto por parte del grupo para alimentar su grandiosidad, puede llevarlo a coludirse con los pacientes para evitar el cambio. Estancamiento que lo ayuda a no sentir la necesidad de relaciones íntimas en su vida personal (42 y 45).

Superar los obstáculos que interfieren con la labor terapéutica implica una formación especializada rigurosa y análisis personal en grupo. Si uno de los requisitos para ser un buen terapeuta de grupo es despojarse de todo vestigio de omnipotencia, pensar que la formación como terapeuta individual capacita para trabajar con grupos implica negar que el individuo se comporta diferente en la díada y en el grupo. Para ocultar la ignorancia sobre la dinámica grupal, se retorna a lo único que se conoce: hacer análisis individual en grupo, con lo que se logra multiplicar los ingresos económicos y aprovecharse de la transferencia central para perpetuar el narcisismo de la transferencia idealizadora y colocarse en el lugar del único que puede y sabe ayudar a los demás.

Aunque los requisitos de los Institutos para la formación de terapeutas de grupo no están unificados, en muchos de ellos el entrenamiento dura cuatro años. Incluye seminarios teóricos y técnicos y supervisión de la práctica clínica (29).

En la Asociación Mexicana de Psicoterapia Analítica de Grupo (AMPAG) es requisito, además, el análisis del estudiante como paciente en un grupo terapéutico regular, es decir, constituido con fines terapéuticos, no didácticos, al que asisten pacientes con diversas patologías. Junto con la formación especializada, el análisis grupal no solo enseña, desde la vivencia, el proceso del grupo y su influencia sobre la problemática individual. Es parte del proceso de aprendizaje de convertirse en "uno más", el despojarse del escudo que brinda el *status* de profesional, de trabajador de la salud mental a síntomas como la timidez, adicciones diversas (*workoholics* incluidos), sentimientos de omnipotencia, y otros. El análisis grupal le permite al terapeuta liberarse de las rigideces caracterológicas que lo reducen a no poder tolerar la existencia de más de una "verdad" posible, por lo que se aferra a una determinada postura teórica y desprecia todas las demás, creyéndose, por añadidura, "mentalmente sano", sin llegar a reconocer en su rigidez la expresión de una defensa contra la angustia ante lo desconocido, lo imprevisto y lo incontrolable. Así pues, le resulta intolerable pensar en verse reflejado en la "locura" de sus posibles compañeros de grupo terapéutico.

La resistencia de muchos terapeutas individuales a analizarse en grupo se justifica tras un análisis personal aparentemente exitoso e incluso llega a racionalizarse con la referencia a la falta de análisis grupal de los pioneros del movimiento. Freud se autoanalizó y sabemos las consecuencias que esto tuvo en sus dificultades con Breuer, Fliess y algunos de sus alumnos y seguidores, debido a los elementos transferenciales que les depositó. Quien así se compara, inconsciente o conscientemente con Freud, pretendiendo colocarse en la posición de solitario fundador, gratifica fantasías omnipotentes, grandiosas. Esta situación, que puede ser altamente nutricia para el narcisismo del terapeuta, le impide ceder el liderazgo interpretativo a los pacientes, con lo que se retrasa o anula la posibilidad de que rompan su dependencia de figuras omnipotentes idealizadas.

Negarse a la experiencia de salir del cálido refugio materno que brinda el análisis individual, al mundo más real del grupo terapéutico, incluyendo con su amenaza a la identidad que con tanto trabajo se ha logrado construir, es un reto que no todo mundo es capaz de tolerar. Con lo que se pierde la experiencia enriquecedora de experimentar la calidez, ternura, comprensión y solidaridad de los pares, así como sus ataques y destructividad sin hundirse en la desesperación narcisista. Ubicarse honestamente en una actitud de autocuestionamiento ante un grupo, permite descubrir rasgos caracterológicos que perturban las relaciones interpersonales, que sólo emergen ante quienes se consideran iguales o inferiores: actitudes de superioridad, desprecio, devaluación, competencia o evasión de ésta, difíciles de visualizar con claridad en la situación terapéutica bipersonal.

La falta de reconocimiento del terapeuta respecto a sus motivaciones inconscientes, debido a la carencia de análisis grupal, puede llevarlo: a) evitar conflictos en el grupo, debido a su tendencia a acallar sus sentimientos, o a su necesidad de aceptación; b) estimular indebidamente confrontaciones y retos para vivir a través de los pacientes,

c) hacer interpretaciones "tan brillantes" que inhiben al grupo; d) su temor a la intimidad puede coartar la expresión abierta de sentimientos, a través de interpretaciones prematuras; e) verse arrastrado por las situaciones grupales al grado de perder la capacidad de distinguir lo real de lo transferencial (50).

Bibliografía

1. Alonso, A. y S. Rutan (1984), "The Impact of Object Relations Theory on Psychodynamic Group Therapy", en: *Am. J. Psychiatry,* 141 (II), pp. 1376-1380.
2. Anzieu, D. (1972), "El monitor y su función interpretante", en D. Anzieu, A. Bejarano, R. Käes, A. Missenard y J.B. Pontalis, *El trabajo psicoanalítico en los grupos,* México, Siglo XXI Editores, 1978, parte III, pp. 233-348.
3. Bacal, H.A. (1992), "Contributions from Self Psychology Theory", en R.H. Klein, H. S. Bernard y D. L. Singer (edits.), *Handbook of Contemporary Group Psychotherapy,* EE.UU., Internat Univ. Press Inc., 2a. ed., 1995, pp. 55-85.
4. Bach, G.P. (1979), "Observaciones sobre la transferencia y las relaciones de objeto desde el punto de vista de la dinámica de grupo", en M. Kissen (comp.), *Dinámica de grupo y análisis de grupo,* México, Limusa, cap. XIX. pp. 313-325.
5. —— (1984), "Conciencia de grupo, sanción y autorregulación", en *idem, Psicoterapia intensiva del grupo,* Buenos Aires, Ediciones Hormé, SAE, 3a. ed., cap. XI, pp. 180-205.
6. ——, "Aspectos manifiestos del papel del terapeuta", cap. XIII, pp. 218-233.
7. ——, "Aplicación de los principios de dinámica del grupo al tratamiento clínico de los grupos terapéuticos", cap. XIX, pp. 361-378.
8. ——, "Tensión del grupo suscitada por los líderes y los solitarios", cap. XXI, pp. 392-410.
9. Bejarano, A. (1972), "Resistencia y transferencia en los grupos", en D. Anzieu, A. Bejarano, R. Käes, A. Missenard y J.B. Pontalis (1978), *El trabajo psicoanalítico en los grupos,* México, Siglo XXI Editores, 1978, parte II, cap. I, pp. 119-123.
10. ——, "El liderazgo como función de resistencia y de transferencia", parte II, cap. IV, pp. 136-184.
11. Bernard, H.S., R.H. Klein y D. Singer (1992), "Summary, Recent Theoretical Developments", en R.H. Klein, H.S. Bernard y D.L. Singer (edits.), *Handbook of Contemporary Group Psychotherapy,* EE.UU., Internat. Univ. Press Inc., 2a. ed., 1995, pp., 125-139.
12. ——, "Summary, Clinical Applications to Patient Care", pp. 227-239.
13. Borriello, J.F. (1995), "Clinical Application of Social Systems Theory", en R.H. Klein, H.S. Bernard y D.L. Singer (edits.), *Handbook of Contemporary Group Psychotherapy,* EE.UU., Internat. Univ. Press Inc., 2a. ed., 1995, pp. 209-225.

14. Foulkes, S.H. (1975), "La enseñanza de la psicoterapia", en *ídem, Psicoterapia Grupo-analítica, Método y principios,* Barcelona, Gedisa, 1981, cap. VIII, pp. 304-312.
15. Grotjahn, M. (1979), "La transferencia", en *ídem, El arte y la técnica de la terapia grupal analítica,* Buenos Aires, Paidós, cap. I, pp. 21-32.
16. ——, "Conciencia de la contratransferencia y su utilización", cap. XII, pp. 178-184.
17. Horwitz, L. (1976), "Grupos de capacitación para psiquiatras residentes", en M. Kissen (comp.), *Dinámica de grupo y psicoanálisis de grupo,* México, Limusa, 1979, cap. V, pp. 87-100.
18. Kadis, A., J. Krasner, C. Winick y S.H. Foulkes (1963), "Adiestramiento y actividades profesionales de los psicoterapeutas de grupo (en Norteamérica)", en *ídem, Manual de psicoterapia de grupo,* México, Fondo de Cultura Económica, 2a. reimpresión, 1982, cap. XII, pp. 189-203.
19. Kibel, H.D. (1992), "The Clinical Application of Object Relations Theory", en R.H. Klein, H.S. Bernard y D.L. Singer (edits), *Handbook of Contemporary Group Psychotherapy,* EE.UU., Internat. Univ. Press Inc., 2a. ed., 1995, pp. 141-176.
20. —— (1993), "Object Relations Theory and Group Psychotherapy", en H. I. Kaplan y N.J. Sadock (comps.), *Comprehensive Group Psychotherapy,* Baltimore, Williams y Wilkins, 3a. ed., pp. 165-176.
21. MacKenzie, K.R. (1992), "Group-Analytic Dynamics with Specific Reference to Psychoanalytic Concepts, SH *Foulkes*", en *ídem, Classics in Group Psychotherapy,* Nueva York-Londres, The Guilford Press, pp. 115-127.
22. ——, "The Unique Social Climate Experienced in Group Psychotherapy, *Rudolf Dreikurs*", pp. 95-102.
23. ——, "Toward a Common Basis for Group Dynamics, Group and Therapeutic Processes in Group Psychotherapy, *Helen E. Durkin*", pp. 183-198.
24. ——, "The Process of the Basic Encounter Group, *Carl R. Rogers*", pp. 215-231.
25. ——, "On the Concept of the 'Mother Group', *Saul Scheidlinger*", pp. 284-294.
26. Mullan, H. y M. Rosenbaum (1962), "The Group Psychotherapeutic Configuration, Fundamental Conceptions", en *ídem, Group Psychotherapy, Theory and Practice,* Nueva York, The Free Press, cap. III, pp. 45-64.
27. ——, "Group Psychotherapeutic Techniques" cap. X, pp. 161-214.
28. O'Donnell, P. (1974), "Rol", en *ídem, Teoría y técnica de la psicoterapia grupal,* Buenos Aires, Amorrortu Editores, cap. III, pp. 55-78.
29. Pines, M. y L.E. Hearst (1993), "Group Analysis", en H.I. Kaplan y N.J. Sadock (comps.), *Comprehensive Group Psychotherapy,* Baltimore, Williams y Wilkins, 3a. ed., pp. 146-156.
30. Puget, J. (1982), "Terapia psicoanalítica de grupo y psicoanálisis", en J. Puget, M. Bernard, G. Games Chaves y E. Romano, *El grupo y sus configuraciones,* Argentina, Lugar Editorial, pp. 10-42.
31. Puget, J., M. Bernard, G. Games Chaves y E. Romano (1982), "Modelo de

interpretación", en *ídem, El grupo y sus configuraciones,* Argentina, Lugar Editorial, pp. 143-177.
32. Rice, C. (1992), "Contributions from Object Relations Theory", en R. H. Klein, H.S. Bernard y D.L. Singer (eds.), *Handbook of Contemporary Group Psychotherapy,* EE.UU., Internat. Univ. Press Inc., 2a. ed., 1995, pp. 27-54.
33. Rosenthal, L. (1980), "Resistance in Group Therapy, The Interrelationship of Individual and Group Resistance", en L.R. Wolberg y M.L. Aronson (1980), *Group and Family Therapy,* Nueva York, Brunner/Mazel Publishers, pp. 79-93.
34. Rutan, J.S. (1993), "Psychoanalytic Group Psychotherapy", en H.I. Kaplan y N.J. Sadock (comps.), *Comprehensive Group Psychotherapy,* Baltimore, Williams & Wilkins, 3a. ed., pp. 138-146.
35. Sckolnick, M.R. (1992), "The Role of the Therapist from a Social Systems Perspective", en R.H. Klein, H.S. Bernard y D.L. Singer (eds.), *Handbook of Contemporary Group Psychotherapy,* EE.UU., Internat,.Univ. Press Inc., 2a. ed., 1995, pp. 321-362.
36. Singer, D.L., H.S. Bernard y R.H. Klein (1992), "Summary, The Role of the Therapist", en R.H. Klein, H.S. Bernard y D.L. Singer (eds.), *Handbook of Contemporary Group Psychotherapy,* EE.UU., Internat. Univ. Press Inc., 2a. ed., 1995, pp. 371-497.
37. Slavson, S.R. (1953), "La relación entre la psiquiatría y la psicoterapia grupal", en *ídem, Tratado de Psicoterapia Grupal Analítica,* Buenos Aires, Paidós, 1976, cap. III, pp., 76-94.
38. ——, "La comunicación en la psicoterapia grupal analítica", cap. IX, pp. 236-257.
39. ——, "La sesión grupal analítica, su fenomenología", cap. X, pp. 258-298.
40. ——, "La sesión psicoterapéutica grupal analítica: Su dinámica", cap. XI, pp. 297-331.
41. ——, "La sesión en psicoterapia grupal analítica, Regresión y acting out", cap. XII, pp. 332-358.
42. ——, "Calificaciones y funciones del terapeuta de grupo", cap. XIII, pp. 359-406.
43. Stone, W.N. (1992), "The Clinical Applications of Self Psychology Theory", en R.H. Klein, H.S. Bernard y D.L. Singer, (eds.), *Handbook of Contemporary Group Psychotherapy,* EE,UU., Internat. Univ. Press Inc., 2a. ed., 1995, pp. 177-208.
44. Tuttman, S. (1992), "The Role of the Therapist from an Object Relations Perspective", en R.H. Klein, H.S. Bernard, y D.L. Singer (eds.), *Handbook of Contemporary Group Psychotherapy,* U.S.A., Internat, Univ. Press Inc., 2a. ed., 1995, pp. 241-277.
45. Wiener, M.F. (1993), "Role of the Leader in Group Psychotherapy", en H.I. Kaplan y N.J. Sadock (comps.), *Comprehensive Group Psychotherapy,* Baltimore, Williams & Wilkins, 3a. ed., pp. 84-98.
46. Yalom, I.J. y S. Vinogradov (1993), "Interpersonal Group Psychotherapy", en H.I. Kaplan y N.J. Sadock (comps.), *Comprehensive Group Psychotherapy,* Baltmore, Williams & Wilkins, 3a. ed., pp. 185-195.

47. Yalom, I.D. (1995), "Interpersonal Learning", en *ídem, The Theory and Practice of Group Psychotherapy,* Nueva York, BasicBooks, 5a. ed., cap. II, pp. 17-46.
48. ——, "The Therapist, Basic Tasks", cap. V, pp. 106-128.
49. ——, "The Therapist: Working in the Here-and Now", cap. VI, pp. 129-188.
50. ——, "The Specialized Therapy Group", cap. XV, pp. 449-480.

Capítulo 9

Transferencia

Freud advirtió, a partir de 1901, los resultados impredecibles del método catártico, debido a la presencia del fenómeno transferencial. Desde entonces, hasta 1935, continuó ocupándose del tema, concediéndole un valor tal, que estableció una formulación vigente en la actualidad para muchos terapeutas: "sólo merece el nombre de psicoanálisis la terapia que utiliza la intensidad de la transferencia para vencer las resistencias, cuidando que ni el amor ni el odio alcancen intensidades extremas." En su extensa obra caracteriza la transferencia, en distintos momentos, como fenómeno ubicuo, estructura mental básicamente inconsciente; región intermedia entre la enfermedad y la vida real, producto de las mismas fuerzas que generan la neurosis. Está constituda por reimpresiones o ediciones corregidas de experiencias pasadas, formadas por deseos, defensas, inhibiciones y rasgos de carácter. Es el mayor obstáculo y el aliado más poderoso de la labor analítica en el descubrimiento de lo reprimido, en la superación de resistencias y en la compulsión a la repetición, así como en la resignificación de los síntomas. Esta catexis objetal no perturbada, ligada al psicoanalista, reemplaza a la neurosis común por una neurosis de transferencia, que debe combatirse continuamente como todas las otras manifestaciones de la enfermedad. Ardua tarea, pues requiere al mismo tiempo detectar el fenómeno casi sin la ayuda del paciente y sin caer en inferencias arbitrarias. Las transferencias negativa (hostil) y erótica se erigen en resistencias de transferencia y su represión puede conducir al *acting out* (18, 19, 20, 21, 22 y 23).

En el capítulo 7 se consigna la postura que tienen los psicoanalistas actuales respecto al papel de la interpretación, como mecanismo terapéutico, en la resolución de la neurosis de transferencia. Para evitar repeticiones innecesarias, sólo me referiré, en el presente capítulo, a las aportaciones de autores que permiten ampliar la comprensión del tema en su aplicación al trabajo grupal.

Para encontrar el sentido de pensamientos y conducta es necesario comprender la transferencia, pero las interacciones no sólo provienen de ella; también las genera el comportamiento real de los otros. Las técnicas de grupo se diferencian según el grado de atención que dan al trabajo sobre la transferencia, comparado con el que dedican a otros factores terapéuticos como el aprendizaje interpersonal, y por tanto, no todos los terapeutas grupales interpretan, o confieren importancia a la transferencia. Algunos consideran que la transferencia primaria se dirige al terapeuta, siendo las que se encaminan hacia los miembros del grupo derivados, producto de la inhibición de la transferencia central (29, 46, 48 y 49).

Grinberg, L.; Langer, M. y Rodrigué, E. (1957), entienden la transferencia como un campo psicológico dentro del cual, el paciente actualiza la totalidad de sus situaciones internas y externas. La complejidad de las relaciones transferenciales obedece a que las interacciones espontáneas entre los miembros producen múltiples *rapports* recíprocos. Mientras en el tratamiento individual las tendencias ambivalentes surgen en forma sucesiva, en el grupo pueden ser simultáneas en sentido espacial, temporal y corpóreo.

O'Donnell, P. (1977), define lo transferencial como el deslizamiento del grupo interno sobre el externo, no provocado, pero sí incentivado por el contexto terapéutico. Transferencia y contratransferencia son mecanismos normales de adaptación y regulación. La representación transferencial abarca a los actores de la escena, sean objetos, personas, lugares, los cánones morales; configuración familiar; sentimiento religioso; pertenencia de clase, que operan como marco y sustancia vinculares. La repetición transferencial es un proceso, no un estado, que en la terapia no opera como ruido comunicacional, sino como la llave maestra de su accionar. Lo transferencial no es ni objetivo ni subjetivo, es ambas cosas a la vez. Se apoya en personas, objetos y dinamismos de existencia real. No está emparentada con la alucinación ni con el fantasear. Es una ilusión asentada en datos concretos, acoplados con fantasías (espacio transicional).

Bach, G. R. (1979) hace la diferencia entre transferencia y desplazamiento. La primera es un tipo particular de contacto interpersonal en el que los individuos intentan satisfacer ciertas necesidades a través de objetos inapropiados. El desplazamiento no se debe a causas remotas sino inmediatas, como sucede cuando los pacientes se frustran en la interacción y atacan al terapeuta. En los grupos el intercambio es tan vívido que resulta difícil distinguir entre proyecciones irreales y reacciones justificadas, entre autoafirmaciones saludables y el desahogo de fantasías infantiles. Sólo una pequeña parte de esas interacciones es transferencial. Incluso los pacientes con graves neurosis se relacionan entre sí para satisfacer necesidades que no siempre son regresivas.

Alonso, A. y Rutan, S. (1984), siguen a Winnicott visualizando la transferencia como residuo del fracaso del ambiente maternal, génesis de ciertos aspectos del falso *self*, que despiertan en las relaciones actuales. El paciente puede percibir al grupo como un seguro capullo aislante del mundo. Ilusión que es una variante de la alianza narcisista, fe en que las cosas pueden funcionar bien de alguna manera, aunque sea mágica.

Tuttman, S. (1993) se apoya en Kohut al conceptualizar al grupo y al terapeuta como posibles objetos/sí mismo valiosos y agentes terapéuticos. La neutralidad y falta de participación del terapeuta despierta la rabia de la fase narcisista más temprana en los pacientes con defectos estructurales, que al inicio de la terapia pretenden interactuar sólo con el terapeuta; frustrador del oposicionismo, de la necesidad de conseguir atención a través de berrinches y del deseo de destruir a quien interfiere con la satisfacción de las necesidades narcisistas.

Para Yalom, I. (1995), la transferencia es sólo una de las muchas distorsiones perceptuales paratáxicas de los pacientes, que deben examinarse y elaborarse en el grupo. Slavson, S. R. (1953) y O'Donnell (*op. cit.*) consideran que, en los grupos, la transferencia no se estabiliza en niveles tan regresivos y es menos intensa que en el análisis individual, porque la presencia de los demás es una intensa realidad interpersonal que no permite la concentración del afecto en una sola persona. Grotjahn, M. (1977) afirma que en los grupos existen situaciones transferenciales, pero no neurosis de transferencia, además de no ser posible, ni necesario el análisis sistemático de la transferencia y de la resistencia de transferencia. Y Scheidlinger, S. (1979) establece que, aunque pueda suscitarse una neurosis transferencial hacia el terapeuta, la presencia de los otros como fuente de identificación y sugerencias, impide llegar al meollo de los problemas fundamentales de la estructura de la personalidad. El grupo no es una pantalla, sino un teatro circular para la proyección transferencial (28, 39, 41, 42 y 48).

Foulkes, S. H. (1975) y Foulkes, S. H. y Anthony, E. J. (1957) establecen que, aunque los grupos psicoterapéuticos son grupos de transferencia, ya que sus miembros pueden utilizarse mutuamente, lo mismo que al terapeuta, como figuras de transferencia, las relaciones se efectúan dentro de un marco mucho más complejo que en la situación individual y no pueden explicarse aplicándoles el término de transferencia. Para los autores, el lugar adecuado para analizar una neurosis de transferencia es el psicoanálisis individual. Uno o todos los pacientes pueden desarrollar neurosis de transferencia (pero las condiciones de grupo tienden, en general, a inhibir tales desarrollos). El grupoanálisis no se dirige, primordialmente, a la resolución de los conflictos infantiles en transferencia, sino a hacer consciente el trasfondo inconsciente de los problemas de ajuste actual (13, 14, 15, 16, 17 y 33).

En cambio, para Kadis, A. (et al., 1969) los enlaces transferenciales son tan intensos en el grupo como en la terapia individual y más complejos que en ella. El grupo terapéutico crea una situación que obliga a trasponer los sentimientos de situaciones anteriores a los miembros. El trabajo no se encamina a la producción de la neurosis de transferencia, porque ésta se actúa en el seno del grupo, lo que permite revivir, en el aquí y ahora de la interacción, la relación con padres, hermanos y grupos familiar y social, en forma simultánea. Esta depositación transferencial masiva de objetos internos favorece intensas regresiones, cuya fuerza de convicción supera, en muchas ocasiones la que se logra en el análisis individual, aunque la transferencia al terapeuta sea menos intensa que en éste (12).

Para Bejarano, A. (1972) transferencia múltiple se refiere a la transferencia de varias personas sobre el terapeuta y a la de los pacientes entre sí. Incluye la noción de repetición de una situación ya pasada y es una defensa contra la relación presente. Hipotetiza que la angustia persecutoria que genera la inmersión en un grupo suscita el mecanismo defensivo primitivo de clivaje del yo, que da lugar a la escisión de los objetos y, así, a la de los objetos transferenciales. A los tres objetos transferenciales del grupo ya conocidos, añade un cuarto, observado en los grupos de formación, que ha sido adoptado por otros terapeutas grupales. Los tres objetos transferenciales en el interior del grupo son: el monitor (transferencia central); los otros participantes (transferencias laterales) y el grupo como tal (transferencia al grupo). El cuarto objeto es externo al grupo, lo constituye el mundo exterior. Los cuatro objetos sirven como continentes de las proyecciones de los miembros del grupo y configuran distintas situaciones defensivas. El término "los otros" designa a los participantes como concepto que connota las relaciones interpersonales y las transferencias laterales recíprocas. En los seminarios de formación la transferencia positiva tiende a concentrarse en los pequeños grupos y la negativa predomina en el grupo amplio, en el que existen pocas manifestaciones de transferencia lateral (3 y 6).

En la fase inicial de los seminarios de formación, los objetos transferenciales son poco diferenciados. Debido a la regresión y angustia persecutoria, las proyecciones son intensas rápidas y móviles, desplazándose fácilmente de un objeto transferencial a otro. En esta posición persecutoria, los tres objetos interiores al grupo se viven como malos (madre fálica, pares rivales, monitor superyó arcaico o patriarca de la horda, tirano) debido a la proyección al grupo de partes yoicas y objetos internos malos. El objeto bueno se proyecta, en ocasiones, al mundo externo; estructura comparable con el supuesto básico de ataque y fuga de Bion. Los primeros líderes son los primeros hijos que se atreven a rebelarse (6, 7, 9, 10, 11 y 12).

Cuando surge en los grupos la posición depresiva, los otros y/o el grupo reciben la transferencia negativa. El monitor se percibe como objeto bueno (incluso idealizado) al igual que el mundo externo (transferencia positiva o ambivalente). En la defensa maníaca, la transferencia positiva va hacia los objetos interiores al grupo y la negativa al mundo externo. Estructura similar a la ilusión grupal de Anzieu, defensa contra la persecución o la depresión, que evita y niega los conflictos con los objetos internos y la ansiedad de despedazamiento. En la defensa histérica los otros son el objeto bueno; el monitor y el grupo objetos malos y el mundo externo es ambivalente. En ella, como en la posición depresiva, el objeto bueno y el malo se ligan al núcleo psicótico del individuo y al mundo externo que ha construido. La proyección de la hostilidad sobre los objetos transferenciales externos tiende a su destrucción controlada (posición narcisista no sádica) (6, 7, 9, 10 y 11).

La resistencia de transferencia se origina en la reactivación del conflicto defensivo frente a los cuatro objetos transferenciales. Las modalidades de la resistencia se manifiestan, clínicamente, a través de las posiciones persecutorias y depresivas, que provocan, a su vez, la defensa maníaca y los procesos de reparación, sin olvidar otros mecanismos defensivos histéricos y obsesivos. El liderazgo es un fenómeno de clivaje esencial. El líder es el agente de la resistencia (de transferencia). Si se interpreta esta función resistencial-transferencial, el líder se transforma en agente de cambio y de desprendimiento (8).

Transferencia central

Se ha planteado que las transferencias en el grupo siguen el patrón de desarrollo de la familia. Así, el terapeuta representa al padre, los miembros del grupo a los hermanos y el grupo en su conjunto a la madre. El paciente necesita confiar en la capacidad del terapeuta para resolver sus dificultades, porque de lo contrario, no recurriría a la terapia. Pero además de esta situación realista, se despierta en su inconsciente la representación de los padres todopoderosos de la infancia, protectores y temibles, que se proyectan en el terapeuta, el cual también representa, en otros momentos, a la madre fálica-narcisista infantil, al superyó o a algún líder de la adolescencia que ha jugado un papel normativo importante. Si el terapeuta disfruta el ser investido con estos poderes, refuerza en el paciente el rol del niño sometido (13, 33, 34, 40, 41 y 45).

El grupo reactiva tempranos procesos de identificación que unen a los miembros en una fantasía compartida, en busca de atención y apoyo por parte de un líder-padre mágico; dependencia que excluye, casi por completo, la expresión de impulsos sexuales o agresivos y el interés hacia los demás miembros. La relación con el terapeuta propicia la formación del grupo porque funciona: a) como objeto de identificación ubicado en el lugar del ideal del yo (como en el modelo de Freud) o porque despierta temor como posible agresor; b) como objeto de los impulsos libidinales o agresivos de los miembros del grupo y c) como medio para obtener la resolución de los conflictos internos. La sugestibilidad y sumisión de los miembros del grupo expresa una reacción regresiva dependiente ante el miedo al grupo de desconocidos (41).

Como resultado de la transferencia, el grupo confiere poderes sobrehumanos al terapeuta. Al inicio del grupo se le utiliza para establecer configuraciones radiales, en las que se le erige en árbitro, persona con alta jerarquía que despierta celos, rivalidad, entre otras cosas. Se le da a sus palabras un peso y sabiduría excesivos y se presta poca atención a lo que dicen los demás, por inteligente y razonable que sea su participación. Todo progreso se atribuye al terapeuta; sus errores y ausencias se ven como técnicas propositivas para provocar el avance del grupo y con frecuencia se espera que adivine las necesidades de los miembros, sin que éstos tengan que expresarlas, lo que implica borramiento de los límites entre su yo y el terapeuta. El deseo de posesión única del líder y la consiguiente envidia y voracidad que esto genera, están entretejidos en la subestructura de todo grupo. La acusación más frecuente de los pacientes contra el terapeuta es que es frío, distante, inhumano, lo que en parte puede ser real, pero también se debe a que los miembros del grupo necesitan que el terapeuta sea más que humano, para que los proteja contra la ansiedad (40 y 49).

El terapeuta frustra las necesidades de dependencia de los miembros, que se unen contra él en la rebelión y desafío, unión que facilita la expresión de deseos libidinales y agresivos prohibidos. Los miembros intentan obtener unos de otros la gratificación que no pudieron conseguir del terapeuta y parecen retarlo de continuo: se desconfía de él, se malentienden sus motivaciones, se le trata como si fuera el enemigo (transferencia negativa), contradependencia con la que se intenta defender la integridad y potencia a través del triunfo sobre el temible adversario. Cuando el terapeuta se ausenta, se le ve como subrogado paterno inalcanzable o abandonador. Pero los miembros también compiten entre sí por el dominio y liderazgo del grupo. Así, las interacciones en el grupo son, durante mucho tiempo, producto de la transferencia a compañeros y terapeuta de relaciones objetales complicadas, inestables, que cambian constantemente (25, 36, 37, 38 y 49).

Por otra parte, cuando un paciente ataca al terapeuta sin moderación o actúa en forma sistemáticamente negativa, uno o varios miembros del grupo le retiran su apoyo. La defensa del terapeuta puede deberse a dependencia, necesidad de congraciarse con él o a la ansiedad de los integrantes. Estos sentimientos y actitudes corresponden a la repetición de la situación infantil, en la que el ataque a los objetos parentales de los que se depende, trae aparejada la amenaza de castigos que aterrorizan (42).

Cuando se transfiere al terapeuta un rol determinado, por ejemplo, el de "censor", sus interpretaciones se reciben como críticas o amenazas sin que exista nada de esto en su comunicación, ya que el paciente es incapaz de desubicarlo del rol transferencial que le ha proyectado. Si es una figura superyoica punitiva, nada bueno puede provenir de él. Ante este "ensordecimiento específico", la ayuda de los otros miembros del grupo resulta inapreciable. Intentan hacer ver a su compañero la distorsión de su percepción, le repiten la interpretación, se la desglosan, e incluso pueden traer a su memoria el personaje del pasado que lo criticó y amenazó en la infancia. Cuando la representación de las escenas inconscientes no incluye en la repetición transferencial al terapeuta, a éste le es más fácil interpretarla con objetividad, desde el lugar del observador (39).

Cuando los pacientes sólo hablan entre sí y excluyen al terapeuta, indican que ellos son los objetos buenos. A pesar de lo cual se quejan de que el terapeuta no participa, reproche proyectivo que señala el temor a que se vengue por haber sido excluido. La resistencia de transferencia negativa puede manifestarse como desconfianza persecutoria contra el grupo, la técnica y el encuadre en general (6 y 8).

Transferencia al grupo

La transferencia al grupo de la figura materna es profundamente ambivalente. El lado positivo de la ambivalencia genera una fantasía utópica, reaseguradora contra los aspectos destructivos del grupo como madre. La identificación con la entidad grupo incluye la atribución a éste de un significado emocional, instrumento consciente para la satisfacción de necesidades. El grupo se instaura, a nivel inconsciente, como "grupo madre", estado de bienestar libre de conflictos, representado por la posesión exclusiva de la imago materna gratificadora de necesidades (objeto parcial: pecho u otros segmentos corporales). Los miembros participan en las respuestas del grupo como un todo (supuestos básicos, tensión grupal común, conflicto focal), para intentar obtener mayor gratificación del líder. La transferencia al grupo como un todo, como la buena madre-grupo, proporciona una fuente de comodidad y apoyo, pero también es resistencial e implica el sacrificio de elementos del ego para beneficio del grupo (34 y 41).

El grupo funciona como buena madre a través de: a) dar una nueva vida al miembro; b) confirmarlo como persona valiosa para el *self* grupal narcisista; c) contenerlo (dentro del encuadre grupal) y d) aceptarlo en la expresión de todas sus características y necesidades. La identificación de los miembros con el grupo como un todo satisface el deseo de unión exclusiva del niño con su madre. Se percibe al grupo-madre simbólico en términos puramente positivos, no conflictivos, comparable con la experiencia mística de unión con Dios y con el sentimiento oceánico. Los malos aspectos de la madre real (limitaciones, psicosis, o perversiones) se manejan en la infancia a través de la negación y escisión de los buenos atributos que se idealizan. Estos mismos mecanismos se utilizan en el grupo para defenderse de los aspectos malos del grupo y proyectarlos en el terapeuta, un chivo expiatorio u otro grupo, a los cuales se atribuye la frustración, enojo y odio. La escisión de la transferencia entre el terapeuta y el grupo como un todo, expresa las dos facetas de la madre, fácilmente intercambiables. En forma alternativa uno es bueno y el otro malo (25, 34 y 41).

El ambiente del grupo se vive como malo si la fantasmática común subyacente es la de los hijos que se entre-desgarran en el vientre de la madre. Y el grupo se experimenta como bueno cuando él y el monitor se fantasean como seno ideal. La agresividad entre los miembros amenaza la cohesión, la sobrevivencia del grupo, lo que despierta maniobras defensivas: a) idealización de la solidaridad y el amor recíproco en el interior del grupo y b) reforzamiento de tendencias homosexuales, que transforman en ternura la rivalidad agresiva entre los individuos del mismo sexo. La presencia de personas del otro sexo, que estimula deseos heterosexuales interfiere con la defensa homosexual y facilita la liberación de la agresividad entre los miembros del grupo (3).

El grupo "madre mala" (preedípica, aterrorizante), reactiva temores narcisistas; se percibe como: a) hiperdemandante (impone los valores del grupo sobre el individuo, sin dejarle la libertad de ser él mismo); b) devorador (amenaza a sus miembros con la pérdida de la individualidad, llevándose sus méritos y posesiones); c) carente de reciprocidad (así como la madre no necesita del niño para sobrevivir biológicamente, mientras el bebé depende de ella, los miembros pueden sentir que el grupo sobrevive sin ellos); d) intrusivo (cuando el grupo inquiere sobre asuntos secretos, privados y trata de influir en ellos); e) fanatiza (a través de la actitud paranoide del "nosotros-ellos", condena y expulsa a los herejes). Se teme su rabia eruptiva, que trague, engolfe, dañe, abandone y deje morir de inanición. La reacción que provocan estos temores es la que se tuvo con la madre, aunque en una "versión moderna" (25 y 34).

En los grupos de formación el grupo real se vive: a) como la imagen del interior del cuerpo materno, expresado a través de material referente a la exploración de la superficie y del interior del cuerpo. Los pacientes defienden celosamente su autonomía con respecto al grupo madre, e inversamente se sienten cómodos en el pequeño grupo, como en el vientre de la madre y no quieren salir de él. b) La adquisición del simbolismo como apropiación del cuerpo de la madre y sublimación de la angustia de su pérdida. c) La rivalidad de los hijos en el vientre de la madre, destructora para ellos o para ella. d) Los fantasmas de la escena primaria y de los padres combinados, proyectada sobre el grupo de monitores. Los sujetos que permanecen silenciosos pueden estar bajo la influencia del fantasma del grupo como hidra (3).

Los pacientes pueden temer también que la ayuda del grupo los eche a perder, que demore en forma indefinida el ejercicio de su capacidad de cuidarse. Se sienten sobreprotegidos, repetición del modelo materno cuya comprensión y apoyo anuló los incentivos para alejarse de la familia. Las imágenes del grupo como madre mala aparecen con mayor claridad cuando predominan los conflictos orales y sadomasoquistas. Si prevalecen las preocupaciones genitales, las imágenes del grupo-madre mala se desplazan a fantasías de escena primaria, más o menos disfrazadas (desde el mito de la esfinge, hasta referencias concretas a la vida del terapeuta) (25).

La proyección del superyó materno sádico produce la vivencia del grupo, el terapeuta u otros miembros como madre abusiva. Provoca el temor a perder la identidad individual; a transformarse en un producto homogéneo de un grupo particular, que lava el cerebro e impone sus valores, que obliga a confesar hechos o fantasías culpígenos y expone a la crítica, burla y castigo. El sentido multideterminado de las imágenes del grupo-mala madre provoca confusión, debido a las distorsiones por condensación y desplazamiento a distintos objetos, que se unifican en relaciones psicóticas, sadomasoquistas, entre el *self* y los objetos; pero facilita la presencia de intercambios terapéuticos mutativos. La integración madura de los aspectos buenos y malos de los objetos y representaciones del *self* revela, en forma ideal, diferentes clases de ambivalencia e incluye la exploración de la rabia hacia el grupo como un todo, con lo que se evita la prolongación de la lucha contra el superyó persecutorio, a través de aplacarlo con un falso *self*. La interpretación de las distorsiones transferenciales facilita nuevas definiciones del *self*, mientras se aprende y practica cómo enfrentarse con la madre mala, hipercrítica, internalizada en el superyó (25).

Cuando los miembros se sienten excluidos de los secretos del grupo, éste puede representar a la pareja parental unida en coito sádico. Las fantasías de escena primaria despiertan una ansiosa defensa, porque se experimentan como amenaza de destrucción del grupo. Con frecuencia se niega la maldad del grupo o se confunde con la del terapeuta. Algunos miembros (o el grupo mismo) se perciben entonces como idealmente confiables y útiles (25).

Los pacientes que usan al grupo como objeto transicional, renuncian a su omnipotencia en cierta medida (indiscriminación entre el yo y no yo, fusión del bebé con la madre). Su ideal terapéutico es un grupo (objeto transicional) mejor, que logre ir adaptándose a las demandas de cada uno de sus integrantes. Lo que no implica que el terapeuta se alíe con esta fantasía y tenga que satisfacer sus deseos o permitirles que los descarguen a favor del principio del placer, de la neurosis (39).

En resumen, el grupo puede representar a: a) los "buenos padres" (en particular la madre), que simbolizan las normas e ideales del grupo; b) los "malos padres" en el papel de perseguidores, contra quienes hay que defender los valores del grupo; c) los "buenos padres", con particular referencia al padre defensor de la madre, personificado por el terapeuta. El "buen" grupo funciona como defensa contra el grupo (madre) "malo", engolfador y/o sádico. El grupo heterosexual, edípico, no se equipara tan claramente con la madre preedípica (34).

Transferencia lateral

Frente a la personalidad, conducta, lenguaje y comunicación de los demás, el individuo reacciona en términos de atracción o repulsión irracionales, que corresponden, en gran medida, a distorsiones transferenciales. En el grupo, los sentimientos hacia personas importantes en las etapas tempranas de la vida se actúan, verbalizan, desplazan y proyectan sobre los compañeros, en especial sobre aquellos que, por su aspecto físico, modales o logros, pueden parecerse a los prototipos tempranos y así resultan objetos de inmerecido e irreal afecto, identificación, dependencia, hostilidad, rivalidad o celos (43 y 44).

Los roles defensivos que se adoptan frente a la ansiedad fundante y actual del grupo se yuxtaponen a los mecanismos transferenciales individuales, que remiten a experiencias actuales y pasadas. La transferencia de los miembros es transferencia de sus grupos internos *en* los de los demás. La multiplicidad de escenas externas que surgen en el grupo "invitan" a la escena interna a desplazar y/o condensar la fantasía inconsciente. El tema que aborda el grupo lleva a los participantes a transformarse, inconscientemente, en protagonistas activos o receptivos del amor, odio y temor de la escena grupal. Las formas en que se manifiesta la transferencia varían durante el ciclo vital de un grupo, en la misma forma en que cambian sus miembros. Así, diferentes individuos pueden llegar a asumir distintos papeles transferenciales. Los pacientes pueden crear transferencias múltiples hacia varias personas en el grupo, con diversos significados simbólicos (3, 26, 29, 30 y 39).

La relación mutua entre los miembros del grupo se parece a la que se presenta en un conjunto fraterno (transferencias laterales), pero también existen vínculos actuales presentes y reales entre los integrantes del grupo. Los pacientes adoptan las conductas y respuestas que fueron más aceptadas en su infancia. Esta conducta manifiesta es repetitiva, compulsiva. La transferencia sobre personas reales, que tienen su propia modalidad de aceptar lo que se pretende depositarles, hace más visibles y dramáticos los procesos de transferencia. Los miembros responden, en forma característica, a los roles transferenciales que sus compañeros les depositan. Su respuesta implica una gratificación parcial de sus propias necesidades. Cuando el paciente adquiere consciencia sobre las cualidades transferenciales de su relación con los demás miembros del grupo, comienza a sentirse a disgusto con el conocido papel en el que siempre cae con malos resultados. Esta situación permite interpretaciones muy eficaces en términos de transferencias laterales, central y en ocasiones, al grupo como un todo (29, 36, 37, 38 y 40).

Cuando el paciente manifiesta verbal o preverbalmente el maltrato del cual se siente objeto (rechazo, crítica, ataque, devaluación) por parte de sus compañeros o del terapeuta, se produce una confrontación múltiple, que intenta rectificar la distorsión transferencial. El impacto es poderosísimo cuando la confrontación proviene de compañeros a los que se considera aliados. La eficacia de esta rectificación, verdadera experiencia emocional correctiva, se hace evidente por la desaparición del afecto acompañante y por el emergencia del recuerdo infantil que se ha reeditado en la vivencia de rechazo, desinterés, favoritismo, entre otros (12).

La confianza horizontal que se desarrolla en el grupo constituye, para algunos pacientes, la única alianza terapéutica que han conseguido en su vida. Los otros miembros proporcionan apoyo empático al compañero ante la experiencia transferencial, que puede ser aterrorizante y dolorosa cuando se vive al terapeuta como objeto malo. El grupo proporciona seguridad numérica y sirve como refugio, tanto para los pacientes como para el terapeuta, en las situaciones de transferencia negativa. El paciente se siente protegido contra la venganza que imagina de parte del terapeuta a causa de su "mala" conducta y espera que el grupo lo ayude a controlar la peor parte de su destructividad real o imaginaria. La confianza en la aceptación de los pares permite que los sujetos tímidos, sometidos, masoquistas, conciliadores, temerosos ante su agresión, se permitan ser agresivos y hostiles hacia los compañeros de grupo, antes de atreverse a atacar al terapeuta. Esto les permite reconocer los significados mágicos y omnipotentes que habían atribuido a su rabia, con lo que disminuye la severidad de su superyó (31 y 42).

Los pacientes con pobre funcionamiento yoico (borderline, narcisistas e impulsivos), con dificultad para observar y sintetizar la realidad y los temerosos de suspender, aunque sólo sea por un momento, su prueba de realidad, responden mejor a la atmósfera grupal más realista que la de la terapia individual. Les es más fácil identificarse con sus pares que con el terapeuta, al que transfieren figuras arcaicas aterrorizantes. La presencia reaseguradora de otros miembros del grupo disminuye la dependencia del terapeuta como figura omnipotente, lo hace parecer más humano y menos temible. Identificados con la actitud de sus compañeros, de exploración y comprensión de sus distorsiones transferenciales y defensas caracterológicas, comienzan a liberarse de su rabia defensiva y de la tendencia a sentir herido su narcisismo cuando les toca el turno de revisar las motivaciones inconscientes de su conducta (35).

Los miembros del grupo proyectan sus conflictos inter e intrasistémicos sobre los otros, que aparecen como portadores del yo, del ello, del superyó. Pueden transferir a uno de los miembros el introyecto infantil de una madre frágil, dependiente, erigiéndolo en chivo expiatorio, depositario de las insuficiencias del grupo (13, 25, 33 y 39).

Cuando la pulsión es de una intensidad tal, que no existe representación equivalente en la experiencia de los compañeros, la escena interna carece de vía para descargar los afectos transferenciales. Las técnicas psicodramáticas pueden facilitar su evacuación. La resistencia de lo externo a reproducir lo interno es transformadora. Lo proyectado se modifica gracias a la revelación de la diferencia interno-externo, mediante la interpretación. Los cambios en el entrecruzamiento entre el grupo interno y el externo señalan el avance del proceso transformador grupal (39).

La presencia de los otros sirve para mantener la alianza terapéutica cuando el terapeuta pierde objetividad, bajo el influjo de su contratransferencia. El grupo es capaz de traer a la realidad al terapeuta perturbado por su contratransferencia. Lo protege contra el impacto intenso que crean la transferencia negativa y los brotes de ira de los pacientes. Le da tiempo para controlar posibles sentimientos contratransferenciales de venganza. Las transferencias múltiples sobre personajes cuyas respuestas confirman la maldad de los objetos internos, distorsionan la corrección de la relación transferencial (31, 34 y 40).

Es un hecho bien conocido que los pacientes que se reanalizan en grupo después de una experiencia individual satisfactoria, encuentran en aquél fragmentos importantes de la relación con sus hermanos, que nunca emergieron en el análisis individual. Trabajo que, en muchas ocasiones redunda en la mejoría de las relaciones familiares y sociales no visualizadas en el tratamiento individual previo, porque no tuvieron el receptáculo tansferencial que requerían para manifestarse, debido a las características reales del terapeuta, que pueden constituir un freno a la fantasía de sus pacientes (12).

Transferencia al mundo externo

El mundo exterior se utiliza para desplazar el temor a los objetos malos (que implican temas y angustias correspondientes a las posiciones esquizoparanoide y depresiva). El objeto transferencial "mundo externo", objeto malo, destructivo (ley tiránica, despedazamiento, muerte) presenta una relación recíproca con el mundo interno. Uno es, al mismo tiempo, el espejo, proyección e incorporación del otro o incluso, su realización fantaseada y real (11).

La transferencia al afuera (exogrupo) puede tomar muchas formas. Con frecuencia produce una proyección paranoide en términos de la escisión nosotros/ellos. Se visualiza al exogrupo como contenedor de todos los impulsos y características primitivos, indeseables, inaceptables. En ocasiones, el grupo externo se vive como un receptáculo contenedor, buena madre o, por el contrario, como la madre idealizada y demandante. No es infrecuente que, para el grupo terapéutico, los cónyuges de los miembros constituyan el mundo externo sobre el que se expelen los contenidos grupales inaceptables, que dan lugar a diversos *actings outs*. Otras depositaciones sobre el grupo externo se trataron ya en relación con los cuatro objetos transferenciales en los grupos (24).

Técnica del análisis transferencial

En la terapia psicoanalítica de grupo, el terapeuta cumple la función de traducir los discursos manifiestos a sus significados latentes. Ayuda a discriminar tres aspectos de la transferencia: a) contenido (naturaleza e intensidad de los sentimientos transferenciales); b) el borramiento defensivo entre los sentimientos inaceptables presentes y pasados y

c) el desplazamiento, al presente, de las imágenes parentales que evocan los sentimientos inapropiados. El terapeuta usa la interacción, comunicación, sueños, fantasías y demás producciones individuales y grupales para detectar e interpretar el fenómeno transferencial. La interpretación permite el paso de la transferencia a la experiencia emocional correctiva (26, 37, 44 y 46).

La interpretación transferencial abarca un momento "dinámico" (naturaleza y orientación de las tensiones en la situación psicoanalítica) que señala lo que está pasando "aquí y ahora" y uno "genético" que muestra la parte del pasado que se actualiza en el presente. Las intervenciones reduccionistas homologan lo terapéutico con el develamiento del paralelismo entre presente y pasado. "Esto que ahora sucede se debe a que entonces sucedía aquello." La historia ("por qué") sólo se justifica en cuanto se comprende lo transferencial como un dispositivo con una intencionalidad: "para qué" (protegerse, obtener un cierto beneficio, alejar un sentimiento penoso). En el vaivén entre pasado y presente se funden lo individual y lo social. Lo terapéutico no estriba únicamente en adquirir *insight* sino, también, en poner en acción lo aprendido. Sólo el desarrollo de hábitos nuevos asegura la eliminación de viejos hábitos de defensa (39).

Mientras la transferencia facilita la terapia no es necesario interpretarla. En el transcurso de las primeras sesiones se debe buscar la transferencia fundamentalmente en lo no dicho, aquello de lo que los participantes se abstienen de hablar entre sí. La interpretación puede señalar la existencia de un no dicho y presentar hipótesis acerca de su naturaleza y causa. El terapeuta, por lo general, debe esperar el desarrollo de la sesión para intervenir, recordando la forma y el tema con los cuales se inició la interacción ese día. Mostrará el deslizamiento transferencial que revela, a través de formaciones de compromiso defensivas, la existencia del deseo insatisfecho, cuyo develamiento dota de sentido al suceder grupal. La confrontación demasiado rápida del paciente con su conducta transferencial, puede ocasionar que se retraiga y se defienda con mayor intensidad (2 y 29).

El terapeuta primero y posteriormente los miembros también, definen e interpretan los afectos transferidos. Examinan la conducta interaccional en el "aquí y ahora", descubren los mecanismos que utilizan para conservar el equilibrio (seducción, dependencia, sobreidealización del *self*, desapego) y la forma en que cada miembro inviste a los demás con las cualidades de su familia de origen, lo que impide aceptarlos como los individuos reales que son. Así se llega a reconocer la incongruencia, el carácter compulsivo e inadecuado de sentimientos y acciones en relación con las situaciones reales, y la rigidez y limitaciones que esto produce en la personalidad. La interpretación de los sentimientos transferenciales y de las defensas contra ellos propicia tanto la regresión, como la búsqueda de soluciones realistas (32, 37 y 38).

El paciente puede enamorarse tanto del terapeuta como de otros miembros. La deslealtad, rapidez y totalidad con que el paciente cambia su amor de una persona a otra, lo confronta con el carácter irracional y compulsivo de su conducta y evidencia la naturaleza transferencial de sus emociones. La idealización del terapeuta se rompe con mayor facilidad cuando se observa que otros miembros le encuentran fallas y no motivos para admirarlo, o descargan en él su agresión. Quien niega, al principio, la humanidad del terapeuta, al identificarse con los compañeros que lo atacan, reduce la culpa y el temor a su propia hostilidad. Se angustia menos por tener que depender de una figura humana falible, el terapeuta, cuyas fallas ya no le resultan catastróficas (26 y 32).

Pero también puede experimentarse al terapeuta como cruel y frustrante, lo que lleva a los miembros masoquistas a someterse a él para obtener su amor. Si se le vive cálido y tierno pueden suprimirse los sentimientos hostiles y ocultarse fallas y fracasos para conservar su amor. Reconocer y expresar la rabia en forma constructiva favorece el desarrollo emocional y la individuación, por lo que no sólo hay que aceptar estas manifestaciones, sino facilitar su expresión ayudando a los pacientes a vencer las resistencias que se oponen a su emergencia. Cuando los pacientes experimentan hostilidad hacia el terapeuta, critican su desempeño, o los resultados de la terapia, se debe escuchar no sólo a la transferencia (individual o grupal), sino también a la existencia real de fallas en la función terapéutica (39, 46, 47 y 49).

Lo repetido en forma inconsciente puede transformarse en recuerdo no sólo en forma de pensamientos, sino a través de lo sentido o actuado (áreas mental, corporal y espacial). Recordar es recuperar lo disociado por el conflicto, con lo que se amplían los recursos yoicos. Son indicios transferenciales el lugar en el que se sientan los pacientes en relación con el terapeuta y el resto de los miembros. A quién se dirigen cuando hablan; de quién reciben retroalimentación con mayor facilidad. Con quién se alían, a quién ignoran, atacan, o aportan experiencias propias que intentan ayudar a resolver angustias y conflictos. En quienes predomina la transferencia central sólo hablan al terapeuta. Otros se dirigen a los demás y ven furtivamente al terapeuta, esperando su aprobación. Olvidan sus motivos al estar el terapeuta presente, buscan ser los últimos en despedirse, o convertirse en sus favoritos. La fijación de la transferencia en uno solo de los objetos grupales es resistencial (39, 48 y 49).

En el inicio del tratamiento, algunos pacientes revelan poco sobre sí, lo que a veces se interpreta como cautela, pero puede corresponder a una pérdida del *self*, debida a la inmersión en estados afectivos primitivos, producto de la regresión al unirse al grupo. Si el terapeuta tolera este estadio con la escisión que lo acompaña y contiene las peores proyecciones del paciente, éste intenta adaptarse a través de mecanismos de defensa primitivos, relacionados con las fantasías tempranas del pecho "bueno" y del "malo." En ellas, con frecuencia se vive al grupo como el ambiente materno idealizado y al terapeuta como objeto malo (1).

En general, mientras más se enfaticen los sentimientos hacia el terapeuta y más silencioso y analítico sea éste en sus comentarios, mayor es la frustración y más probabilidades hay de que la transferencia se vuelva regresiva. Si en vez de interpretar al aumentar la ansiedad, el terapeuta contesta preguntas u orienta, la regresión disminuye. La orientación del terapeuta determina que el grupo siga concentrado en él o se torne hacia los miembros. Cuando señala las relaciones transferenciales que se crean entre los miembros del grupo aleja de él la atención (5 y 29).

Para los terapeutas psicoanalíticos la herramienta fundamental para corregir las distorsiones transferenciales es la interpretación. No recurren al grupo, como recomienda Yalom, para estimular la validación consensual (cotejo de las percepciones entre los miembros), que facilita la prueba de realidad, porque ésta se produce espontáneamente entre los miembros del grupo acostumbrados a buscar los significados inconscientes de su conducta y por tanto, alertas a sus recíprocas manifestaciones transferenciales así como a las que se dirigen al terapeuta (49). Éste tampoco recurre a aumentar su transparencia, revelando cosas sobre sí mismo, para inducir al paciente a verlo como una persona real en el aquí y ahora; porque si bien esto podría resolver una determinada depositación transferencial, por ejemplo, la correspondiente a la madre fálico narcisista, puede impedir que se reviva en él a la abuela cálida y protectora, o al padre tolerante y apoyador, pero fuerte y seguro. Aunque el terapeuta comparte empáticamente los sentimientos de los pacientes y reconoce sus motivaciones, no los refuta para convencerlos racionalmente de sus distorsiones transferenciales. Los miembros del grupo, con la ayuda del terapeuta cuando es necesaria, exploran, buscan el por qué y para qué de las actitudes defensivas de sus compañeros en las cuales encuentran su propio reflejo. Es esto, no el aumento de datos que tiene el paciente sobre el terapeuta, lo que dificulta mantener un sistema de creencias ficticias sobre éste, los demás miembros del grupo y las personas del afuera.

Bibliografía

1. Alonso, A. y S. Rutan (1984), "The Impact of Object Relations Theory on Pyschodynamic Group Therapy", en: *Am. J. Psychiatry,* 141 (II), pp. 1376-1380.
2. Anzieu, D. (1972), "El monitor y su función interpretante." en D. Anzieu, A. Bejarano, R. Käes, A. Missenard y J.B. Pontalis, *El trabajo psicoanalítico en los grupos,* México, Siglo XXI Editores, 1978, parte III, pp. 233-348.
3. —— (1974), "Perspectivas teóricas", en *ídem, El grupo y el inconsciente,* Buenos Aires, Biblioteca Nueva, parte II, cap. VIII, pp. 261-306.
4. Bach, G.R. (1979), "Observaciones sobre la transferencia y las relaciones de objeto desde el punto de vista de la dinámica de grupo", en M. Kissen (comp.), *Dinámica de grupo y análisis de grupo,* México, Limusa, cap. XIX, pp. 313-325.
5. Bejarano, A. (1972), "Resistencia y transferencia en los grupos", en D. Anzieu, A. Bejarano, R. Käes, A. Missenard y J.B. Pontalis, *El trabajo psicoanalítico en los grupos,* México, Siglo XXI Editores, 1978, parte II, cap. I, pp. 119-123.
6. ——, "Resistencia y transferencia en clínica grupal", parte II, cap. II, pp. 124-130.
7. ——, "Especificidad de los objetos transferenciales en los grupos y del clivaje de la transferencia en ellos", parte II, cap. III, pp. 131-135.
8. —— "El liderazgo como función de resistencia y de transferencia", parte II, cap. IV, pp. 136-184.
9. ——, "'Los otros' como objetos transferenciales específicos", parte II, cap. V, pp. 185-202.
10. ——, "El 'grupo' como objeto transferencial específico", parte II, cap. VI, pp. 202-222.
11. ——, "El 'mundo exterior' como objeto transferencial", parte II, cap. VII, pp. 223-226.
12. Díaz Portillo, I. (1992), "El papel de la neurosis de transferencia en el análisis grupal", en: *Rev. Análisis grupal,* México, VIII (1), pp. 67-74.
13. Foulkes, S. H. (1975), "La enseñanza de la psicoterapia", en *ídem, Psicoterapia Grupo-analítica, Método y principios,* Barcelona, Gedisa, 1981, cap. VIII, pp. 304-312.
14. Foulkes, S. H. y E. J. Anthony (1957), "Rasgos significativos del grupo analítico en relación a otros tipos de grupos humanos", en *ídem, Psicoterapia de grupo,* Buenos Aires, Paidós, 1964, cap. II, pp. 47-100.
15. ——, "Algunos aspectos técnicos y prácticos de la situación analítica de grupo", cap, IV, pp. 81-100.
16. ——, "Ilustraciones clínicas comentadas", cap. V, pp. 101-144.
17. ——, "Metateoría, Especulaciones sobre el desarrollo teórico y práctico", cap. IX, pp. 219-239.
18. Freud, S. (1905) [1901], *Fragment of an Analysis of a Case of Hysteria,* The Standard Edition, Londres, The Hogarth Press, 4a. ed., 1964, VII, pp. 13-122.
19. —— (1912), *The Dynamics of Transference,* XII, 97-108.

20. —— (1914), *Remembering, Repeating and Working Through,* XII, pp. 145-156.
21. —— (1915) [1914], *Observations on Transference-Love,* XIV, pp. 157-171.
22. —— (1921), *Group Psychology and the Analysis of the Ego,* XVIII, pp. 69-144.
23. —— (1940) [1938], *An Outline of Psycho-Analysis,* XXIII, pp. 144-107.
24. Ganzarain, R. (1989), "General Systems and Object Relations Theory, Their Usefulness in Group Psychotherapy", en *ídem, Object Relations Group Psychotherapy,* Madison, Conn. International Universities Press, 2a. ed., 1990, cap. III, pp. 47-66.
25. ——, "The 'bad mother' group", cap. IV, pp. 67-87.
26. Grinberg, L., M. Langer y E. Rodrigué (1957), "Historia y encuadre de la psicoterapia del grupo", en *ídem, Psicoterapia del grupo,* Buenos Aires, Paidós, 5a. ed., 1977, cap. I. pp. 19-35.
27. ——, "Iniciación de un grupo", cap. IV, pp. 75-100.
28. Grotjahn, M. (1977), "La transferencia", en *ídem, El arte y la técnica grupal analítica,* Buenos Aires, Paidós, 1979, cap. I, pp. 21-32.
29. Kadis, A., J. Krasner, C. Winick y S.H. Foulkes (1969), "Algunos fenómenos de grupo", en *ídem, Manual de psicoterapia de grupo,* México, Fondo de Cultura Económica, cap. VII, pp. 96-119.
30. Kaës, R. (1994), "La histérica y el grupo", en *ídem, La invención psicoanalítica del grupo,* Asociac. Argentina de Psicol, y Psicoter, de Grupo, Buenos Aires, pp. 87-114.
31. Kauff, P.F. (1993), "Contribuciones de la terapia analítica de grupo al proceso psicoanalítico", en A. Alonso y H.I. Swiller (comps.), *Psicoterapia de grupo en la práctica clínica,* México, El Manual Moderno, cap. I, pp. 3-27.
32. Kutash, I.L. y A. Wolf (1993), "Psychoanalysis in Groups", en H.I. Kaplan y N.J. Sadock (comps.), *Comprehensive Group Psychotherapy,* Baltimore, Williams & Wilkins, 3a. ed., pp. 126-138.
33. MacKenzie, K.R. (1992), "Group-Analytic Dynamics with Specific Reference to Psychoanalytic Concepts, *S.H. Foulkes*", en *ídem, Classics in Group Psychotherapy,* Nueva York-Londres, The Guilford Press, pp. 115-127.
34. ——, "On the Concept of the 'Mother Group', *Saul Scheidlinger*", pp. 284-294.
35. ——, "The Working Alliance in Analytic Group Psychotherapy, *Henriette T. Glatzer*", pp. 305-316.
36. ——, "Indications for Concurrent (Combined and Conjoint) Individual and Group Psychotherapy, *Aaron Stein*", pp. 329-343.
37. Mullan, H. y M. Rosenbaum (1962), "The Group Psychotherapeutic Configuration, Fundamental Conceptions", en *ídem, Group Psychotherapy. Theory and Practice,* Nueva York, The Free Press, cap. III, pp. 45-64.
38. ——, "Transference and Countertransference in Group Psychotherapy", cap. XI, pp. 215-242.
39. O'Donnell, P. (1977), *La teoría de la transferencia en psicoterapia grupal,* Buenos Aires, Nueva Visión.

40. Puget, J. (1982), "Terapia psicoanalítica de grupo y psicoanálisis", en J. Puget, M. Bernard, G. Games Chaves y E. Romano, *El grupo y sus configuraciones,* Argentina, Lugar Editorial, pp. 10-42.
41. Scheidlinger, S. (1979), "El concepto de regresión en la psicoterapia de grupo", en M. Kissen (comp.), *Dinámica de grupo y psicoanálisis de grupo,* México, Limusa. cap. xv. pp. 253-270.
42. Slavson, S.R. (1953), "Dinámicas básicas de la psicoterapia grupal", en *ídem, Tratado de Psicoterapia Grupal Analítica,* Buenos Aires, Paidós. 1976. cap. v, pp. 122-165.
43. ———, "La sesión grupal analítica, su fenomenología", cap. x, pp. 258-296.
44. ———, "La sesión psicoterapéutica grupal analítica, su dinámica", cap. xi, pp., 297-332.
45. ———, "Calificaciones y funciones del terapeuta de grupo", cap, xiii, pp. 359-406.
46. Tuttman, S. (1993), "Countertransference and Transference in Groups", en H.I. Kaplan y N.J. Sadock (comps.), *Comprehensive Group Psychotherapy,* Baltimore, Williams & Wilkins, 3a. ed., pp. 98-105.
47. Wiener, M.F. (1993), "Role of the Leader in Group Psychotherapy", en H.I. Kaplan y N.J. Sadock, (comps.), (1993), *Comprehensive Group Psychotherapy,* Baltimore, Williams & Wilkins, 3a. ed., pp. 84-98.
48. Yalom, I.D. (1995), "Interpersonal Learning", en *ídem, The Theory and Practice of Group Psychotherapy,* Nueva York, Basic Books, 5a. ed, cap. ii, pp. 17-46.
49. ———, "The Therapist, Working in the Here-and-Now", cap. vi, pp. 129-188.

Capítulo 10

Contratransferencia

Se ha definido la *contratransferencia* como la actividad y respuestas emocionales inconscientes del terapeuta a las transferencias del paciente. Conducta inducida, inconsciente, involuntaria, irracional, inapropiada y temporalmente gratificante de las demandas transferenciales del paciente, que da por resultado una oscilación entre gratificación y frustración, que afecta en forma adversa la técnica terapéutica del analista. Algunos autores añaden a lo anterior los sentimientos y actitudes irracionales del terapeuta correspondientes a sus propios valores y dinámica inconsciente (9, 11 y 16).

Las caracterizaciones anteriores contemplan, como lo hizo Freud inicialmente con la transferencia, sólo los aspectos perturbadores de la contratransferencia. Grinberg, L.; Langer, M. y Rodrigué, E. (1957) y Yalom I. (1995), entre otros autores, consideran por el contrario que, el total de las actitudes y reacciones emocionales, conscientes e inconscientes que experimenta el terapeuta hacia los pacientes, si se maneja en forma adecuada, es un instrumento utilísimo para la captación y comprensión del material expuesto. El sentimiento predominante que experimenta el terapeuta le permite inferir la tensión o tensiones comunes e individuales importantes para el grupo en un momento dado.

Laplanche, J. y Pontalis, J. B. (1968) distinguen tres tendencias de los terapeutas en el manejo de la contratransferencia: a) reducirla al máximo a través del análisis personal. b) Utilizar en forma controlada sus manifestaciones, como parte de la atención flotante. c) Guía de la interpretación como resonancia de inconsciente a inconsciente; para algunos, única comunicación auténticamente psicoanalítica.

O'Donnell (1977) une las tres corrientes cuando establece que contratransferencia es la mezcla de por lo menos tres elementos: a) La reacción del terapeuta a la transferencia del paciente. b) Sus reacciones sobre la base de su relación adecuada (transferencia cotidiana) con el paciente, que varía casi siempre con: c) La ocasión (la transferencia inconsciente, inadecuada, del terapeuta hacia el paciente como persona, hacia algunos de sus rasgos característicos y a la situación psicoanalítica como tal).

La contratransferencia es más compleja y visible en el grupo que en el análisis individual porque, en el primer caso, el terapeuta no tiene la seguridad del anonimato de la situación individual. Los pacientes observan su conducta, apariencia e interpretaciones. Registran su estado emocional (preocupaciones, inquietudes, frustraciones, tristeza, desencanto, placer, alegría) en relación con el acontecer grupal y los sucesos externos al consultorio. La observación por parte de este conjunto heterogéneo de personas hace que las respuestas del terapeuta difieran de lo que sucede en la situación individual. Sus reacciones son distintas con respecto a cada miembro y también varían hacia el mismo paciente, en distintos momentos (6, 13 y 15).

O'Donnell (*op. cit.*), refiriéndose a los elementos socioculturales que condicionan el esquema conceptual, referencial y operativo (ECRO) dentro y a partir del cual se desarrolla el vínculo terapéutico, establece que la contratransferencia desborda y precede ampliamente a la transferencia. Las cosas hablan antes de que lo haga el psicoanalista; incluso si él no dice nunca nada. Lo que lo rodea habla por él. Contratransferencia, al menos en parte, como actuación consciente o psicopática del deseo social que se expresa a través del psicoanalista y su encuadre, previo a la llegada del paciente. Reacción contratransferencial del terapeuta ante los estímulos de la entidad social "paciente", predeterminada por el rol social de "terapeuta", que puede confundir "seriedad profesional" con una actitud lejana, inconmovible, autoritaria e infalible de "dueño de la salud. Por ello tantos neuróticos eligen esta profesión."

También Käes, R. (1994) toma en consideración contratransferencias previas al inicio del grupo terapéutico, cuando afirma que es inherente a la experiencia grupal, que el psicoanalista se atribuya el origen del grupo (en algún momento del proceso), aunque no lo haya fundado. Fundar, des-fundar o refundar un grupo, puede ser uno de los deseos que coloca al analista en su dispositivo terapéutico. No desea solamente conducirlo, enseñarle, cuidarlo, sino tener en sus manos la vida del grupo. Lo específico de la contratransferencia en el grupo es la transferencia de nuestros grupos internos en el espacio psíquico del otro: coterapeuta, grupo y pacientes (7 y 8).

Slavson, S. R. (1953), Grotjahn, M. (1979) y Bach, G. R. (1979) exponen una serie de conductas y actitudes del terapeuta que bloquean y vician el proceso terapéutico: existencia de puntos ciegos con respecto a conflictos neuróticos y narcisistas; falta de control de impulsos y rigidez caracterológica; prejuicios; preocupaciones ajenas al grupo (problemas personales o atención concentrada en investigaciones teóricas y/o clínicas); carencia de empatía (1, 5, 14 y 15).

Cuando la necesidad de éxito y prestigio del terapeuta proviene de una autoestima tambaleante, debido a la existencia de sentimientos de inferioridad inconscientes (derivados de insatisfacción con respecto al aspecto físico, posición socio-económica, inteligencia, potencia sexual), se vuelve dependiente de sus logros o fracasos terapéuticos. Se siente incapaz cuando sus pacientes no mejoran; se resisten al tratamiento, o presentan *actings*; y se libra de su ansiedad y se gratifica cuando los miembros del grupo colaboran con la terapia y reconocen sus progresos. Compartir empáticamente placeres y sufrimientos con los pacientes es una responsabilidad del terapeuta, que poco tiene que ver con su éxito ante el mundo externo.

Si una terapia eficaz lleva a divorciarse a un paciente antes sometido al maltrato de su cónyuge, o abandona un ejercicio profesional lucrativo por una actividad artística o deportiva menos bien remuneradas, el prestigio del terapeuta cae por los suelos ante el cónyuge abandonado o la familia que impuso al paciente el rol de "niño prodigio", del que obtuvo gratificaciones narcisistas y económicas abundantes. Si el terapeuta depende de sus pacientes para mostrarse exitoso en el afuera, interpretará como neuróticas sus fantasías creativas y los impulsará hacia la adquisición de logros acordes con las exigencias del medio ambiente, no con los deseos, valores y capacidades de sus pacientes.

La necesidad del terapeuta de ser querido por los pacientes puede surgir de conflictos entre dependencia y hostilidad. Demanda amor porque no se siente digno de ser amado. Vive las resistencias, agresiones y decepciones de que lo hacen objeto sus pacientes como confirmación de su maldad o desobediencia a los mandatos de un superyó sádico, primitivo. Contratransferencialmente intentará apaciguar, seducir o manipular las tensiones grupales e individuales en forma tal, que logra suprimir la hostilidad del grupo o la desvía hacia el miembro por quien se siente menos querido. En el primer caso, la terapia se desliza en el seno de la ilusión grupal, coro de ángeles que adora al padre bondadoso, que los libra de los peligros de la ira. En el segundo caso, el grupo descarga sobre un chivo expiatorio la rabia que corresponde al terapeuta, mecanismo que, si bien disminuye la culpa y fantasías omnipotentes sobre el poder de la agresión, no modifica la imago paterna idealizada y en el fondo persecutoria, introyectada en el superyó.

Si el terapeuta no ha resuelto su rivalidad edípica o su narcisismo patológico, se sentirá herido o inseguro cuando no pueda ser el actor principal del grupo. Será incapaz de generar una cultura grupal que permita a los pacientes observar sus respectivas actitudes, conductas, afectos e interacciones para entenderlas y extraer conclusiones útiles que inician o amplían el cambio terapéutico. Interpretará sólo como proyecciones resistenciales los intentos de los pacientes de acercarse a las motivaciones inconscientes de sus compañeros. Sentirá como amenaza al grupo la patología de los miembros que lo atacan, cuestionan o critican. Su ansiedad ante estas situaciones produce seudointerpretaciones punitivas, superyoicas por su forma y/o contenido que culpabilizan al supuesto transgresor. A éste no le queda más remedio que someterse o huir de la terapia. Sus compañeros temerán ser tratados algún día de la misma manera, lo que despierta su hostilidad, suspicacia y angustia ante la realidad de una autoridad tan irracional e inadecuada, como vivieron la que ejercían sus padres en la infancia.

La interacción y los cambios que pueden darse en estas circunstancias van encaminados a satisfacer y aplacar al terapeuta, pero no hay desarrollo de espontaneidad e iniciativa ni resolución de la dependencia. El terapeuta narcisista establece metas definidas en grupos cuyo encuadre no es de tiempo limitado y objetivos focalizados. Introduce problemas para que el grupo los discuta. Se esfuerza por formular interpretaciones tan "brillantes y completas" que deja a los miembros sin nada que aportar al grupo. Con frecuencia sus interpretaciones están fuera de tiempo, por lo que hieren o angustian a los pacientes cuyas defensas, insuficientemente elaboradas, mantienen aún lejos de la consciencia deseos cuya revelación se vive como acusación. Las intervenciones de estos terapeutas los mantienen siempre en el papel más importante del grupo. Ponen énfasis en la transferencia central y visualizan las laterales y al grupo como desplazamientos de la primera.

El atractivo sexual de algunas pacientes puede hacer perder la neutralidad al terapeuta varón, lo que origina rivalidad fraterna y sentimientos negativos por parte de otros pacientes hacia la "hija preferida" y hacia la figura paterna "parcial." El clima puede tornarse hostil, bloquear la catarsis e impedir el cambio y mejoría de los pacientes. La reacción frente a impulsos excesivamente positivos que el terapeuta experimenta hacia una paciente, puede llevarlo a reaccionar en forma defensiva con apartamiento, brusquedad, indiferencia, castigo, sarcasmo. Los daños que la actuación de los deseos sexuales del terapeuta producen en los pacientes afectados de manera directa y en el grupo, sólo pueden repararse, en forma parcial, derivando a todos los miembros a otro terapeuta y retomando el propio análisis (15).

El análisis insuficiente del terapeuta puede llevarlo a proyectar en sus pacientes, en distintos momentos, los objetos internos que les son similares por su físico, conducta o por el estilo y contenido de sus comunicaciones. Esto también conduce a generar favoritos y segundones, lo que, como bien señalan Slavson (*op. cit.*) y Yalom (*op. cit.*), amenaza el cemento mismo de los grupos: la igualdad. El terapeuta puede no ser capaz de detectar la actitud resistencial del paciente que se erige en vocero de los sentimientos positivos del grupo, ayuda a los demás y siempre está satisfecho con la terapia, porque esta conducta apuntala la autoestima del terapeuta. Acepta contratransferencialmente el rol de padre bueno y el grupo se estanca, porque no se detecta e interpreta la transferencia positiva manifiesta, como encubrimiento de sentimientos negativos latentes, que pueden satisfacer la necesidad de derrotar al terapeuta a través de una actitud de apariencia cordial y colaboradora (14, 14, 17 y 19).

El material de los pacientes puede despertar en el terapeuta fantasías hostiles o perversas hacia sus objetos internos, proyéctelos o no en los pacientes. Como en el caso anterior, el terapeuta pierde su atención flotante y objetividad, ya que sus respuestas (exploración, confrontación, interpretación) no se relacionan con la realidad psíquica de los pacientes, sino con la propia. En estas condiciones son frecuentes las oscilaciones afectivas del terapeuta. El grupo se confunde, desorganiza y puede derivar a estancamientos prolongados, que llevan al terapeuta a decidir la disolución del grupo, tomando como pretexto la existencia de una "resistencia grupal irresoluble" (13 y 16).

La contraidentificación proyectiva que describe Grinberg, L. (1957) es "una defensa contratransferencial" contra mecanismos de identificación proyectiva en los pacientes, que resultan excepcionales por ser excesivos en intensidad, frecuencia y cantidad. El analista reacciona frente a dichas identificaciones como si hubiera adquirido y asimilado real y concretamente los aspectos que se le proyectaron. Deja de ser él, para transformarse en lo que el paciente necesita (yo, ello u otro objeto interno). Se ve llevado en forma pasiva a desempeñar el papel que el paciente fuerza en él, en forma inconsciente.

Ganzarain, R. y Buchele, B. (1989) testimonian la frecuencia del mecanismo en pacientes con historia de incesto, que producen en el terapeuta fantasías de rescate, culpa, excitación, deseos de venganza, lástima, simpatía, que lo presionan a asumir actitudes opuestas a las de los adultos ofensores. Los pacientes actúan roles múltiples y contradictorios (víctima-.favorita; rival-dependiente; padre-niño; experto sexual-ingenuo; perverso-inocente, y otros) que confunden a los terapeutas. Los pares, que han sufrido traumas similares, atemperan la sobrecarga emocional del terapeuta. Pero, en ocasiones, el grupo en su totalidad (terapeutas incluidos, quedan inmersos en la proyección del paciente). Esto puede suceder también con pacientes que no han sido víctimas de incesto o abuso sexual, como se ilustra en la siguiente viñeta:

Mari padece secuelas de poliomielitis, poco notables a simple vista, a las que atribuye el no haberse permitido nunca sostener una relación amorosa. Teme causar lástima o repulsión. Tras un tiempo de terapia grupal, comienza a aceptar su imagen corporal y decide ingresar a un club deportivo de minusválidos. Los nuevos amigos le hacen ver lo poco dañada que está comparada con ellos. La encuentran muy atractiva y se ve rodeada de pretendientes. Uno en especial, ciego, tierno, atento, profesionista con intereses similares a los suyos, le resulta agradable como amigo, pero se resiste a aceptarlo como novio. Los miembros del grupo terapéutico abordan su renuencia como temor a la sexualidad, producto del rechazo a su imagen corporal. Suponen que también existe sometimiento a su madre muerta que no le permitió crecer, o incapacidad para llegar a un triunfo más sobre su hermana que no tiene trabajo, carrera, ni pareja. Mari escucha con atención los aportes de sus compañeros, pero no se mueve un ápice de su renuencia a aceptar al pretendiente. Ni siquiera intenta hacer la prueba de ver "qué es tener novio", como sugirieron algunas compañeras.

Contratransferencialmente no sólo me siento de acuerdo con el grupo. Pienso que Mari se ha ido de un extremo a otro. Antes se sentía rechazable y ahora rechaza. Pero, afortunadamente, no encuentro una interpretación que le transmita sin herirla, mi duda de que pueda lograr una mejor pareja. En el diálogo interclínico postsesión con mi coterapeuta, recuerdo a una expaciente, también poliomielítica, con acortamiento muy notable de una extremidad inferior, para quien esto nunca fue obstáculo para sostener abundantes relaciones amorosas con hombres sin problemas físicos y que, estando aún en terapia, logró un matrimonio satisfactorio.

La comparación de ambos casos me revela que me he identificado con la madre de Mari, más incapacitante que la poliomielitis, a través de una sobreprotección derivada de la culpa inconsciente por la enfermedad de su hija, a la que bañó hasta los 13 años (sin ser necesario) e impidió estudiar una carrera que, según ella, requería gran habilidad manual. Grupo y coterapeutas actuamos desde la contraidentificación proyectiva, intentando hacer que Mari se conformara con un objeto más dañado que ella. Pero esto le permitió, al mismo tiempo, enfrentarse a la madre prohibidora externalizada, actuada por el grupo, protegido por la parálisis del equipo terapéutico. El reconocimiento de la contraidentificación proyectiva permitió interpretar la inducción de Mari del papel paralizante de la madre en personas de su entorno, para protegerse de su sexualidad y agresión y también para descargar la rabia que le producían las irracionales prohibiciones maternas, sin poder superarlas. A la postre, Mari se relacionó con un joven que la enseñó a bailar y patinar.

Mullan, H. y Rosenbaum, M. (1962) son optimistas en cuanto a la resolución incompleta de las contratransferencias que limitan la efectividad del terapeuta grupal. Las consideran menores que en la terapia individual, porque el grupo observa las dificultades neuróticas del terapeuta y termina confrontándolo con ellas. Estos comentarios, repetidos durante meses o años, acaban por disminuir gradualmente las distorsiones del terapeuta, lo que no se produce en el análisis individual, que no lo confronta con un consenso referente a él. Los autores consideran que el terapeuta de grupo experimenta un crecimiento emocional continuo en sus grupos de larga duración. Pero no es posible compartir este optimismo, en general, cuando se observa la no corrección, perpetuación e idealización de conductas antiterapéuticas en viejos terapeutas, que transmiten sus errores como si fueran éxitos y nunca reconocen sus fracasos.

Manejo técnico de la contratransferencia

El manejo de la contratransferencia se facilita si el terapeuta contempla los sentimientos, pensamientos y fantasías que le despierta el material de sus pacientes como posibles resonancias del significado latente de la comunicación. Vista como un elemento útil, la contratransferencia se convierte en objeto de investigación, no en interferencia de la labor terapéutica que debe alejarse rápidamente. Así, ante una primera sesión grupal, en la que se intercambian sonrisas tensas, miradas inquisitivas y material referente al maltrato del que han sido objeto los pacientes, sus familiares o conocidos, por parte de figuras de autoridad del pasado (padres, maestros, ex-terapeutas), o del presente (jefes, cónyuges, delincuentes), es indiferente si el terapeuta piensa: "están dolidos y temerosos, ¿podré ayudarlos?"; "viven lo desconocido como peligroso", o se siente tan angustiado que, como el grupo, tampoco sabe qué hacer. Lo importante es que en todos los casos, está en contacto con el contenido afectivo de la sesión: angustia, temor, desconfianza.

El siguiente paso es analizar lo que piensa y siente: ¿es mi angustia la que me hace querer intervenir para, desde este momento, afirmar frente al grupo mi capacidad profesional, experiencia, confiabilidad, en suma, mi cualidad de objeto bueno neutralizador de la persecución interna que manifiestan? La respuesta puede ser que se desea asumir el papel de "buena madre" porque así se triunfa, desde la rivalidad edípica, sobre la "mala madre" de la infancia. O que se pretende negar, al intervenir para calmar la angustia del grupo, la hostilidad que provocan sus críticas implícitas u otros conflictos neuróticos o narcisistas que surgen en el terapeuta ante el material de los pacientes. Este análisis ubica la respuesta contratransferencial en su justo lugar y el terapeuta queda libre para interpretar o seguir observando.

Mientras el terapeuta se concentra en el análisis de su contratransferencia, el grupo sigue su interacción o queda en silencio. Como regla canónica, la interacción "útil" no se interrumpe. Pero cada terapeuta tiene su propia idea sobre utilidad. Quien acostumbra trabajar con niveles máximos, que no óptimos, de regresión y ansiedad, o tiene preferencia por las manifestaciones histriónicas de los afectos, porque no percibe el dolor contenido y sereno o el alejamiento como respuestas afectivas, no intervendrá, aunque los miembros del grupo dejen de interactuar y callen o se retuerzan angustiados en sus asientos, basando su "abstinencia" en la racionalización de "frustrar la necesidad de dependencia que ha aflorado en el grupo y establecer el principio de que su función no es satisfacer necesidades neuróticas." Tranquilizar al grupo ofreciendo que no se le maltratará, sí satisface estas necesidades, además de constituir una afirmación riesgosa, porque la confrontación con los aspectos irracionales de la conducta se vive, con frecuencia, como maltrato. Intentar convencer a los pacientes de nuestra capacidad profesional es inútil, porque sus temores provienen de conflictos inconscientes que no ceden ante argumentos racionales, además de ser deshonesto comprometerse a obtener buenos resultados cuando se inicia un tratamiento y se ignora aún la mayor parte de los conflictos, debilidades y fortalezas de los pacientes.

Si el terapeuta puede transformar sus pensamientos y sentimientos contratransferenciales en interpretaciones, devuelve elaboradas, digeridas, las emociones del grupo. En el caso de la primera sesión, puede ser adecuado decir algo similar a: "pareciera que se preguntan, tras tantas malas experiencias, cómo les irá con sus compañeros y conmigo" o bien: "parece que todos tenemos miedo." Pero este no es el único camino para trabajar la contratransferencia. El terapeuta puede no estar seguro de percibir bien lo que sucede en el grupo, de que su contratransferencia responda a la transferencia de los pacientes, o no hallar la forma de elaborar sentimientos y pensamientos en una interpretación. En estas circunstancias, es pertinente explorar con el grupo si las reacciones del terapeuta responden a la transferencia, preguntando, por ejemplo, si será cierta la impresión que se percibe de temor o desconfianza, en los miembros.

La exploración no sólo es un camino más seguro para interpretaciones subsecuentes, sino que establece una pauta de participación de los pacientes. El terapeuta requiere de su cooperación, no lo sabe todo, pero está en contacto con el acontecer grupal y dispuesto a rectificar sus falsas percepciones, sin ser ingenuo, ya que la confirmación o negativa a su comunicación no son indicios infalibles de la verdad de lo que se le responde. El material subsiguiente a su exploración o interpretación es lo que la confirma o refuta. La respuesta del grupo reasegura al terapeuta de la objetividad de sus percepciones o lo refiere a revisar sus distorsiones. Lo importante es no desoír la contratransferencia, no luchar contra ella como perturbación de la labor terapéutica. Porque la lucha aleja la atención del acontecer grupal, con lo que se pierden muchos elementos de la interacción y comunicación de los miembros.

El consenso grupal es una herramienta útil en el manejo de la contratransferencia. A diferencia del análisis individual, en el que el terapeuta está solo frente a su contratransferencia, en el grupo terapéutico puede apelar a los demás pacientes para contestarse sobre si la sensación de ira que lo invade se debe a un deseo infantil contrariado y ajeno al vínculo terapéutico, o corresponde al material emergente, dependiendo de que los demás pacientes reaccionen como él o en forma diferente. Sin necesidad de realizar ninguna intervención, puede percatarse de que los miembros del grupo comparten su ira y concluir así, que ésta es una emergencia contratransferencial, aunque cabalgue sobre sus propios conflictos (13).

En resumen, la técnica del manejo de la contratransferencia implica identificar el sentimiento o fantasía que despierta la personalidad, conducta o material de los pacientes. Analizar si la respuesta emocional o mental corresponde al estímulo real que proporcionan los miembros del grupo y sólo interpretar si se está razonablemente seguro de haber establecido el deslinde necesario entre la respuesta que generan nuestros objetos internos, de la que producen los pacientes.

Cuando la contratransferencia impide comprender las ansiedades individuales y grupales se produce un clima antiterapéutico. Además los pacientes no interactúan, no mejoran en sus dificultades neuróticas, el porcentaje de abandono de la terapia es alto y el terapeuta se "decepciona" de los pacientes y del método. En estas circunstancias la única solución posible es la búsqueda de supervisión y/o análisis o reanálisis personal (16).

Bibliografía

1. Bach, G. R. (1979), "Observaciones sobre la transferencia y las relaciones de objeto desde el punto de vista de la dinámica de grupo", en M. Kissen (comp.), *Dinámica de grupo y análisis de grupo,* México, Limusa, cap. XIX, pp. 313-325.
2. Ganzarain, R. y B. Buchele (1989), "Countertransference when Incest is the Problem", en R. Ganzarain, *Object Relations Group Psychotherapy,*

Madison, Conn. International Universities Press, 2a. ed., 1990, cap. VI, pp. 111-132.
3. Grinberg, L. (1957), "Perturbaciones en la interpretación por la identificación proyectiva", en: *Rev. Psicoan,* Argentina, IV, pp. 22-30.
4. Grinberg, L., M. Langer y E. Rodrigué (1957), "Iniciación de un grupo", en *ídem, Psicoterapia del grupo,* Buenos Aires, Paidós, 5a. ed., 1977, cap. IV, pp. 75-100.
5. Grotjahn, M. (1979), "Conciencia de la contratransferencia y su utilización", en *ídem, El arte y la técnica de la terapia grupal analítica,* Buenos Aires, Paidós, cap. XII, pp. 178-184.
6. Kadis, A., J. Krasner, C. Winick y S.H. Foulkes (1963), "Algunos fenómenos de grupo", en *ídem, Manual de psicoterapia de grupo,* México, Fondo de cultura económica, 2a. reimpresión 1982, cap. VII, pp. 96-119.
7. Kaës, R. (1994), "Lugar, función y saber del psicoanalista en el grupo", en *ídem, La invención psicoanalítica del grupo,* Asociac. Argentina de Psicol, y Psicoter. de Grupo, Buenos Aires. pp. 11-40.
8. ——, "La histérica y el grupo", pp. 87-114.
9. Kutash, I.L. y A. Wolf (1993), Psychoanalysis in Groups, en H.I. Kaplan y N.J. Sadock (comps.), *Comprehensive Group Psychotherapy,* Baltimore, Williams & Wilkins, 3a. ed., pp. 126-138.
10. Laplanche, J. y J.B. Pontalis (1968), *Diccionario de psicoanálisis,* Barcelona, Labor, 1971, pp. 83-84.
11. MacKenzie, K.R. (1992), "The Working Alliance in Analytic Group Psychotherapy, *Henriette T. Glatzer*", en *ídem, Classics in Group Psychotherapy,* Nueva York, Londres, The Guilford Press, pp. 305-316.
12. Mullan, H. y M. Rosenbaum (1962), "Transference and Countertransference in Group Psychotherapy", en *ídem, Group Psychotherapy, Theory and Practice,* Nueva York, The Free Press, cap. XI, pp. 215-242.
13. O'Donnell,P. (1977), *La teoría de la transferencia en psicoterapia grupal,* Buenos Aires, Nueva Visión.
14. Slavson, S.R. (1953), "La comunicación en la psicoterapia grupal analítica", en *ídem, Tratado de Psicoterapia Grupal Analítica,* Buenos Aires, Paidós, 1976, cap. IX, pp. 236-257.
15. ——, "Calificaciones y funciones del terapeuta de grupo", cap. XIII, pp. 359-406.
16. Wiener, M.F. (1993), "Role of the Leader in Group Psychotherapy", en H.I. Kaplan y N.J. Sadock (comps.), *Comprehensive Group Psychotherapy,* Baltimore, Williams & Wilkins, 3a. ed., pp. 84-98.
17. Yalom, I.D. (1995), "Interpersonal Learning", en *ídem, The Theory and Practice of Group Psychotherapy,* Nueva York, BasicBooks, 5a. ed., cap. II, pp. 17-46.
18. ——, "The Therapist, Basic Tasks", cap. V, pp. 106-128.
19. ——, "The Therapist, Working in the Here-and Now", cap. VI, pp. 129-188.

Capítulo 11

Los sueños en el grupo

En los grupos, los sueños no son la vía regia hacia el inconsciente. Constituyen, tanto para el grupo como para el terapeuta, un recurso para situarse en la transferencia, cuya evolución se facilita a través del uso terapéutico del fenómeno onírico. Los sueños en el grupo se presentan como una forma, gestalt que duplica la que el grupo intenta completar a través de su proceso evolutivo. Forman un entrecruzamiento de líneas que representan la estructura de un deseo inconsciente. El grupo encuentra, en esta reserva imaginaria, elementos que le permiten verbalizar y elaborar su propia situación. El relato de sueños en el grupo tiene una función comunicativa incluida en la dinámica transferencial, que rebasa el soliloquio y las simples proyecciones sobre la dinámica de los compañeros (1, 2, 3, 5, 8, 9, 13, 15, 17 y 18).

El sueño puede aportar indicios sobre conflictos pasados y problemas interpersonales actuales con la familia. Comunica la dinámica interpersonal presente en la relación con el terapeuta. Es un medio para relacionarse con él, que proporciona visiones claras del soñante, de los otros y de los problemas en la transferencia y contratransferencia, aunque las presente en forma disfrazada. Es frecuente que la transferencia negativa se desplace de los compañeros al terapeuta. Y hay sueños que ilustran la superación de las resistencias resultantes de una neurosis de transferencia, por medio de su desplazamiento del terapeuta a otros miembros del grupo. El sueño permite visualizar las resistencias, emociones, ansiedades, defensas, progresiones y regresiones compartidas, en un corte transversal del conflicto actual de la evolución del grupo como un todo. Cuando un paciente sueña que el grupo no lo ayuda, aunque su yo consciente lo ignore, inconscientemente sabe que contará ese sueño al grupo (3, 10, 11, 13, 17 y 18).

Por lo general, los sueños grupales están menos distorsionados que en el análisis individual; su contenido manifiesto está cerca del latente. A menudo dan lugar a un funcionamiento de acuerdo con el proceso primario porque, al liberar los conflictos reprimidos, ayudan a romper resistencias, con lo que promueven el *insight* emocional. Como en psicoanálisis, dos sueños relatados uno detrás de otro pueden tomarse como dos fragmentos de un mismo sueño. Los grupos cohesivos encuentran con facilidad el significado de los sueños; sus asociaciones ingenuas, sin aleccionamientos ni intelectualizaciones, son similares a los develamientos que se dan en la hipnosis; estado disociativo que provee la materia básica para la interpretación del lenguaje simbólico. Los pacientes acortan el camino hacia el contenido latente a través del simbolismo inconsciente profundo. Alcanzan el significado nuclear del sueño con más eficiencia que el terapeuta individual. Son intolerantes a la interpretación paso a paso de cada frase o párrafo del sueño, así como a los sueños muy bien editados. Además la participación en un grupo que apoya la expresión de las fantasías de sus miembros, les facilita comprometerse en la asociación libre, al estilo de los sueños (1, 2, 5, 8, 9, 10, 11 y 13).

Los miembros del grupo traen sus sueños como cualquier otro material. De la actitud del terapeuta hacia ellos dependerá, en gran medida, el número y tipo de sueños que se aporten al grupo conforme transcurre el proceso grupal. Pero, independientemente de la disposición del terapeuta hacia el fenómeno onírico, es difícil que pueda realizarse en el grupo la investigación intensiva, detallada y personalizada de los sueños que se lleva a cabo en el análisis individual, debido a la pobreza o ausencia total de las asociaciones del soñante, o al tiempo que se necesitaría dedicar a un solo miembro, mientras los demás permanecen como simples observadores. El grupo rechazado en el sueño, rechaza el sueño, no se interesa en él. Los sueños más valiosos para la terapia involucran al grupo como totalidad, o reflejan los sentimientos del soñante hacia uno o más miembros del grupo. Elucidan no sólo las preocupaciones del soñante, sino las de otros miembros que hasta entonces eran inconscientes. Introducen, en forma disfrazada, material consciente que los miembros, por diversas razones, estaban renuentes a discutir en el grupo. Este es el contexto ideal para confrontar, de inmediato, los problemas con la realidad que refleja el sueño, acelerando así el proceso terapéutico (13, 15 y 17).

El soñante es el miembro del grupo que siente con mayor intensidad y nitidez determinadas situaciones del tratamiento. Su capacidad de expresión onírica está influida por los estímulos inconscientes de los demás integrantes del grupo, a quienes devuelve las ansiedades y conflictos que actuaron sobre él, por lo que el sueño deja de ser el producto individual del soñante, para integrarse como fantasía inconsciente de todos los participantes. El paciente puede presentar el sueño como un medio de comunicación selectiva con los diferentes miembros del grupo, el terapeuta o el grupo como un todo, porque no encuentra palabras para decir lo que siente en su lucha contra un cierto problema. De ahí que el sueño pueda ser producto de la manera en que percibe a los compañeros en un momento dado, o una forma de resistencia (se ofrece el sueño en vez del problema de la realidad actual que le preocupa). O puede expresar sometimiento al terapeuta (se sueña porque se piensa que al terapeuta "le gustan" los sueños). Para algunos miembros, el sueño es el único medio en que se atreven a expresar sus dotes artísticas, porque existe el temor a ser puestos en ridículo por sus tendencias estéticas (5 y 18).

Cada paciente tiene un tiempo y un método individual para presentar sus sueños. Algunos se dirigen, en forma exclusiva, al terapeuta, a un compañero o al grupo sin mirar a nadie. Otros sólo relatan sus sueños cuando falta alguien específico, o dejan de comunicarlos durante algún tiempo. El paciente esquizoide borderline es de gran ayuda en la interpretación de los sueños en el grupo, porque la laxitud de sus límites entre realidad y fantasía le facilita el acceso a los significados simbólicos de todo el material grupal. Esto le permite resumir con rapidez el significado global del sueño. Los pacientes histéricos producen una sucesión casi interminable de sueños pantalla, que el grupo desenmascara más pronto que el análisis individual, porque los miembros pierden interés en adivinar su significado y cuestionan el por qué traen el mismo sueño varias veces, omiten lo principal, o asocian superficialidades que no permiten entender su significado (10).

La comprensión del sueño es importante tanto para el progreso del soñante, como para el del resto del grupo. La intensidad con la que participan los miembros en un sueño, revela el grado de conexión del soñante con el grupo. El impacto de los pacientes que no tienen dificultad para relatar sus sueños, ayuda a que los que no sueñan lo hagan. Si un miembro del grupo no es capaz de recordar sus propios sueños, puede ver reflejados en el sueño de otro miembro sus problemas, su presente y su futuro. Al principio de la vida del grupo, la narración de un sueño puede producir angustia, resistencia y reforzar las defensas del soñante y las de los miembros del grupo para los cuales revela un significado especial, que resuena con su propia conflictiva (10 y 11).

Entre las maniobras del paciente para negar la importancia de sus sueños o desconocerlos se encuentran el olvido; así como la insistencia en que no se sueña; el relato fragmentario de sus sueños; menospreciar su importancia; afirmar que el sueño es incomprensible y anular cualquier posible ayuda que el grupo proporcione para entenderlo.

A veces la resistencia del soñante para comprender su sueño es vencida por las asociaciones de otros miembros. Cuando se presenta un sueño muy perturbador, algunos miembros pueden angustiarse tanto como el propio soñante. Por lo común, tratan de desviar la atención de las cuestiones fundamentales que se discuten; evitan algunos elementos del contenido manifiesto o latente; sólo abordan el primero o ponen distancia afectiva (niegan los sentimientos que les produce el sueño o se rehusan a participar en su análisis), aduciendo que no se les ocurre nada sobre él. El esfuerzo interpretativo del integrante ansioso es de suma utilidad para descifrar el significado del sueño (2, 5 y 10).

El estudio de los sueños en el seno de los grupos ha permitido observar que la aparición de la representación concreta de cualquier miembro del grupo, lleva a los integrantes a escuchar el sueño como lenguaje concreto, no simbólico. Con frecuencia, la presencia del terapeuta como personaje real, suele tener una relación causal con alguna situación traumática o ruptura de encuadre. Los sueños que producen situaciones de especial belleza significan, en general, la belleza de la paz que se espera alcanzar tras la muerte. Esperanza de reunión final con la madre, poderosa y bella, que aguarda por toda la eternidad (4 y 14).

Si se asume la existencia de un inconsciente grupal, el trabajo con los sueños se basa en la premisa de que las asociaciones del grupo equivalen a la asociación libre en el psicoanálisis. La comunidad de las asociaciones a los sueños hace que emerjan motivaciones inconscientes, como si todos los individuos del grupo perdieran, en forma transitoria, las fronteras de su yo. Se abandonan de momento las fuerzas represivas y la realidad social se deja entre paréntesis. El sueño, creación individual en esencia, deviene parte de la matriz dinámica cuando se relata en el grupo y como tal, aunque mantiene su individualidad, está a la disposición de todos (1, 10 y 12).

Pero si se ve en el grupo una red interaccional con un código que se construye a través de un proceso de comunicación que se comparte, en forma consciente o inconsciente, entonces el relato de un sueño equivale al intento de confirmar la individualidad, lo que genera las reacciones que se manifiestan como asociaciones al sueño. Lo que puede aparecer como asociaciones apunta, en realidad, al planteo de una interpretación parcial que se añade a otra, no a descomponer el sueño. El intento de leer el contenido latente del sueño como si fuera un libro abierto, por adición de estas interpretaciones parciales, obedece a una ilusión intensificada por las observaciones o interpretaciones que cada uno de los participantes puede verse inducido a hacer acerca de un sueño. Se llega a creer que la adición de estas interpretaciones daría el sentido pleno del sueño. Pero así no se da respuesta de modo verídico a la pregunta del sueño. Como autointerpretación, como respuesta al inconsciente del grupo, el sueño es un mensaje, a veces rechazado y a veces aceptado y, en este caso favorable, comienza a vincular el juego de las catexias y contracatexias entre los participantes. Modifica el equilibrio económico del grupo; lo destraba. El sueño se comprende, entonces, en términos de configuraciones grupales, ansiedades básicas y las defensas que se erigen contra ellas (13 y 14).

Según Käes R. (1993 y 1994), los diferentes elementos del contenido del sueño representan una sola idea, objeto, persona o imagen. La persona del soñante, su yo, se descompone en una multiplicidad de objetos, de imágnes, de yo (es) parciales. Representaciones múltiples, idénticas o no, de un aspecto del conjunto, que mantiene con los otros relaciones de equivalencia, analogía, oposición o complementariedad y que forman un grupo, tal como los diferentes miembros de un grupo pueden representar, para un sujeto, diferentes aspectos de su universo interno. La difracción es el mecanismo específico, responsable de la figuración múltiple. Une la descondensación, el desplazamiento y la multiplicación (un proceso de figuración que Freud describe como "la multiplicación de lo semejante"). Enmascara al servicio de la censura, a través de diseminar los elementos que componen la figura del objeto censurado. La difracción realiza el deseo de la extensión especular de los objetos, figuras y límites del yo. La tarea del análisis del sueño es la recomposición de la imagen del objeto censurado.

El autor antes mencionado señala que el grupo no sueña. Es uno de sus miembros el que organiza el material grupal en un sueño. *Portavoz* de la palabra de otro, o de más de un otro, funciona como lo ha hecho la madre (portavoz) del bebé, necesario para la formación de su vida psíquica.

El *portasueños* recibe la delegación de lo que representa para un otro (u otros). Asocia al sueño y las asociaciones de los compañeros establecen un trabajo intersubjetivo, una función compartida. Identificación y transferencia determinan la función del sueño y de su portador. Los sueños transferenciales manifiestan, con particular claridad, las condiciones intersubjetivas del retorno de lo reprimido. Son una coproducción, cooperación o corepresión en el retorno de lo reprimido. Se aprovecha la experiencia del soñante en la porción que embona con una historia o relato del grupo. Se sueña para alguien, en su lugar, desde su interior. El soñante produce lo conveniente para poner en marcha el trabajo de decodificación (16).

Manejo técnico de los sueños

Tanto de la presentación, como del contenido de los sueños se obtienen indicios sobre qué tan dispuesto está el paciente para compartir su inconsciente, impresión diagnóstica, psicodinamia, defensas y patrones repetitivos de conducta, así como fortaleza del yo, angustia, concepto de sí mismo, transferencias central, laterales y al grupo; percepción de sí mismo, entre otras cosas. Las respuestas asociativas y afectivas de los miembros a la manera en que se presenta el sueño, apoyan la función interpretativa del terapeuta y la movilidad del grupo; y pueden ser efectivas para vencer la resistencia del soñante a visualizar el significado inconsciente de su sueño (2, 5 y 10).

> Judith inicia la sesión refiriendo haber obtenido dos premios en el trabajo, pero "la regó" porque regañó a su hermana, a propósito del poco cuidado que tiene con su salud y persona y porque tolera que su pareja la maltrate. Comunica a continuación que tuvo un sueño.
> "Soñé que estaba al borde de una carretera, con pasto seco a ambos lados. Había una casa, al lado de cuya puerta se encontraba una mujer, como de mi edad, con una canica. Nos poníamos a jugar futbol con la canica. Me sentía feliz. Llegaba el padre de la muchacha, se ponían a hablar. Ella le pedía a su padre que le trajera las crayolas que le había encargado. El decía que no las tenía. Mientras discutían, pensaba que para qué quería crayolas si estábamos jugando futbol tan a gusto, que ya teníamos suficiente y no necesitábamos las mugrosas crayolas. Finalmente la mujer regresa a jugar futbol conmigo. Me siento contentísima y muy satisfecha. Despierto sintiéndome muy feliz."
> El sueño es de hace 15 días (hace 8 no hubo sesión por las fiestas patrias). Todo este tiempo estuvo muy contenta, conciliadora, siente que no le falta nada, cree que a esto corresponde el afecto del sueño. Mientras comunica su sueño y asociaciones, el grupo parece aburrido. Cuando termina su relato la respuesta del grupo es el silencio. Cada quien mira a un punto distinto de su anatomía o del espacio, lo que contrasta con las felicitaciones que le dieron por sus premios. Pregunto qué pasa. Los compañeros están molestos porque sienten incongruente que Judith eche a perder lo bueno que tiene con culpas irreales con respecto a su hermana. Sienten que hay algo falso en todo esto. Quiere tapar el gusto que tiene por los premios.
> La respuesta del grupo al sueño y a las comunicaciones de Judith me abre el camino a la interpretación siguiente: "Parece que, en tu sueño me quisieras decir: para qué quieres más pacientes, si estamos tan a gusto. Si ingresa fulana, recojo mis canicas y no juego." Todo el grupo ríe, excepto la soñante. El antecedente de la

interpretación se encuentra en la sesión anterior, en la que planteé al grupo la posibilidad de incluir un nuevo miembro, a lo que Judith se opuso por conocer a la candidata, dejando entrever, sin decirlo claramente, que si llegaba al grupo, Judith lo abandonaría.

Judith enfatiza la vergüenza que le da privarme de un nuevo paciente. Entonces, los compañeros le recuerdan que siempre pregunto antes de introducir a alguien y no es la primera vez que busco acomodo para "el nuevo" en otro grupo. En este caso se alegraron de poder librarse de adquirir otro compañero, sin tener que descubrir su renuencia, gracias a que Judith asumió la responsabilidad de excluir a la nueva. Algunos miembros comparten con ella su incomodidad cuando se sienten objeto de una preferencia. No saben qué hacer con esto. Otros abordan el tratar de ocultar el placer que produce la preferencia, a través de la vergüenza o el desconcierto.

Todos terminan reconociendo su deseo de ser mis favoritos, por lo que les muestro lo que no reconocen: la forma en la que cada uno intenta realizar este deseo: estar siempre de acuerdo conmigo, verme "perfecta", colocarse en el papel del niño desvalido que no puede dar paso sin consultarme). Judith confiesa que temió que, a pesar de su rechazo, hoy encontraría a la nueva sentada en el grupo. Pensó si se iría en cuanto la viera o si esperaría a hacerlo al final de la sesión. El grupo la confrontó con su desconfianza, que le impide entregarse amorosamente a su marido y al grupo.

Durante el abordaje de los sueños, el terapeuta debe atender no sólo a su contenido, sino a la forma en que el soñante lo relata (pedir permiso para contarlo, interrumpir al compañero que estaba hablando, meticulosidad, olvidos, minimización, a quién se dirige al relatarlo). La ocasión en que se presenta (antes, después o entre sesiones), si se relata al principio, mitad o final de la sesión, si se olvidó y después se recuerda y a la reacción verbal (exclamaciones, comentarios críticos) y preverbal (interés, participación) del grupo. Es también importante observar si la postura, vestimenta, acicalamiento, expresión facial, comodidad o incomodidad en la forma de sentarse, tono de voz, coinciden o no con lo que manifiestamente se expresa con respecto al sueño.

Para enseñar a un grupo de pacientes sin experiencia terapéutica previa a trabajar con sus sueños, el terapeuta investiga, en las primeras presentaciones de ellos, cuándo se presentó el sueño, si hay ideas sobre lo que puede significar, si puede relacionarse con algo que haya pasado recientemente o sea conocido para el soñante; y después que éste agota sus comunicaciones, se pregunta al grupo si se les ocurre algo sobre el sueño. Si nadie hizo observaciones acerca de por qué pidió permiso el soñante para relatar el sueño, interrumpió al compañero o se dirigió a alguien en particular, el terapeuta puede considerar importante investigar estos aspectos y los demás referidos en el párrafo anterior. En etapas posteriores del tratamiento o cuando algunos miembros del grupo conocen el trabajo de analizar sus sueños, gracias a tratamientos previos, se requiere menor intervención e invitaciones del terapeuta para que el grupo inicie la exploración del material onírico en busca de su significado inconsciente y el terapeuta queda libre para dedicar su atención a observar la interacción del grupo.

Los terapeutas interaccionales, como Yalom (*op. cit.*) y Kutash, I. L. y Wolf, A. (1993) entre otros, consideran que el sueño debe usarse al servicio de la tarea primaria del grupo: explorar el aquí y ahora de las relaciones interpersonales de los miembros. Aunque las asociaciones de los integrantes estimulan la exposición de material inconsciente del soñante, el analista debe traducir estas asociaciones en vista de la dinámica asociativa y sólo secundariamente hacerlo con el soñante.

Los psicoanalistas tratan al mismo tiempo el proceso grupal, la dinámica individual, el sueño y las transferencias y resistencias a las que apunta. Enfocan los deseos, sentimientos e ideas rechazables del soñante y del grupo. Prestan atención al material conflictivo y estimulan a los miembros a discutirlo y a profundizar la experiencia, a través de asociaciones, reconocimiento de identificaciones y participación en el proceso, con la mira de obtener *insight* intelectual y afectivo con respecto al deseo que transmite el sueño y la relación recíproca entre los participantes, con el terapeuta y con el momento grupal en que se produce el fenómeno onírico (2).

Lo que se hará con el sueño depende de la impresión que tiene el terapeuta del tipo de información que contiene y transmite lo soñado, así como de la fase del tratamiento en que estén el individuo y el grupo. El terapeuta debe decidir el grado de preparación de los miembros del grupo para explorar el tipo de comunicación inconsciente representada por el sueño. En la terapia grupal el terapeuta elige, al igual que en el tratamiento individual, trabajar el sueño o no, abordándolo en su totalidad o sólo en los aspectos que encuentra pertinentes para la fase de la terapia en la que están el grupo y el soñante. Dirige la interpretación al grupo como un todo y de él al soñante o viceversa y establece conexiones con sueños o temas grupales previos. Pero si cede a los deseos siempre presentes de dependencia del grupo, que le demanda interpretar todos los sueños, aduciendo no comprender su significado latente, o no tener asociaciones, favorece el estancamiento del grupo en el supuesto básico de dependencia. Si este es el caso, para evitar quedar colocado en el lugar del experto en decodificación que demanda el grupo, es preferible trabajar sobre la relación del grupo con el sueño, su situación trasferencial, sin proponerse interpretarlo, sino utilizarlo para develar la fantasía del grupo de contar con una figura protectora omnisapiente que los libra de responsabilidades (1, 5 y 13).

Mullan, H. y Rosenbaum, M. (1962), adoptan una técnica que corresponde al análisis individual en grupo. Analizan sueño por sueño de los pacientes, en vez de tomarlos como un todo, y exploran e interpretan como resistencia de transferencia, el que, en vez de dedicarse al sueño relatado, se cuente otro o se cambie de tema. Y ven la respuesta, implícita o explícita del grupo: "no queremos ayudarlo" (al soñante), como confirmación de la resistencia al análisis del sueño, por cólera contra el terapeuta o el paciente y no como expresión justificada de enojo contra el terapeuta que sólo está dispuesto a escuchar lo que su técnica permite. Consideran que pedir a los miembros que asocien al sueño sin escuchar lo que puede decir el soñante, en vez de ayudarlo a superar sus resistencias, influye en sus asociaciones y "puede desviarlo del tema por completo."

Cualquier consigna que se da al grupo sobre cómo se debe abordar el material que emerge en él, trátese de sueños, fantasías o relatos de la vida cotidiana interfiere con la libre interacción grupal. Por esto, aun ante el primer sueño que se expone al grupo, el terapeuta espera a ver cuál es la comunicación que le sigue. El propio soñante, o alguno de sus compañeros, puede preguntar si los sueños tienen alguna importancia para el tratamiento, o afirmar que no la tienen. Manifestaciones que no pueden pasarse por alto para iniciar el análisis del fenómeno onírico. Primero se atienden estas cuestiones y después al sueño, diciendo, por ejemplo, que: "en el grupo, todo lo que se les ocurre es importante", o pidiendo a los miembros restantes su opinión sobre la importancia o intrascendencia de los sueños. El grupo aprende en forma paulatina a reconocer la utilidad de analizar los sueños propios y los de los compañeros y el terapeuta puede utilizar sus contribuciones para hacer avanzar el análisis de los conflictos inconscientes.

> Benito trae a su grupo, por primera vez en dos años, un sueño que, además, presenta por escrito. El sábado, mientras esperaba el funeral de la Princesa Diana por televisión, vio una película mediocre, pero se identificó con el personaje: un príncipe sometido a la reina, cuya esposa es popular y querida por el pueblo, lo que le provoca envidia y resentimiento. Piensa que algo así le pasó con la pareja con la que rompió hace poco tiempo. Tal vez le tuvo envidia porque ella era muy desenvuelta socialmente y él es tímido e inhibido.
>
> "En la madrugada de ese día soñé que venía con X, de una ciudad del interior a la capital, para ver a una clienta que tenía, no sé por qué, una clínica o algo por el estilo, atrás del Auditorio Nacional o por el Campo Marte. Teníamos que esperar a la clienta

durante un rato en una gran sala de espera. Cuando llega, paso solo con ella a su privado y le pido a X que se quede en la sala de espera. Le informo a la clienta del avance del trabajo. Salgo con X. por lugares elevados que permiten contemplar el paisaje. Me pregunta cuándo vamos a regresar a la ciudad de la que venimos. Le contesto: "cuando tú quieras". Me pregunta por una dirección. Le digo: el lugar está junto a la torre de Petróleos Mexicanos y trato de mostrársela desde las alturas, pero no logro encontrarla. Veo todos los edificios altos de la colonia cercana, pero no encuentro la torre. Termino diciendo: debe ser por allá, hacia el Oeste, y junto está la dirección que buscas, pero no encuentro la torre. Creo que la película me removió cosas de la relación con X., sigo haciendo las labores domésticas como las hacía con ella y esto me llama la atención. No lo siento natural. Podría pensar, simplemente, que sabía hacer las cosas de una manera y con ella aprendí otra, pero me parece extraño".

Compañera 1: "Si no hubieras relacionado el sueño con la película, no entendería nada de lo que soñaste, pero estoy de acuerdo en lo que dices y además, creo que sentiste que la relación te hizo perder tu seguridad, tu ubicación".

Compañero A (interrumpiendo): "Tu virilidad. Y es cierto, X parecía la mamá, la que mandaba. Déjenme decirles, que una vez que fui a ver a Benito a su casa, él andaba como niño bueno, con sus tenis, calcetas blancas y pantaloncillos cortos."

Benito: "Tú también andas así por tu casa."

Compañero A: "Por eso te lo digo, porque somos iguales, yo también soy otro niño."

Benito: "Y sí pensé que la torre es un símbolo fálico o algo así".

Compañera 2: "Eso es claro, pero ¿por qué no pudiste decirte, aunque ella luzca y llame la atención el príncipe heredero soy yo y hago lo que se me antoja?"

Compañera 3: "Es cierto, si estuvieras seguro de lo que vales no te habrías sentido así frente a ella. No te hubiera importado que te opacara. Ella con lo suyo y tú con lo tuyo. Tú fuiste quien se colocó atrás de ella."

Benito: "Yo, por llevar la fiesta en paz, no quería discutir, por eso está en el sueño que cuando me pregunta ¿cuándo nos regresamos a provincia? yo le digo, cuando tú quieras. Pero sí, voy viendo que le tenía envidia. Hasta me puse a estudiar los libros de su especialidad."

Todo el grupo ríe.

Compañero B: "Por eso hay que decir lo que no le gusta a uno en vez de tragárselo. Yo el sábado salí en la moto y Z se iba quejando de que si la moto está muy inclinada, que no sé cuantos defectos le veía. Cuando regresamos a casa le dije: mira, mañana voy a irme solo en la moto, porque la verdad, con tus quejas me echas a perder el gusto del paseo, así que te quedas. Dos días después se subió otra vez a la moto y no se quejó. Dije ¡ah!, parece que va entendiendo. Pero tú te callaste todo el tiempo."

Benito: "Por no pelear. A mi mamá ya se le olvida todo, cada vez que me ve me pregunta: ¿ya terminaste con X, por qué se pelearon?. Yo le digo, no, por incompatibilidad de caracteres, pero esta última vez le pregunté ¿y tú te peleabas mucho con mi papá?. Me dijo que sí, que todas las veces por otras mujeres."

Compañera 2: "¿Y por qué habrás elegido esa ciudad de provincia?"

Benito: "No lo sé. Es donde les conté que pasamos la Navidad y todo estaba cerrado. Terminamos cenando en la terminal de autobuses, sandwiches y café. Pero la pasamos muy bien, divertidos, riéndonos mucho de la situación."

Compañero B: "Eran tiempos felices. Si hubieran podido reírse de sus dificultades como lo hicieron con la cena de Navidad, no se habrían separado."

Benito: "Sí."

Compañera 1: "Tú tomabas los desencuentros con ella en serio, pero a X, al ratito se le pasaba. Pero eres rencoroso como yo, no podemos olvidar, ni tampoco protestar."

Benito: "Quisiera poder hacerlo, decir de momento lo que me molesta o no me gusta, pero sigo teniendo miedo de que me abandonen, de que no me quieran. Además, cuando me atrevía a decir algo, X siempre terminaba teniendo la razón. Me convencía de que yo estaba equivocado, porque es muy hábil para discutir y a mí de pronto se me queda la mente en blanco."

Compañera 1: "A mí me pasa lo mismo con mi marido. Me deja sin argumentos. Él siempre gana".

Compañera 3: "Como estamos devaluados, siempre creemos que los demás son mejores que nosotros, saben más, tienen la razón. Tú le diste un gran peso a las opiniones de X. ¿Será por lo que contaste la sesión pasada, de que quieres ser como los nobles o los niños ricos de las escuelas particulares?"

Benito: "Creo que sí. Su familia tuvo dinero, la mía no, mi mamá dice que ella es una pobre ignorante. Yo le hago ver los logros profesionales que tuvo, pero se siente menos. Mi papá la aplastó."

Compañero A: "Y tu mamá como la mía, no pudieron darnos lo que no tenían. Tu mamá por pobre se sentía ignorante, mi mamá, a pesar de ser de dinero, se siente pobre, no disfruta lo que tiene. Ni siquiera pudo valorar la cultura de mi papá y su familia. Por eso, si su valor era ser rica, cómo iba a poder aceptar que yo quisiera ser artista. Hasta ahora lo entiendo. La familia de mi papá tuvo posiciones intelectuales de importancia, pero eso mi mamá nunca lo valoró y me transmitió la imagen de un padre débil por su enfermedad y todo lo bueno que tenía no se valoró. Me estoy dando cuenta de que mucho de lo que soy se lo debo a él."

Terapeuta: "Yo quisiera sólo señalar algo que también todos comparten. Frente al temor a que se les abandone o rechace por expresar lo que necesitan, no piden, esperan que se adivine lo que quieren. Benito nos trae su sueño por escrito, pues lo consideró importante para él."

Benito (interrumpiendo): "Sí, no quería que se me olvidara, aunque sabía que me iban a salir con lo del símbolo fálico."

Terapeuta: "Y te salieron, además, por donde menos esperabas, por el lado de la devaluación. Si no hubiera sido por esto, a lo mejor no le hacen caso y sientes, una vez más, que no se te toma en cuenta, porque, como siempre, quieres que te adivinen lo que deseas sin tener que decirlo."

Compañero B: "Yo ya empecé y me salió bien. Pero es cierto eso de querer que le adivinen a uno. Es que si se pide que lo traten bien a uno, como que ya no es espontáneo, si lo hacen es forzado. Yo dije lo de las quejas de la moto porque ahí es otra cosa. Nada más es que no me echen a perder el gusto. Pero pedir que lo quieran a uno no es lo mismo. ¿Cómo se va a decir: quiéreme por favorcito? Queda uno como limosnero. Y si además le dicen a uno que no, se queda uno por los suelos."

Bibliografía

1. Bach, G.R. (1984), "Comunicaciones proyectivas instigadas clínicamente, sueños y dibujos", en *ídem, Psicoterapia intensiva del grupo,* Buenos Aires, Ediciones Hormé, SAE, 3a. ed., cap. IX, pp. 135-165.
2. Edwards, N. (1993), "Dream Work in Group Psychotherapy", en H.I. Kaplan y N.J. Sadock (comps.), *Comprehensive Group Psychotherapy,* Baltimore, Williams & Wilkins, 3a. ed., pp. 338-346.
3. Foulkes, S.H. (1964), "Psycho-analysis, Group Psychotherapy, Group Analysis, A Personal View of Present Trends", en *ídem, Therapeutic Group Analysis,* Nueva York, International Universities Press, Inc., 2a. ed., 1977, cap. X, pp. 120-132.
4. Grotjahn, M. (1979), "Conciencia de la contratransferencia y su utilización", en *ídem, El arte y la técnica de la terapia grupal analítica,* Buenos Aires, Paidós, cap. XII, pp. 178-184.
5. Kadis, A., J. Krasner, C. Winick y S.H. Foulkes (1963), "Sueños", en *ídem, Manual de psicoterapia de grupo,* México, Fondo de Cultura Económica, 2a. reimpresión, 1982, cap. IX, pp. 138-153.
6. Käes, R. (1993), "Grupalidad psíquica y grupos internos", en *ídem, El grupo y el sujeto del grupo,* Buenos Aires, Amorrortu Editores, 1995, pp. 149-205.
7. —— (1994), "Intersubjetividad y procesos intrapsíquicos en el psicodrama psicoanalítico, el juego, las identificaciones y el trabajo del preconsciente",

en *ídem, La invención psicoanalítica del grupo,* Asociac. Argentina de Psicol. y Psicoter. de Grupo, Buenos Aires, pp. 115-128.
8. Klein Lipshutz, E. (1953), "Comparision of Dreams in Individual and Group Psychotherapy", en: *Int. J. Group Psychother,* III, pp. 143-167.
9. Kutash, I.L. y A. Wolf (1993), "Psychoanalysis in Groups", en H.I. Kaplan y N.J. Sadock (comps.), *Comprehensive Group Psychotherapy,* Baltimore, Williams & Wilkins, 3a. ed, pp. 126-138.
10. Mullan, H. y M. Rosenbaum (1962), "The Group Psychotherapeutic Techniques", en *ídem, The Group Psychotherapy, Theory and Practice,* Nueva York, The Free Press, cap. x, pp. 161-213.
11. Narayanan, H.S., M.S. Keshavan y M.H. Padi (1986), "Brief Reports, Dream Interpretation in Group Psychotherapy, An Indian Experience", en *Int. J. Group Psychother,* XXXVI (4), pp. 587-593.
12. Pines, M. y L.E. Hearst (1993), "Group Analysis", en H.I. Kaplan & N.J. Sadock (comps.), *Comprehensive Group Psychotherapy,* Baltimore, Williams & Wilkins, 3a. ed., pp. 146-156.
13. Pontalis, J.B. (1978), "Sueños en un grupo", en D. Anzieu, A. Bejarano, R. Käes, A. Missenard y J.B. Pontalis, *El trabajo psicoanalítico en los grupos,* México, Siglo XXI Editores, pp. 401-428.
14. Puget, J., M. Bernard, G. Games Chaves y E. Romano (1982), "Modelo de interpretación", en *ídem, El grupo y sus configuraciones,* Argentina, Lugar Editorial, pp. 143-177.
15. Shuttleworth-Jordan, A.B., G. Saayman y P.A. Faber (1988), "A Systematized Method for Dream Analysis in a Group Setting", en: *Int. J. Group Psychother,* XXXVIII, (4), pp. 473-489.
16. Torres, M. (1994), "Los sueños en el grupo y el grupo en los sueños", Trab. recepcional, México, AMPAG.
17. Yalom, I.D. (1995), "Problem Patients", en *ídem, The Theory and Practice of Group Psychotherapy,* Nueva York, BasicBooks, 5a. ed., cap. XIII, pp. 369-403.
18. Zimmermann, D. (1969), *Estudios sobre psicoterapia analítica de grupo,* Buenos Aires, Hormé.

Capítulo 12

Rol

O'Donnell, P. (1974) nos recuerda que *rol* proviene de rotulus (rollito de pergamino que contiene el texto que debe recitar un actor). También puede designar al actor que no se da cuenta de que está recitando un papel, que confunde éste con su propia naturaleza. Concepto que constituye el punto de articulación entre psicología y sociología, resulta difícil de precisar, por sus variadas acepciones, a veces antagónicas y confusas. Tomando como base la definición de G. Mead, O'Donnell concluye que: "se denomina rol a una conducta prescrita a partir de la situación en que se configura la dramática de un individuo, quien de este modo ocupa una posición preexistente, que también podrá ser ocupada por otros, simultánea o sucesivamente, corriendo por cuenta de la personalidad tan sólo la disponibilidad hacia lo solicitado y el estilo en que dicho rol será desempeñado." La prescripción puede provenir de la fantasía inconsciente de otro individuo, de la estructura y dinámica de la interacción de un grupo, o de la inoculación y presión por parte del contexto social. Niveles inextricablemente unidos y sólo discriminables con fines descriptivos.

Para Agazarian, Y. M. y Janoff, S. (1993), rol es "una estructura mediadora entre el individuo y el grupo; potencial constante a la disposición del individuo, requerido para llenarlo por la dinámica del sistema." Munich, R. L. (1993) lo define como "una estructura dinámica dentro de la persona (por tanto, basado en necesidades, cognición y valores), que nace bajo la influencia de estímulos interaccionales, grupales o situacionales o de posiciones definidas. Incluye las expectativas de conducta y actitud sobre sí mismo y el consenso y reacciones de los demás hacia la conducta del individuo. El rol es el conjunto de conductas que caracterizan la posición del individuo dentro de un sistema social. Se distingue de la identidad en que el primero involucra una acción. Cada persona dispone de un repertorio de roles, mientras la identidad es única. El sistema de interacción social estimula el desarrollo de expectativas de rol y su realización."

Según Ganzarain, R. (1989) el concepto de rol "describe el punto de encuentro, coincidencia, convergencia, entre partes de la identidad de un individuo, o *self* y las expectativas y necesidades del grupo." El concepto psicosocial de "conflicto de roles" incluye además una referencia a un conflicto mental de identificaciones dentro del *self*. Redl (cit. por MacKenzie, K. R., 1992) limita el término rol a las situaciones en las que alguien, en el grupo, demanda ciertos desempeños básicos para la gratificación de necesidades grupales. Para Käes, R. (1993) los roles se constituyen para servir al mismo tiempo al interés del individuo, al de aquellos con los que está ligado y al del conjunto que ligan a través de este interjuego. El autor enfatiza la función grupal de cada rol denominándolos: porta-voz, porta-sueños, porta-sufrimiento.

El trabajo común del grupo representa un sistema en el que cada parte, o rol, depende, en cierto modo, de los demás y, a su vez, repercute sobre ellos, modificando todo el sistema. La construcción de una cultura común por el grupo, incluye expectativas sobre cómo debe comportarse cada persona; conduce a la edificación de un sistema simbólico común a todos los participantes y a la consolidación de roles que encarnan las actitudes, valores y conductas que el grupo adscribe a cada quien; así como acuerdos sobre la naturaleza, valor y criterios concernientes al desempeño (adecuado o no) de cada papel. El *rol prescrito* o *asignado* consiste en una serie de conductas que los demás esperan lleve a cabo el individuo, en concordancia complementaria con la posición que ocupan los demás. *Rol subjetivo* es el conjunto de expectativas que presenta el ocupante de una determinada posición, en relación con el comportamiento que debería tener frente a quienes tienen una posición similar o distinta de la propia. El *rol asumido* o *desempeñado* es la conducta real del sujeto durante sus interacciones con los demás. El desacuerdo entre el rol asignado y el asumido provoca conflictos con los demás. La falta de congruencia entre el rol subjetivo y el asignado o asumido lleva al sufrimiento psíquico (4, 14 y 23).

La presencia y manifestación de roles constituye un fenómeno natural, constante, automático y patognomónico del funcionamiento de todo grupo, desde el mismo instante de su constitución. El rol se asigna en función de la tendencia inconsciente de los miembros del grupo a exteriorizar ciertas defensas o necesidades emocionales. Por ejemplo, liberar la agresión sobre el chivo expiatorio; hacerla de doctor con el que está "muy enfermo"; descargar la responsabilidad sobre el líder cuando las cosas van mal. La asignación de roles refleja y fortalece la cohesión grupal (4, 14 y 23).

Los pacientes manifiestan una tendencia inconsciente a tipificarse unos a otros; a asignarse roles simbólicos. Asignación mediada por las señales provenientes de aspectos de la personalidad, como la complexión corporal, edad, sexo, raza, clase social. Por ejemplo, el varón con el físico más imponente es el que se utiliza en forma inconsciente para estimular tendencias combativas en el grupo (sea en la realidad agresivo o no). El miembro más seguro y comprensivo del grupo suele provocar la activación de necesidades de dependencia. Un carácter combativo y cuya agresión es violenta "despierta" actitudes de sumisión. La persona en quien se reconoce el mayor atractivo físico genera conductas de cortejo en el sexo opuesto y comportamiento posesivo y de incorporación por parte de los miembros del mismo sexo. El prestigio de una persona y el respeto que le guardan los demás se acrecienta por el mero hecho de ser aceptado como aliado por un objeto sexual, masculino o femenino. Esta oferta de rol por parte del grupo puede ser admitida o rechazada inconscientemente por el individuo, dependiendo de que satisfaga o no sus propias necesidades inconscientes (3).

El mundo interno está poblado de representaciones de objeto que cumplen un rol, una función determinada, lo que posibilita la predicción de la conducta de los demás. En la medida en que un individuo adjudica un rol y el otro lo recibe, se establece entre ambos un vínculo y una comunicación. Si uno de los dos no asume el rol que el otro le adjudica se producen malentendidos y se dificulta la comunicación. Los roles estereotipados, vieja solución que permitió al individuo mantener la estabilidad necesaria para sobrevivir y desarrollarse en su ambiente originario, interfieren con la adaptación adecuada a la situación actual. El papel de paciente identificado o de chivo expiatorio no siempre es bien recibido por el medio ambiente. En los grupos, muchos se ofrecen para adoptar un rol, pero no son elegidos. La capacidad para el desempeño de roles varía con cada individuo, depende de las características de su personalidad y puede ejercerse en forma poco obvia (1, 24, 26 y 31).

Hay roles grupales, sociales y transferenciales que remiten al grupo interno del prójimo, a la fantasía inconsciente actuada en el grupo terapéutico, resistente al cambio. El "actor" escenifica un conflicto interno: induce en los demás las conductas asociadas a su conflicto personal. Se autoprescribe desempeñar el personaje de siempre, esotomizando el primer paso: la oferta del papel, de manera que reinterioriza la escena actual como confirmación (repetición) del conflicto. El "otro" acepta dejar de ser quien es y transformarse en el personaje requerido porque: a) sus grupos internos son complementarios de los ofrecidos, produciéndose un entrecruzamiento de las fantasías. b) El "juego" se propone con tal eficacia (autoritarismo, engaño, seducción) que encuentra el o los actores adecuados, con independencia de la propia fantasía inconsciente (24).

En el grupo social los roles surgen, hasta cierto punto, por elecciones conscientes y voluntarias dentro de las naturales restricciones impuestas por diversos factores y se ejercen en forma consciente. En cambio, en el grupo terapéutico, los roles aparecen debido a motivaciones inconscientes, obedecen a mecanismos de identificación proyectiva e introyectiva y se ejercen en forma involuntaria. Más aún, hay ocasiones en que algunos de los miembros del grupo pueden sentirse "obligados" a desempeñar ciertos roles que les han sido "impuestos" por los demás (14).

Para O'Donnell, P. (1977), todo rol social es una forma de control de la sociedad sobre el individuo. Implica actuar a partir de un deseo ajeno que es vivido como propio. Ser lo que se da por sentado que se debe ser, no lo que en realidad se es. Los que nos rodean: hijos, jefes, vecinos, nos aprisionan dentro de dichos lugares alienantes, a través de la actuación de sus propios roles, del mismo modo en que nosotros influimos sobre ellos para que se hagan cargo del deseo ajeno. Los roles sociales son infinitos y sutiles: el rol de "persona fuerte" implica una capacidad de "aguantar" más que nadie, una "fuerza" superior que obliga a someterse. Otros roles sociales son: el buen empleado, la mujer seria, por ejemplo.

Los roles típicos son, hasta cierto punto, independientes de los conflictos específicos y fantasías inconscientes individuales. Están condicionados por las características gestálticas del grupo en sí. Corresponden a funciones definidas, en cierta medida prefijadas, necesarias para el desenvolvimiento natural del grupo. Cuando una de ellas falta o desaparece por distintas circunstancias, surge de inmediato alguien que, independientemente de sus características personales, cubrirá la función vacante. Cada uno permanece en el rol asignado si éste coincide en parte con su propia fantasía inconsciente y si, de esta forma, puede colocar a los demás dentro de los roles adecuados para satisfacer sus necesidades inconscientes. Todo problema específico que aparece en el grupo determina que, en forma inconsciente, se distribuyan los diferentes roles que corresponden a dicho problema (14 y 35).

Aunque al principio los roles pueden ayudar al grupo e iluminar los medios característicos de interacción de los miembros, su inamovilidad termina por frenar el movimiento terapéutico. El grupo se estanca en relaciones interpersonales estereotipadas, formales. La persona que asume un rol no encuentra alternativas para relacionarse en forma diferente. Su posición fija perpetúa la enfermedad, evita el cambio personal y el de los compañeros, ya que éstos utilizan a quien permanece fijado en un rol como depositario de tendencias y pulsiones que niegan poseer, a través de la proyección en quien permanece fijado en su rol. Pero hay autores que consideran que la fijación de roles en el grupo terapéutico puede constituir un intento de resolver un conflicto focal. Por otra parte, la difusión de roles pierde al individuo en la vaguedad, anomia e indefinición. La adquisición de fluidez en los roles es resultado de una terapia exitosa (14 y 35).

Entre los roles que aparecen con mayor frecuencia en los grupos terapéuticos se encuentran:

El liderazgo

Uno de los roles más comunes en cualquier tipo de grupo (terapéutico o no) es el de líder. En tanto que el grupo es un microcosmos del macrocosmos social, en él se plantean en forma constante los problemas de autoridad y poder (del saber, lugar, posición, prestigio, situación y jerarquía socio-profesional). El líder en la teoría sociológica clásica era un superdotado (para el mal o para el bien) que, al imponer su ideología, aglutinaba y creaba un grupo en torno suyo. Concepción que no tiene en cuenta que el liderazgo es una función sumamente compleja, que depende de la relación entre personalidad y situación, no sólo de una de ellas. Se deriva del acceso del individuo a los recursos necesarios para alcanzar el objetivo común, de su identificación con éste y del grado de influencia que ejerza sobre los demás miembros. En los grupos de solución de problemas, por ejemplo, la meta es concreta y externa, y todos los miembros tienen prácticamente el mismo acceso a los recursos para resolver problemas que el líder. Por esta razón el líder de tales grupos puede ser elegido como producto de un acuerdo *ad hoc*. Pero ayudar a dejar de lado los antagonismos conscientes requiere de habilidades y preparación distintas de las que se necesitan para remover las defensas contra sentimientos y deseos inconscientes (8, 9, 13 y 19).

En el grupo terapéutico la emergencia del líder no está determinada por la tarea consciente de otros grupos, sino por el clima emocional subyacente. A cada supuesto básico corresponde, según Bion, W. R. (1948) un líder, que es quien mejor interpreta, encarna o simboliza las necesidades o creencias que configuran el supuesto básico del grupo en ese momento (13).

Es preciso distinguir entre el *líder sancionado* o *explícito* y el *líder emergente, implícito* u *operacional*. El primero ocupa un papel asignado, aceptado y reconocido por todos. En el caso de los grupos terapéuticos, el líder sancionado es el terapeuta porque reúne al grupo, se reconoce su *status* profesional, recibe remuneración por su trabajo y sus intervenciones son terapéuticas. Todo esto le confiere un lugar especial que se apoya además, en la inmadurez del grupo. El *líder emergente* "emerge" en el desarrollo de las actividades del grupo y "opera" como líder; aunque los demás no reconozcan su función en forma oficial, como sucede en los grupos terapéuticos con el *líder de contenido* que opera junto al líder formal aportando material. Realiza intervenciones adecuadas que adquieren un valor de interpretación o de juicio de realidad y, a veces, funciona como ejemplo que induce a los demás participantes, por resonancia, a implicarse en el trabajo grupal a través de identificaciones parciales con su conducta. Este rol permite el progreso del grupo a través de la asunción de posiciones yoicas. También hay líderes de contenido negativo por sus intervenciones negativistas, filoperversas o defensivas (interrupción de procesos positivos, retrocesos). Desempeñan un papel resistencial. Son ejemplos de este tipo de liderazgo el chivo expiatorio y el miembro silencioso. El conflicto de dos líderes, uno que representa la defensa, el otro el deseo, representa para el grupo, una forma de escenificar y descargar su propio conflicto en ellos dos (6 y 13).

Anzieu, D. (1974) advierte que, cuando el monitor de los grupos T se autodesigna líder, expresa el deseo de ser omnipotente e induce como respuesta en los participantes, una fantasmática de "rotura", de castración; consideraciones también aplicables a los terapeutas. El líder es un participante que trata de tomar la dirección del grupo. Pero no basta que alguien quiera asumir esta posición, es necesario que el resto del grupo sea cómplice de su tentativa, que encuentre en él el portavoz de la resistencia que los demás evitan formular por su propia cuenta. Así pues, el fenómeno de liderazgo constituye una resistencia inconsciente. Los líderes se identifican defensivamente con el monitor, en la posición de cuestionar a los demás y no a sí mismos.

Bejarano, A. (1972), concibe el liderazgo como un fenómeno de clivaje tanto en el líder como en el grupo. En el primero facilita la proyección del objeto malo sobre el monitor y el bueno sobre el grupo (madre) con el que se identifica. El líder también puede identificarse con el objeto bueno colocado en el monitor y ubicar en los otros el objeto malo (posición mal tolerada por el grupo, que termina abandonando pronto a este líder). En los otros, la identificación con el líder como yo ideal-madre heroica, permite también la proyección del objeto malo sobre el monitor (y sobre el grupo en su totalidad). Esto puede convertir a grupo y líder en la "banda" que vive al margen de los adultos.

Al inicio del grupo terapéutico, el líder suele surgir para someterse a la posición que le delega el liderazgo autoritariamente pasivo del terapeuta. Ocupa la posición quien, gracias a su sometimiento al terapeuta, intenta someter a sus compañeros. Más que identificarse con el terapeuta tiende a reemplazarlo, a "hacer de cuenta" que es quien tiene el poder, quien domina. Lo que lo lleva, con frecuencia, a una competencia suicida con el terapeuta, porque los mismos compañeros que lo convirtieron en portavoz de su rivalidad, lo harán añicos para proteger al terapeuta (encarnación de la esperanza de felicidad y autorrealización) de sus ataques desplazados (24).

El líder es el agente de la resistencia (de transferencia) pero también de cambio y desprendimiento si se interpreta la función resistencial-transferencial que se origina en su ecuación personal, en su propio sistema de defensa y en la especificidad de su resistencia en esta situación grupal. Los otros siguen al líder porque perciben en él, tanto consciente como inconscientemente (a partir de sus palabras y las posiciones que adopta), las defensas de todos. La función del participante en posición de líder es a la vez real (efectos sugestivos, organizadores estructurantes o desestructurantes) y portadora de efectos imaginarios: como soporte de identificaciones de tipo primario, de fantasías personales y colectivas, de mitos o de ideologías (6).

El líder ubicado en el lugar del yo, pero también, en la fase inicial de los grupos, en el lugar del yo ideal, representa a la buena madre que protege a los niños contra las pulsiones destructivas y contra el cruel padre terapeuta. Corresponde al clivaje del objeto (bueno idealizado y malo perseguidor). Es también mediador y pantalla entre el terapeuta y los "otros" en tanto que permite a éstos hablar ante este personaje temible, comenzar a existir frente a él (fundador, dueño del grupo, superyó arcaico), afirmándose a través de la "toma" de la palabra. Plantearse como un rival heroico ante el padre transferido, cortándole la palabra, es también pretender tomarle "sus objetos" interponiéndose como pantalla, excluyéndolo de la relación con los demás participantes (6).

La posición narcisista del líder (como representante del yo ideal), el hecho de que su función lo "distinga" de los otros, como un primogénito, connota una ambivalencia y un destino peculiar. Los primeros líderes de los grupos terapéuticos son a menudo personalidades conflictivas, muy "defensivas" y siempre las más ansiosas del agrupamiento. En un comienzo suelen ser de gran ayuda para los compañeros y también para el terapeuta, ya que con su intervención activan al grupo. Pero, por lo general, esta fase catalítica dura poco. El liderazgo con la mayor actividad y rango (jerarquía y escala de valores sancionada por el grupo) implícitos que presupone, produce rivalidad y una mezcla de sumisión y rebeldía en los demás miembros, que se incrementan, además, porque el mismo líder tiende a perpetuarse en su función y a menudo impide que el grupo progrese por temor a perder su rango y privilegios (6 y 13).

La supresión imaginaria del monitor amenazante convierte al líder en el objeto peligroso y, debido a las transferencias laterales, en el rival que quiere ocupar el lugar y el poder del padre temible o movilizarlo junto con el grupo, en beneficio propio, expulsando a los demás de esta relación privilegiada. Otros líderes, a su vez, rivalizarán con él, como él lo hizo con el terapeuta. Emergen después la culpa y necesidad de castigo de la angustia depresiva, que se acompaña de autoacusaciones y recriminaciones contra los líderes, ubicados en el lugar de chivos expiatorios (6).

Los patrones defensivos, resistenciales, han ocultado a muchos investigadores, los aspectos favorecedores del desarrollo de la tendencia de los pacientes a asumir, recíprocamente, funciones de liderazgo. La flexibilidad y espontaneidad del "liderazgo" presupone la existencia de una cultura de grupo democrática y participativa, en donde cualquiera puede ser líder, absteniéndose el terapeuta de serlo en el sentido usual de la palabra. Los pacientes deben tener la oportunidad de ser líderes en el análisis de sueños, el descubrimiento de deseos y defensas inconscientes, transferencias, discriminación del mundo interno del externo y equilibrio emocional. El nivel de madurez del líder de un tema o fase grupal, determina la calidad de la atmósfera del grupo. Los pacientes mejoran mediante una "maduración de roles" que trasciende la autopercepción de la historia individual y la patogénesis. En el grupo terapéutico, el proceso consistente en ganarse y conservar el respeto de los demás, a través del ejercicio de ciertas habilidades que impulsan la terapia, estimula la reconstrucción de la personalidad (3).

Otros roles típicos

1) La actitud de: "yo también" es una defensa inconsciente contra la envidia que surge al compararse con las cualidades y posesiones de los otros. Esta defensa tiene un efecto igualador a través de la negación de las diferencias que generan envidia. Algunos pacientes exageran la identificación envidiosa con el terapeuta y se comportan rígida y constantemente como *asistentes del doctor*, sin poderse explorar nunca como pacientes. Durante un cierto tiempo el grupo sanciona, en forma positiva, su trabajo interpretativo y analítico, aunque la incapacidad emocional de estos pacientes les impide actuar como representantes objetivos de la realidad, por lo que se comportan, con frecuencia, en forma impulsiva, movidos por su propia necesidad de expulsar los afectos que los perturban, con lo

que terminan lastimando a sus compañeros y sufren su venganza (32).

Otra forma de enfrentar la envidia es la fantasía de llevarse agresivamente los bienes que posee la persona envidiada. Algunos pacientes narcisistas pueden intentar "robar" el poder del terapeuta asumiendo sus funciones, para lo cual despliegan su exhibicionismo, intelectualizan en exceso, dominan y critican en forma sutil. Responden las preguntas dirigidas al terapeuta;. interrogan a los demás y hacen aclaraciones. El asistente del doctor trata de sofocar la participación de los demás mediante su verborrea, manifestaciones dogmáticas y autoritarias. Sus intentos de desplazar al terapeuta, su lucha por adquirir *status*, pueden provenir de sentimientos de inferioridad o de situaciones de privación temprana, que han generado necesidad de controlar, de dominar. Su actitud puede deberse a la demanda narcisista de aumentar la autoimagen y autoestima. Subyacente a esta conducta existe una intensa hostilidad latente, que se revela no sólo en el intento de desplazar al terapeuta, sino en la poca reflexión e impulsividad de su participación en el grupo. Sus intentos por explorar y formular interpretaciones a los compañeros resultan, con gran frecuencia, demasiado ingenuos, pueriles, o son tan faltos de tacto que hieren a los otros miembros (5, 12, 32 y 33).

La envidia es prominente en las reacciones del paciente a cualquier ejercicio de poder del terapeuta, como cuando toma decisiones administrativas que afectan la dependencia de los pacientes (por ejemplo, incluir nuevos miembros, o considerar la posibilidad de algunas terminaciones). Los pacientes pueden ver a sus supuestos auxiliares como vengativos, indiferentes y sádicos y rebelarse contra ellos (5 y 12).

2) El *quejumbroso que rechaza la ayuda* refiere haber sufrido innumerables experiencias de mala suerte, tragedias, accidentes. Se presenta como víctima de la vida, pero parece enorgullecerse de que sus problemas sean insolubles y destruye, a través de sus quejas, lo que envidia en quienes intentan auxiliarlo. Se coloca siempre en la posición de necesitar más ayuda que los demás, sólo para demostrar la impotencia de quienes intentan dársela. Les arruina el placer de sentirse útiles, porque quien ayuda es como la madre que no necesita del niño para sobrevivir, mientras éste no puede vivir sin ella. Por un lado los quejumbrosos que rechazan la ayuda se sienten desvalidos, insignificantes y dependientes y, por otro, presentan gran desconfianza y enemistad hacia figuras de autoridad. Su conflicto en relación con la dependencia los llena de rabia. Aportan pruebas de que la ayuda que les dan "no es buena." Su queja es una herramienta para involucrar a alguien en la interacción, para poderlo

devaluar. Al hacerlo, lo pierden. Entonces para recuperarlo se identifican con él, lo erigen en objeto interno y entonces temen su persecución vengativa, su indiferencia o sadismo.

Los pacientes pueden quejarse todo el tiempo, mostrar sólo señales de esta conducta o desplegarla bajo situaciones de *stress*. Su rechazo de la ayuda puede ser abierto o encubierto. En este último caso, pueden poner en práctica el consejo que reciben, pero en forma tal que terminan fracasando. Los demás miembros del grupo acaban por aburrirse, confundirse, frustrarse y enojarse, viven a los quejumbrosos como barril sin fondo, que succiona la atención del grupo sin ningún provecho. La sensación de impotencia del grupo disminuye la cohesión grupal, favorece el ausentismo y la formación de subgrupos que intentan excluir al quejumbroso.

Cuando otros pacientes manifiestan sus problemas, el quejumbroso los minimiza porque los suyos son mayores. La anticipación del rechazo desemboca en la profecía autocumplida, lo que los ayuda a acumular experiencias que fortalecen su creencia en la malevolencia de la gente. Entre las patologías que asumen este rol se encuentran los hipocondriacos, psicosomáticos y pasivo-dependientes. Presentan rasgos depresivos marcados, e intensa necesidad de privar a otros del placer, tal como a ellos les sucedió en la infancia, debido a la existencia padres ausentes o muy perturbados. La presencia de estos pacientes coincide y se sobrepone con los deseos del grupo de criticar al terapeuta, de manera que el quejumbroso deviene el portavoz del enojo del grupo. Una forma atenuada del quejumbroso que rechaza la ayuda es el paciente *si, pero...*, que parece aceptar lo que se le dice y al mismo tiempo lo niega. Anula sin exponerse al enfrentamiento con el otro (12 y 34).

3) El *coleccionista de injusticias* es muy similar a los quejumbrosos. Pero su tono es airado. No se queja, reclama tener la razón. Vuelve una y otra vez a lo trágico de su vida e historia: infelicidad, malos tratos y dificultades insuperables. Como si creyera que, por arte de magia, tener la razón, obtener la lástima y comprensión de los demás logrará hacer desaparecer sus dificultades. El narcisismo negativo y la distorsión de la realidad del coleccionador de injusticias lo hace necesitar sufrir. Su profunda tristeza y necesidad de afecto infunden una culpa que impide que los miembros del grupo reaccionen en forma negativa o indiferente. Dedican las sesiones a hablar sobre los problemas de estos pacientes, eludiendo así su propia exploración. Como consecuencia, el coleccionista de injusticias termina dominando y controlando al grupo al servicio de su resistencia al cambio (12 y 33).

Macario se sintió tratado injustamente en la infancia. Sus hermanos se burlaban de su aspecto físico, sin ver que tampoco eran muy lindos. Su madre favorecía a sus otros hijos y le prestaba poca atención a él, trato que sufrió en un silencio lleno de resentimiento. Como formación reactiva, en la adolescencia se tornó peleonero, exigente e intolerante a las fallas de los demás. Además, su material predominante en las sesiones era la ira que sentía cuando no recibía el trato que esperaba, no se le cumplían ofrecimientos que se le hacían o se le relegaba en favor de otros. No podía aceptar "el conformismo" de los compañeros cuando intentaban hacerle ver que todos sufrimos injusticias, que el mundo no está hecho a la medida de los deseos personales y que gastaba tiempo y dinero en planear o realizar venganzas que a todos los demás les parecían encaminadas a obtener sólo victorias pírricas.

Su relación matrimonial estaba llena de discusiones porque su esposa no era un ama de casa eficiente, a pesar de que Macario era buen proveedor y trataba de complacerla en todo lo razonable. Cuando el grupo lo confrontaba con que el trato despectivo e insultante que le daba a la esposa podía despertarle deseos de vengarse de él, siendo aún más ineficiente, Macario se vivía incomprendido e injustamente tratado. Sentía que siempre terminaba siendo el culpable o que se le pedía, como lo hacía su madre, que cediera en sus demandas en favor de los demás. Por ejemplo, si se quejaba de que su esposa no se ocupaba de lavar a diario la ropa de Macario y sus hijos y el grupo le aconsejaba mandarla a lavar, Macario sentía que se le pedía que él le quitara cargas a su cónyuge y se sometiera a ella. Si intentaban hacerle ver que iba a perder tiempo y dinero si entablaba un juicio contra un albañil incumplido, Macario creía que le pedían que se dejara maltratar.

Mis intervenciones con respecto a que, revisar la parte que él ponía en sus dificultades no eran equivalentes a colocarlo ante un jurado convocado para condenarlo, tenían efecto sólo en el momento en que las formulaba. A la sesión siguiente parecía haberlas olvidado y volvía al papel de víctima. Las interacciones a las que daba lugar en el grupo eran intensas. Aunque ayudaban a que sus compañeros revisaran la forma en la que ellos también provocaban situaciones en las que terminaban sintiéndose víctimas, comencé a preguntarme por qué seguían intentando ayudar a Macario si éste se negaba a ver cómo daba el primer paso para que lo maltrataran, haciendo berrinches ante las confrontaciones de los compañeros (después de afirmar que no se le entendía, permanecía callado el resto de la sesión o faltaba a la siguiente).

A pesar de esta conducta, Macario comenzó a entender, a través del material de sus compañeros, que su devaluación lo hacía tomar como ofensas personales las actitudes de las personas con quienes se enfrentaba. Empezó a mejorar sus relaciones en el trabajo.

Observé entonces una conducta peculiar en los compañeros. Se estimulaban entre sí para avanzar en los cambios que iban obteniendo al valorarse, pero daban poca importancia a los que refería Macario. Esto me permitió comprender e interpretar al grupo, el que Macario expresaba por todos, la injusticia de sus padres, parejas, terapeuta y mundo en general, al no responder siempre, en forma incondicional a sus necesidades: "no estábamos hechos a la medida de sus deseos." Macario había tomado sobre sus hombros las quejas de todos, ayudándolos así a mostrarse frente al grupo como razonables, maduros y confiables. Esto condujo al reconocimiento de haber permitido, igual que Macario, que hermanos enfermos, dependientes o menos inteligentes, actuaran como los portavoces de sus demandas irracionales. Si la demanda irracional era de otro, ellos podían sentirse libres de voracidad, locura, egoísmo, envidia y culpa.

4) La búsqueda del *chivo expiatorio* es un fenómeno frecuente en los grupos terapéuticos. Se elige una víctima propiciatoria sobre la que se proyectan los sentimientos de culpa acumulados. El grupo ataca al chivo expiatorio porque se teme la propia agresión, no se tolera la culpa y, por tanto, nadie se atreve a mostrarse hostil con la persona sobre la cual se centran los sentimientos verdaderos: el terapeuta-padre. La víctima puede ser elegida porque es diferente (por su edad, sexo, religión, clase, raza), porque parece débil o se encuentra ausente. El elemento constante es el encuentro entre la presión punitiva del grupo con la necesidad inconsciente de un miembro de ser castigado por sus deseos agresivos o sexuales que considera perversos. La proyección de los conflictos en el chivo expiatorio permite la negación del resto del grupo. Aquél se coloca en la posición que también le permite evitar enfrentar su verdadero problema. Ejerce un liderazgo porque polariza la carga de afectos negativos del grupo (6, 10, 13, 18, 31 y 33).

El chivo expiatorio puede verse como la reproducción en el microgrupo de la pauta del macrogrupo social, en el que suele existir un grupo minoritario al cual se achacan los males, dificultades o pecados de la "humanidad", para controlar y hacer inofensiva la protesta, la rebelión contra el orden establecido. El chivo expiatorio utiliza también el eficaz mecanismo sometedor de la sociedad: la culpa. Las expresiones sutiles de depositación en un chivo expiatorio pueden disfrazarse de sobreprotección a un individuo débil, frágil, al que en apariencia se perdona con facilidad y se protege de la crítica. Actitudes que encubren sentimientos de celos y desprecio hacia miembros minoritarios. Cuando el chivo expiatorio amenaza con abandonar el grupo o lo hace, surge la angustia en los miembros restantes,

porque se pierde el receptáculo de la hostilidad que los protege contra el cambio (24 y 25).
5) La aparente generosidad y actitud facilitadora, de apoyo y ayuda del *San Bernardo,* o *Martha la piadosa,* convierte al paciente en una persona clave y necesaria en el grupo, al cual domina de esta manera. En general, se trata de alguien que requiere mucha ayuda para sí mismo y teme la propia agresión y la de los demás. Al ocuparse del vecino oculta, tras su disfraz altruista, el temor a implicarse y descubrirse personalmente. En algunos casos un líder destronado se repliega a la posición de San Bernardo y desde ella continúa ejerciendo cierto poder a través del paternalismo. Estos pacientes asumen ciertas actuaciones resistenciales, como coordinar reuniones extra-grupo más allá de lo aconsejable. O son el conmutador del grupo, con lo que mucho material queda fuera de las sesiones. En un principio, la reacción del grupo es positiva hacia el San Bernardo, pero pronto se percibe que, en el fondo, solo ofrece consuelos y ayuda banales. Cuando el grupo se percata de la vulnerabilidad de estas personas puede atacarlas, protegerlas o ignorarlas. Quienes tienen mayor propensión a ocupar el rol son algunos trabajadores del campo de la salud, los depresivos, las personas muy ansiosas y los alcohólicos y drogadictos en recuperación.
6) El *historiador del grupo* desplaza el interés neurótico de su pasado al del grupo. Manipula los acontecimientos del pasado para mostrar un movimiento pernicioso de alejamiento de la "edad de oro", cuando la situación del grupo era mucho mejor del todo. En general emerge cuando el grupo presenta una resistencia severa al progreso terapéutico. La llegada de un miembro nuevo puede estimular a la reminiscencia (fenómeno regresivo de defensa) al historiador o al grupo en general, ya que todos son historiadores potenciales (30).
7) El rol de *radar* se caracteriza por su habilidad para detectar y hacer evidentes conflictos profundos y enmascarados que llegan a provocar estados de tensión y alarma en el seno del grupo. La función de radar la desempeña la personalidad más regresiva del grupo o aquella que se encuentra momentáneamente en situación regresiva. Como dicha función se cumple en forma inconsciente, la mayoría de las veces no se expresa por medio de la verbalización, sino a través de actitudes, síntomas, gestos, que el terapeuta necesita detectar, traducir e interpretar (14).
8) El *monopolizador* utiliza para sí una porción excesiva de la sesión, privando así a los demás de una participación adecuada. Además puede intentar excluir a los hermanos del interés parental, demandar atención en una modalidad oral incorporativa para librarse de la angustia de separación, satisfacer necesidades narcisistas, agresivas

(al frustrar a los compañeros), exhibicionistas, o para disminuir su ansiedad abrumadora, expulsándola a través de actos y palabras. La monopolización puede adoptar varias formas: largos parlamentos que no tienen el propósito real de provocar la interacción, como sucede con muchos relatos autobiográficos. Algunos no permiten interrupciones en su monólogo. Otros sí, pero conservan la atención del grupo oponiéndose a las disgresiones y cambios de tema. El monopolizador puede no ocupar siempre el micrófono, pero completa e interrumpe el discurso de los otros, impidiéndoles ordenar y culminar sus intervenciones, con lo que termina por provocar el enojo del grupo. Entre los monopolizadores abundan los pacientes obsesivos e hipomaniacos (17, 31, 32 y 33).

Los miembros o grupos nuevos, tienen tendencia a dejar hablar al monopolizador, con el fin resistencial de no descubrirse ellos mismos. Posteriormente se resienten y pueden agredirlo, lo que agrava el problema porque aumenta su ansiedad y por tanto su tendencia a hablar. Entonces puede retirarse a un silencio resentido o abandonar el grupo. En general, el monopolizador no se percata de la irritación que produce su conducta en los demás, le falta empatía. La sobrecarga de tensión que provoca en el grupo, debido a los sentimientos hostiles que despierta, deteriora la cohesión (29 y 37).

Desde el punto de vista de las configuraciones duales que desglosa la escuela argentina, el monopolizador vive la presencia del otro como ataque a la unión dual exclusiva, sin discriminación entre sujeto y objeto. Se adueña de la dirección del proceso dinámico para demostrarse la posibilidad de reforzar su narcisismo, a través de ser el único proveedor. Para lograrlo necesita convertir a los demás en un conglomerado amorfo. Su propuesta es: "poseo algo maravilloso que me permite no necesitar de nadie" y "no estoy solo, puesto que existen otros que desean penetrar en mi mundo y a quienes prohibo la entrada." Con lo que niega la presencia del tercero. Confunde ser necesario con ser imprescindible; vive la autonomía de sus compañeros como amenaza de abandono, lo que despierta su angustia persecutoria terrorífica y lesiona su narcisismo (28).

El monopolizador ofrece un modelo tentador para los demás, porque si él logra su propósito, los otros podrían acceder también a una solución narcisista. Además de que satisfacen, a través de él, la fantasía de dejar que otro se arriesgue mientras ellos observan. Cuando el terapeuta o algún miembro del grupo intenta romper el estereotipo establecido, el monopolizador se siente descubierto, maltratado o blanco de una acusación injusta.

9) El *parlanchín* (hablador de Puget et al., 1982) interviene en exceso para evitar que lo hagan sus compañeros y para sentirse incluido,

perteneciente, autoabastecido en presencia de oyentes incondicionales. Se comunica con seudoinformación para promover una estructura de roles estereotipada, lo que lo diferencia del monopolizador circunstancial. Cuando calla, no escucha a los demás. Demuestra un total y pesado desinterés, o ataca y critica como si hiciera responsables a los otros del desamparo en que queda sumido cuando no lo dejan hablar. Su conducta evita la emisión de mensajes que lo harían perder su sistema defensivo y la fantasía omnipotente de una subordinación incondicional por parte de los demás. Esto confirma la prevalencia de su postura narcisista a pesar de la aparente modificación del rol cuando calla. Los demás asumen una posición de dependencia regresiva que los lleva a sentir imprescindible la presencia del parlanchín para que haya sesión. El alivio momentáneo que produce su ausencia se acompaña de una sensación de vacío, falta, desamparo o extrañeza: "ahora qué hacemos sin él" (28).

El silencio del resto del grupo puede estar alimentado por diversas fuentes en los distintos integrantes: a) la depositación en el parlanchín de aspectos de sí mismo; b) proyección del ideal del yo (en los pacientes angustiados o temerosos de sus afectos que desean liberarse de sus inhibiciones); c) temor a que interrumpir desorganice; d) autoabastecimiento omnipotente a través de la proyección del pecho idealizado que alimenta y por último e) mantener un profundo sometimiento, con un sentimiento de rebeldía consciente, enmascarado por una aceptación aparente.

10) El *provocador* o *abogado del diablo* es un miembro lleno de ira, que se hace cargo de la rabia del grupo para sabotear el proceso terapéutico. Es activo, autoafirmativo y polémico, con firmes ideas propias, capaz de inducir a los otros a que se relacionen con él sea positiva o negativamente. Activa y mantiene estimulado al grupo. La reacción de éste puede ser de fascinación inicial, porque el compañero se enfrenta al terapeuta como ellos no pueden hacerlo. Pero si no dirige la hostilidad al terapeuta, sino a los pares, provoca la ira, temor y tensión de sus compañeros debido a sus interrogatorios policiacos, confrontaciones agresivas y actitud de superioridad. Los demás utilizan la forma en que los confronta el abogado del diablo para protegerse contra las verdades que les espeta. Así, pueden optar por alejarse de él no prestando atención a sus intervenciones, o devolverle sus ataques en forma abierta o encubierta. Asumen con facilidad este rol los pacientes sociopáticos, antisociales y los pasivo-agresivos (15, 22 y 33).

Raúl, profesionista exitoso, acudió a tratamiento por dificultades matrimoniales. En las entrevistas de selección se mostró reiterativo en su autovaloración como persona inteligente. No sólo era un profesionista premiado en repetidas ocasiones, sino excelente cocinero, cantinero, bailarín, cantante, sastre. No pude evitar preguntarle si alguien había puesto en duda su inteligencia. Contestó que a su madre nunca le parecía bien lo que hacía. Raúl solo tenía hermanos, ninguno de los cuales había sobresalido en la vida como él.

Decidí incluirlo en un grupo que había dado de alta meses atrás al último varón y pedía, en repetidas ocasiones, el ingreso de otro. Los miembros eran en su mayoría profesionistas exitosas. Dos de ellas estaban divorciadas, dos laboraban en campos relacionados con el de Raúl. A su ingreso, mostró al grupo una frialdad afectiva intensa, tanto en el relato de sus dificultades matrimoniales como con respecto al material de sus compañeras, que lo calificaron de "tieso" y adoptaron hacia él una actitud de tolerancia: "es nuevo, ya aprenderá."

Pero cuando Raúl comenzó a criticar a las compañeras por su sensiblería, por complicarse la vida innecesariamente y por no percatarse de sus conductas irracionales, que él detectaba con facilidad, comenzó a surgir la ira contra él. Se le confrontó con su insensibilidad, con la superioridad que adoptaba, como quien todo lo sabe y el grupo tomó partido por su esposa, compadeciéndola por tener que vivir con él. Intervine para mostrar la forma en la que el grupo descalificaba a Raúl para desoír sus críticas, dolorosas por verídicas y le señalé a Raúl que se colocaba en la posición de acusador, lo que despertaba la necesidad de los demás de defenderse. Aventuré la hipótesis de que lo mismo debía sucederle con su esposa y demás relaciones conflictivas.

Raúl aportó abundante material sobre las devaluaciones que le habían inferido, su madre durante toda su vida y también su esposa desde el noviazgo. El grupo se percató de su temor a la crítica y sus compañeras se identificaron con él en la necesidad de ser perfectos para evitar sentimientos de devaluación. Los cuestionamientos de Raúl, su carácter de diabólico abogado quedó anulado a través de referir sus críticas abiertas o encubiertas, a la necesidad de mostrar las imperfecciones de los demás para adelantarse a las acusaciones que podían hacérsele a él. Pasó por un periodo confusional cuando el grupo comenzó a responder a sus intervenciones con un simple "sí, ya sabemos que no somos perfectas." Surgió su profunda devaluación, creía que sólo se le aceptaba si era buen proveedor. Se había casado con una mujer a la que consideraba muy inteligente, para aprender de ella y no vio que le cedió, en los primeros años del matrimonio, toda iniciativa y poder. Cuando se percató de ello y quiso recuperar su lugar como compañero y padre, la esposa no lo toleró, se alejó física y afectivamente de él. Se inició una espiral de mutua devaluación, en la que Raúl actuó, a través de infidelidades, la ira y desprecio hacia su esposa y ésta lo redujo a nana de los hijos a los que, además, puso en su contra.

    El contraste con la valoración y cariño que obtuvo de las compañeras al mostrarse vulnerable y tan necesitado de afecto como ellas, inició su cambio. Comenzó a poner su inteligencia al servicio de los demás, sin inferiorizarlos. Intentó reparar su matrimonio sin éxito y terminó divorciándose durante su tercer año de tratamiento. El grupo hizo plena consciencia, gracias a él, de que la búsqueda de admiración, reconocimiento y el infundir temor en los otros, son pobres substitutos del amor. Lograron reconocer su sometimiento a padres, abuelos y otras figuras significativas de la infancia, que demandaban cierto comportamiento para otorgarles aceptación y afecto. Conducta inapropiada para obtener esas mismas metas en su vida actual.

11) El miembro *silencioso*, al que se deja fuera de la interacción, puede actuar el papel del buen niño que espera quieto su turno, pero se siente herido y lleno de rabia por ser descuidado. En muchos momentos al grupo le conviene la existencia de miembros silenciosos porque dejan más tiempo para que los demás hablen. Pero a la postre, se convierten en amenaza, porque lo desconocido y lo misterioso asustan. Quienes perciben su rabia oculta terminan también temiéndole. Los distintos significados del silencio y su utilización al servicio de la resistencia se tratan en el capítulo 8. En éste es suficiente recordar que algunos pacientes callan por temor a descubrir pensamientos y deseos que consideran criticables, a demostrar imperfecciones o a que su sensibilidad se tome como expresión de debilidad. Otros guardan silencio porque sus conflictos con respecto a la agresión les impiden autoafirmarse a través de la toma de la palabra, o bien intentan llamar la atención o castigar a compañeros y/o terapeuta retirándose de la interacción (37).

    Puget, J. (et al., *op. cit.*) clasifican al silencioso entre los pacientes monopolizadores en tanto que aprisiona la atención del terapeuta, que debe intentar comprender su silencio y simultáneamente, señalar a los demás su presencia. Su fantasía subyacente es la de acaparar los resultados y beneficios de la comunicación e imponer una estructura de roles para robustecer su creencia en la capacidad de autoabastecerse, de beneficiarse de la terapia sin hablar ni arriesgarse a recibir interpretaciones desestructurantes y a perder sus defensas. Hablar implica el peligro de ser excluido y, por ende, de perder un recurso mágico y omnipotente. Las voces de sus compañeros quedan reducidas, debido al silencio, a un ruido masificado lo cual establece una estructura dual. Los demás se olvidan de la existencia del silencioso y cuando lo recuerdan, intentan incluirlo acosándolo, con lo que refuerzan su silencio. Cuando los logros del silencioso fuera del grupo trascienden, los compañeros lo miran con desconfianza, o con el sentimiento de haber sido utilizados (28).

12) El *moralista gazmoño* se caracteriza por la necesidad de demostrar que está en lo correcto y el otro equivocado, especialmente en lo que atañe a temas de moral. Su mayor deseo consiste en obtener respeto por su integridad moral y se cree triunfador cuando considera que ha logrado imponer sus valores sobre los demás. Es un miembro que se hace cargo del superyó de sus compañeros. Expresa la crítica y repudio que todos sienten, en un momento dado, ante sus fantasías e impulsos sexuales y agresivos regresivos. En general, asume el papel el integrante del grupo más ingenuo y temeroso de perder el control sobre sus impulsos. Lo perturban sentimientos de vergüenza y rabia y confunde pensamiento y acción. Son pacientes que se viven sacrificados por los demás y buscan el reconocimiento de su nobleza de carácter, más que el de sus logros. Como tal reconocimiento no llega, se confirma la visión de sí mismos como seres sufrientes y sin recompensa, reforzándose el círculo vicioso que los lleva a tener que enorgullecerse de su noble carácter.

El grupo se irrita cuando se percata de que estos pacientes se interesan en obtener una posición de superioridad moral y en vez de compartir sus experiencias. La lucha del grupo contra ellos es útil como exteriorización dramatizada, en forma espontánea, del conflicto interno presente en todos. Permite contemplar la irracionalidad del repudio superyoico e iniciar la diferenciación entre pensar y actuar. Si el moralista no avanza a este respecto al paso de sus compañeros, puede convertirse en el chivo expiatorio del grupo. En la terapia es importante reconocer el papel que juegan la culpa y la baja autoestima de estos pacientes. Si se ayuda al grupo a identificar la vergüenza que subyace a las airadas polémicas moralistas del paciente, su respuesta será constructiva en vez de resentirse contra él y echarlo del grupo (33).

13) El *bombero*, buscador de consenso, apaciguador de la ira y consolador de los afligidos teme la expresión de afectos intensos, cuyo fuego apaga a través de la búsqueda continua de lo positivo de la interacción. Reformula lo dicho por sus compañeros para que resulte tolerable, dice comprender el sufrimiento e intenta animar prometiendo tiempos mejores. Sus intervenciones son muy apreciadas por el grupo joven, hasta que sus integrantes comienzan a

sentir que no les permite llorar ni enojarse "a gusto" y que su conducta fuera del grupo lo hace víctima de cónyuges y compañeros de trabajo explotadores. Entonces se le confronta con su temor tanto a entregar su afecto sin reservas, como a que su ira dañe a los demás.

14) El *lúdico* de Puget (et al., *op. cit.*) es muy similar al bombero, pero utiliza además del discurso, silencios y manifestaciones preverbales, comentarios extemporáneos y gestos de sorpresa, o simula no comprender lo que dicen sus compañeros; todo al servicio de hacerse notar, mostrarse diferente, como puesta en escena de una actividad lúdica. Puede movilizar al resto del grupo o desvirtuar el objetivo terapéutico. Se trata de personalidades con rasgos histéricos y una base esquizoide que les permite cerrarse para evitar el cambio. La reacción de los compañeros varía desde una actitud de alivio, cuando disuelve con una broma una situación de tensión, hasta de fastidio, cuando interrumpe el acercamiento afectivo. El motor de su conducta es evitar situaciones de gran compromiso afectivo y permanencia en una misma temática, que interrumpe con chistes, ocurrencias o juegos.

Abordaje de los roles resistenciales

La psicoterapia de grupo es el campo ideal para descubrir la forma en que, dependiendo del contexto en el que cada quien se inserta, se adoptan roles que satisfacen, al mismo tiempo necesidades personales y del conjunto. Una de las funciones fundamentales del terapeuta es no asumir el rol que le ofrece el deseo repetitivo de sus pacientes. No actuar como la madre que engloba y asfixia, como el padre sometedor o los hermanos rivales. Pero, además de no asumir el rol que propone la transferencia de los pacientes, es necesario hacerlo evidente a través de la interacción, interpretación y, en ocasiones de su dramatización (24 y 25).

Los pacientes no tienen, al inicio de la terapia, la posibilidad de discriminar entre la oferta de roles que les propone el grupo y la expresión de sus propias necesidades. La interacción muestra los puntos de fijación, los modelos de identificación y la forma en que se asumieron y distribuyeron roles en los grupos primarios de los pacientes, lo que permite visualizar la patología a partir del lugar que se ocupa en el grupo y se ocupó en la familia. Por su manera de ser, gestos, actitudes, lo que dice o calla un paciente, complementa o suplementa la conducta o necesidades de otros. El dominio de uno se sostiene en la sumisión de otro; la actividad de uno se incrementa por la pasividad de otros. La posición socioafectiva de cada participante en su familia (preferido por la madre, el padre, u otro rol que haya desempeñado), condiciona en el grupo el papel que asume y las proyecciones que efectúa (7, 21 y 27).

El grupo descubre con mayor o menor facilidad estos roles transferenciales, cuando no están al servicio de la expresión de las necesidades comunes en un momento dado y confronta al paciente con su conducta repetitiva e inadecuada. El terapeuta interviene para rastrear su origen en el pasado infantil, a fin de descubrir la angustia que subyace a la conducta que se despliega en el grupo: "como las críticas de tu madre te fueron tan dolorosas, ahora sólo nos muestras tus triunfos, para evitarte nuevos dolores." "Temes que si pierdes el control sobre lo que sientes, vas a enloquecer como tu hermano." (3).

Al mismo tiempo, en el grupo se despliega el interjuego entre las necesidades individuales y grupales que determina la aparición de los roles típicos de los grupos terapéuticos. Si un determinado papel, necesario para el grupo en un momento dado del proceso terapéutico, es ocupado por distintos miembros en la misma sesión o en sesiones sucesivas, no constituye un fenómeno resistencial. La interpretación de esta alternancia en liderazgos, quejas, provocaciones, monopolizaciones y silencios, puede colocar al terapeuta en la situación persecutoria y sobreexigente de los padres a quienes todo les parece mal en sus hijos: si hablan porque monopolizan y si callan porque se ocultan. En realidad, aunque se observa la emergencia de los roles típicos antes descritos, su rotación los ubica dentro de una interacción efectiva que permite al quejumbroso encontrar consuelo, al monopolizador auditorio silencioso y atento, con lo que se consolidan vínculos solidarios entre los miembros.

En cambio, la fijación de roles es un fenómeno resistencial que requiere de la intervención del terapeuta, porque, dado que el rol es el punto de encuentro entre una personalidad y las expectativas y necesidades del grupo, ninguno de los miembros puede ejercer la función de observador e intérprete más o menos objetivo. Por lo que la reacción más común es evitar hablar del rol que ocupa sesión tras sesión el compañero. En ocasiones el grupo ataca y culpabiliza de la parálisis grupal al miembro que ha quedado fijado en un rol determinado o justifica su actitud para reforzarla: "tú siempre nos animas"; "qué bien que hablaste tanto, porque nos haces la tarea", por ejemplo.

Cuando el grupo evita hacer alusión al rol fijado, el primer paso del terapeuta es hacerlo notar, para pasar de inmediato a la interpretación, que debe mostrar la alianza inconsciente entre el grupo y el individuo que asume el rol; la forma en la que el grupo se sirve del compañero. El análisis de la función resistencial del rol se realiza en el grupo y con él. Interpretar únicamente la dinámica de quien ocupa el rol es injusto para el individuo, e inútil para el grupo. Sólo haciendo ver el interjuego entre depositantes y depositarios se logra evitar que un miembro quede como paciente identificado y que se expulse a quien termina como chivo expiatorio de los conflictos grupales (2, 6, 17 y 35).

   El terapeuta debe tratar de mantenerse neutral ante los pacientes que quedan fijados en un rol. La simpatía contratransferencial que puede despertar en él, en ocasiones, ya sea el bombero o el líder de contenido, por ejemplo, los convierte en hijos preferidos, con lo que se refuerza la resistencia que encarnan, al incrementar la hostilidad de los otros participantes. Si la contratransferencia negativa lo lleva a retar el rol del paciente, lo convierte en el hijo rechazado, que puede reforzar la identificación de los otros miembros con él, lo que también refuerza la resistencia (6).

   En términos generales, lo recomendable es confrontar y/o interpretar primero al grupo y después al individuo que ha quedado fijado en un rol. Por ejemplo, "como están enojados conmigo porque no les digo lo que tienen que hacer, prefieren pedir consejo a Martha, siempre dispuesta a ser útil, como lo tuvo que hacer con sus hermanos cuando mamá los abandonó, ocultando, incluso de sí misma, que ella también necesitaba protección." Ante el monopolizador, puede comenzarse por señalar que al grupo le conviene que "Juan tome el micrófono durante toda la sesión para no tener que descubrir sus propios problemas." Para después mostrar a Juan cómo es incapaz de percatarse de las señales de incomodidad de sus compañeros, o de reconocer el interés que le prestan, como le sucede en su familia o en su trabajo. Lo que termina provocando el rechazo de los demás.

   El mensaje que se intenta transmitir es que los otros usan al compañero para satisfacer sus propios requerimientos: ocultarse, desviar de sí la agresión, llenar necesidades de castigo, coleccionar causas de resentimiento. Cuando el grupo queda al descubierto en su resistencia, inicia el acercamiento a los conflictos que evade a través de depositarlos en uno de los miembros. Y también quedan al descubierto fantasías y recuerdos que despierta la actitud del compañero que asumió el rol bajo escrutinio. Es importante tratar de percibir los diferentes significados que tiene para cada miembro la actitud que adoptan ante el compañero que ha quedado fijado en el rol y las necesidades que éste les satisface, para favorecer la individualización y así modificar la masificación que produce la existencia de los roles fijos en el grupo.

   Al paciente fijado en el rol es necesario mostrarle la distancia entre lo que pretende obtener del grupo (atención, aceptación, cercanía, incremento de autoestima, sentirse superior) y lo que realmente logra (rechazo, alejamiento, burla, lástima, agresión). Esto es, hacer distónico el rol, lo que permite a la postre, explorar la forma en la que la asunción del rol le ha permitido gratificaciones substitutivas de sus necesidades infantiles frustradas, que comienzan a surgir a través de la regresión terapéutica. Ya que los compañeros también reconocen demandas similares de gratificaciones narcisistas, orales, y otras, todos se benefician al admitir que los deseos y necesidades infantiles no merecen crítica ni castigo. Son legítimos, aunque se ha tratado de satisfacerlos en forma equivocada. La disminución en la severidad del superyó que acompaña a este reconocimiento hace innecesaria la represión y por tanto, fortalece al yo.

Bibliografía

1. Agazarian, Y.M. y S. Janoff (1993), "Systems Theory and Small Groups", en H.I. Kaplan y N.J. Sadock (comps.), *Comprehensive Group Psychotherapy,* Baltimore, Williams & Wilkins, 3a. ed., pp. 32-45.
2. Anzieu, D. (1974), "Perspectivas teóricas", en *ídem, El grupo y el inconsciente,* Buenos Aires, Biblioteca Nueva, 1978, parte II, cap. VIII, pp. 261-306.
3. Bach, G.R. (1979), "Observaciones sobre la transferencia y las relaciones de objeto desde el punto de vista de la dinámica de grupo", en M. Kissen (comp.), *Dinámica de grupo y análisis de grupo,* México, Limusa, cap. XIX, pp. 313-325.
4. —— (1984), "Conciencia de grupo, sanción y autorregulación", en *ídem, Psicoterapia intensiva del grupo,* Buenos Aires, Ediciones Hormé, 3a. ed., cap. XI, pp. 180-205.
5. ——, "Los subgrupos y el consenso de la mayoría", cap. XXII, pp. 411-430.
6. Bejarano, A. (1972), "El liderazgo como función de resistencia y de transferencia", en D. Anzieu, A. Bejarano, R. Käes, A. Missenard y J.B. Pontalis, *El trabajo psicoanalítico en los grupos,* México, Siglo XXI Editores, 1978, parte II, cap. IV, pp. 136-184.
7. ——, "'Los otros' como objetos transferenciales específicos", parte II, cap. V, pp. 185-202.
8. Bion, W.R. (1948), *Experiencias en grupos,* Buenos Aires, Paidós. 5a. ed., 1979.
9. Durkin, H.E. (1979), "Hacia una base común para la dinámica de grupos, Procesos terapéuicos y de grupo en la terapia de grupo", en M. Kissen, (comp.), *Dinámica de grupo y psicoanálisis de grupo,* México, Limusa, cap. II, pp. 37-52.
10. Foulkes, S.H. (1975), "El conductor como persona y su formación", en *ídem, Psicoterapia grupo-analítica. Método y principios,* Barcelona, Gedisa, 1981, cap. VII, pp. 291-304.
11. Ganzarain, R. (1989), "Object Relations Group Psychotherapy", en *ídem, Object Relations Group Psychotherapy,* Madison, Conn. International Universities Press, 2a. ed., 1990, cap. I, pp. 3-21.
12. ——, "An Object Relations Approach to Hypochondriasis", cap. X, pp. 177-219.

13. Grinberg, L., M. Langer y E. Rodrigué (1957), "Iniciación de un grupo", en *ídem, Psicoterapia del grupo,* Buenos Aires, Paidós, 5a. ed., 1977, cap. IV, pp., 75-100.
14. ——, "Mecanismos de curación en el grupo", cap. VI, pp. 140-166.
15. Kadis, A., J. Krasner, C. Winick y S. H. Foulkes (1963), "La evolución de la psicoterapia de grupo", en *ídem, Manual de psicoterapia de grupo,* México, Fondo de Cultura Económica, 2a. reimpresión, 1982, cap. II, pp. 20-34.
16. Käes, R. (1993), El inconsciente y las alianzas inconscientes, Investigaciones para una metapsicología de los conjuntos intersubjetivos", en *ídem, El grupo y el sujeto del grupo,* Buenos Aires, Amorrortu Editores, 1995, pp. 287-339.
17. Kutash, I.L. y A. Wolf (1993), "Psychoanalysis in Groups", en H.I. Kaplan y N.J. Sadock (comps.), *Comprehensive Group Psychotherapy,* Baltimore, Williams & Wilkins, 3a. ed., pp. 126-138.
18. MacKenzie, K.R. (1992), "Group-Analytic Dynamics with Specific Reference to Psychoanalytic Concepts, *S.H. Foulkes*", en *ídem, Classics in Group Psychotherapy,* Nueva York-Londres, The Guilford Press, pp. 115-127.
19. ——, "Toward a Common Basis for Group Dynamics, Group and Therapeutic Processes in Group Psychotherapy, *Helen E. Durkin*", pp. 183-198.
20. ——, "Psychoanlysis and Group Therapy, A Developmental Point of View, *Fritz Redl*", pp. 207-214.
21. ——, "Analytic Group Psychotherapy, *Morris B. Parloff*", pp. 233-257.
22. Mullan, H. y M. Rosenbaumn (1962), "The Group Psychotherapeutic Techniques", en *ídem, The Group Psychotherapy, Theory and Practice,* Nueva York, The Free Press, cap. X, pp. 161-213.
23. Munich, R.L. (1993), "Group Dynamics", en H.I. Kaplan y N.J. Sadock (comps.), *Comprehensive Group Psychotherapy,* Baltimore, Williams & Wilkins, 3a. ed., pp. 21-32.
24. O'Donnell, P. (1974), "Rol", en *ídem, Teoría y técnica de la psicoterapia grupal,* Buenos Aires, Amorrortu 1979, cap. III, pp. 55-78.
25. —— (1977), *La teoría de la transferencia en psicoterapia grupal,* Buenos Aires, Nueva Visión.
26. Pichon-Rivière, E. (1980), "Vínculo y teoría de las tres D (depositante, depositario y depositado), Rol y status", en *ídem, Teoría del vínculo,* Buenos Aires, Nueva Visión, cap. XI, pp. 109-118.
27. Puget, J. (1982), "Terapia psicoanalítica de grupo y psicoanálisis", en J. Puget, M. Bernard, G. Games Chaves y E. Romano (1982), *El grupo y sus configuraciones,* Argentina, Lugar Editorial, pp. 10-42.
28. Puget, J., M. Bernard, G. Games Chaves y E. Romano (1982), "Tipificación de casos-problema, configuraciones y sus características", en *ídem, El grupo y sus configuraciones,* Argentina, Lugar Editorial, pp. 181-234.
29. Rosenthal, L. (1980), Resistance in Group Therapy, The Interrelationship of Individual and Group Resistance", en L.R. Wolberg y M.L. Aronson, *Group and Family Therapy,* Nueva York, Brunner/Mazel Publishers, pp. 79-93.

30. Slavson, S.R. (1953), "La relación entre la psiquiatría y la psicoterapia grupal", en *ídem, Tratado de Psicoterapia Grupal Analítica,* Buenos Aires, Paidós, 1976, cap. III, pp. 76-94.
31. ——, "Algunas orientaciones para la constitución de los grupos", cap. VII, pp. 183-212.
32. ——, "La sesión en psicoterapia grupal analítica, su dinámica", cap. XI, pp. 297-332.
33. ——, "La sesión en psicoterapia grupal analítica, regresión y acting out", cap, XII, pp. 332-358.
34. ——, "Psicoterapia grupal analítica de ciertas perturbaciones del carácter, agresión, hostilidad y retraimiento", cap. XV, pp. 421-450.
35. Wiener, M.F. (1993), "Role of the Leader in Group Psychotherapy", en H.I. Kaplan y N.J. Sadock (comps.), *Comprehensive Group Psychotherapy,* Baltimore, Williams & Wilkins, 3a. ed., pp. 84-98.
36. Yalom, I.D. (1995), "The Advanced Group", en *Ibidem, The Theory and Practice of Group Psychotherapy,* Nueva York, BasicBooks, 5a. ed., cap. XII, pp. 326-368.
37. ——, "Problem Patients", cap. XIII, pp. 369-403.

Capítulo 13

Resistencia

Las resistencias son obstáculos al proceso terapéutico, al acceso al inconsciente, pero también constituyen una manifestación propia del tratamiento. Reemplazan el recuerdo por la repetición. Todas las formas de resistencia que se observan en la terapia individual se encuentran en el tratamiento grupal, en el cual los miembros tienen que lidiar no sólo con sus defensas y resistencias, sino con las de los demás. El psicoanálisis considera resistenciales la mayor parte de los procesos que privilegian los psicosociólogos (liderazgo, clivajes entre subgrupos, búsqueda de consenso) (1, 8, 31, 32, 33 y 40).

La resistencia en el grupo procede de distintas fuentes: a) Temor a perder el equilibrio psíquico logrado hasta el momento en que se ingresa al grupo. Los pacientes desean librarse de síntomas e inhibiciones sin tener que modificar sus conflictos inconscientes. Buscan que grupo y terapeuta confirmen la validez de sus racionalizaciones. b) La terapia frustra porque cuestiona y presiona hacia el cambio de conductas y motivaciones neuróticas, que gratifican necesidades inconscientes. c) Revelar pensamientos, acciones, recuerdos y sentimientos que se viven prohibidos o criticables produce culpa y amenaza la autoestima. d) La fachada social exitosa (artistas, profesionistas y altos ejecutivos) es inútil en el grupo, no protege como en el mundo externo de cuestionamientos y ataques, lo que produce frustración, angustia, y enojo. e) Fallas del terapeuta, desde la selección de los pacientes, el momento de incluir nuevos miembros, su actitud autoritaria, incapacidad para proteger el encuadre y a los pacientes de impulsos y sentimientos vergonzosos o dolorosos, carencia de empatía, entre otros. Cuanto más débil es el yo, más fuertes son las defensas y resistencias a tolerar el surgimiento de material inconsciente (3, 6, 31, 32 y 33).

Rosenthal, L. (1980) aplica al grupo la clasificación de resistencias freudiana: a) resistencia de la represión. Al inicio del grupo se expresa a través de objecciones conscientes al autodescubrimiento y en la participación selectiva, sólo en temas que interesan (madres culpígenas, demandas de la realidad). Esta resistencia responde favorablemente a la investigación acrítica. Su resolución suaviza el camino hacia el funcionamiento cooperativo del grupo. b) La resistencia del superyó es la que se encuentra con más frecuencia en el tratamiento grupal. Incluye sentimientos de vergüenza, culpa y humillación alrededor del autodescubrimiento. También puede manifestarse como moralismo hipercrítico, agresivo y punitivo hacia otros miembros. La proyección de los deseos sexuales y agresivos de un miembro sobre los compañeros, los hace sentirse indignos de pertenecer al grupo y puede destruirlo si no interviene el terapeuta.

c) La resistencia del ello se expresa a través de actitudes que gratifican necesidades libidinales y agresivas de los distintos niveles del desarrollo psicosexual. Por ejemplo, hablar o hacer que los demás hablen, sin responsabilizarse de lo que se dice ni tratar de entender a los demás, puede satisfacer necesidades inconscientes relacionadas con dar o recibir alimento. d) En la resistencia de la ganacia secundaria se obtiene un oculto placer o alguna ventaja de la enfermedad o de la situación terapéutica. Se observa con claridad en las etapas terminales del tratamiento. El grupo como un todo puede mostrarse inerme para conservar la gratificación de la membresía grupal. e) La resistencia de transferencia, revivir sin memoria es, al mismo tiempo, el puente más importante hacia el pasado inaccesible del paciente. En el capítulo 9 se han desglosado sus manifestaciones en los grupos: idealización del terapeuta y del grupo o por el contrario, fijación en sus aspectos persecutorios y destructivos; utilización de los compañeros como aliados, rivales y depósito de diversos objetos internos.

Resistencia grupal implica un mismo patrón resistencial en todos los miembros del grupo. En muchos casos, los fenómenos resistenciales del grupo se ocultan tras la resistencia de un paciente o de un subgrupo. Los miembros desviantes expresan la resistencia en forma abierta y los demás la encubren porque satisface sus propias necesidades inconscientes, con lo que el trabajo sobre la resistencia individual resulta inútil. Como ejemplo puede mencionarse la tolerancia del grupo al miembro chistoso, que interrumpe con sus bromas el examen de situaciones dolorosas (2, 17, 18, 10, 29, 31, 32, 33, 38, 40 y 41).

Las resistencias al grupo se despiertan ante el temor de que terapeuta y grupo resulten peligrosos, como confirmación de los prejuicios familiares en contra de los extraños y de las propias experiencias dolorosas en otros grupos. Existe también miedo ante la cercanía, ya que puede vivirse como invasión de la privacía; riesgo de quedar a merced de un objeto que explota, controla, manipula, atrapa, sobreprotege e impide individuarse y madurar. O se teme ser rechazable debido a las "peculiaridades" individuales, como sucedió en la familia de origen. Otras fuentes de resistencia son: la angustia de no poder hablar frente al grupo; a tener que exponer aspectos de la vida que se ocultan a los demás por temor a su crítica (sexualidad, agresión, envidia, rivalidad, posesividad). Y también puede existir desconfianza con respecto al cambio. El intento de evitar estas angustias actuales reactiva mecanismos de desplazamiento y proyección hacia lo conocido, la infancia, el allá y entonces. Pero la regresión se acompaña además del retorno de lo reprimido y resurgen el conflicto, la angustia y la utilización de defensas anacrónicas (9 y 26).

En el grupo hay una disminución superficial de la resistencia, porque las exigencias del superyó se reducen por efecto de la universalización, el apoyo mutuo, la identificación y la aprobación del grupo. El terapeuta no está solo en su labor, la interacción de los miembros incluye interrogatorios y cuestionamientos que constituyen aliados poderosos y efectivos en el reconocimiento y atenuación de las resistencias que se oponen a la emergencia del inconsciente. El grupo ayuda a sus integrantes a percatarse de la proyección de sus figuras internalizadas sobre los compañeros y el terapeuta; y poco a poco, los miembros aprenden cómo lidiar y utilizar en forma eficaz la resistencia individual y grupal para incrementar su autoconocimiento (25, 31, 32, 33 y 35).

La resistencia aparece en cualquier momento del trabajo grupal. Marca el paso de todo progreso, a veces lo anuncia, en otras ocasiones intenta interrumpirlo para preservar el *statu quo* e incluso para evitar la terminación de la terapia. Las defensas sirven para evadir la aparición de la ansiedad, por eso el terapeuta debe ponderar el proceso de su disolución a fin de no provocar demasiada angustia a los pacientes, que pueden llegar incluso a psicotizarse por el ataque desconsiderado a su equilibrio psíquico (6 y 33).

La resistencia puede expresarse a través de:

1) Cuestionamientos y violaciones al contrato (falta de cooperación que destruye la terapia): ausentismo, retrasos crónicos, negarse a hablar o evitar que otros lo hagan, salirse de las sesiones, retraso en el pago, coalición para traer u omitir un material determinado (violación a la regla de restitución).
2) Oposición al trabajo en equipo (a la interacción): preocupación exclusiva por sí mismos, falta de disposición para escuchar, aprender de o ayudar a los otros. O por el contrario, dedicarse a ayudar a los demás sin mostrar los propios problemas. Enfocarse sólo en el

terapeuta ignorando a los demás miembros y viceversa; exclusión de pacientes silenciosos y escasa o nula responsabilidad con respecto al funcionamiento e integridad del grupo.
3) Evitar el cambio: fijación en un solo nivel emocional: intelectualización (plática social, dar consejos, sociedad de elogios mutuos, interpretaciones silvestres, psicologismo); teatralidad (grandes descargas emocionales, intercambio interminable de agresiones verbales). Fijación en o evasión de temas (sexualidad, logros, fracasos, experiencias pasadas, vida cotidiana, trabajo, hijos, pareja). Fijación de transferencias y roles. Intolerancia al ingreso de nuevos miembros.
4) Intentos de establecer normas antiterapéuticas: formación de subgrupos; *acting out*; no interrumpir a los compañeros; distribuirse el tiempo para hablar; o asignar una sesión para cada uno de los miembros.

Resistencias al contrato

1) Las *objeciones* sobre el tiempo y costo de las sesiones son menos frecuentes que en la terapia individual, porque se comprende con facilidad que el grupo tiene que reunirse a una hora que conviene a todos. Es bien sabido que mientras menos reglas se expliciten, más escasos son los lugares donde se refugia la resistencia. Pero es inevitable explicitar, o mostrar a través de invitaciones a hablar, que se espera la participación de todos los miembros. Esto despierta el temor a perder el control, hacer, decir y sentir cosas inaceptables, criticables, ser atacados y devaluados como en su familia cuando eran espontáneos. La desconfianza al grupo puede basarse en argumentos reales o ficticios, como el conocimiento de fracasos terapéuticos y críticas personales a otros terapeutas y sus asociaciones (8, 10 y 26).

De poco sirven el apoyo y reaseguramiento en esta situación. Los pacientes no tienen por qué confiar en que el grupo terapéutico será una experiencia distinta a lo que ha sido su vida. La confianza se gana a través del tiempo, al mostrar comprensión e interés por conocer las circunstancias que despiertan afectos penosos en los pacientes. Trabajo que se inicia desde la primera sesión grupal, investigando el origen de la desconfianza, lo que permite interpretar el temor a que se repita, en el aquí y ahora del grupo lo que pasó allá y entonces con padres, maestros y otras figuras significativas. Inicio del deslinde entre lo transferido y lo real.

2) La violación a la regla de *confidencialidad* no pertenece a las primeras sesiones, en las que, por el contrario, los miembros temen

que su material salga del grupo. Los voceros del temor grupal son, con frecuencia, personas con actividades políticas, industriales o extramatrimoniales cuya difusión fuera del grupo les acarrearía problemas. El que alguien exprese el temor de los demás, permite hacer consciente la interdependencia de todos respecto a la confiabilidad. No se juran lealtad recíproca, pero queda claro el compromiso de no comentar lo del grupo hacia afuera, so pena de verse expuestos unos y otros a la revelación de sus respectivos secretos. Cuando este pacto se rompe, el transgresor es objeto de airados ataques por parte de sus compañeros. Al terapeuta le queda entonces investigar el por qué de la ruptura. ¿Necesidad de congraciarse con un cónyuge o padres que objetan la terapia? ¿Angustia excesiva frente algún material grupal que no pudieron descargar en sesión? ¿Exhibicionismo? Aunque rara vez el grupo queda tan herido que no puede olvidar la transgresión, el resentimiento puede ser de tal intensidad, que se aisle al transgresor y se termine por hacerlo abandonar el grupo.

3) El *ausentismo* y los *retardos* producen menos culpa a los pacientes que en el tratamiento individual, porque se sabe que los demás iniciarán la sesión y a veces se espera que ellos y el terapeuta estén ya ocupados y no noten faltas y retrasos. Además de que la presencia de los compañeros y la dilución de la transferencia central hacen menos temibles las intervenciones del terapeuta al respecto (33).

Quien falta o se retrasa sin aviso previo, actúa una resistencia individual evitadora de la ansiedad que suscita el descubrimiento de conflictos o gratificaciones inconscientes. Faltas y retrasos requieren de exploración, procedimiento que inicia el terapeuta y aprende el grupo. Cuando éste no está bajo una resistencia, reclama estas conductas como falta de atención y desinterés. Pueden confrontar a quien se ausenta con su intento de evadir del problema abordado en la sesión anterior: "ya sabíamos que no ibas a venir, para que no te siguiéramos diciendo que dejes en paz a tu hijo con su novia." O interpretar los retrasos, con serenidad o ira, como deseo del impuntual de ser escuchado y ayudado, sin tener que involucrarse en los problemas de los demás, ni devolver la atención que se le brinda.

Ausencias y retardos siempre deben analizarse. Dejarlos sin cuestionar implica que el paciente no es importante; que se puede seguir sin él, lo que con frecuencia se vive como rechazo. Si el grupo no llama la atención al miembro que manifiesta este tipo de resistencia, puede estar presente una colusión grupal para obtener sesiones individuales, evadir la interacción, o permitirse hacer lo mismo sin consecuencias. Colusión que necesita hacer notar, explorar e interpretar el terapeuta.

Al explorar las "comprensibles" razones para que el paciente no venga a sesión, pueden descubrirse no sólo temores a la crítica y a enfrentar impulsos y deseos reprimidos, sino la desorganización de la vida cotidiana correspondiente a estados confusionales, los cuales impiden jerarquizar las actividades y percatarse del paso del tiempo. Puede existir incapacidad para oponerse a las demandas de los demás o rebeldía contra la asunción de compromisos, pues se viven como pérdida de libertad y riesgo de quedar a merced de los demás (26).

> A pesar de confrontaciones e interpretaciones diversas y repetidas, las faltas y retrasos de Malena eran inamovibles. El resto del grupo ya se había acostumbrado a ellos, aprovechando la primera parte de la sesión para analizar sus problemas sin tener que soportar sus corteses, pero agudas confrontaciones. Le dejaban el tiempo final de la sesión cuando lo consideraban pertinente o ella lo solicitaba, por presentar alguna emergencia. La interacción con los compañeros era activa, aportaba y recibía retroalimentación eficaz, además contaba con el aprecio de los demás miembros y había logrado reconocer y modificar algunas de sus pautas de conducta neuróticas. Aceptaba el significado resistencial de sus faltas y retrasos y aunque hacía firmes propósitos de enmienda, nunca los cumplía. El resto del grupo, como ella, no lograba asumir su agresión sin culpa. Dentro del grupo podían reconocer cómo los enojaban las demandas de los demás, pero no encontraban forma de oponerse a ellas sin culpa. Situación involucrada también en el manejo grupal de los retrasos de Malena. En estas circunstancias, introduje en el grupo a un nuevo miembro obsesivamente puntual, rígido, controlador, explosivo, agresivo, hábil para argumentar con los demás y someterlos a sus puntos de vista, lo que perturbaba sus relaciones laborales y sociales.
>
> Desde la segunda sesión a la que asistió, el nuevo se engarzó en una violenta discusión con Malena, para hacerle ver cómo se justificaba para no dar por terminada una vieja relación con un hombre casado. El resto del grupo contempló primero, entre asombrado y divertido, la ira de Malena que lo acusó de arribar a conclusiones sin base, en vez de preguntar para enterarse. Él reconoció la verdad de la observación, pero el resto del grupo utilizó su participación para también confrontar a Malena con sus racionalizaciones. A partir de este momento, en la interacción con este compañero surgió una Malena distinta a la siempre cuidadosa, dispuesta a ceder el paso y ayudar a los demás. Frente al grupo y en el afuera, comenzó a mostrar una aparente autoafirmación; se negaba abiertamente a las demandas de los demás pero lo pagaba, sin percatarse, con actuaciones en otros ámbitos que resultaban un castigo (poner en riesgo un trabajo por inasistencias, no evitar un asalto previsto, hacer compras fuera de su presupuesto).

El resto del grupo también comenzó a hacer sus pininos en cuanto a poder cambiar sus propios patrones de sometimiento a los demás; reconocer la introyección de padres superyoicos, punitivos o culpígenos que impedían, en diversas formas la autonomía; equiparaban cariño con sometimiento; vivían las diferencias como rechazo, haciendo sentir

culpables a sus vástagos, exigían alcanzar ciertas metas sin tener en consideración los deseos, necesidades y capacidades de sus hijos. Reconocer la existencia de estos introyectos que saboteaban sus vidas, a pesar de haber logrado independizarse de sus padres reales, los llenó de coraje contra sí mismos, pero permitió interpretar que, "de niños, no podían hacer más que someterse a las reglas y demandas de sus padres y con ello no sólo lograron sobrevivir, sino obtener profesiones y comodidades materiales. Pero seguían sujetos a esas reglas, que los dejaban insatisfechos, sin percatarse de que ahora ellos podían darse las que les resultaran convenientes."

Dentro de este clima, Malena trajo al grupo como algo muy placentero, la fantasía de dejar de trabajar; no preocuparse más por adelgazar ni por sus deudas; volver con su pareja e irse a vivir con una amiga intrusiva y dependiente a quien había comenzado a poner un límite. Esto último le llamó poderosamente la atención. El grupo la confrontó con que lo único que le había faltado decir era que también pensaba dejar el grupo, lo cual aceptó. Yo señalé que parecía divertirle mucho la posibilidad de destruirse. Contestó: "eso no lo había pensado, pero es cierto, no me había dado cuenta. Es que cada vez que me propongo algo, que me comprometo en algo, se me da vuelta y se convierte ya no en una decisión propia, sino en una orden externa que me dice que me debo levantar temprano para venir, entregar a tiempo el trabajo, no retrasarme en mis pagos, por ejemplo. Ya no es una decisión mía, es algo que viene de afuera y contra lo que me rebelo."

Misma confusión entre el afuera y adentro de los demás miembros del grupo, que permitió iniciar el trabajo de deslinde progresivo entre lo propio y lo ajeno, a través de prestar atención a sus respectivas manifestaciones corporales. A partir de ellas trabajaron en la búsqueda de congruencia entre lo que pensaban y lo que sentían. Comenzando a diferenciar los pensamientos que realmente les correspondían, de la repetición mecánica, impensada e irracional de las advertencias, máximas y consejos de quienes los educaron en distintas épocas de la vida.

4) Los *silencios* son la expresión más evidente de falta de participación, pero no son necesariamente resistenciales. Es conveniente distinguir sus características, origen y significados para evitar confrontaciones o interpretaciones fuera de contexto. No comprender el significado del silencio impide su manejo adecuado y puede provocar reacciones

caóticas y pánico en los pacientes. Algunos silencios manifiestan parálisis ante angustias y temores intensos. Otros transmiten perplejidad ante acontecimientos grupales perturbadores (enfermedad grave o muerte de compañeros o personas cercanas). Pueden expresar la tranquilidad reflexiva de quien elabora una interpretación, o la liberación de una tensión previa. Los *silencios grupales* son más frecuentes en los estadíos tempranos del tratamiento, como manifestación de la ansiedad inducida por el grupo. Pueden marcar el final o el principio de una fase del tratamiento (los miembros se toman un respiro y esperan que surja un nuevo tema). El silencio expectante del grupo dentro del supuesto básico de dependencia expresa el deseo inconsciente de ser alimentados por el terapeuta (1, 13, 33, 34, 35 y 39).

Existen *silencios individuales* caracterológicos, presentes en pacientes que no están en contacto con la realidad, o en quienes la angustia es tan intensa que los paraliza, por lo que no puede considerárseles resistentes a la situación grupal. Para otros, el silencio es un retorno a sí mismos, acompañado de asociaciones persecutorias ante la situación del grupo, vivido como mala madre. La depresión y la pasividad dan por resultado silencio y falta de participación que puede ser resistencial, como en el caso de las personalidades pasivo agresivas, que callan por resentimiento. Callar, como supresión consciente, evita tener que renunciar a gratificaciones conscientes o inconscientes perversas, que generan culpa, como sucede con personas que sostienen relaciones extramatrimoniales de contenido inconsciente incestuoso o sadomasoquista. Otros silencios resistenciales tienen como finalidad evadir la comunicación de material sexual o agresivo que se teme despierte críticas o burla y deje al individuo en ridículo y devaluado (19, 31, 32, 33 y 35).

Puget, J.; Bernard, M.; Games Chaves, G. y Romano, E. (1982) describen distintos tipos de silencios individuales:

a) El melancólico, que esconde velados reproches tendientes a aumentar la autoestima a través de conseguir atención y amor sin tener que pedirlo, porque si se solicita, lo que se obtiene resulta carente de valor por no ser espontáneo. En casos extremos el carácter despótico del paciente es poco tolerado por los demás, que prefieren su mudo reproche a su hablar tiránico.

b) El esquizoide, que teme que sus sentimientos no sean comprendidos o valorados con la debida sutileza, por lo que muestra un escaso compromiso emocional y no encuentra palabras para expresar sus estados emocionales inefables. Teme quedar a merced de un objeto incapaz de comprender sus necesidades si hace conscientes sus sentimientos. La herida narcisista atañe a la ineficacia de haberse refugiado en valores abstractos y al dolor por tener que reconocer la necesidad afectiva. Provocan cierto suspenso y ansiedad en el grupo para rodearse de una atmósfera tranquilizante; distante pero segura.

c) El psicopático (inductor de la actuación de otros), simboliza en su silencio una conducta de desafío tendiente a obligar a los demás a realizar ciertas acciones. Se las arregla para mantenerse al margen de los sentimientos de acercamiento o rechazo que provoca. Su mirada ausente o clavada en el piso es el anzuelo que impulsa a los otros a preguntar qué le pasa, desencadenando así una secuencia en la que el psicopático tiene el control y sus compañeros quedan en ridículo.

d) El silencio del obsesivo se debe al intento de controlar los afectos, modalidad retentiva que provoca la sensación de que el paciente se guarda lo mejor para sí. Equipara hablar con desorden y descontrol, vividos como locura, lo que le genera intensa angustia. Teme ser descubierto haciendo algo sucio y prohibido, con la consiguiente culpa.

e) El tenso silencio del fóbico denota ansiedad. El paciente intenta poner distancia frente a una situación vivida como angustiosa; habla a chorros al final de la sesión para evitar la reintroyección. Sus compañeros no pueden mantenerse ajenos a su expresión de angustia. Su silencio entraña un monto de culpa suscitada por el sentimiento de que se roba modelos de identificación (30).

El silencio puede constituir en sí una búsqueda de gratificación, una forma de llamar la atención, esconderse para ser buscado; en estos casos constituye una maniobra de ejercicio de poder. El miembro silencioso domina a través del misterio, de lo que promete a la distancia. Se le percibe como semejante al terapeuta (observador peligroso, juez feroz), rechazando a los otros, al grupo. Vagamente sentido como representante del ello, extraño, extranjero, amenazador, agresivo autocontrolado. El silencioso tiene una función resistencial en la medida en que, por su alejamiento, frena los movimientos de compromiso (o de desprendimiento), e induce a los demás a centrarse en él, aunque sólo sea por la necesidad de "completud" característica de la vida grupal. Según la manera en que los otros lo perciben (a menudo con precisión, pese a las proyecciones), lo tratarán con respeto o intentarán ayudarlo y comprenderlo, pero si esto resulta imposible, lo enquistarán en forma autoprotectora, agresiva (ataques, amenazas de exclusión, rechazo), o ambivalente (10 y 27).

Cuando las intervenciones del terapeuta en las primeras sesiones del grupo, han dejado bien claro que se espera que todos hablen y surge un silencio, individual o grupal, el terapeuta debe observar los indicios preverbales que lo acompañan. Por ejemplo, qué tema lo produjo, quiénes están silenciosos, cambios en la distribución de los miembros con respecto a sesiones previas y características del silencio. Si los compañeros no invitan a participar al miembro silencioso, el terapeuta se encarga de pedirle su opinión sobre lo que se discute; pregunta si ha tenido experiencias similares a las de otros miembros del grupo; y qué sentimientos le despiertan lo que hacen o dicen sus compañeros. Si el terapeuta puede formular alguna hipótesis sobre las causas posibles del silencio, la comunica a través de una interpretación (1, 25, 33, 34, 35, 39 y 40).

El terapeuta no sugiere temas ante el silencio colectivo. Explora por qué están tan callados, si en verdad lo ignora e interpreta si cree conocer la causa. Por ejemplo, en las sesiones iniciales puede percatarse de que, agotado un tema, como el relato de síntomas y dificultades de la vida cotidiana que traen a los pacientes a terapia, ellos esperan que se les indique cómo seguir. Según el material previo, podría interpretarse el deseo de descargar sobre sus hombros la responsabilidad de lo que suceda en el grupo. O señalarse que esperan que, como cuando van al médico, se les diga qué hacer para que desaparezcan sus síntomas.

El miembro silencioso, pero siempre atento al acontecer grupal, al que asiste con puntualidad y constancia, aunque intervenga poco, si lo hace en forma espontánea para descubrir algo sobre sí mismo, relevante al tema, no está en resistencia. Tal vez sólo actúa la forma en que se protegió de la descalificación de la que fueron objeto sus comentarios en casa. Muchas veces aprende más de la experiencia grupal que sus compañeros más activos y una vez que se convence de que sus participaciones son útiles a sí mismo y al grupo se mueve de la periferia de éste al centro, revelando el dolor por la devaluación de que fueron objeto sus opiniones en la familia, por ser el pequeño que no sabe, por ejemplo. A estos miembros hay que protegerlos de las presiones del grupo (no de sus invitaciones cordiales), para hacerlos hablar con más frecuencia.

5) Intentar *evitar que los demás hablen* puede constituir un rasgo caracterológico o expresar angustia ante un tema. El primer caso corresponde a los roles del monopolizador o el parlanchín, que se tratan en el capítulo 12. Hay pacientes que hablan mucho sin comunicar nada, porque su discurso tiene sólo la finalidad de evacuar la angustia que los desborda e impide pensar. Algunas de las formas de interrumpir un tema o clima grupal que angustia son: la introducción de relatos, cuentos, chistes, sin relación con lo que se trata en el grupo, así como los intentos de tomar a broma lo que dicen los

compañeros para "animarlos" o "sacarlos de la depresión." Lo inusual, agudo y paradójico resultan eficaces distractores al servicio de la resistencia grupal. El individuo que presenta estas actitudes puede gratificar a través de ellas, su exhibicionismo y necesidad de llamar la atención (33).

Las interrupciones son bienvenidas al inicio del grupo, cuando todos quieren aún mantener ciertas conductas y pensamientos a resguardo de la mirada ajena y existe el temor a ser invadidos por sentimientos intensos que lleven a perder el control. El terapeuta interviene para hacer notar el alivio que generan estas disgresiones, con lo que se señala su carácter defensivo. No se impiden, no se critican, pero no se avalan. Los grupos avanzados también toleran las disgresiones de los nuevos miembros, porque los antiguos recuerdan la angustia que provoca iniciar el autodescubrimiento y desean integrar al recién llegado. Pero cuando se está dejando fluir la emoción largamente retenida, con la consiguiente sensación de alivio, o el grupo se encuentra a punto de descubrir la forma en la que interfieren sus distorsiones transferenciales con sus relaciones con los demás, los intentos de desviar la atención provocan enojo contra el miembro resistente.

6) *Salirse de las sesiones* es un *acting in* excepcional en los grupos, a menos que se trate de pacientes muy perturbados. No así el deseo de abandonar la sesión y tomar distancia afectiva del acontecer grupal a través de ponerse a pensar en lo que se va a hacer al salir, o los pendientes que se dejaron sin resolver para venir a sesión. La actitud distante de los miembros revela esta situación, que debe ser explorada por el terapeuta. Si el paciente abandona físicamente el grupo, el terapeuta no puede irse tras él dejando solos a los demás, pues éstos requieren ventilar los sentimientos que les provoca la situación (a veces culpa por haber presionado demasiado hacia la revelación de algo vergonzoso, haber agredido o entendido mal). Los grupos compuestos por pacientes psicóticos y borderline casi siempre se tratan dentro de marcos institucionales, en coterapia, lo que permite a uno de los terapeutas permanecer en la sesión, mientras el otro, o el personal de la institución se encargan de contener al paciente cuya angustia lo obligó a salir.

7) Los grupos institucionales, en los que el personal administrativo se encarga de recibir el pago por el tratamiento, son más propensos a la resistencia que consiste en la *falta o retraso en el pago*. La división del trabajo en estos casos, queda al servicio de la resistencia de pacientes y terapeutas. Estos no tienen que exponer ante aquéllos su interés en cuestiones de dinero; ajenas al apostolado de las ciencias de la salud y los pacientes no necesitan enfrentar el enojo del

terapeuta al que se le retiene el pago, porque suponen, con razón o sin ella, que el profesional, como todo burócrata, recibe su pago trabaje bien o mal. En el ámbito privado sucede lo mismo si quien pasa la cuenta es la secretaria del terapeuta. Pero cuando se recibe directamente el pago frente a todo el grupo y resulta obvio que se lleva la cuenta de cada paciente, a través de extender recibos o anotar los pagos, es imposible desconocer esta resistencia. Los retrasos se hacen manifiestos frente al grupo y despiertan vergüenza, por lo que son poco frecuentes. Pero hay ocasiones en que los pacientes enfrentan crisis económicas reales y en algunos de ellos, aceptar deberle al terapeuta puede constituir una experiencia emocional correctiva; como sucede con individuos autosuficientes por su desconfianza en el costo que suponen deberán pagar si reciben favores, y en quienes presentan temor a la cercanía y dependencia afectivas.

8) La resistencia a la *regla de restitución*, no omisión de material, se manifiesta a través de su violación o cuestionamiento. Expresa, con frecuencia, como otras resistencias al encuadre, desconfianza persecutoria y transferencia negativa. En general, los pacientes no cuestionan al principio de la terapia la necesidad de traer a la sesión los comentarios o encuentros que tienen fuera de ella, porque aún no establecen vínculos recíprocos de importancia. Pero tras un tiempo, la formación de subgrupos que se reúnen fuera de las sesiones hace aparecer esta resistencia (véase formación de subgrupos) (8 y 10).

Resistencias a la interacción

Oposición vs disposición al trabajo en equipo. La interacción terapéutica implica disposición a descubrir conflictos y motivaciones inconscientes frente a los compañeros y terapeuta. Además, requiere estar dispuesto a recibir la retroalimentación de los demás, para comprender el efecto que provoca en ellos la conducta y actitudes propias y para descubrir las fantasías inconscientes que se satisfacen a través de síntomas y rasgos caracterológicos. Esto conduce al *insight* y permite el cambio. También es parte de la interacción terapéutica aportar a los compañeros los sentimientos, coincidencias y discrepancias que despierta su material. Dependiendo de la caracterología y patología de cada miembro, a algunos les es más fácil coincidir, a otros diferir y muchos se niegan a dejarse tocar afectivamente por el material de los demás.

La interacción grupal adecuada permite que los miembros del grupo hablen por el compañero que no encuentra palabras para hacerlo. Asocian, hacen introspección y ayudan al paciente inhibido a retomar el material bloqueado, recordándole sus antecedentes y lo que han observado en su conducta a través del tiempo. Esta información les permite asociar en lugar del compañero y decir por ejemplo, "Eso me recuerda lo que sentiste cuando niño con tu hermano." También asocian con el material de otro miembro como si fuera el suyo; utilizan los pensamientos y sentimientos del otro para sus propios fines. Al mismo tiempo, también refuerzan la realidad y detienen la regresión cuando presionan al compañero a revisar la conducta que adopta hacia los demás miembros. Esta interacción permite que los miembros del grupo recuperen el material inconsciente del compañero inhibido por sus resistencias (21 y 23).

El procedimiento conocido como "dar la vuelta" es una técnica para estimular la participación del grupo. Se invita a que cada miembro exprese con la mayor honestidad posible, la forma en que percibe a los demás y la manera en que esto le afecta. Se estimulan las participaciones afectivas, no las intelectuales o interpretativas. Esta técnica es útil como "rompehielos" al inicio de la terapia, intenta cuestionar la creencia del neurótico de que lo que percibe no puede ser real ni verdadero. Negación debida tanto a la angustia que le provocan sus percepciones, como a su baja autoestima que le impide valorar en forma positiva sus funciones mentales. La técnica permite que los pacientes se percaten de que sus percepciones y opiniones son valiosas, significativas y dignas de tomarse en cuenta. De este modo se contrarresta la inseguridad neurótica respecto a no tener nada que dar a los demás, con lo que se espera que aprendan a interactuar, a estar atentos a las manifestaciones emocionales de los compañeros y al final, a asociar libremente sin las trabas de la buena educación. Es decir, se les enseña a que "se hagan sus propios analistas" (5, 24 y 25).

Pero pedir sesión tras sesión a cada uno de los miembros del grupo que exprese lo que percibe o piensa sobre un problema, sueño, fantasía, interacciones o características de uno de sus compañeros o del terapeuta, implica establecer turnos para hablar. Si para estimular la interacción el terapeuta tiene que invitar al grupo una y otra vez a "dar la vuelta", esta actuación sirve para encubrir la resistencia implícita en la incapacidad de tomar la iniciativa para hablar. Si el "coro de buenos niños" sólo canta cuando lo indica el terapeuta, nos encontramos ante una manifestación del supuesto básico de dependencia que requiere interpretarse.

La renuencia inicial al autodescubrimiento y el sólo participar en temas que interesan puede no ser resistencial, sino ignorancia de la forma de interactuar en forma adecuada. Primero hay que enseñar a los pacientes a hablar de sí mismos, invitándolos a expresar lo que sienten con respecto al material de sus compañeros, o a aportar sus experiencias. Pero hay quien sólo toma la palabra para hablar de sus problemas, no interviene en el material de los demás, que puede escuchar con atención o desinterés y sólo toma de éste lo que puede aprovechar para sí en forma directa. Al inicio del grupo estos pacientes son bien aceptados porque parecen relacionarse con los demás. Con el tiempo los compañeros observan que sólo toman lo que les conviene y no devuelven nada. El enojo que esto provoca en el grupo lleva al descubrimiento del patrón caracterológico que perturba la cotidianidad del paciente, colocado en la situación del bebé que debe ser alimentado sin que se le pida nada a cambio. Develación que puede iniciar el cambio o llevar a una intensa frustración y decepción con respecto a lo que el grupo puede dar, por lo que se le abandona.

> Luisa, viuda de 52 años, madre de una sola hija que había formado su propia familia, buscó tratamiento por un cuadro depresivo. Decía que su vida carecía de sentido. Se sentía muy sola aunque compartía su departamento con una amiga cuyas caraterísticas le parecían intolerables. Se quejaba del abandono de su hija y al mismo tiempo le parecía muy cansado y limitante de su libertad encargarse de su nieta algunas horas al día. Hacerlo la dejaba agotada. Ingresó a un grupo con varios meses de existencia. Algunas compañeras revivían a través de su demanda de compañía, las exigencias de sus propias madres y trataban de hacerle entender que, mientras más intentara presionar a su hija para que la acompañara, más la alejaría. Luisa pretendía poner en práctica lo que tomaba como consejos de sus compañeras con resultados variables en cuanto a mejorar la relación con su hija.
>
> Después de conocer bastante bien todas las quejas de Luisa, los varones del grupo comenzaron a confrontarla con que hablaba sólo de sí y no se interesaba por lo que sucedía con sus compañeros. No preguntaba por qué faltaban, cómo evolucionaban sus problemas de salud o familiares. Siempre estaba dispuesta a ir a tomar el café después de la sesión, pero no la sentían cercana afectivamente. Sólo quería tener auditorio para sus quejas. Luisa confirmó esta confrontación. Por primera vez, tras meses de trabajo, expresó que un tiempo antes de ingresar al grupo había asistido a uno de Neuróticos Anónimos, donde cada quien subía a la tribuna para hablar el tiempo que quisiera y esto la hacía sentir muy bien. El grupo quedó muy sorprendido de que Luisa no se hubiera percatado de que en él no se trataba sólo de hablar y quejarse, sino de entender qué hacía cada quién para que las cosas no salieran como querían. La confrontaron con que, en el grupo se hablaba para entender por qué sufrían, para así poder cambiar. Luisa asistió dos sesiones más y abandonó el grupo.

Los miembros del grupo pueden mostrar pautas de interacción inadecuadas: no cooperar, ser rebeldes, sumisos, congraciadores, irritantes, seductores. Algunos buscan monopolizar, otros permanecen callados e ignorados, o compiten por la atención (se muestran más enfermos o inadecuados que los demás). Pueden mostrarse superiores, tratar de expulsar a otros o hacerse expulsar del grupo. Hay pacientes que se ocupan de apoyar a los demás, lo que los coloca en situación de superioridad sobre el resto y así evitan exponer su patología básica. La resistencia voyeurista intenta escapar del examen y compromiso. Ocultarse tras el análisis de otros es una resistencia al propio análisis. El yo infantil se apega a la fantasía megalomaníaca y se resiste a aceptar la realidad que vehiculizan las interpretaciones, especialmente si vienen del terapeuta, vivido como bruja arcaica, imagen de la madre preedípica (15, 22, 31 y 32).

El grupo termina por molestarse cuando se percata de que el compañero siempre dispuesto a ayudar, colóquese en el rol de *Martha la piadosa* o de ayudante del doctor, no manifiesta sus conflictos personales. Ubica a los demás en la posición de inferioridad que implica ser enfermos frente a un sano; manifestar problemas ante quien no los tiene; cometer errores frente al juez encargado de condenarlos o absolverlos. El enojo que surge puede llevar a cuestionamientos tan directos como: "déjate de hacerle al psiquiatra y háblanos de ti." "Si no tienes problemas ¿a qué vienes al grupo?" En ocasiones el terapeuta necesita suavizar estas confrontaciones si el paciente se muestra muy herido, haciéndole ver que, aunque su disposición de ayudar es valiosa, no le sirve para resolver el problema que lo trajo al tratamiento. Incluso es posible poderle mostrar que, lo mismo que sucede en el grupo le suceda en su vida cotidiana: su solicitud termina por irritar. Además de estar tan ocupado en resolver los problemas de los demás, que olvida los propios.

Los pacientes con falso *self* y los esquizoides hablan al principio de los problemas de los otros pacientes más que de los propios. Realizan agudos señalamientos mecánicos sobre sí mismos o los demás; maniobra defensiva que desvía la atención sobre sí y les impide dar salida a sus ansiedades infantiles. Su actuación como auxiliares del doctor les permite descargar su intensa hostilidad hacia el terapeuta compitiendo con él. Si se interpreta la proyección de sus fantasías inconscientes en los compañeros cuando aún son muy intensas sus defensas paranoides, pueden defenderse a través de discusiones interminables que perturban al resto del grupo. Esto hace necesario esperar a que disminuyan las defensas del paciente a través de la interacción con los compañeros (16 y 39).

Los pacientes pueden resistirse a la ayuda de los compañeros, a los que devalúan por "enfermos." No creen que "un ciego pueda guiar a otro ciego", lo que constituye una proyección de su devaluación por estar enfermos y de la incapacidad que sienten para ayudar a otros.

Como formación reactiva contra la devaluación, el paciente puede sentirse demasiado culto o inteligente para el grupo, cuyas aproximaciones le parecen ingenuas y elementales; actitud que lo defiende de entrar en contacto afectivo con los compañeros. Sólo le confieren una cierta capacidad de ayuda al terapeuta porque compensan su devaluación a través de una formación reactiva que los hace sobrevalorarse. Los miembros del grupo terminan reaccionando en la misma forma que frente a quien no muestra sus problemas, pero se identifican con el conflicto del compañero entre devaluación y perfeccionismo. Por esto sus confrontaciones tienen un tono menos agresivo, con frecuencia lúdico: "sí, nosotros los perfectos sólo podemos relacionarnos con nuestros iguales, no con los simples mortales porque nos empañan el brillo de nuestra genialidad" (26).

Durante los periodos de transferencia negativa central se excluye al terapeuta de la interacción. Se le mira de reojo, no se hace caso de sus intervenciones. Se forman subgrupos que pueden ponerse de acuerdo para ocultar algún material, faltar o llegar a sesión después de consumir bebidas alcohólicas. Muchas de estas actuaciones tienen como finalidad poner a prueba la tolerancia del terapeuta. Comprobar si es verdad que está en el grupo para tratar de entender el por qué de la conducta de los miembros. Pero también pueden expresar enojo contra él. Si lo que se desea es, efectivamente, develar los deseos inconscientes, la conducta frente al *acting out* no es prohibir ni hacer sentir a los pacientes en falta, recordándoles los acuerdos establecidos en el contrato. Hay que explorar primero, revisar lo que ha sucedido en sesiones previas, invitar al grupo a expresar qué han sentido y pensado al respecto y también, de ser posible interpretar. Este tema se tratará con mayor extensión en el capítulo 14.

Resistencias al cambio

1) En el grupo, como en el análisis individual, con el tiempo se establece una *adaptación mutua* entre pacientes y terapeuta. Se admiten, sin cuestionar, ciertas peculiaridades de los miembros, o del grupo en sí, que impide su análisis, hasta que el ingreso de nuevos pacientes las hace evidentes y, trayéndolas al primer plano, inicia su cuestionamiento y análisis. En el extremo opuesto se encuentra el afán del grupo para presionar el cambio de uno de sus integrantes. Si el terapeuta no está alerta a la situación, algunos miembros aprovechan la oportunidad para descargar proyectivamente la hostilidad que les produce su propia resistencia al cambio y terminan traumatizando a los abiertamente resistentes, que pueden huir del grupo.

Los miembros quedan con culpa y temores persecutorios por la dureza y autoritarismo con que trataron al que se va (6 y 18).

2) El grupo se mantiene en discusiones *intelectuales* por la resistencia a manifestar sentimientos y fantasías. Los intentos de llegar a acuerdos intelectualizados desde el primer momento del grupo como: "hay que abrirse a los demás", "ser honestos", "tener confianza en que se está en buenas manos", pueden ser maniobras defensivas contra el temor a la competencia y envidia de los compañeros. La búsqueda del "por qué" puede erigirse en resistencia para evitar el impacto emocional. Es necesario que los pacientes concreten sus comunicaciones, que no generalicen o hablen en abstracto, defendiéndose del afecto, por lo que se les invita a manifestar lo que sienten, así como diferenciarlo de lo que piensan, ya que no siempre coinciden ambos aspectos. Cuando logran ver en sus sentimientos un indicador de algo que los perturba y no un enemigo, dejan de temer percibirlos y se disponen a tomarlos en cuenta y explorarlos (8, 10, 25, 33, 35, 36 y 39).

> Carlos se mostró durante su primer año en el grupo confuso, intelectualizador, paranoide e insensible al material de sus compañeros. Sólo aprehendía el significado concreto de las palabras y si se cambiaba una de ellas, durante la interacción con sus compañeros, se dedicaba a corregirlos, con lo que evadía el contenido emocional de lo que le habían dicho. Por ejemplo: "no dije que X es empalagosa, sino que no me gustan los arrumacos, no es lo mismo. Empalagoso se refiere a sabor, arrumacos a decirse mi amor, mi cielo, cosas como ésas." La distancia afectiva que estableció con sus compañeros hacía que sus intervenciones parecieran extrañas, a veces no se entendía la relación de lo que decía con el problema expuesto por los demás, a pesar de que Carlos lo expresaba en forma coherente. En otras ocasiones, su desconexión de la emoción del material de sus pares lo llevaba a confrontaciones tan bruscas que volvían contra él a todo el grupo.
>
> Por ejemplo, en una ocasión, una compañera que se culpaba (en forma irreal) por no haberse cuidado lo suficiente durante un embarazo que terminó en aborto, hablaba de su temor a someterse a exámenes médicos para determinar la causa de este segundo aborto. Su miedo a que le encontraran algo mal, la había hecho evadir la revisión ginecológica a la que la citó el médico que la atendió en el hospital. Todo el grupo trató de consolarla, tanto de la pérdida de un hijo anhelado, como del temor a no poder satisfacer sus deseos de maternidad. Carlos dijo que el grupo "estaba dándole por su lado a Y, en su deseo de llamar la atención, porque si tanto le importara tener hijos, debería dejarse de temores y seguir las indicaciones médicas."

El grupo comenzó a confrontar a Carlos con su "insensibilidad." Él pudo reconocer que no era capaz de conmoverse ante el dolor ajeno. Le daba asco, veía manipulación, necesidad de llamar la atención cuando alguien lloraba. Él no lo hacía desde que salió de la infancia, porque en casa se burlaban cuando lloraba. Su madre sí lloraba con frecuencia por las infidelidades del padre, pero después de la "escena", se iban a acostar juntos, lo que Carlos no podía entender. Durante la conmovedora dramatización de la muerte del padre de un miembro del grupo, Carlos tuvo que salir al baño porque sintió ganas de vomitar y escalofríos al contemplar el dolor de su compañero. Nunca había escuchado un llanto tan desgarrador.

Para el grupo resultó muy claro que, ante su exquisita sensibilidad, que sólo podía expresar en forma artística, Carlos se defendía a través del asco, intentando expulsar lo que sentía. Los compañeros dejaron de creer en su insensibilidad, comenzaron a presionarlo para que dijera lo que sentía cuando se ponía a filosofar, hasta que logró reconocer, poco a poco, su necesidad antes negada, de ser aceptado, querido y de sentirse acompañado.

3) La *plática social* o aparentemente banal e inconexa de los miembros cada vez que se inicia la sesión, fenómeno que también se observa después de vacaciones, constituye una forma de "calentamiento" antes de entrar en materia. Pero permitir su perpetuación, más allá del inicio de la sesión es aliarse con una resistencia que los mismos pacientes terminan reconociendo como una perversión del objetivo del grupo. Encuentran inútil la "charla de café" o el "hablar con y como locos" para resolver sus problemas y reclaman al terapeuta su pasividad o indiferencia (33 y 37).

En contraste con la situación arriba descrita, la resistencia termina tan pronto como los miembros se percatan de que el terapeuta utiliza estas charlas sociales o inconexas, como cualquier otro material, para explorar e interpretar lo que al mismo tiempo intentan ocultar y dejan traslucir. Por ejemplo, si el grupo se extiende sobre las inclemencias del tiempo, puede ser pertinente preguntar: "Y aquí, en el grupo, ¿qué tan cómodos o incómodos estamos?" En otros casos es posible avanzar más: "¿tendrá que ver este tema de la moda con la sesión pasada, en que hablaron de la 'vulgaridad' de sus cuerpos?" o "parece que hoy tratan de averiguar qué haría yo si alguien de ustedes se enloqueciera." Así aprende el grupo a detenerse por sí mismo frente a material de este tipo y, si no lo hace, acepta con facilidad las intervenciones del terapeuta al respecto: "Qué estarán tratando de evitar al intercambiar datos sobre la cartelera cinematográfica?"

4) Dar o buscar *advertencias* o *consejos* es parte del inicio de los grupos terapéuticos y no puede considerarse en este momento una

resistencia. Una motivación básica para dar consejos es la tendencia a negar la intervención del inconsciente en las dificultades de la vida cotidiana. La modalidad del consejo puede revelar los problemas inconscientes de quien lo da. Una condición necesaria, aunque no suficiente para que se despierte el interés por dar consejos, es una transitoria identificación consciente o inconsciente entre los miembros. Quien aconseja intenta inducir en el otro la solución que desearía poder adoptar para sus propios problemas. O le aporta los medios que le han dado a él buenos resultados, por irracionales que éstos puedan ser. En ambos casos experimenta una sensación de dominio que encubre la hostilidad, desprecio y necesidad de impresionar a terceros, bajo una aparente buena voluntad y consideración, forma de sadismo que puede vivirse como triunfo sobre el terapeuta, al que se muestra cómo debería comportarse.

Quien da opiniones y consejos apoyados en la lógica, la realidad y el sentido común, puede encubrir con esta actitud necesidades de controlar a los demás y temor a la espontaneidad. Los que tienen problemas inconscientes con su potencia tienden a recomendar a los demás una acción fuerte e incisiva. Los conminan a "independizarse" económica y/o moralmente. Los pacientes con problemas en cuanto a la aceptación del afecto y la dependencia tratan de impulsar a otros a obtener fantásticos niveles de libertad. Después de algún tiempo, el grupo se percata de que cualquier consejo dice mucho, tanto acerca de quien lo da, como de quien lo recibe (4 y 5).

El terapeuta establece la cultura grupal necesaria para la terapia a través de explorar en vez de contestar. Los miembros aprenden pronto que no obtendrán recetas para mejorar sus relaciones con los demás y así se lo hacen saber a los nuevos: "Jaime, no se trata de que no te metas en la vida de tus hijos, sino que entiendas por qué te angustia el que pudieran querer dejar de estudiar." "Luisa, oyes aquí que tu marido te explota, corres a pelearte con él y regresas sin conseguir que te dé el gasto completo, porque sigues sintiéndote sin derechos, devaluada." El dar o pedir consejos, a pesar de conocer la forma de trabajar en grupo aporta indicios sobre la patología individual, como sucede en el caso del "quejumbroso que rechaza la ayuda", que busca atención a través de mostrarse desvalido y necesitado de dirección pero no pone en práctica el consejo, o sólo lo sigue para hacer quedar en ridículo a quien lo dio.

5) En los grupos se comparten alegrías y tristezas, éxitos y fracasos pero, si bien la interacción terapéutica implica aceptar al otro como diferente, esto no quiere decir que se aplaudan sus distorsiones transferenciales, demandas irracionales y conductas destructivas. El terapeuta es responsable de que su grupo se constituya en una

sociedad de elogios mutuos si no contempla como resistencial, desde el inicio de la terapia, la exposición *exclusiva* de los logros de los integrantes del grupo. Una primera sesión en la que sólo se habla de los grados académicos obtenidos, las pingües ganancias económicas que produce un negocio o la felicidad familiar, elude la exposición de las fallas que perturban dichos logros, por temor a perder *status*, a quedar devaluados ante los demás, porque, a pesar de sus logros externos, se sienten inseguros y criticables. Expresa la ansiedad esquizoparanoide de que lo malo destruya lo bueno. Y esto es lo que necesita interpretarse.

6) Las *interpretaciones silvestres* y el *psicologismo* son resistencias comunes a los pacientes del ambiente "psi", a algunos de sus familiares cercanos y a quienes poseen un largo historial de psicoterapias previas. Su manejo requiere habilidad del terapeuta para evitar herir a quienes las presentan y, al mismo tiempo, no permitir que un grupo que se inicia adopte este tipo de interacción antiterapéutica. Cuando en los grupos en marcha se integra un paciente nuevo que intenta protegerse a través de sus conocimientos psicológicos, los miembros antiguos lo colocan de inmediato en su lugar de paciente: "Y cuando dices que no has resuelto tu complejo de Edipo ¿quieres decir que se te sigue antojando tu mamá?" "Ahora eso que dijiste explícanoslo en cristiano." "Eso dice Freud o como se llame, y tú ¿qué sientes?" Intervenciones cuyo tono difícilmente se permite el terapeuta que conoce las angustias que despierta el ingreso a un grupo.

Cuando varios fantasmas individuales luchan entre sí para imponerse como centro de interés del grupo y para anularse mutuamente, el grupo se paraliza. La coalición defensiva contra estos fantasmas individuales provoca la unidad aparente del grupo alrededor de discusiones abstractas, racionalizaciones, análisis psicológicos silvestres, querellas, angustias y hasta acrecentamiento de la violencia por periodos prolongados. O bien surge un chivo expiatorio que cumple la función de liberar a los demás de la tensión (2).

> Constituí mi primer grupo privado con pacientes a quienes había tratado en forma individual cuando menos durante tres meses. En la primera sesión todos se presentaron, sin intervención de mi parte, como: "fulano (a), tanto tiempo de terapia con Isabel, he logrado superar mi temor a las alturas (impotencia sexual, dejar las cosas a medias, competir con quien se me pone enfrente). Vengo al grupo porque no he podido resolver en el individual mi incapacidad para aceptar mi parte niña (superar mis resentimientos con mi madre, saber por qué he fracasado en mis matrimonios previos, poder agredir sin sentirme culpable).

Tras esta peculiar presentación, en donde nadie alude a los sentimientos que despierta hablar con extraños, el cambio de lugar de las sesiones (mismo edificio, diferente espacio y mobiliario) y la pérdida de la relación exclusiva con la terapeuta, hay un silencio no muy prolongado en el que se intercambian miradas sonrientes, sin tensión evidente, como si se dijeran, "hasta aquí estamos en igualdad de circunstancias, a ver qué sigue". Una paciente, más sonriente que los demás, afirma: "como aquí hay que decir lo que uno quiera, soñé que iba en un autobús escolar que manejaba Isabel o mi pareja, eso no es claro. Subíamos varias personas, podía elegirse el asiento que se quisiera. Yo me senté hasta adelante, escogí el primer lugar."

Aún sonrientes, los demás comentan que el sueño es claro, la soñante se asigna el primer lugar en el grupo. La respuesta de ésta, también en broma es "sí, ¿y qué?" y sigue muy sonriente, pero el resto del grupo ya no lo está. Ahora el silencio transmite molestia en algunos, indiferencia en otros y en todos: "pasemos a otra cosa." Pero nadie lo hace. Interpreto que "X está contenta porque resolvió, en su sueño, el lugar que quiere en el grupo, el mejor, el primero, hasta adelante. Mismo que podrían desear todos, sin atreverse a confesarlo." El clima y el tipo de comunicación grupal cambian. Algunos sienten que no les interesa ningún lugar en este grupo de gente aburrida; otros no creen merecerlo, ya que sienten que fueron arrojados al grupo porque la terapeuta no los toleraba ya en el tratamiento individual; o bien creen que si se adjudican el mejor lugar los demás los envidiarán y atacarán. La comunicación deja de moverse en el terreno intelectualizado para dar paso a los sentimientos que despierta el estar con otros, repetición de los sentimientos que se despertaron en las relaciones familiares del pasado. Se inicia la interacción terapéutica (14).

7) Los pacientes que se sienten amenazados por la espontaneidad de la asociación libre y las revelaciones que conlleva, llegan al grupo con un *tema preparado* (sueños, recuerdos). Resistencia que el grupo descubre y confronta con facilidad. Un tanto más difícil de entender como resistencial, al principio, es la defensa que consiste en desviar la atención de la exploración de las motivaciones inconscientes de la propia conducta, estimulando la intervención de los compañeros, a los cuales se pide opinión o se intenta endosarles el problema, aludiendo a la identificación que existe con ellos: "como a ti te pasa...". Si el invitado no se encuentra también en una situación resistencial, aprovechará el micrófono en su propio beneficio, continúe o no con el tema propuesto por su compañero. La reiteración de esta *pauta evasiva* requiere que el terapeuta la haga notar: "es preferible hablar de la molestia de A por el noviazgo de su hijo, que de lo que te impide aceptar que tu hija quiera ser bailarina", con lo

que el grupo aprende, a la postre, a evitar este tipo de evasiones "te viste hábil queriendo pasar la pelota", "ya te volvió a ensartar X en resolverle el problema con su esposa", "no vas a aprender a 'ligar' como Z porque no eres como ella" (33).

8) El *clima muy estable,* hostil o amistoso de una sesión a otra constituye una resistencia grupal que evita la emergencia de las emociones excluidas, por temor a no poder manejarlas. El clima amistoso obedece a las mismas razones que sustentan la sociedad de elogios mutuos. Cuando la conducta de un paciente resulta de gran utilidad para el grupo, se establece un pacto perverso entre la neurosis de ese individuo y la comodidad de los demás integrantes, por ejemplo, el que suaviza las emergencias, ayuda a los demás y siempre está satisfecho con la terapia, se erige en pivote de los "sentimientos positivos" del grupo. Su conducta implica, inconscientemente un liderazgo resistencial (28 y 37).

La hostilidad sostenida puede tener como fuentes el enojo porque los demás no cumplen con los papeles que se les asigna en la fantasía y el que todo esté sujeto a análisis. En las neurosis más graves y en las psicosis, la cólera se intensifica por las exigencias fantásticas hacia las personas del mundo real. Ventilar estas frustraciones, rastrearlas hasta sus orígenes en el pasado infantil (deseo de ser hijo único, rabia y humillación por tener que confesar "malas acciones y pensamientos", sentirse espiados) permite restaurar el clima de colaboración necesario para la terapia (6).

La *teatralidad* puede ser un rasgo caracterológico; una petición de atención, intento de asustar o paralizar la interacción con los demás. La fijación en las descargas catárticas sin progresar hacia el insight también es resistencial y requiere de confrontación e interpretación.

> Lucy fue maltratada física y psicológicamente desde la infancia. Su padre la rescató de la madre, quien ejercía la prostitución, y delegó su cuidado en sus padres. La abuela paterna, con la que vivió hasta su muerte, era una enferma mental. El padre, alcohólico, amenazaba con suicidarse con cierta frecuencia. Se ocupó poco de Lucy al formar una nueva familia. Ella había estado en tratamiento grupal e individual previos a su ingreso al grupo al que me referiré.
>
> Durante más de dos años el grupo se mostró comprensivo y tolerante al llanto continuo de Lucy. Se entendía lo que había sufrido en la infancia y que por esto fuera hipersensible al rechazo, muy necesitada de aceptación, compañía y cariño. Su llanto siempre era congruente con el material que refería. Este comenzó a dejar traslucir, poco a poco, que los sufrimientos pasados habían producido un individuo con las características de los "excepcionales" de Freud. Lucy pudo reconocer que creía haber sufrido ya todo lo que

le tocaba en la vida y merecía que ésta le concediera ahora todo lo que deseaba, por lo que se enfrentaba con frustraciones continuas en todas las áreas de su vida. Este descubrimiento modificó la actitud del grupo hacia ella. Comenzó a vérsele como niña demandante y berrinchuda cuando las cosas no salían como quería. Verse caricaturizados en la conducta de Lucy permitió el avance de sus compañeros, que modificaron sus relaciones con padres, hijos, parejas y jefes, gracias al reconocimiento de sus propias exigencias infantiles de objetos mágicos que complacen sin pedir nada.

Lucy reconocía también esta necesidad, pero seguía llorando porque las frustraciones le dolían demasiado. El único cambio que registró fue el reconocimiento inmediato de la relación entre frustración y respuesta rabiosa o lacrimosa, pero no dejó de llorar. El grupo comenzó a mostrarse impaciente con ella. Algunos le expresaron el que, cuando comenzaba a llorar se aburrían y se ponían a pensar en otra cosa; alguien soñó que Lucy moría y el grupo llegó a la conclusión de que todos deseaban que Lucy dejara morir su parte niña porque ya les resultaba intolerable. Lucy quedó aún más herida con estas confrontaciones y amenazó con abandonar el grupo. Sus compañeros la rescataron haciéndole patente que lo único que no aceptaban de ella era su terquedad por quedarse como niña desvalida cuando no lo era. Interpreté la presión del grupo para hacer cambiar a Lucy como un real deseo de ayudarla y al mismo tiempo, como forma de evitar emprender la exploración de sus propios empeñamientos en trabajos y relaciones frustrantes.

Los integrantes del grupo aceptaron mi intervención y volvieron a ocuparse de sí mismos. Lucy continuó quejándose, hasta que un compañero, tras agradecer la ayuda que le había prestado para descubrir los sentimientos que le despertaba la actitud de su esposa, la confrontó con que, igual que él argumentaba para callar a los compañeros, mostrándose agresivo cuando no quería oír lo que le decían, Lucy lloraba para causar lástima e interrumpir las intervenciones de los compañeros que no le gustaban. A lo que yo añadí que también usaba la lástima para conseguir afecto, en vez de confiar en ser querible por sus buenas cualidades. Hacer conscientes estas motivaciones hizo desaparecer el llanto e inició el cambio en la forma de relacionarse de Lucy.

9) La *evasión* de cualquier aspecto de la vida de los pacientes es resistencial. Esto atañe tanto al acontecer grupal como a lo que sucede fuera de él. La resistencia individual se nota con facilidad, ya que el paciente nunca participa en un tema determinado, lo que despierta la curiosidad de los compañeros, que se manifiesta en los primeros tiempos del grupo en forma de preguntas directas como "¿tienes hijos?", "¿a qué se dedica tu esposa?", para después pasar a

confrontaciones certeras: "te la pasas hablando de lo que sucede en el trabajo y dejas de lado las dificultades con tu esposa." La *evasión* grupal de un tema es producto del temor a descubrir afectos y fantasías que se viven como peligrosos para la existencia del grupo; por ejemplo, enojos con el terapeuta, o con un compañero cuya conducta disruptiva provoca desear expulsarlo. Algunos terapeutas no consideran resistencial la evasión de algunos temas. Cuando trabajan en grupos de terapia breve la evasión de temas que alejan del foco terapéutico es parte del dispositivo técnico. Los grupos que nunca experimentan tensiones internas ni problemas en sus relaciones, encubren su hostilidad tras el bienestar aparente, lo que hace necesario interpretar el temor a destruir el grupo o al terapeuta, o el miedo a su enojo, rechazo y venganza.

La mayor parte de los grupos evita inicialmente los problemas hombres-mujeres, se niegan y rechazan las diferencias o se abordan en términos abstractos, para intentar evadir tanto conflictos en el área del control, como la posibilidad de excitación sexual. Hablar de la vida, fantasías y órganos sexuales depende de que se haya desarrollado suficiente confianza entre los miembros del grupo, que el terapeuta no puede acelerar, aunque sí retrasar si no ha resuelto sus conflictos e inhibiciones al respecto. No hablar de los logros que se van obteniendo a través de la terapia es una forma de evitar la envidia de los compañeros y del terapeuta, que se racionaliza afirmando que al grupo se viene a resolver problemas, o que no se encuentra el momento propicio para hablar de satisfacciones cuando los compañeros traen angustias y sufrimientos. Nadie quiere "levantar cabeza" para evitar que los demás se la corten. Superar el temor a la envidia implica explorar el significado mágico omnipotente atribuido a este sentimiento que aparece, con frecuencia, proyectado sobre los compañeros del grupo (12).

10) La *fijación* grupal sobre un tema puede deberse a su gran importancia y necesidad de elaboración, a las características de los miembros (obsesivos, hipocondriacos, culpa inconsciente o masoquismo psíquico, por ejemplo) o constituir una resistencia grupal que se establece ante el temor a sufrir heridas narcisistas si se descubren otros deseos que se sienten más criticables que el tema reiterativo. También puede ser un intento de congraciarse con el terapeuta aportándole el material que parece interesarle, trátese de sueños, relatos truculentos o temas políticos. Permitir que la reiteración se perpetúe genera estancamiento, monotonía y frustración para pacientes y terapeuta, pero la conducta terapéutica no es la de sugerir un cambio de tema, sino confrontar al grupo con que "prefieren continuar hablando del pasado, para evitar enfrentar lo que les

pasa en su vida actual" o "sobre las dificultades en el trabajo para enfriar el enojo que sintieron contra mí en la sesión pasada", (22 y 35).

11) La *fijación* prolongada de los participantes a un mismo líder constituye un signo de intensa resistencia. El cambio de líder, por el contrario, es signo de disminución de la angustia y de la resistencia. La alternancia o la sincronía de varios líderes acentúa el movimiento de desprendimiento transferencial. La atenuación del fenómeno de liderazgo, incluso su desaparición, es el signo más neto del proceso de desprendimiento de la dependencia. Cada uno se expresa en nombre propio, sin pretender dirigir o proteger a los demás y reconoce a éstos como semejantes (y al mismo tiempo singulares). El trabajo terapéutico en relación con los distintos roles grupales se trata en el capítulo 12 (10).

12) La *inamovilidad de la transferencia* a través de la idealización de cualquiera de los objetos transferenciales del grupo constituye una defensa contra la ansiedad que provocan los objetos excluidos de la idealización y la emergencia de sentimientos hostiles. Cuando la persona del terapeuta o sus funciones, o la actitud o problemas de otros miembros despiertan sentimientos que se consideran criticables, se niega su presencia. Se escotomizan y por tanto, no se interactúa con ellos (11 y 12).

Durante la transferencia central idealizadora el grupo ve los errores y retrasos del terapeuta como intentos deliberados de provocar a los miembros para su beneficio; creen que sus intervenciones son profundas, bien calculadas y le atribuyen todos los progresos y la capacidad de predecir y controlar la totalidad de los sucesos del grupo. El grupo, subgrupo o individuo pueden necesitar que el terapeuta sea perfecto para sentirse protegidos contra la intensidad de sus pulsiones y deseos. Algunos esperan poder participar de su supuesta "grandeza." Otros piensan que sólo un terapeuta omnipotente y omnisapiente es digno de ayudarlos. O por el contrario, se le percibe incapaz y despreciable. Aunque la mayoría de los miembros del grupo puede estar fijado a la transferencia central (resistencia de transferencia), hay miembros menos conflictuados que perciben en forma más realista al terapeuta y su intervención contrarresta las distorsiones de sus compañeros. Esto facilita el paso a la interpretación de lo transferido, que inicia el deslinde entre el objeto interno y el externo real. (41).

Las críticas a la función del terapeuta, al desarrollo y resultados de la terapia, no son siempre resultado de la transferencia negativa. Pueden ser producto de percepciones adecuadas por parte de los miembros del grupo. Aunque sólo los más maduros y por tanto, menos temerosos, se atrevan a expresarlo. Si algunos miembros se quejan de la falta de compromiso del terapeuta que llega tarde; de su autoritarismo porque propone, y a veces logra, "reponer" las sesiones que cancela por "importantísimos asuntos profesionales"; interpretar estos reclamos justificados como expresión de la transferencia negativa, sólo puede calificarse de actuación psicopática por parte del terapeuta. En cambio, la verdadera transferencia negativa al terapeuta por parte de algún paciente, siempre encuentra la rectificación del resto del grupo, que le hace ver cómo malinterpreta lo que dice el terapeuta, y cómo rechaza sus interpretaciones, mientras acepta sin dificultad lo que le "traducen sus compañeros". Intervenciones con más fuerza de convicción que las del terapeuta, porque están fuera del área de conflicto presente en ese momento (26 y 41).

13) *Fijación en gratificaciones neuróticas.* Hay pacientes que no pretenden cambiar, sino obtener ciertas gratificaciones en el grupo (ser superiores a los demás, más sexuales, o más dependientes, fríos, duros). El tiempo pasa, aprenden su psicodinamia y la de los demás, pero el cambio que obtienen consiste en un incremento de su habilidad para conocer las motivaciones ajenas y triunfar sobre los otros con mayor eficacia. Es lo que correspondería a la "reversión de la perspectiva" de Bion. El grupo se irrita por la actitud de estos pacientes. Sus ataques aumentan aún más la resistencia. Puede dar buen resultado mostrarles que buscan admiración, derrotar a los demás, vengarse o depender porque han renunciado a obtener el amor que necesitan y que deben elegir, entre buscar afecto en la forma adecuada: dándolo, o continuar en la búsqueda de una superioridad que los deja vacíos, o una dependencia que los coloca a merced de los demás (41).

14) *Negarse al ingreso de nuevos pacientes* representa un intento de mantener un ambiente que se conoce y maneja. Implica haber alcanzado un cómodo equilibrio recíproco con los compañeros, cuyos cuestionamientos ya no causan ansiedad, pero dejan ocultos ciertos rasgos de carácter a los que todos se han adaptado. Las negativas al ingreso de nuevos miembros pueden ser poco evidentes, pero se les recibe de tal forma que no tardan en irse. Se abundará sobre las modalidades de recepción a los nuevos en el capítulo 17.

15) Otra fuente de resistencia al cambio proviene de la existencia de la *ganancia secundaria* que se deriva de un síntoma o conducta. El placer oculto que proporciona el comportamiento neurótico dificulta renunciar a él, porque a pesar de las dificultades que produce en la vida cotidiana, gratifica necesidades inconscientes sádicas, controladoras o dependientes.

16) *Resistencia al cambio.* Cuando, gracias al trabajo interpretativo los miembros del grupo enfrentan modificaciones profundas, cambios significativos en la estructura de roles grupales, incremento en su autoconocimiento o logros importantes, el resultado es una pérdida del equilibrio. Se desencadena una crisis en el grupo, que puede manifestarse como sentimiento de futilidad o de pesimismo. A veces surge la idea de que "hace un tiempo que aquí no pasa nada." O se recurre a soluciones regresivas: agravamiento de los síntomas manifiestos, ataques al encuadre (por ejemplo, rotación de faltas), retorno a conductas grupales conocidas por todos, entre otras cosas.

El terapeuta experimenta un sentimiento contratransferencial de perplejidad o de falta de reconocimiento. La situación implica una verdadera crisis de crecimiento, la cual debe diferenciarse de las situaciones grupales que constituyen un ataque maligno al encuadre. Detenerse en lo que esta conducta pueda tener de defensiva, puede constituir una complicidad del terapeuta con el temor al crecimiento, e implica el peligro de llegar a un *impasse* en el proceso grupal; por lo que es importante interpretar los aspectos progresivos del momento grupal, junto con el temor a completar el desarrollo y asumir la responsabilidad total sobre la propia vida (30).

Intentos de establecer normas antiterapéuticas

En ocasiones, la libertad de expresión se usa para descargar una hostilidad proveniente de la proyección de la propia devaluación en los otros, que resultan entonces el blanco del menosprecio, crítica y rechazo de lo que no se tolera en sí mismo. La agresión también puede derivarse de la estructura caracterológica, la rivalidad o desilusión con el terapeuta que frustra los deseos irracionales y de distorsiones transferenciales con respecto a los compañeros (reviviscencia de hermanos odiados, por ejemplo), intolerancia a las diferencias (frecuente entre pacientes jóvenes y viejos, religiosos y ateos).

1) Sea cual fuere su origen, permitir que se establezca en el grupo, la norma de *insultarse, devaluarse* y *ridiculizarse* para intentar vencer a los demás, dificulta descubrir el origen de la hostilidad e instaura un clima grupal que hace huir a miembros viejos y nuevos. Algunos pacientes no se percatan de que en sus gestos y manera de expresarse transmiten irritación y desprecio. La retroalimentación del grupo que interactúa para aprehender sus motivaciones inconscientes, les permite visualizar la reacción que produce en los demás esta

actitud. El terapeuta puede intervenir para mostrar que, aun las verdades irrebatibles y las observaciones incuestionables pueden encontrarse con el rechazo de los demás, cuando se expresan en una forma que los devalúa o ridiculiza. El rechazo que se obtiene no ayuda ni a elevar la autoestima ni tampoco a obtener el afecto que busca inconscientemente el paciente. Como *Ricardo III*, estos pacientes, ante su incapacidad para sentirse amados, se conforman con ser temidos (41).

2) La *formación de subgrupos* es una maniobra con la que se excluye a algunos compañeros y al terapeuta. Muy evidente cuando el subgrupo se reúne fuera de las sesiones y omite comunicar lo sucedido en esos encuentros. Satisface necesidades de contacto y cercanía y alivia tensiones que el grupo no pudo atender en su momento. Pero también en ocasiones amenaza la cohesión y unidad del grupo total e instiga fuertes tensiones. Los subgrupos que se forman para evadir la prueba de la realidad que vehiculiza el consenso de la mayoría, existan dentro o fuera del grupo, expresan una actitud resistencial, que toma la forma de la pandilla dispuesta a proteger a sus miembros a través de una complicidad cálida y amistosa, pero que detiene el progreso de todo el grupo. En sus *subgrupos íntimos* (parejas y tríos), los pacientes tienen todas las oportunidades para dar a conocer a sus compañeros el contenido de sus deseos y temores. El subgrupo es un escenario para la catarsis y el *acting out* intenso. Mientras actúan frente a los demás dentro del subgrupo, se estimulan unos a otros sus respectivas manifestaciones de conducta neurótica. El subagrupamiento es, con frecuencia, expresión de rivalidad edípica con el terapeuta, sobre todo si éste estableció en el contrato la prohibición de socializar fuera del grupo (7 y 40).

Si no existe esta regla, la ausencia de restitución no puede considerarse por principio resistencial. Pero no intervenir al respecto establece una norma antiterapéutica, por lo que se invita al subgrupo a compartir con el grupo lo sucedido fuera, explicando que si angustias y temores o deseos y alianzas que se ventilan fuera no se traen al grupo, a éste y al terapeuta se les dificulta tener una visión real de lo que sucede con los miembros subagrupados, por lo que las intervenciones con respecto a ellos pueden resultar parciales y erróneas. Los miembros del grupo que entablan relaciones sexuales valúan más su relación diádica que su cambio terapéutico. Los demás resienten la exclusión y consumen mucho tiempo en observar a la pareja, con lo que coinciden la resistencia grupal y la del subgrupo. El tema se tratará con mayor extensión en el capítulo 14.

Los pacientes pueden intentar formar un subgrupo con el terapeuta, a través de pedir sesiones individuales con la intención de mantener oculto de los demás algún material. Esta conducta constituye una amenaza muy severa para la integración y cohesión grupales. El grupo se siente rechazado por el terapeuta en aras de un favorito, por lo que hay rabia, celos y envidia que pueden desembocar en aislar de la interacción al "hijo predilecto". Por estas razones, el terapeuta debe negarse a satisfacer la demanda de exclusividad del paciente.

> José, hombre honestísimo, hijo de un ministro religioso, me pidió cita por teléfono porque se sentía en crisis y no podía esperar a la siguiente sesión del grupo. Nunca había hecho antes algo semejante y decidí satisfacer su demanda, advirtiéndole que el grupo tenía que enterarse de lo que habláramos. Cuando lo vi se sentía muy culpable. Había ido a cenar con una ex compañera de grupo y ésta le dejó ver con suficiente claridad que podían hacer una buena pareja. Él se encontraba muy confundido porque, aunque la ex compañera le parecía atractiva físicamente y reconocía su capacidades, logros e inteligencia, la encontraba demasiado dominante para él. No había aceptado la relación, pero tampoco fue tajante en su negativa, porque fantaseaba poder tener relaciones sexuales sin comprometerse con X y no supo cómo proponérselo sin herirla ni quedar a su merced, ya que conocía su inflexible tenacidad para obtener lo que quería.
>
> José deseaba trabajar en sesiones individuales este problema y regresar después al grupo, ya que le parecía "poco caballeroso" exponer a X ante el grupo del que había formado parte. Además se sentía culpable por el encuentro a solas con ella, como si hubiera traicionado al grupo. En la entrevista mostré a José su temor, a quedar "mal" frente al grupo, al mostrar su deseo de "aprovecharse" de la soledad de X. Sólo proyectaba en ella su temor y, al pretender protegerla, se protegía a sí mismo. Reconoció que temía que el grupo considerara "incestuosa" la relación, pues eran "hermanos de grupo." De ahí su sentimiento de traicionar al grupo al reunirse a solas con X, cuando siempre lo habían hecho todos juntos. Aclaré la confusión entre vínculos fraternos reales y simbólicos y los referí a su severa educación religiosa. Esto le permitió reconocer que, en su iglesia, no era bien visto tener relaciones sexuales fuera del matrimonio entre miembros de la comunidad, lo que había transferido al grupo. Aceptó llevar a éste el material de nuestra entrevista y resultó muy sorprendido y aliviado cuando los compañeros se rieron de sus aprensiones, no lo criticaron y confirmaron su visión de X como mujer dominante y controladora con la que nadie querría casarse, pero sí tener alguna aventurilla.

Algunos terapeutas eluden el riesgo de caer en la práctica del análisis individual en grupo, acordando en el contrato que la sesión sólo comenzará cuando se reúna un mínimo de tres pacientes. Esta conducta, si bien es funcional y efectiva, puede quedar al servicio de ocultar el deseo de los pacientes de ser hijos únicos, porque, de entrada, quedan imposibilitados para mostrarla. La idealización y envidia de la posición del unigénito cae por los suelos tan pronto ingresa uno de ellos al grupo o se permite el fantaseo o dramatización de este papel anhelado. Si llega un momento en el que los pacientes parecen alternarse para apropiarse por completo de una sesión, porque los demás faltan, callan o dedican todo el tiempo a uno de los miembros, sin exponer material propio, el terapeuta explora y tal vez puede interpretar esta fantasía de ser el hijo único, para que emerjan las satisfacciones fantaseadas correspondientes.

Tampoco debe ceder el terapeuta a las demandas de medicación de los pacientes, que además de comprometerlo en encuentros extragrupales pueden prolongar, con este pretexto las somatizaciones, para obtener encuentros a solas; que gratifican el deseo de posesión exclusiva de una figura parental transferida; que excluye de la relación a los hermanos, para prestar atención al vástago enfermo (25).

3) Cada miembro trata de llevar al grupo a satisfacer sus necesidades, *manteniendo el interés en sus asuntos particulares*, evitando los cambios en el clima, temas y composición del grupo, lo que resulta imposible en un momento u otro, ya que los demás también intentan satisfacer sus propias necesidades en la misma forma. Esto frustra al individuo y despierta su agresión, que puede manifestarse en forma más o menos abierta (ataques verbales, juegos de palabras, chistes, actitudes sádicas) o a través de resistencia pasiva, evasión y falta de cooperación (apartamiento físico, mutismo, sumisión, letargo, esfuerzos por congraciarse) con los que se pretende, en forma ilusoria, preservar la autoestima y mantener una "imagen social" adecuada. Las personas con personalidad infantil agreden y rivalizan para atraer la atención (19 y 28).

4) Cuando se *cierran los canales de comunicación* hay poca esperanza de resolver conflictos, por lo que el terapeuta necesita ayudar al paciente a reconocer su enojo con los compañeros. Cuanto mayor sea la hostilidad fraterna que se revele y elabore en el grupo, mayor será el beneficio terapéutico. Ser agredido y agredir, sin que suceda la catástrofe temida, despoja a la hostilidad de sus significados mágicos y omnipotentes. Nadie queda destruido y la temida venganza se reduce a simples palabras. En la lucha los pacientes se familiarizan con las razones de los demás, aprenden a soportar presiones sin ceder y aumenta la tolerancia a las pulsiones propias, al verlas también en los demás (41).

También son resistenciales los intentos de dar por terminado el tratamiento en forma prematura que se tratarán en el capítulo 19.

La atención y manejo oportuno y adecuado sobre las resistencias que se presentan en el trabajo grupal, permite el establecimiento de la interacción y comunicación necesarias para develar las motivaciones inconscientes de los conflictos neuróticos de los pacientes; incrementa su autoestima gracias al trabajo eficaz que realizan y la ayuda que brindan a sus compañeros. Además, la comprensión y aceptación de las fuerzas inconscientes que los dividen favorece su integración intrapsíquica, la disminución de los sentimientos de culpa y, por tanto, suaviza la severidad superyoica y libera recursos yoicos, hasta aquí involucrados en el conflicto o carentes, debido a éste, de la energía necesaria para manifestarse.

Bibliografía

1. Anzieu, D. (197), "El monitor y su función interpretante", en D. Anzieu, A. Bejarano, R. Käes, A. Missenard y J.B. Pontalis, *El trabajo psicoanalítico en los grupos,* México, Siglo XXI Editores, 1978, parte III, pp. 233-348.
2. ——, "Perspectivas teóricas", parte II, cap. VIII, pp. 261-306.
3. Bach, G.R. (1984), "Tratamiento de las primeras resistencias", en *ídem, Psicoterapia intensiva del grupo,* Buenos Aires, Ediciones Hormé, 3a. ed., cap. IV, pp. 49-62.
4. ——, "Actividades espontáneas, consejos y actividades sociales", cap. VIII, 107-134.
5. ——, "Análisis de las operaciones de contacto", cap. XIV, pp. 227-261.
6. ——, "Resistencia contra la presión del grupo", cap. XVII, pp. 310-330.
7. ——, "Los subgrupos y el consenso de la mayoría", cap. XXII. pp. 411-430.
8. Bejarano, A. (1972), "Resistencia y transferencia en los grupos", en D. Anzieu, A. Bejarano, R. Käes, A. Missenard y J.B. Pontalis, *El trabajo psicoanalítico en los grupos,* México, Siglo XXI Editores, 1978, parte II, cap. I, pp. 119-123.
9. ——, "Resistencia y transferencia en clínica grupal", parte II, cap. II, pp. 124-130.
10. ——, "El liderazgo como función de resistencia y de transferencia", parte II, cap. IV, pp. 136-184.
11. ——, "Los 'otros' como objetos transferenciales específicos", parte II, cap. V, pp, 185-202.
12. ——, "'El grupo' como objeto transferencial específico", parte II, cap. VI, pp. 195-222.
13. Bion, W. R. (1948), *Experiencias en grupos,* Buenos Aires, Paidós, 5a. ed., 1979.
14. Díaz Portillo, I. (1983), "De la terapia individual al grupo", en: *Rev. Análisis grupal,* México, I (1), pp. 44-55.

15. Ganzarain, R. (1989), "Working Through in Analytic Group Psychotherapy", en *ídem, Object Relations Group Psychotherapy*, Madison, Conn. International Universities Press, 2a. ed., 1990, cap. VIII, pp. 153-168.
16. ———, "Borderline Problems within the Group Context", cap. IX, pp. 169-175.
17. González, J.L., R. Döring y J. Mercado (1983), "Esquema conceptual, referencial y operativo del manejo de los grupos terapéuticos", en: *Rev. Análisis grupal México*, I (1), pp. 56-58.
18. Grotjahn, M. (1977), "Introducción", en *ídem, El arte y la técnica grupal analítica*, Buenos Aires, Paidós, 1979, pp. 15-20.
19. Kadis, A., J. Krasner, C. Winick y S.H. Foulkes (1963), "La evolución de la psicoterapia de grupo", en *ídem, Manual de psicoterapia de grupo*, México, Fondo de Cultura Económica, 2a. reimpresión 1982, cap. II, pp. 20-34.
20. ———, "Algunos fenómenos de grupo", cap. VII, pp. 96-119.
21. Kauff, P.F. (1993), "Contribuciones de la terapia analítica de grupo al proceso psicoanalítico", en A. Alonso y H.I. Swiller (comps.), *Psicoterapia de grupo en la práctica clínica*, México, El Manual Moderno, cap. I, pp. 3-27.
22. Kutash, I.L. y A. Wolf (1993), "Psychoanalysis in Groups", en H.I. Kaplan y N.J. Sadock (comps.), *Comprehensive Group Psychotherapy*, Baltimore, Williams & Wilkins, 3a. ed., pp. 126-138.
23. MacKenzie, K.R. (1992), "The Working Alliance in Analytic Group Psychotherapy, *Henriette T. Glatzer*", en *ídem, Classics in Group Psychotherapy*, Nueva York-Londres, The Guilford Press, pp. 305-316.
24. Mullan, H. y M. Rosenbaum (1962), "The Group Psychotherapeutic Configuration, Fundamental Conceptions", en *ídem, Group Psychotherapy, Theory and Practice*, Nueva York, The Free Press, cap. III, pp. 45-64.
25. ———, "The Methods of overcoming Resistance to the Group Psychotherapeutic Experience", cap. VIII, pp. 137-148.
26. ———, "The Group Psychotherapeutic Techniques", cap. X, pp. 161-213.
27. O'Donnel, P. (1974), "Rol", en *ídem, Teoría y técnica de la psicoterapia grupal*, Buenos Aires, Amorrortu, 1979, cap. III, pp. 55-78.
28. ——— (1977), *La teoría de la transferencia en psicoterapia grupal*, Buenos Aires, Nueva Visión.
29. Pines, M. y L.E. Hearst (1993), "Group Analysis", en H.I. Kaplan y N.J. Sadock (comps.), *Comprehensive Group Psychotherapy*, Baltimore, Williams & Wilkins, 3a. ed., pp. 146-156.
30. Puget, J., M. Bernard, G. Games Chaves y E. Romano (1982), "Tipificación de casos-problema, configuraciones y sus características", en *ídem, El grupo y sus configuraciones*, Argentina, Lugar Editorial, pp. 181-234.
31. Rosenthal, L. (1980), "Resistance in Group Therapy, The Interrelationship of Individual and Group Resistance", en L.R. Wolberg y M.L Aronson, *Group and Family Therapy*, Nueva York, Brunner/Mazel Publishers, pp. 79-93.
32. ——— (1993), "Resistance and Working Through in Group Psychotherapy", en H.I. Kaplan y N.J. Sadock (comps.), *Comprehensive Group Psychotherapy*, Baltimore, Williams & Wilkins, 3a. ed., pp. 105-115.

33. Slavson, S.R. (1953), "Dinámicas básicas de la psicoterapia grupal", en *ídem, Tratado de Psicoterapia Grupal Analítica,* Buenos Aires, Paidós, 1976, cap. v, pp. 122-165.
34. ——, "Algunas orientaciones para la constitución de los grupos", cap. vii, pp. 183-212.
35. ——, "La comunicación en la psicoterapia grupal analítica", cap. ix, pp. 236-257.
36. ——, "La sesión grupal analítica, su fenomenología" cap. x, pp. 258-298.
37. ——, "La sesión psicoterapéutica grupal analítica, su dinámica", cap. xi, pp. 297-331.
38. ——, "La sesión psicoterapéutica analítica, Regresión y *acting out*", cap. xii, pp. 332-358.
39. ——, "Psicoterapia grupal analítica de ciertas perturbaciones del carácter, agresión, hostilidad y retraimiento", cap. xv, pp. 421-450.
40. Wiener, M.F. (1993), "Role of the Leader in Group Psychotherapy", en H. I. Kaplan & N.J. Sadock (comps.), *Comprehensive Group Psychotherapy,* Baltimore, Williams & Wilkins, 3a. ed., pp. 84-98.
41. Yalom, I.D. (1995), "The Therapist Basic Tasks", en *ídem, The Theory and Practice of Group Psychotherapy,* Nueva York, Basic Books, 5a. ed., cap. v, pp. 106-128.

Capítulo 14

Acting out

Acting out es la actuación, en la vida cotidiana, tanto de impulsos instintivos como de las reacciones defensivas que se despiertan en el proceso analítico. Es una conducta compulsiva, a veces repetitiva, que adopta con frecuencia formas auto o heteroagresivas. Se reviven, a través de la acción, ciertas experiencias traumáticas reprimidas en vez de recordarlas. Constituye una válvula de escape directa hacia la motricidad, una descarga inconsciente y, por tanto inapropiada (dentro o fuera de las sesiones), de impulsos y emociones reprimidos y rechazados, los cuales despiertan debido al fenómeno transferencial. El paciente no tiene consciencia de lo inapropiado de su conducta. Cree que sus acciones corresponden a la situación real y actual, por lo que su actuar resulta inadaptativo. El *acting* corresponde, con frecuencia a la defensa contra el carácter oral reprimido del paciente, que puede desplazarse hacia anhelos edípicos menos objetables y por ende, menos reprimidos (2, 9, 15, 16 y 17).

La finalidad del *acting out* es disminuir la tensión interna de los pacientes provocada por tensiones orgánicas o emocionales derivadas de situaciones de la vida cotidiana o grupal (angustias y culpas que despiertan las distintas transferencias: ansiedad homosexual, rivalidad fraterna y edípica, entre otros que amenazan la autoestima) y, en este sentido, tiene la función adaptativa de restaurar el equilibrio perdido. Implica una regresión del pensamiento a la acción e insuficiencia yoica en el control de los impulsos. En cuanto exteriorización del inconsciente, el *acting out* se asemeja al sonambulismo. Sin embargo, también puede ser una resistencia a la que se recurre cuando las defensas yoicas se ven amenazadas por las comunicaciones o los actos de otros miembros del grupo o para eludir una confrontación y autorrevelación que provocan ansiedad (2, 9, 15, 16 y 17).

El *acting out* puede manifestarse en forma predominante en las esferas del sexo, poder y agresión (sadismo o autodestrucción), pero subyacente a la manifestación externa más evidente, existe una mezcla inconfundible de los instintos básicos sexual y agresivo. Las fantasías sexuales pueden expresarse en forma preverbal, a través del estilo de vestir, poses, gestos seductores, entre otras. Poder y sadismo se hacen obvios en actitudes y verbalizaciones abusivas, que tienden a intimidar (6).

Hay personas en las que predomina durante toda la vida una tendencia hacia el *acting out*, como sucede con las personalidades orales, poco tolerantes a la frustración, a la demora en la satisfacción, que apuntan a trastornos del desarrollo yoico y superyoico. También lo presentan los pacientes con síndrome de *stress* postraumático (como medida de emergencia para descargar el inmanejable montante de estímulos recibidos) y quienes tienen historia de incesto. Estos últimos necesitan dominar su pasado traumático mediante la acción sin verbalización, conservando así el secreto de lo sucedido. Además de que la omnipotencia de la palabra hace equivalente hablar y repetir el sufrimiento. Las actuaciones hipomaniacas y paranoides de las víctimas de incesto tienen por finalidad evitar y negar la depresión y sentimientos de culpa subyacentes (2 y 6).

La tendencia incontrolable a las peleas físicas es una forma de *acting out* de emociones primitivas, sin controles yoicos adecuados (escasa represión o nula sublimación). Los pacientes contrafóbicos caen con frecuencia en *acting out* que constituye una transformación en lo contrario de su temor subyacente (sexualidad compulsiva, riñas, exposición a diversos peligros). La desaprobación social ante la descarga produce un efecto negativo en cuanto a suprimir el *acting*, ya que despierta culpa, vergüenza y deseos de venganza. Algunos pacientes recurren al *acting* para poner a prueba al terapeuta y al grupo, maniobra de "tanteo" cuya interpretación conduce al recuerdo de situaciones en las que, por ejemplo, el paciente se atrevió a ser espontáneo y obtuvo el rechazo de su medio familiar (2, 15 y 16).

Slavson, S. R. (1953) y Loeser, L. H. (1976), entre otros autores, hablan indistintamente de *acting out* y exteriorización de emociones. En la terapia con adultos "todo acto o conducta que no constituye una comunicación verbal es un *acting out*: movimientos corporales; enrojecer; permanecer en silencio; seducir; provocar al terapeuta; mostrar celos o rivalidad; monopolizar; intentar provocar lástima, simpatía, protección, ayuda; actividad social exogrupo; comer dulces; masticar chicle y fumar compulsivamente." Hasta la verbalización puede ser un *acting out* cuando se emplea para transmitir ira, desprecio, hostilidad o ataque (7. 8. 11 y 16 y 20).

Tal equivalencia anula los diferentes valores y significados que tienen, para la economía psíquica, las manifestaciones somáticas del afecto, la adopción de roles como residuo de conductas que fueron adaptativas en otros momentos de la vida y la descarga de emergencia que constituye el *acting* propiamente dicho. Esto puede conducir a errores técnicos, ya que las expresiones somáticas de los afectos y su causa inmediata son evidentes para quienes las contemplan y no siempre son inconscientes para quien las padece. La asunción de un rol satisface tanto necesidades individuales como grupales, mientras el *acting* es una conducta que sólo sirve a quien la realiza para restaurar su equilibrio psíquico roto en forma intempestiva. Descubrir las fuerzas que lo originan requiere del vencimiento de resistencias que ya fueron rotas en quien enrojece de vergüenza o expresa su enojo levantando la voz o insultando.

Anzieu, D. (1978) y Kauff, P. F. (1993) establecen, en cambio, que la línea entre expresarse en forma no verbal y el *acting out* es muy tenue y a menudo es difícil diferenciar el *acting out* del actuar. La "acción" en el sentido de interacción activa con otros, es una de las ventajas del grupo en comparación con la diada, más exclusivamente verbal. El autor citado en primer término aporta un ejemplo clarísimo: sentarse en un lugar libre dentro del grupo terapéutico, es actuar en forma funcional y operativa, mientras elegir el sitio para estar cerca de alguien (terapeuta o miembro), es un *acting out* porque expresa, en acto y no en palabras, el significado transferencial de la persona cuya cercanía física se busca.

Kadis, A. (et al., 1963) encuentran en el *acting* una respuesta y una defensa grupal muy común, gracias a la transferencia múltiple, la proximidad física entre los miembros y la vulnerabilidad grupal al contagio. Cuando el terapeuta teme que el *acting* constituya una amenaza potencialmente grave para el grupo, su contratransferencia puede interferir con la objetividad necesaria para analizar el momento grupal, individual y transferencial que provoca la actuación. Con esto aumenta la posibilidad de que él mismo provoque o se coluda, en forma inconsciente, con el *acting out*. Sin embargo, para Wiener, M. F. (1993), muchos *actings* en los grupos no se relacionan con la transferencia o la contratransferencia. Corresponden a un medio grupal particular, en el que son valorados (como las riñas en las pandillas). O se producen como consecuencia del hambre de contacto personal en las personas aisladas.

Ganzarain, R. y Buchele, B. (1989) también ven en la psicoterapia grupal un agente inductor de *acting* cuando reactiva y produce nuevas variaciones de los traumas tempranos, que el paciente se niega a recordar. La movilización de los impulsos reprimidos, la disminución de las defensas y el análisis incompleto de las repercusiones transferenciales, deja a los compañeros de grupo disponibles para constituirse en cómplices del *acting out*. Este también se produce cuando en el grupo no se analizan los impulsos que llevan al paciente a la descarga externa o cuando su bienestar se ve tan amenazado por el dolor mental (vergüenza, ansiedad, culpa o tristeza) que lo niega, recurriendo en forma frenética a acciones impulsivas. Los prisioneros y pacientes recluidos en hospitales tienen mayor tendencia al *acting* que los pacientes externos, por la tensión que provoca la restricción de la libertad.

El grupo puede servir como campo de prueba para la rabia que algunos pacientes no pueden expresar en su vida cotidiana. Así aprenden que su conducta no es peligrosa ni destructiva forzosamente. También les es útil soportar ataques y presiones de los demás sin perder la relación con ellos. Los pacientes agresivos en forma evidente enfrentan las consecuencias interpersonales de su ciega autoasertividad, gracias a la retroalimentación que les aportan sus compañeros. Esto les permite percatarse de la forma en que su conducta los lleva al fracaso. La actuación dentro del grupo del mutuo antagonismo permite comprender el entrecruzamiento de las proyecciones recíprocas, que descubre los aspectos rechazables de los participantes. La actuación de la envidia puede develar aspectos valiosos de los otros miembros del grupo que éstos mismos ignoran. Una vez que los pacientes se percatan de las motivaciones que llevan a sus compañeros a la actuación, pueden reconocer que hay más de un punto de vista sobre un mismo hecho y que el ajeno puede ser tan valioso como el propio (18).

Foulkes, S. H. y Anthony, E. J. (1957) y Bach, G. R. (1984) encuentran que la psicodinamia del *acting out* es esencialmente la misma en la terapia individual y en la grupal, aunque algunas de sus características sean diferentes: a) La psicoterapia grupal favorece y estimula el *acting in*, como resultado de la presencia de los otros, cuyas características favorecen la depositación en ellos, de diversos objetos internos. El análisis de la representación (dramatización) de los conflictos facilita y acorta el camino entre consciente e inconsciente. Esto hace a la terapia grupal más ágil y efectiva que el análisis individual, aunque también más arriesgada, ya que el grupo entero puede participar en el *acting*, poniendo en peligro su función terapéutica.

b) La terapia individual no permite observar ni las características de la interacción, ni las reacciones de las personas involucradas en el *acting*, cuya presencia en el grupo permite una comprensión más completa del interjuego de identificaciones y proyecciones, acciones y reacciones de todos los participantes. Los miembros que han quedado al margen de la situación emocional pueden visualizar y verbalizar las actitudes, manifestaciones afectivas, características y contenido del discurso que constituyen la interacción, ocultos a los actuadores. La confrontación de varios tiene mayor poder de convencimiento que la del terapeuta aislado, de quien puede sospecharse que presente una visión parcial o injusta de la actuación. Esto facilita que el paciente adquiera consciencia del significado de su *acting*. Por estas razones el grupo es el ámbito adecuado para el estudio y tratamiento de los pacientes que entablan relaciones de tipo *acting out*.

El *acting* puede manifestarse como intentos de seducción o ataque hacia los otros miembros del grupo (*acting in*), o en situaciones extragrupales (*acting out*). Por ejemplo, el enojo con el terapeuta u otros miembros que representan a los padres en un momento dado, puede actuarse con el cónyuge. Como respuesta grupal, el *acting* se dirige muy a menudo contra el grupo, para conservar o suprimir su homeostasis. Aunque la conducta real del paciente que se dedica al *acting out* siempre es destructiva, puede utilizarse con propósitos constructivos, tales como reducir la angustia (9, 10 y 17).

En tanto que el *acting* interfiere con el tratamiento, constituye una resistencia la cual puede expresarse dentro o fuera del marco terapéutico. La "fuga hacia la salud" es un intento de huir del tratamiento, de complacer o vencer al terapeuta, de exhibir superioridad y capacidad, o impedir el dolor y el malestar. Silencios y ausentismos también constituyen manifestaciones de *acting in*. Algunos pacientes pueden trabarse en peleas durante varias sesiones para inducir al terapeuta y al grupo a favorecer a unos y expulsar a otros. O se insultan y hieren para inducir culpa en los demás, según la estrategia del "mira lo que me has hecho." Los "festejos" en el grupo, por el fin de año, vacaciones próximas, por ejemplo pueden constituir la actuación de la rabia contra el terapeuta que no satisface las necesidades del grupo, manejada en forma de negación hipomaniaca (9, 13, 16 y 19).

Con frecuencia el paciente se siente presionado por el terapeuta y los demás miembros del grupo, a aceptar y expresar sus tendencias inconscientes antes de poderlas integrar debidamente en su yo. Esta presión impulsa al *acting out*. Comentarios alentadores del terapeuta u otros miembros, o inclusive la pregunta "¿por qué no?" pueden interpretarse como invitaciones u órdenes. La actuación, en este caso, puede tener la finalidad de ganar prestigio ante los demás, dando un "brillante" ejemplo de cómo aceptar la opinión del grupo. Esta tentación es una de la más fuertes y difíciles de resistir en la psicoterapia de grupo. El paciente actuador puede descubrir que su conducta lo convierte en el centro de atención e interés del grupo. Los otros se dedican a condenarlo o a defenderlo, según se sientan amenazados o estimulados por su conducta. Beneficio secundario que puede determinar la permanencia del *acting*. En la terapia individual no hay necesidad de "robar la escena", porque el paciente dispone de toda la atención del terapeuta durante la sesión (3).

Cuando los pacientes sostienen relaciones fuera de las sesiones puede afectarse la calidad de la catarsis y el contenido de las comunicaciones, porque la intimidad da lugar a cálidas amistades o intensa hostilidad. En el primer caso interfiere con la franqueza de las reacciones y críticas, para evitar el peligro de lastimar a los "amigos." O se ocultan actos y fantasías que se consideran rechazables, con la mira de mantener una fachada idealizada, prestigiosa. Con lo anterior aumenta la resistencia individual y se pierde la función terapéutica recíproca de los miembros del grupo. Presentar a los compañeros con personas ajenas al grupo constituye una ruptura del anonimato necesario para el buen funcionamiento de la terapia (3 y 16).

Sin embargo, es posible usar toda conducta del tipo de *acting out* en favor de la terapia, ocurra en las reuniones sociales o en las sesiones clínicas, punto de vista que apoyan, entre otros, los terapeutas que instituyen sesiones alternas (sin su presencia), como parte del contrato terapéutico. Su criterio es que las reuniones extraclínicas tienden a fortalecer la cohesión y solidaridad de los miembros. Si no se permiten, el grupo depende más del terapeuta para conservar su cohesión. La tolerancia a la actividad social, condicionada al respeto a la regla de restitución, promueve una fuerte identificación entre los miembros y una atmósfera centrada en el grupo de pares y no en la autoridad (3).

Según algunos terapeutas, los encuentros de carácter social, sin la presencia del terapeuta, liberan del peso de la autoridad y además reducen la ansiedad relacionada con la dependencia. El contacto íntimo que resulta de estas reuniones ayuda a los pacientes a suavizar los sentimientos originados en la interacción de las sesiones; favorece: a) el refuerzo terapéutico de la compenetración conseguida en la sesión de trabajo del grupo, al percatarse de que se es socialmente aceptable aun después de exponer la peor parte de la personalidad; b) la preparación para enfrentarse con elementos evocadores de tensión y de dificultades por medio de alianzas sociales; c) la oportunidad de liberar tensiones reprimidas (hostilidad hacia el terapeuta, la terapia, la sociedad y hacia sí mismos) y d) obtener datos sobre la conducta neurótica de los miembros que no se ha manifestado aún en el grupo.

Los llamados telefónicos entre los pacientes permiten el intercambio de mensajes demasiado perturbadores para manifestarlos inicialmente ante el grupo. Por teléfono, el temor a la crítica es menor y la tolerancia y aceptación del interlocutor aumentan. La ausencia de cercanía física y el factor de demora en la reacción del oyente ayudan al paciente a mirar con más claridad el suceso que lo inquietaba (2).

Uno de los resultados de los contactos extragrupo es el *acting out sexual*; desplazamiento de los impulsos incestuosos y hostiles hacia un compañero que resulta menos prohibido y amenazante que el terapeuta, por lo que proporciona una seguridad transitoria a quienes incurren en él. Freud estableció que las relaciones sexuales son enemigas de la formación y desarrollo de los grupos; los miembros que tienen relaciones sexuales valúan más su relación diádica que su cambio terapéutico. Cuando el *acting sexual* se lleva a la sesión, los miembros restantes pueden resentirse por quedar excluidos, o mostrar un intenso interés voyeurista en las aventuras sexuales de la pareja, lo cual consume demasiado tiempo en el tema; fijación al servicio de la resistencia ya que borra de la escena los problemas de los otros pacientes. El *acting out* sexual entre los miembros puede amenazar la integridad del grupo, por lo que muchos terapeutas separan a uno de los miembros actuadores del grupo, refiriéndolo a otro grupo o a tratamiento individual. Algunos permiten que la pareja se ponga de acuerdo con respecto a quién se va y quién se queda en el grupo de origen y otros toman la decisión sin consultar ni a los involucrados ni al grupo. Con frecuencia, el análisis de la actuación es suficiente para suprimirla (3, 4, 9, 14, 15, 16 y 18).

Hay terapeutas grupales que limitan cualquier expresión de rabia en los pacientes por temor a no poder manejarla, lo que constituye una proyección de la imposibilidad de controlarla en sí mismos. Rehuyen el *acting out* a través del uso de estratagemas tales como adoptar una amabilidad extrema, simpatía y paternalismo, para mantener bajo el nivel de hostilidad. Otros terapeutas intelectualizan su papel de "padre bueno" y ofrecen café y comidas a sus pacientes, o participan en las sesiones como "uno más de los muchachos", contando incluso sus problemas personales íntimos. Estas estrategias impiden la movilización de la agresión contra el terapeuta, lo que dificulta el análisis de la transferencia negativa, con lo que se reducen los resultados terapéuticos, porque si la hostilidad no se expresa ni elabora, el equilibrio psíquico entre yo, ello y superyó no se modifica aunque exista mejoría sintomática (9, 12 y 16).

La ansiedad que puede generar el sentirse ineficaz para mantener un clima terapéutico "ideal", puede llevar al terapeuta a reaccionar en forma autoritaria. A los pacientes no les quedan más que dos caminos: someterse o rebelarse. En el primer caso se incrementará la represión, lo que hace menos espontáneas las interacciones y dificulta la emergencia de material que puede sentirse criticable, prohibido. Cuando la respuesta grupal es la rebeldía, los *actings* se incrementan. Los pacientes parecen turnarse en la transgresión del contrato y el grupo termina en una situación caótica incontrolable (2).

El terapeuta con severas limitaciones yoicas y superyoicas para permitir la salida adaptativa de sus pulsiones, puede activar la actuación en sus grupos en forma manifiesta o sutil. Racionaliza la satisfacción indirecta que le proporciona el *acting* de sus pacientes, teorizando que: "es importante adquirir el valor de satisfacer los impulsos, probar la realidad, aprender en la escuela de la vida, etcétera." El grupo aprende pronto estas justificaciones y sus miembros se turnan para erigirse, al lado del terapeuta, en un conjunto que actúa en forma similar a los padres de hijos delincuentes que alientan, en forma inconsciente, las tendencias sociopáticas de sus vástagos, para satisfacer, a través de ellos, sus impulsos reprimidos. Los pacientes que egresan de estos grupos actúan sus deseos sin consideración por los demás en el mundo externo y se encuentran con la crítica y el rechazo social (2).

La ansiedad del terapeuta procedente de distintas fuentes, lo hace un continente inadecuado para la angustia que despierta la inclusión en un grupo y el descubrimiento de los conflictos inconscientes. La atmósfera grupal tensa lleva a la descarga, a través de la actuación, a los pacientes con menor tolerancia a la frustración y mayor debilidad yoica. También las tendencias traumatofílicas del terapeuta son inductoras del *acting* de los pacientes, porque las dificultades que resultan de la actuación le proporcionan al terapeuta una satisfacción inconsciente, que puede consistir en la sensación de ser importante, hábil, inteligente y poderoso cuando enfrenta situaciones difíciles, complicadas, que le implican un gran desgaste intelectual y emocional (9, 12 y 16).

Manejo técnico del *acting out*

El terapeuta tiende a sentir el *acting* como un ataque tácito contra él y su encuadre. Hace que emerjan sus valores y conflictos personales, en especial, en las áreas de la autoestima, agresión y poder, visto como función de la autoridad del líder sancionado. Por lo anterior, no existe acuerdo con respecto al establecimiento de límites a la conducta de los pacientes. Algunos terapeutas sostienen que, como ante cualquier otra resistencia, la interpretación debiera ser suficiente. Otros consideran necesario, en ocasiones, limitar directamente, prohibir la conducta *acting out*, cuando en términos realistas es destructiva, ilegal o perturba en forma severa el trabajo psicoterapéutico (6 y 9).

Hay terapeutas que intentan evitar los posibles efectos deletéres del *acting out* estableciendo normas rígidas en el contrato: prohiben los encuentros extragrupales, tomar decisiones importantes sin analizarlas, intercambiar golpes y ofensas, dañar el mobiliario del consultorio, fumar, comer, masticar chicle dentro del grupo. Límites que pueden ser adecuados cuando se trabaja con pacientes psicóticos u orgánicos hospitalizados, que tienen un pobre control de impulsos, pero que resultan innecesarios con individuos neuróticos que asisten a un consultorio particular y poseen un buen contacto con la realidad. Algunos terapeutas indican sesiones individuales para controlar la presencia del *acting* en sus grupos, o establecen desde el inicio, terapia paralela, individual y grupal. La mayoría recomienda suspender el tratamiento grupal o referir con otro terapeuta, a los pacientes cuyos *actings* no ceden a la terapia de grupo.

La función del terapeuta no es prohibir el *acting* ni asumir una actitud superyoica de reprobación, aunque tampoco debe pasarlo por alto, dejándose burlar por las astucias del inconsciente. Su función terapéutica consiste en investigar e interpretar el sentido transferencial de la transgresión. Para lo cual debe tomar en consideración la situación del paciente que incurre en él; el efecto que produce en los miembros del grupo; la función que cumple en éste; el peligro potencial que puede representar para el grupo en sí y para el individuo y, sobre todo, las reacciones contratransferenciales que surgen en él como resultado de los factores anteriores. Descuidar cualquiera de estos aspectos puede llevar a una exploración de la conducta del paciente que aumente su hostilidad y resistencia hacia el tratamiento, así como la de otros miembros que se identifican con él. O despertar el sadismo de algunos, que toman al actuador como blanco de su supuesta superioridad moral. Con lo que el grupo en su conjunto resulta perjudicado (1, 9 y 16).

El *acting out* revela la personalidad y el funcionamiento yoico reales del individuo. Por consideraciones técnicas, el analista no puede permitirse las respuestas directas que confrontan sin ninguna consideración al paciente, con las reacciones que despierta su conducta en los otros miembros. Espejo que devuelve la imagen real, no la que pretendía mostrar, lo que lleva al paciente a percatarse de la pertinencia o incongruencia de su conducta. Al principio, el examen del *acting out* que llevan a cabo los miembros del grupo tiende a la crítica negativa y culpabilización del paciente actuador. Su malestar hace que los demás también se sientan culpables por sus acusaciones proyectivas primitivas. El terapeuta interviene para evitar que el paciente quede colocado en la situación de chivo expiatorio de los aspectos criticables de todo el grupo. Muestra la proyección de las pulsiones inconscientes, que rechaza el grupo, en el compañero y su asunción del papel complementario de padres punitivos. La intervención disminuye los sentimientos de culpa en todos, además se incrementan la cohesión (gracias a la universalización) y la receptividad a la retroalimentación, que ahora puede verse como fuente de comprensión, diferente del castigo y desaprobación que suscitaron situaciones similares en la infancia (10 y 16).

Para enfrentar el *acting*, el terapeuta invita al paciente a revelar sus sentimientos y pensamientos a fin de develar su sentido oculto. Pero antes de explorar o interpretar, es necesario que el paciente se sienta seguro, aceptado y apoyado por el terapeuta y el grupo. Esta espera atenta y reflexiva no puede aplicarse con facilidad a los pacientes que presentan una actuación agresiva para controlar su temor, porque su conducta resulta angustiosa para los demás. El terapeuta debe explicitar en forma abierta y clara las tensiones emocionales del grupo contra las cuales se produce el *acting* y ayudar a los pacientes a analizar y comprender sus sentimientos individuales y las tensiones grupales que producen estos afectos. En los pacientes con alto grado de *acting out* éste disminuye cuando pueden dar rienda suelta a sus afectos reprimidos y el menor gasto de energía en la represión permite el fortalecimiento del yo (16 y 17).

> Mario, profesionista proveniente de un medio con fuertes carencias económicas, aunque con una cierta sofisticación intelectual, acudió a tratamiento por encontrarse insatisfecho con sus logros profesionales y con su matrimonio. Ingresó a un grupo del que formaban parte tres profesionistas (dos hombres y una mujer), provenientes de familias prominentes social y económicamente (aunque ellos no lo eran gracias a sus inhibiciones neuróticas) y tres mujeres: una con años de análisis previos, una feminista y una estudiante universitaria. Mario no sólo no había mostrado sentimientos de devaluación importantes durante su proceso de selección, sino que, por el contrario, parecía orgulloso de haber superado (junto con dos de sus hermanas también profesionistas), las carencias de su ambiente de origen, por lo que supuse adecuado para él el grupo en el que lo incluí.
> En las primeras sesiones Mario interactuó con sus compañeros con la cortesía propia de un profesionista "bien educado". Se interesó por ellos y dio a conocer sus antecedentes históricos, dejando en claro la frialdad de su madre, quien lo había convertido en un ser hambriento de afecto, tan hueco que llenaba con comida y, en ocasiones, embriagándose. Pero en cuanto sus compañeros empezaron a mostrarle la poca consideración y machismo con los que trataba a su esposa, su actitud cambió. Se tornó tan paranoide y violento, que retó a golpes a uno de los compañeros y no lo hizo con las compañeras por "ser mujeres." En vez de responder a su reto, los compañeros trataron de hacerle entender que la función del grupo no era quejarse para que se les diera la razón, sino tratar de entender qué ponía cada uno de ellos en las dificultades que los habían traído a la terapia.
> Mario se puso aún más furioso, insultó por "cobarde" al compañero que "no se rebajó a pelear a golpes con él" y se paró frente a la feminista, cuestionándola en forma intimidante, porque

opinaba sobre problemas matrimoniales siendo soltera, mientras ella pedía con la mirada ser rescatada del ataque físico que parecía sentir inminente. El otro varón del grupo, con estatura y fuerza mayores que las de Mario, me miró con gestos inconfundibles de "si quieres, lo saco de aquí." Yo me sentía curiosa, ni amenazada ni rabiosa como el resto del grupo, contraste que me hizo pensar en que Mario, que durante todo el incidente me había dejado fuera de la interacción y de su vista, actuaba como si yo no estuviera presente en el grupo. Intervine para preguntarle si lo que sentía era tan intolerable, que sólo podía disiparlo golpeando, en vez de sacarlo por la boca. Volvió la cara hacia mí con expresión perpleja y se sentó. Comenzó a llorar, cubriéndose la cara avergonzado, dejando una impresión de profunda soledad y desamparo. El grupo respetó en silencio su llanto.

De la exploración subsiguiente surgió el recuerdo de los juicios a los que lo sometía su familia, en especial sus hermanas mayores, cuando no se "comportaba en forma adecuada" (reprobar materias, irse de pinta, no colaborar con las labores domésticas). Lo humillaban diciéndole que "nunca iba a llegar a ser alguien" y lo dejaban rabioso e impotente, porque los padres les daban la razón a ellas, impidiéndole a él defenderse. Los cuestionamientos de sus compañeros de grupo lo hicieron sentirse otra vez juzgado y condenado por los que se sentían superiores a él y lo cegó la rabia, igual que cuando su esposa le hacía cualquier reclamo. Interpreté que, así como Mario confundía su situación en el grupo con lo que sucedía en su familia, el grupo había interpretado como machismo, la forma en la que Mario luchaba en contra de su impotencia, ante el juicio condenatorio, inapelable de los demás.

Los ejemplos existentes en la literatura, que corresponden al manejo de actuaciones similares a la referida en la viñeta anterior incluyen, desde recomendaciones sobre confrontar a los pacientes trabados en una pelea con su desconsideración hacia el resto del grupo; colocarse en medio de los rijosos; pedirles que detengan la discusión y exploren lo que sucede; darles juicio de realidad ("estás tan enojado con tu madre que quisieras matarla, pero ésta es Juana"); recordarles las normas de la interacción terapéutica: es decir, reflexionar sobre lo que sienten para descubrir su origen; pedirles que hagan bolitas de pañuelos desechables una por una, para ayudarlos a reestablecer el control y la demora; invitarlos a abandonar la sesión si no logran controlarse y amenazarlos con suspenderlos, en forma temporal o definitiva, del grupo terapéutico (2, 9 y 12).

Estos límites son siempre específicos para cada situación del individuo, del grupo y su terapeuta. En lo personal, a mí me parecería ridículo colocarme entre dos pacientes para detener su pelea, porque soy una persona de talla pequeña, nada atlética y uso anteojos, por lo que intento, como en la viñeta anterior, intervenir de acuerdo con mi contratransferencia para transmitir el deseo de comprender lo que sucede en el paciente que pierde el control. Pero cualquier recomendación de las mencionadas en el párrafo anterior es válida para evitar que los pacientes se dañen. La culpa que queda en los que se engarzan en ataques físicos es tal, que con frecuencia no existe el tiempo necesario para analizar e intentar reparar lo sucedido, dando como resultado la salida del grupo de uno o ambos miembros involucrados. Situación que también marca el destino del grupo al confirmar la fantasía del peligro que implica expresar sentimientos hostiles.

Sea cual fuere el recurso utilizado para controlar la actuación agresiva, el análisis del *acting* debe rastrear las escena hasta las figuras del pasado transferidas al aquí y ahora del grupo, con lo cual se hace evidente la irracionalidad de la conducta en el momento actual y su utilidad en el pasado. El deslinde restaura el juicio de realidad, disminuye los sentimientos de culpa y la presión superyoica e inicia el camino de la diferenciación progresiva entre objetos internos y externos.

Los pares se prestan ayuda mutua en el grupo y fuera de él, y durante las vacaciones del terapeuta, con lo que disminuyen las emergencias. Lo que sucede en encuentros ocasionales o intencionales fuera del encuadre grupal, se restituye al grupo cuando no existe una situación resistencial. Esta se favorece si el terapeuta intenta frenar a los pacientes, imponiendo su autoridad en lugar de entender e interpretar la conducta. La rebeldía que produce la prohibición no impide los encuentros. Sólo los oculta de la mirada del terapeuta. El manejo terapéutico adecuado: exploración e interpretación, permite distinguir entre la conducta de cada uno de los miembros del grupo cuando interactúan frente al terapeuta y cuando lo hacen sin su presencia. Esto facilita el descubrimiento de conflictos con la autoridad antes de que emerja la resistencia de transferencia correspondiente en el seno del grupo. La relación real con los compañeros puede aportar datos importantes con respecto a dificultades en las relaciones interpersonales fuera del grupo. Si se analizan los encuentros extragrupales, los miembros se percatan de la incompatibilidad de algunos de sus rasgos caracterológicos con los de sus compañeros; adquieren una valoración realista sobre ellos y dejan de fantasear con la posibilidad de establecer asociaciones profesionales o de negocios, compartir vivienda, y sostener relaciones sexuales con los otros miembros del grupo (2, 3, 7 y 8).

> Lety trajo a sesión su hipersensibilidad y falta de sentido del humor a propósito de un incidente de trabajo. Ahora podía controlar sus respuestas violentas, que le habían dado la fama de agresiva,

provocándole dificultades en todos los ámbitos de su vida, e impidiendo que le concedieran en el trabajo, los ascensos que merecía por ser cumplida, responsable y eficaz. Se daba cuenta de su hipersensibilidad, de que las bromas de sus compañeros la lastimaban, las tomaba en serio, como crítica y devaluación. Mientras hablaba, dos de sus compañeras intercambiaban sonrisas burlonas. Una de ellas la confrontó:

A: "Sí, no te gusta que te hagan bromas, pero bien que nos estuviste enchinchando en la cena. Fue muy divertido, no me quejo, pero si no te gustan las bromas no deberías entrarle, porque siempre que bromeamos contigo terminas enojada."

Lety:"Es que yo bromeo un ratito, pero ustedes se pasan. Les dije: ya párenle y no me hicieron caso".

B: "Yo no te oí, pero aunque lo hubiera hecho no hubiera parado, porque cuando empiezo no me puedo detener. Ya me lo han dicho, que termino molestando; pero todos mis amigos ya me conocen y no me toman en serio. Yo no creí que esta vez te hubieras sentido realmente mal."

A: "Yo sí me di cuenta de tu enojo, pero creo que tenemos la suficiente confianza como para que, si a la primera vez no te oímos, nos pegues un grito y nos pares."

C: "Es cierto que eres muy molona, B., pero creo que lo que pasó es que a todos nos tiene y hartos Lety con que, ni dentro ni fuera del grupo se le puede tocar ni con el pétalo de una rosa. No puede uno comportarse contigo en forma natural, hay que estar al pendiente siempre de no lastimarte. Como hombre te digo que con tanta hipersensibilidad y querer que te adivinen, es muy difícil que encuentres pareja. Aprende a pedir lo que quieres abiertamente."

D: "Lo cual no quiere decir que lo consigas." (Risas de todos, incluyendo a Lety).

Algunos terapeutas consideran que el *acting* sexual entre miembros del grupo es una verdadera emergencia, por lo que recomiendan al terapeuta estar alerta a los indicios de atracción entre los pacientes, para invitarlos a explorar en el grupo sus mutuos sentimientos, con el fin de prevenir la actuación. El *acting* sexual puede constituir una fachada genital de deseos pregenitales o agresivos hacia el terapeuta. Se le excluye, reta, "roba" un hijo o hija o se intenta probar su tolerancia a la rebeldía y su capacidad terapéutica, frente a la preservación de valores religiosos o morales (12 y 19).

Adán, el "corazón de multifamiliar" según sus compañeros de grupo, por sus aventuras extramatrimoniales, comunicó que desde tres meses atrás, sostenía relaciones sexuales con Eva (divorciada que había intentado conseguir pareja fuera del grupo durante mucho tiempo, sin éxito). Habían hablado varias veces sobre la necesidad de traer este material al grupo, pero, por una u otra causa, no acababan de ponerse de acuerdo. Adán cada vez se sentía más incómodo. Al evadir esta comunicación se le dificultaba participar en el grupo a gusto. Así que decidió hablar de la relación sin tomar en cuenta a Eva. Mientras él hablaba, cabizbajo, ella lo miraba o veía hacia el techo.

La noticia fue escuchada con una actitud maliciosa por A y B, dos varones que se habían percatado de la cercanía física de Eva y Adán al salir de sesión y de que siempre se marchaban juntos. Material que, según ellos, no habían traído al grupo por considerar que no les correspondía. Hablar de lo que veían fuera los hacía sentirse chismosos. C y D, mujeres relacionadas en forma muy cercana, como Adán, con el ambiente terapéutico, casi entraron en pánico. Me delegaron, a través de sus preguntas, la responsabilidad de expulsar del grupo a Adán y Eva. "No pueden seguir en el grupo, ¿verdad?" "Pero Adán, ¿qué te pasó?, si sabes que esto no es válido, no puede hacerse." Cuestionaron a A y B por no haber compartido sus sospechas con ellas. No se percataron de lo que sucedía porque "dentro de sus esquemas de lo que es un tratamiento, no cabía esto." A y B respondieron burlones, que a ellos no les afectaban las aventuras de sus compañeros.

A mí no me sorprendió la actuación de Eva. Coincidiendo con el inicio del *acting* había planteado su deseo de trabajar un año más en el grupo. Estaba convencida de no poder llenar el vacío interno que le había dejado la relación con una madre narcisista, preocupada sólo por ser bella; negadora hipomaniaca de sus propias dificultades y de las de sus hijos. En su casa todo era lindo y Eva comenzaba a seguir la misma pauta, estaba muy satisfecha de sus logros económicos, negaba la superficialidad de sus relaciones y el peligro en que se encontraba uno de sus hijos de tomar el camino de la psicopatía y drogadicción. Podía entender que su actitud resistencial la llevara a mostrarnos, en vivo, la forma en que intentaba buscar pareja, pero con respecto a Adán, no tenía la menor idea de lo que pasaba. Pedí que nos hablaran más de la relación.

Eva presentó, triunfalmente, un cuadro idealizado. Era muy feliz, Adán era tierno, comprensivo y ambos disfrutaban su sexualidad sin inhibiciones. Estaba enamorada. La actitud de Adán ante este relato fue poco entusiasta. La habían pasado bien, pero no estaba enamorado, no se sentía cómodo ante los hijos de Eva. No sabía si seguir en la relación o no, pero no quería herir a su compañera. C y D volcaron entonces su moralina en Eva, la cual se defendió aduciendo la libertad implícita en ser adultos. Pero, en su defensa, me miraba a mí en forma retadora, no a sus compañeras. Interpreté que parecía esperar que fuera yo quien la sermoneara y, aunque lo negó, A le recordó que antes de relacionarse con Adán se había quejado de sentir que él era mi paciente consentido. Interpreté su deseo de provocarme y derrotarme quitándome a mi "hijo predilecto", como había tratado de apoderarse de su padre para vengarse del desamor de mamá. Contestó "puede ser" con una actitud displicente y quince días después, abandonó el grupo.

Adán se sintió aliviado, porque no podía hablar frente a Eva la culpa que le provocaba la relación, ya que no podía corresponder al amor que recibía. Le daba pena sentirla sola y necesitada de afecto, como él, pero, aunque el placer sexual los unía, nunca puso en duda que la relación era algo pasajero. Temía los cuestionamientos de sus compañeros y, en especial mi reacción. Sabía, por sus relaciones cercanas con psicoanalistas, que "está prohibido" tener amoríos entre "hermanos de grupo", por eso demoró tanto en descubrirlas frente al grupo. Creía que yo le suspendería el tratamiento. Y las intervenciones de C y D al respecto dejaron en claro que compartían su expectativa. A y B me miraban muy atentos, como chicos traviesos que se preparan para disfrutar el ajusticiamiento público del culpable. Me pregunté por qué todos, incluyendo a Adán, querían colocarme en el papel de verdugo.

Interpreté al grupo el deseo de colocarme en el lugar de un padre cuya función es premiar o castigar, para evitar analizar: A y B su alianza inconsciente con la pareja, para mostrar mi falta de visión, mis fallas. C y D evadían revisar cómo interferían sus prejuicios con su percepción de la realidad: "lo que no debe ser, no existe." A Adán lo invité a analizar su relación conmigo.

Del análisis subsecuente surgió la desconfianza de todo el grupo hacia mí. Temían que dijera una cosa y sintiera otra con respecto a aceptarlos tal como eran. Trajeron material infantil referente a castigos y rechazos por mostrarse espontáneos. Recordaron, con resentimiento, las dos caras de una educación religiosa que, por un lado dice "todo es amor" y por el otro se convierte en la "Santa Inquisición." En su fuero interno estaban seguros de que "ser psicoanalista confiere poder sobre la vida de los pacientes y no puede dejar de ejercerse." El terapeuta "sabe lo que es bueno y malo y tiene que conducir a sus pacientes por el buen camino." Adán pudo reconocer que, con su actuación, había puesto a prueba más que mi tolerancia, mi capacidad como terapeuta. Necesitaba comprobar si yo era mejor o peor que los analistas que conocía y despreciaba. Devaluarme neutralizaba la envidia que me tenía.

Independientemente de los sentimientos contratransferenciales que despierte el *acting* de los pacientes, considero que lo único que no puede permitirse el terapeuta es responder con una contraactuación. Expulsar, prohibir o estimular, son actuaciones provenientes del análisis insuficiente de la contratransferencia, que bloquea la capacidad de pensar e intervenir en forma terapéutica y requiere de una revisión honesta, que puede llevar al terapeuta a retomar su análisis.

Bibliografía

1. Anzieu, D. (1972), "El monitor y su función interpretante", en D. Anzieu, A. Bejarano, R. Käes, A. Missenard y J.B. Pontalis, *El trabajo psicoanalítico en los grupos,* México, Siglo XXI Editores, 1978, parte III, pp. 233-348.
2. Bach, G. R. (1984), "Actividades espontáneas, consejos y actividades sociales", en *ídem, Psicoterapia intensiva del grupo,* Buenos Aires, Ediciones Hormé, 3a. ed., cap. VIII, pp. 107-134.
3. ——, "Los subgrupos y el consenso de la mayoría", cap. XXII, pp. 411-430.
4. Bernard, M. (1982), "Mecanismos básicos de la dinámica grupal, las fantasías incestuosas", en J. Puget, M. Bernard, G. Games Chaves y E. Romano (1982), *El grupo y sus configuraciones,* Argentina, Lugar Editorial, pp. 127-139.
5. Foulkes, S.H. y E.J. Anthony (1957), "Ilustraciones clínicas comentadas", en *ídem, Psicoterapia de grupo,* Buenos Aires, Paidós, 1964, cap. V, pp. 101-144.
6. Ganzarain, R. y B. Buchele (1989), "Acting out during Group Psychotherapy for Incest", en R. Ganzarain, *Object Relations Group Psychotherapy,* Madison, Conn. International Universities Press, 2a. ed., 1990, cap. VII, pp. 133-151.
7. Grotjahn, M. (1977), "La transferencia", en *ídem, El arte y la técnica grupal analítica,* Buenos Aires, Paidos, 1979, cap. I, pp. 21-32.
8. ——, "La conciencia de la contratransferencia y su utilización", cap. XII, pp. 178-184.
9. Kadis, A., J. Krasner, C. Winick y S.H. Foulkes (1963), "Algunos fenómenos de grupo", en *ídem, Manual de psicoterapia de grupo,* México, Fondo de Cultura Económica, 2a. reimpresión, 1982, cap. VII, pp. 96-119.
10. Kauff, P.F. (1993), "Contribuciones de la terapia analítica de grupo al proceso psicoanalítico", en A. Alonso y H.I. Swiller (comps.), *Psicoterapia de grupo en la práctica clínica,* México, El Manual Moderno, cap. I, pp. 3-27.
11. Loeser, L.H. (1976), "Algunos aspectos de la dinámica de grupo", en M. Kissen (comp.), *Dinámica de grupo y psicoanálisis de grupo,* México, Limusa, 1979, cap. III, pp. 53-68.
12. Mullan, H. y M. Rosenbaumn (1962), "The Group Psychotherapeutic Techniques", en *ídem, The Group Psychotherapy, Theory and Practice,* Nueva York, The Free Press, cap. X, pp. 161-213.
13. Pontalis, J.B. (1972), "Sueños en un grupo", en D. Anzieu, A. Bejarano, R. Käes, A. Missenard y J.B. Pontalis, *El trabajo psicoanalítico en los grupos,* México, Siglo XXI Editores, 1978, pp. 401-428.
14. Slavson, S.R. (1953), "Criterios para diferenciar los grupos terapéuticos de los no terapéuticos", en *ídem, Tratado de Psicoterapia Grupal Analítica,* Buenos Aires, Paidós, 1976, cap. II, pp. 40-75.
15. ——, "Dinámicas básicas de la psicoterapia grupal", cap. V, pp. 122-165.
16. ——, "La sesión en psicoterapia grupal analítica, regresión y *acting out*", cap. XII, pp. 332-358.

17. Wiener, M.F. (1993), "Role of the Leader in Group Psychotherapy", en H.I. Kaplan y N.J. Sadock (comps.), *Comprehensive Group Psychotherapy,* Baltimore, Williams & Wilkins, 3a. ed., pp. 84-98.
18. Yalom, I.D. (1995), "The Therapist, Basic Tasks", en *ídem, The Theory and Practice of Group Psychotherapy,* Nueva York, BasicBooks 5a. ed., cap. v, pp. 106-128.
19. ——, "In the Beginning", cap. xi, pp. 293-325.
20. Ziferstein, I. y M. Grotjahn (1979), "La dinámica de la exteriorización en la psicoterapia analítica de grupo", en M. Kissen (comp.), *Dinámica de grupo y psicoanálisis de grupo,* México, Limusa, cap. xiii, pp. 359-368.

Parte III
El proceso grupal

Capítulo 15

Selección de pacientes

Bach G. R. (1984) afirma que los terapeutas individuales tienden a pensar en la psicoterapia grupal cuando no encuentran satisfechas sus necesidades contratransferenciales de reconocimiento como figura parental o de autoridad; requieren de mayores respuestas emocionales de su paciente; enfrentan manifestaciones transferenciales hostiles, así como demandas de fusión y simbiosis que les parecen intolerables o el proceso de elaboración les resulta frustrante y difícil; es decir, refieren al grupo por motivos contratransferenciales.

Aunque los terapeutas grupales poseen ciertos criterios de selección y agrupabilidad, sus respectivas indicaciones varían dentro de muy amplios márgenes, lo que depende de su orientación teórica y de las metas que pretenden alcanzar. Los autores con orientación psicoanalítica consideran importante la existencia o posibilidad de desarrollo de motivación terapéutica e *insight*. Pero los principios a seguir para formar grupos terapéuticos eficientes resultan generales y contradictorios. Yalom, I. (1995) asevera que resulta más fácil identificar las características que pesan en contra de la admisión a un grupo, que establecer indicaciones claras para este tipo de tratamiento. La selección atiende factores como la motivación del paciente, el nivel de angustia, las metas de tratamiento y el enlace inicial entre terapeuta y paciente (es decir, la disposición del paciente ante el tratamiento grupal en general) (4).

El proceso diagnóstico en terapia grupal constituye el proceso de *selección*. Incluye la evaluación de la referencia del paciente a un determinado grupo terapéutico, lo que implica el diagnóstico o consideración de su *agrupabilidad*. Ambos diagnósticos pueden llevarse a cabo en forma individual o grupal. La selección del paciente individual sólo tiene sentido en relación con el grupo particular en donde se considera su participación, por lo que divido el proceso sólo con fines descriptivos.

Selección realizada en forma individual

Los terapeutas grupales trabajan en un ámbito permeado por la diversidad de entrenamientos, orientaciones teóricas, praxis profesional y estructura; procedimientos y metas del grupo al que se refiere al paciente; factores que condicionan variaciones en el diagnóstico que van, del estricto apego al DSM en cualquiera de sus versiones, hasta una terminología ambigua, ampliamente descriptiva que dificulta establecer un consenso entre diagnósticos tan diversos como: personalidad psicótica, psicópatas, personalidad egocaótica, iletrados emocionales, monopolizadores, dependientes, etcétera (27).

Además, según el interés de los terapeutas y la institución en la que se inscribe su práctica (consultorios privados, clínicas de servicio a la comunidad u hospitales), se instrumentan dispositivos grupales que varían del grupo homogéneo, cerrado, a tiempo limitado y objetivos focalizados, al grupo abierto, sin límite de tiempo, que explora ampliamente la vida psíquica de sus integrantes. Siendo, por tanto, muy distintas las exigencias de un diagnóstico acucioso para cada uno de ellos.

El proceso diagnóstico y la indicación terapéutica en la práctica privada se llevan a cabo, generalmente, siguiendo los lineamientos del trabajo individual. Se realizan una o varias entrevistas con el candidato a grupo terapéutico para determinar: a) el diagnóstico nosológico, basado en el motivo de consulta, sintomatología y estado mental; b) el diagnóstico caracterológico o de personalidad, fundamentado en los patrones repetitivos de la conducta, que determinan la adaptación a la vida y el predominio de ciertos patrones defensivos característicos; c) el diagnóstico de la integridad e integración de las estructuras intrapsíquicas, que añade a lo mencionado en los puntos 1 y 2, el éxito o fracaso en las tareas propias de cada fase del desarrollo, conciencia de enfermedad, capacidad de *insight* y motivación (15).

Grinberg, L.; Langer, M. y Rodrigué, E. (1957) entre otros autores, opinan que la primera entrevista con el terapeuta de grupo, si la hay, debe ser lo más breve posible para así evitar el desarrollo de una transferencia central (con el terapeuta), lo cual dificulta el desarrollo de transferencias laterales (hacia los demás miembros del grupo). Prefieren no conocer la historia íntima del paciente, para no perder la visión general del grupo, ni sentirse tentados a formular interpretaciones individuales. Consideran que las informaciones previas predisponen a una mayor intelectualización, restringiendo la posibilidad de la libre emergencia de las reacciones emocionales. Por tanto, en los primeros años de trabajo grupal de los autores, las entrevistas iniciales las realizaba un equipo distinto al terapéutico. En la práctica privada, la adherencia a este antiguo punto de vista aún queda como vestigio en la costumbre de algunos terapeutas, que conceden una sola entrevista al aspirante a formar parte de un grupo.

La mayor parte de los autores aconseja una serie de entrevistas individuales previas al ingreso al grupo, a fin de preparar al paciente proporcionándole la información necesaria para que la familiaridad y conocimiento del terapeuta y del método terapéutico, le faciliten integrarse al grupo. La disminución de la ansiedad y confusión que se deriva de esta práctica permite el establecimiento de un vínculo inicial entre terapeuta y paciente, que hace a éste sentirse apoyado y comprendido frente a los extraños del grupo.

Un elemento obvio, que se olvida con frecuencia en el proceso de selección, es la disposición del paciente para tratarse grupalmente. Una proporción significativa (34 a 41%) de los pacientes referidos a grupo evaden la indicación, sin comunicárselo al terapeuta que la hace, mientras sólo de 3 a 8% actúa así frente al tratamiento individual. Esto muestra la importancia de seleccionar y preparar adecuadamente a los pacientes, ya que muchos temen más al enfrentamiento grupal que al que tienen con un solo terapeuta, o esperan recibir más atención de él en el tratamiento individual que en un grupo (19).

Aún dentro de una misma orientación teórica, cada terapeuta tiene su propio nivel de exigencia en cuanto a la necesidad de llevar a cabo una investigación diagnóstica acuciosa. Por ejemplo, Grotjahn, M. (1977) recomienda valorar: a) capacidad para establecer relaciones primarias mínimas; b) grado de perturbación sexual; c) fortaleza yoica y desarrollo del superyó. Yalom (*op. cit.*) toma en cuenta, además, la motivación, actividades grupales previas y habilidad para realizar introspección.

Kadis, A. (et al., 1963) investigan los siguientes factores: a) *Índice de reacción a la angustia* (¿cómo resolverán el paciente y el grupo la angustia que suscita su encuentro?). b) *Identificación y empatía con otros* (¿tiene otro miembro del grupo problemas, síntomas, antecedentes o experiencias similares? ¿Podrán empatizar entre sí los miembros del grupo y el nuevo?). c) *Fortaleza del yo* (¿qué tan vulnerable es el paciente a la tensión interpersonal y a los ataques? ¿Puede tolerar la intimidad?). d) *Conexión de los sistemas de defensa de los pacientes* (¿cómo reaccionará el sistema defensivo de cada paciente al del nuevo miembro? ¿Cuál será el efecto de cualquier conexión que ocurra? (negación o *acting out* destructivo *vs* internalización).

Palacios, A.(1975), como Zimmermann, D. (1969) considera que excepto los criterios específicos de selección para la terapia de grupo y las reglas de funcionamiento de éste, la valoración de los pacientes se basa en los postulados analíticos clásicos. Investigan:

1) *La estructura de la personalidad*, que para la inclusión en grupos heterogéneos, abiertos, debe ser neurótica. El paciente debe tener capacidad para mantener la percepción de sí mismo y poder sumergirse en los procesos grupales. Las personas vulnerables a la succión grupal se muestran arrogantes, pedantes y se adhieren inflexiblemente a su posición política, profesional, social o moral.
2) *Relaciones de objeto*. Los pacientes deben estar cercanos a las relaciones de objeto totales y poseer movilidad de roles (por ejemplo, poder cambiar de hablar a escuchar).
3) *Factores externos*, que Yalom (*op. cit.*) desglosa en: razones físicas (conflictos de horarios, lejanía del sitio de la terapia, o imposibilidad del paciente para transportarse por sí mismo) que contribuyen a la racionalización de situaciones resistenciales y *stress* externo, constituido por diversas situaciones de crisis (divorcio inminente, jubilación).
4) *Factores contratransferenciales*: algunos terapeutas afirman que, si el terapeuta experimenta disgusto o desinterés hacia el paciente, debe referirlo; aunque este factor es menos importante en la terapia de grupo que en la individual, porque la presencia del grupo y del posible coterapeuta, mitigan la intensidad de la contratransferencia (27).
5) *Factores del grupo*: es importante valorar la capacidad del paciente para funcionar en una situación de grupo, recurriendo a los indicadores que aportan sus relaciones previas en la familia, escuela, trabajo, sociedad, grupos políticos y religiosos; así como las habilidades de dirigir y ser dirigido y la posibilidad de guardar secretos. Rutan, J. S. y Stone, W. N. (1993), encuentran que quienes buscan terapia grupal funcionan mal como líderes y como seguidores; generalmente evitan los conflictos, son mediadores, moralizadores y reglamentan las interacciones personales. Por lo que es importante valorar también la disposición del individuo para reconocer o negar su necesidad de contacto humano (15, 16 y 19).

El escrutinio clínico se complementa, cuando es preciso, con estudios de laboratorio y gabinete. Feder (citado por Palacios, *op. cit.*) recomienda evitar abordar material "apremiante" en las primeras entrevistas y posponer las pruebas psicológicas, salvo en caso de investigación, para evitar que el paciente crea que se retiene información sobre él y sienta que tiene el mismo derecho.

En resumen, el diagnóstico en terapia grupal incluye la valoración de los mundos externo e interno del paciente, la del campo de la entrevista que se crea entre paciente y terapeuta y la posibilidad de establecer un intercambio dentro del grupo terapéutico benéfico, tanto para el paciente como para los demás miembros.

Con frecuencia el candidato a terapia grupal requiere de una mayor motivación terapéutica que quien busca análisis individual. Entre los factores que favorecen la confianza en la efectividad del grupo terapéutico, Yalom (*op. cit.*) menciona: a) información a través de los medios de comunicación o de un ex paciente satisfecho con sus logros terapéuticos; b) la preparación que brinda el terapeuta al paciente antes de ingresar al grupo; c) confianza en las figuras de autoridad; d) escuchar los testimonios de la mejoría de los miembros del grupo y también e) observar en sí mismo algún cambio en las fases iniciales de la terapia.

Las entrevistas iniciales, más allá de la finalidad diagnóstica, cumplen la función de entablar una relación terapéutica con el paciente donde aprende, en un clima de aceptación, a explorar su inconsciente y a comprometerse con los lineamientos del encuadre.

Selección en grupo

Como mencionamos en el capítulo 1, Foulkes, S. H. (1975) fue el pionero de la selección de pacientes realizada en grupo. Comenzó a recibir juntos a los pacientes que le canalizaban diariamente en el hospital (estos pacientes, como los de muchas instituciones, ya estaban preseleccionados, en cierta forma, por su propia asistencia a un servicio especializado). Concluyó que podía trabajar con grupos de ocho personas.

El grupo de admisión es el ejemplo típico de un grupo abierto "puro." El modelo institucional dominante y, en especial en la consulta privada, es el del grupo abierto-lento, donde el recambio de pacientes es muy espaciado, de manera que durante grandes períodos funciona, prácticamente, como un grupo cerrado.

Campuzano, M. (1984), y Roger, G. y Scornick, H. (1986) resumen las ventajas de los grupos de admisión, los cuales han sido investigados en Estados Unidos de Norteamérica, Finlandia, Argentina y México (Centros de Integración Juvenil y AMPAG):

1) Para los pacientes: atención rápida y continente eficaz, que permite encarar las urgencias iniciales. La reducción en el tiempo de espera de la atención tiene una acción preventiva, porque evita que los padecimientos se agudicen o cronifiquen.

2) Para los terapeutas: reducción del tiempo de trabajo, y observación en condiciones realistas y preparatorias para una terapia ulterior, lo cual favorece una selección más eficaz y una derivación más precisa.

3) Para la institución: mejor utilización de sus recursos humanos y establecimiento de "puentes" terapéuticos, en forma de terapia breve o de grupos de espera. El grupo de admisión es un espacio de docencia e investigación; facilita la integración de equipos interdisciplinarios; preserva al grupo terapéutico al disminuir la deserción inicial e instaura el vínculo entre la institución y el paciente, a través de un acto clínico y no de uno burocrático administrativo.

Además de tomar en consideración las ventajas anteriores, en la Clínica de AMPAG se instituyó el procedimiento de admisión grupal con la finalidad de conservar la coherencia de los marcos teórico (psicoanalítico) y técnico (énfasis en la terapia de grupo) desde el primer contacto del paciente con la institución, para así romper con las "disociaciones" habituales: a) entre el afuera y el adentro de la institución. b) Entre lo administrativo, que trata de reducirse a su mínima expresión y lo asistencial que se prioriza. c) Entre el proceso diagnóstico y el terapéutico. d) Entre la entrevista inicial individual y el tratamiento grupal ulterior. Y e) Entre el desconocimiento y el conocimiento de la acción psicoterapéutica, a través de una situación vivencial, grupal y terapéutica (2).

Es de gran importancia establecer el encuadre del grupo de admisión, para garantizar un campo operativo razonablemente "limpio". Es conveniente instruir a las secretarias de la clínica sobre la forma de tratar a los pacientes durante su solicitud de atención. Al inicio de la primera sesión del grupo de admisión es cuando se establece el encuadre. Se explicitan las características del grupo (grupo de admisión); su duración (en general 2-3 sesiones); propósitos (empezar a conocer los motivos de consulta de cada uno de los asistentes, trabajar sobre sus conflictos, establecer la indicación terapéutica más adecuada); modalidad de trabajo (discusión libre en donde todos pueden intervenir y comentar sobre lo propio y sobre el material de los demás, necesidad de confidencialidad al exterior, utilización de técnicas verbales y de acción); horario; frecuencia; honorarios; lugar de las sesiones; nombre del terapeuta y número de pacientes, que en los grupos exclusivamente de admisión es de un máximo de diez y un mínimo tres, mientras en los de admisión y espera el mínimo es de ocho pacientes y el máximo treinta (2).

Tras la consigna se presentan los coordinadores por sus nombres y apellidos y piden a los pacientes que mencionen sus nombres de pila.

Se busca crear un clima de confianza, familiaridad, seguridad, participación, solidaridad, honestidad y una cultura grupal de análisis psicológico, haciendo señalamientos grupales (que favorecen la cohesión) e individuales (que apuntan a la comprensión de los problemas que los traen a consulta). Se utiliza el humor para disminuir las tensiones. Es esencial la detección y el trabajo intensivo sobre las resistencias, grupales e individuales, que giran en torno a la participación en el proceso del grupo. Los terapeutas o algún paciente subsecuente pueden iniciar las presentaciones y explicitar el encuadre, lo que permite observar cuán clara es, para los miembros del grupo, la tarea que se realiza (2 y 3).

Los grupos de admisión de AMPAG son sólo para adultos, debido a los requerimientos de homogeneidad de la terapia breve. La duración del grupo es de una hora y media a dos horas, dependiendo del número de asistentes. Campuzano (*op. cit.*) considera inconveniente la asistencia al grupo de los acompañantes del paciente, porque su presencia implica un factor resistencial. De la Aldea (et al., 1984) los toman, desde el punto de vista de la psicopatología, como "acompañantes fóbicos" y desde el de la antropología como "informantes claves", por lo que permiten su presencia en el grupo de admisión.

Los autores mencionados integran sus diagnósticos a partir de la interacción grupal (interpersonal) en el aquí y ahora, junto con el relato histórico de los síntomas. Incluyen no sólo lo que el paciente dice, sino lo que hace y su dimensión interpersonal. Se manejan los diagnósticos psicopatológico, caracterológico, motivacional, capacidad de *insight*, los elementos transferenciales y contratransferenciales que se ponen en juego y el diagnóstico de agrupabilidad. El proceso de admisión permite que quienes desertarán lo hagan durante el proceso diagnóstico, lo que resta problemas a los grupos terapéuticos definitivos.

Antes de canalizar a los pacientes a su tratamiento definitivo es conveniente que asistan a dos o tres sesiones en el grupo de admisión. Durante ellas se observa el funcionamiento de los pacientes en cuanto a horarios, regularidad de la asistencia y constancia. Lo ideal para derivar al paciente es esperar a percibir cierta continuidad en su trabajo en el grupo de admisión, lo que apunta a disminuir la deserción en los grupos terapéuticos.

Es importante el diagnóstico del terapeuta, pero también la conciencia que el paciente va tomando acerca de sus problemas y determinantes (autodiagnóstico), lo que facilita que al pasar al grupo terapéutico definitivo, incluya situaciones que empezó a trabajar en el grupo de admisión. Los pacientes que rechazan participar en los grupos de admisión generalmente presentan problemas que los avergüenzan (homosexualidad o trastornos sexuales), timidez extrema, esquizoidía, rechazo o temor al contacto social, sobrevaloración de la terapia individual o búsqueda de situaciones de excepción y privilegio. La mayor parte de estos casos, tras una o dos entrevistas individuales, puede pasar al grupo de admisión. Como en toda intervención breve, el terapeuta debe ser experimentado y con suficientes recursos técnicos, así como intervenir activamente, esto último puede provocar equívocos contratransferenciales y contraactuaciones; riesgos que hay que asumir y aprender a manejar para no quedar paralizado por ellos (2).

Contrastando con lo antedicho, Sadock, B. J. y Kaplan, H. I. (1993), consignan que la práctica del diagnóstico en grupo no ha logrado aceptación general. Se considera que no es posible llevar a cabo el diagnóstico adecuado del paciente sólo sobre la base de observarlo en el encuadre grupal, ya que el terapeuta no puede concentrarse en ninguno de los pacientes por tiempo suficiente, como para recolectar todos los datos necesarios para hacer un diagnóstico adecuado (2 y 22).

Indicaciones

La selección carece relativamente de complicaciones cuando se trata de grupos con metas específicas (grupos especiales, homogéneos). En ellos, el criterio de selección puede ser simplemente la existencia de un síntoma focal: obesidad, alcoholismo, adicciones, dependencia, conversadores compulsivos, sociópatas, etcétera. En los ámbitos hospitalarios, con frecuencia se envía a todos los pacientes a grupos terapéuticos al azar, en forma totalmente burocrática. La selección se complica cuando se trata de grupos de terapia intensiva, dinámica, para pacientes externos (27).

En general, incluir a un paciente en un grupo requiere de mayor motivación para el trabajo terapéutico que cuando se trata de referencias a terapia individual. Por eso es conveniente que el candidato a terapia grupal presente una necesidad personal significativa y considere que el grupo puede satisfacerla. Debe haber un grado razonable de incomodidad para proporcionar la motivación requerida para el cambio. Demasiada incomodidad, unida a una modesta cantidad de curiosidad sobre los grupos o sobre sí mismos, indican pobre motivación. Los miembros que no pueden hacer introspección, autodescubrirse, cuidar a los demás o manifestar sus sentimientos, obtienen poca gratificación de su participación en las actividades de grupo. Esto incluye la personalidad esquizoide, los pacientes con problemas de intimidad, los negadores, somatizadores y retrasados mentales (27).

Numerosos terapeutas grupales consideran, de una u otra forma, que todos los pacientes adecuados para psicoterapia individual, son aceptables para un tratamiento de grupo. Aunque esta no es una política adecuada (ni los autores consultados la siguen rígidamente), obedece a la dificultad para elaborar criterios de inclusión. Para excluir a los pacientes del tratamiento grupal un solo elemento o factor puede ser suficiente, mientras en la inclusión deben considerarse muchos hechos para llegar a la decisión adecuada (6, 7, 9, 10 y 14).

Las únicas variables predictivas confiables del éxito terapéutico son: la atracción del paciente hacia el grupo y la popularidad general de aquél en éste; la cual depende: a) de la capacidad de exponer sus "debilidades" ante un grupo de iguales (autodescubrimiento); b) la disposición para adaptarse a sus semejantes, identificarse con ellos e interactuar en el grupo dando y recibiendo retroalimentación y ayuda y c) la capacidad de tolerancia a la frustración y la angustia, ya que es necesaria para utilizar las confrontaciones grupales al servicio de la introspección. Los pacientes narcisistas y *borderline* con límites yoicos defectuosos, incapaces de tolerar tensiones mínimas, es decir, los caracteres orales narcisistas, no son susceptibles de psicoterapia grupal exclusiva, pero pueden tratarse en terapia combinada (1, 8, 13, 21 y 27).

La terapia grupal psicoanalítica sólo es recomendable para personas que requieren de tratamiento intensivo y prolongado. No está indicada por el solo hecho de que haya muchos pacientes. Estos deben poseer: capacidad para establecer relaciones primarias, fortaleza yoica y desarrollo del superyó. Por lo que muchos terapeutas refieren a tratamiento individual a los pacientes con neurosis de transferencia, perversiones o afecciones de la intimidad y el carácter, que se inhiben para hablar de sus problemas. Pero otros, a pesar de lo anterior, indican terapia grupal tanto en las neurosis, como en los trastornos de conducta y carácter (6 y 14).

Otros criterios de inclusión se derivan de la constitución del grupo al que se referirá al paciente. Puede concebirse que pacientes alcohólicos dependientes, conversadores compulsivos o sociópatas se beneficiarían de un grupo, pero también es necesario considerar que su presencia hace al grupo menos efectivo para varios de sus miembros. Por otra parte, hay pacientes que pueden ser susceptibles de otros tratamientos, pero se les ubica en un grupo de movimiento lento debido a sus cualidades catalíticas. Estas consideraciones se tratarán en el siguiente capítulo: Agrupabilidad.

Según Ezriel, H. (1964) la terapia grupal resulta la más adecuada para perturbaciones neuróticas vinculadas con fuertes inhibiciones o dificultades de orden social; y es imprescindible para quienes se dedicarán al manejo de la dinámica de grupos, o al conocimiento de los procesos psicosociológicos: médicos, psicólogos, pedagogos, sociólogos. Es útil cuando existe rechazo a la terapia individual, debido a sentimientos intensos de rivalidad, antagonismo o rebeldía contra figuras de autoridad; temores a la dependencia; angustias homosexuales. Es decir, temores transferenciales. También representa una ventaja como tratamiento complementario del análisis individual.

Slavson, S. R. (1953) indica grupo a los adultos con trastornos del carácter (agresividad, pasividad, timidez, tendencia al *acting out*, neurosis leves, personalidades esquizoides, masoquistas psíquicos, trastornos borderline, psicópatas inaccesibles al análisis clásico, pacientes que culpan a otros de sus fracasos y responsabilidades. También lo considera adecuado cuando es necesario reforzar una identidad genérica confusa: (inadaptación al rol que debe desempeñarse en la vida); en el antagonismo fraterno no muy intenso y en los hijos únicos. Grotjahn, M. (1980) considera que es más fácil lograr beneficios en el grupo, obtener juicio de realidad, capacidad para comunicarse y convencimiento de la existencia del inconsciente que en el análisis individual, por lo que el grupo resulta terapéutico donde muchos análisis individuales fracasan.

Kadis (*op. cit.*) refiere que Freedman y Sweet eligen para grupo a los pacientes que utilizan los roles sociales estereotipados como defensa frente a la angustia y a quienes pueden provocar reacciones contratransferenciales negativas, debido a sus exigencias beligerantes y tácticas coercitivas. Consideran que el grupo está indicado para pacientes muy enfermos, y el análisis individual es para psiconeuróticos. En cambio, Leopold encuentra necesario que los candidatos a pertenecer a un grupo tengan pleno contacto con la realidad, capacidad para responder emocionalmente en una relación interpersonal y flexibilidad suficiente para aumentar o reducir las tensiones dentro del grupo y funcionar a veces como catalizadores.

Zimmermann (*op. cit.*) y Palacios (*op. cit.*) seleccionan pacientes neuróticos; con relaciones de objeto cercanas a las totales; que hayan podido funcionar antes en grupos familiares o sociales, y que puedan guardar secretos. Para el primero de los autores mencionados, el grupo es adecuado para: personalidades esquizoides, masoquistas psíquicos, pacientes borderline (que resultan accesibles al tratamiento grupal por la dilución de la transferencia y la contención que ofrece la presencia de otras personas) y perversos sexuales poco severos. Sus candidatos ideales son personas capaces de una prolongada relación positiva, con buen funcionamiento grupal (en la familia, sociedad, trabajo), que toleran la frustración, son capaces de verbalización simbólica, de elaboración emocional y tienen posibilidades de acceder a situaciones placenteras a corto plazo; lo que funciona como acicate para la curación. Como la mayoría de los terapeutas, consideran que el tratamiento grupal está especialmente indicado para niños y adolescentes.

Usandivaras, J. (1979) indica grupo en: las caracteropatías con poco *insight*, que sólo pueden ver sus problemas adaptativos a través de las confrontaciones ajenas; en el caso de pacientes sociópatas que necesitan de un grupo "normal" que los integre al resto de la sociedad. Cuando existen dificultades en las relaciones interpersonales, como sucede cuando un hombre es una excelente persona solo o con su esposa, pero sufre, o se comporta irracionalmente en contextos sociales. Y en casos en los que la patología se deriva de un rol fijo en el grupo natural (líder idealizado, oveja negra). En los casos que encuentran imposible cambiar por una intensa pasividad, excepto bajo el influjo de estímulos externos; en la falta de espontaneidad frente al sexo opuesto debida a inhibiciones sociales y ante la dificultad para desprenderse de la vida de fantasía en la terapia individual.

Para Salvendy, J. T. (1993) son indicaciones específicas para terapia grupal: la baja autoestima; humor depresivo de naturaleza distímica; dificultades en la comunicación y problemas de relación con compañeros, parejas y figuras de autoridad; inhibiciones sociales y temor a la autoafirmación y al descontrol de la agresión; las personas que hiperintelectualizan; quienes no pueden tolerar la intimidad diádica y los que provocan respuestas contratransferenciales lesivas en sus terapeutas individuales. Y Romano E. (1982) refiere a tratamiento grupal cuando se requiere afirmar una identidad deficiente por no haberse resuelto la simbiosis en forma adecuada.; en los inmigrantes cuyo duelo por la separación de la "madre patria" puede representar una herida tal, que amenaza la identidad del sujeto. En los individuos que forman parte de grupos minoritarios, la integración al grupo fortalece la identidad a través de la adquisición de una nueva fuente de pertenencia.

Numerosos terapeutas consideran que el grupo es el tratamiento de elección en los pacientes psicosomáticos, en la mayoría de los trastornos de carácter, incluyendo los caracteres masoquistas, rígidos y las personalidades esquizoides, *borderline* y ciertos psicóticos crónicos y neuróticos con defectos caracterológicos subyacentes. Para los casos de transferencia irreductible en tratamiento individual, excepto cuando los celos y posesividad imposibilitan la inserción en un grupo. En los problemas debidos a la existencia de un superyó muy estricto y para quienes requieren apoyo yoico y contacto con la realidad a través de la identificación con otros, es muy indicado el tratamiento grupal. También en los obsesivo-compulsivos con culpa intensa; para los individuos socialmente marginados, solitarios que rehuyen el contacto social, siempre que se elija cuidadosamente el grupo en el que se les incluya y se les prepare para su ingreso. Asimismo se recomienda para pacientes excesivamente dependientes, controladores y demandantes.

La psicoterapia de grupo también se indica como precursora de un tratamiento individual, o como ayuda para resolver una relación terapéutica, en la preparación para dejar el tratamiento individual. A diferencia de otros autores, Yalom (*op. cit.*) opina que no debe referirse a esquizofrénicos crónicos que mantienen un pobre equilibrio a base de represión, negación y autocontrol, a que se "socialicen" en el grupo, porque no los beneficia ni a ellos ni al grupo y la indicación puede implicar un problema contratransferencial.

En mi opinión, los pacientes que necesitan rectificar la relación simbiótica original fallida deben tener primero una prolongada relación terapéutica individual.

Puede concluirse que existe un acuerdo prácticamente unánime para indicar terapia grupal, en grupos heterogéneos, a pacientes neuróticos, con trastornos de carácter o personalidad, borderlines, y homosexuales, cuyo nivel de angustia y regresión no interfiere con una discriminación suficiente entre sus mundos externo e interno; de manera que pueden mantener, aunque sea en forma insatisfactoria, conflictiva, parcial o poco eficiente, ciertas relaciones consigo mismos y con el mundo que los rodea; que garanticen la comprensión de lo que implica un contrato terapéutico y el proceso de exploración grupal de sus deseos, fantasías, sueños y conducta.

Contraindicaciones

Las contraindicaciones para la terapia grupal dependen de las variables exigencias de los distintos terapeutas. Hay pocas exclusiones para las que no se encuentren opiniones totalmente opuestas. Sin embargo, existe mayor consenso en cuanto a los criterios de exclusión que con respecto a las indicaciones.

Existen contraindicaciones absolutas y relativas para la inclusión de ciertos cuadros nosológicos en los grupos heterogéneos. Entre las primeras se encuentran: las neurosis y trastornos caracterológicos leves; psicosis agudas o graves; amenaza de quiebra psicótica; psicosis afectivas; depresiones agudas o suicidas; psicópatas antisociales; rasgos paranoides severos; demencias; epilepsia; debilidad mental; senilidad; afasia y otros daños cerebrales severos; hipocondría; pacientes extremadamente narcisistas; drogadictos; alcohólicos y personas en situaciones de crisis (por matrimonios, divorcio, jubilación, duelo, accidentes, mutilaciones) (2, 6, 7, 9, 12, 14, 15, 19, 24, 25 y 23).

Wolf, A. y Schwartz, E. K. (1962), excluyen además a los tartamudos; cardiacos que sufren dolores anginosos bajo presión emocional y a los obsesivo-compulsivos rígidos. Freeman elimina a los monopolizadores. Slavson (*op. cit.*) considera contraindicados también para grupo, a los pacientes con ansiedad muy intensa y difusa; las perversiones; personalidades ciclotímicas; los caracteres neuróticos cuya ansiedad se ha originado en el período preverbal y la histeria propiamente dicha. Kadis (et al., *op. cit.*) añaden a la lista a ulcerosos y paralíticos. Yalom (28) considera muy malos candidatos a los ofensores sexuales referidos por las autoridades y a los individuos asintomáticos, cuyo estilo de vida homosexual es egosintónico, y recurren a la terapia para reasegurse de la inmutabilidad de sus patrones de vida; es decir, que van a la terapia para aplacar a su superyó, respecto al intento de conformarse a una vida heterosexual. Pero estos pacientes también son difíciles de motivar para una terapia individual.

Los pacientes antes mencionados fracasan en los grupos heterogéneos a causa de su inhabilidad para participar en la tarea primaria del grupo (motivación y adquisición de *insight*, establecer comunicaciones significativas con otros miembros del grupo, autorrevelarse, dar retroalimentación válida, examinar los aspectos ocultos e inconscientes de sentimientos y conducta). Asumen un rol interpersonal lesivo para ellos mismos y para el grupo. Además consumen una cantidad excesiva de la energía del grupo. No asimilan las normas de la terapia y explotan a los otros miembros y al grupo como un todo, en favor de sus gratificaciones más inmediatas. Los pacientes incontrolablemente agresivos provocan pánico, frustración, hostilidad y resentimiento en los demás, lo que obstaculiza la terapia. Todos estos pacientes se refieren a grupos especiales, homogéneos.

Rutan y Stone (*op. cit.*) resumen en cuatro categorías a los pacientes poco apropiados para psicoterapia grupal: a) pacientes en situaciones de crisis; b) aquellos con dificultades significativas en el control de impulsos, debido a organicidad o sociopatía; c) pacientes con defensas caracterológicas severas que disminuyen su posibilidad de relacionarse interpersonalmente y d) pacientes incapaces de aceptar los acuerdos grupales.

Coincido con Yalom en que el grupo se ve amenazado y desmoralizado por las deserciones tempranas. La fase de trabajo grupal que requiere estabilidad en la membresía puede demorarse meses ante la existencia de interrupciones precoces del tratamiento. Estudios sobre deserción en los grupos terapéuticos sugieren que, en la entrevista inicial, los pacientes posibles desertores del grupo tienen las siguientes características: poca mentalidad psicológica; baja clase socioeconómica; baja efectividad social y bajo IQ. Se quejan poco de tensión, muestran escasa "reactividad emocional"; somatizan más (dolor de cabeza, insomnio, inquietud motriz) y a la vez, están menos motivados para el tratamiento, tienen menor tolerancia al *stress*, escasa capacidad empática, experimentan su enfermedad como progresiva y urgente y son altamente negadores, poco introspectivos e inquisitivos. Tienden a usar mecanismos de defensa autoengañosos, o son renuentes a aceptar el papel de pacientes, con la consecuencia de valuar bajo o no desear el cambio personal. Sin embargo, cuando las patologías antedichas son leves, los pacientes pueden trabajar en grupos heterogéneos, incluso si presentan perversiones sexuales moderadas.

Entre las contraindicaciones relativas se encuentran los pacientes en situaciones de crisis o emergencia y los individuos esquizoides severos *borderlines,* monopolizadores, hipersensibles, severamente aislados, con temor invasor al autodescubrimiento, los que no se percatan de cómo los perciben los demás, los tartamudos, pacientes cardiópatas, seniles, obsesivos compulsivos muy rígidos, las perturbaciones sexuales graves, el carácter regresivo infantil; quienes se angustian severamente ante las producciones del inconsciente propias o ajenas, porque permanecen, en el mejor de los casos, como miembros periféricos.

Los pacientes en situaciones de crisis requieren de un estrecho contacto con el terapeuta para contener sus intensos niveles de ansiedad, difícil de proporcionar en un grupo heterogéneo sin perturbar su proceso ni sacrificar al resto de sus integrantes que, además, están poco dispuestos a aceptar al extraño. Cuando en los grupos ya constituidos se presentan crisis o emergencias, las ligas libidinales y la solidaridad grupal ya desarrolladas permiten poner en juego capacidades altruistas, comprensión y tolerancia, que incrementan la autoestima y maduración de los miembros no involucrados en la crisis.

Asimismo, los pacientes con pobre motivación, que vienen para complacer o aplacar a otras personas, que tienen una arraigada indisposición para aceptar la responsabilidad para el tratamiento o para entrar al grupo, con temor al contacto emocional y al contagio, se muestran incapaces para compartir al terapeuta y junto con los provocadores, entre otros trastornos caracterológicos, deben retenerse en terapia individual hasta que superen sus resistencias y temores.

Slavson no aconseja la terapia grupal como tratamiento inicial en los pacientes cuyas relaciones con progenitores y hermanos fueron extremadamente destructivas o inexistentes, porque estas personas poseen escasa capacidad para establecer relaciones objetales. Lo mismo que los pacientes que sufrieron seducción o abuso sexual por parte de sus progenitores, porque requieren de una relación transferencial individual (24). En cambio, Ganzarain, R. y Buchele, B. (1989), tienen amplia experiencia con grupos de pacientes víctimas de abuso sexual; aunque realizan siempre terapia conjunta (individual y grupal).

Ciertas circunstancias de la vida implican, independientemente de la patología, la necesidad de demorar la indicación para terapia grupal, o de hacer una derivación a tratamiento individual. Por ejemplo, agentes viajeros que no pueden comprometerse a asistir regularmente al grupo; inminencia de cambios de actividades laborales o escolares que pueden interferir con el horario del grupo; operaciones quirúrgicas o partos cercanos; vacaciones prolongadas y años sabáticos, entre otros (19).

En los casos de contraindicaciones relativas se requiere de una preparación cuidadosa e intensiva en terapia individual para poderlos integrar a un grupo terapéutico. Sin embargo, tanto en el procedimiento de diagnóstico realizado en forma individual, como en el que se lleva a cabo en grupo, el paciente debe tener un papel importante en el proceso de selección. Es preferible que se autoelimine antes de entrar al grupo. Pero sólo puede tomarse una decisión juiciosa si el terapeuta les proporciona la información necesaria. Por ejemplo, la naturaleza de la experiencia grupal, la duración prevista para la terapia, el comportamiento que se espera de él en el grupo, etcétera. Sin embargo, muchos terapeutas consideran que esta preparación impide la emergencia de la fantasía inconsciente inicial con respecto al grupo y sus integrantes, por ello, introducen a sus pacientes al grupo con mínima o nula preparación previa. Lo que incrementa su índice de deserciones.

Bibliografía

1. Bach, G.R. (1984), "Diagnóstico y selección de los miembros del grupo terapéutico", en *ídem, Psicoterapia intensiva del grupo,* Buenos Aires, Ediciones Hormé, 3a. ed., cap. II, pp. 24-40.
2. Campuzano Montoya, M. (1984), "La admisión grupal, determinantes de su surgimiento y técnica de realización", *Análisis grupal,* México, II (2): 55-96.
3. De la Aldea, E., J. Guadarrama y J. Margolis (1984), "El grupo de admisión y espera, un espacio imaginario", en: *Análisis Grupal,* México, II (2), pp. 97-109.
4. Dies, R.R. (1993), "Investigación en psicoterapia de grupo, Perspectiva general y aplicaciones clínicas", en A. Alonso y H.I. Swiller (comps.), *Psicoterapia de grupo en la práctica clínica,* México, El Manual Moderno, 1995, cap. XXIV, pp. 463-507.
5. Ezriel, H. (1964), "Notes on Psychoanalytic Group Therapy, II, Interpretation and Research", en: *Psychiatry,* XV, pp. 119-126.
6. Foulkes, S. H. (1975), "Diagnóstico", en *ídem, Psicoterapia grupoanalítica, método y principios,* Barcelona, Gedisa, 1981, cap. III, pp. 85-142.
7. Foulkes, S.H. y E.J. Anthony (1957), "Algunos aspectos técnicos y prácticos de la situación analítica de grupo", en *ídem, Psicoterapia de grupo,* Buenos Aires, Paidós, 1964, cap. IV, pp. 81-100.
8. Ganzarain, R. y B. Buchele (1989), "Acting out during Group Psychotherapy for Incest", en R. Ganzarain, *Object Relations Group Psychotherapy,* Madison, Conn. International Universities Press, 2a. ed., 1990, pp. 133-151.

9. Grinberg, L., M. Langer y E. Rodrigué (1957), "Problemas y aspectos prácticos de la psicoterapia de grupo", en *ídem, Psicoterapia del grupo"*, Buenos Aires, Paidós, 5a. ed., 1977, cap. III, pp. 52-74.
10. Grotjahn, M. (1977), "Preparación para el grupo", en *ídem, El arte y la técnica grupal analítica,* Buenos Aires, Paidós, 1979, cap. V, pp. 56-61.
11. ―― (1980), "The Best and the Worst in Analytic Group Therapy, Clinical Observations about Suitability", en L.R. Wolberg y M.L. Aronson, *Group and Family Therapy,* Nueva York, Brunner/Mazel Pub., pp. 58-64.
12. Kadis, A.L., J.D. Krasner, C. Winick y S.H. Foulkes (1963), "La selección de pacientes para psicoterapia de grupo", en *ídem, Manual de psicoterapia de grupo,* México, Fondo de Cultura Económica, 2a. reimpresión, 1982, cap. V, pp. 63-81.
13. MacKenzie, K.R. (1992), "Indications for Concurrent (Combined and Conjoint) Individual and Group Psychotherapy, *Aaron Stein*", en *ídem, Classics in Group Psychotherapy,* Nueva York-Londres, The Guilford Press, pp. 329-343.
14. Mullan, H. y M. Rosenaum, (1962), "The Suitability for the Group Experience", en *ídem, Group Psychotherapy Theory and Practice,* Nueva York, The Free Press, cap. V, pp. 91-106.
15. Palacios, A. (1975), "Escrutinio clínico inicial y constitución del grupo", *Técnica de grupo en psicoanálisis,* Prensa médica, México, cap. IV, pp. 52-77.
16. Puget, J., M. Bernard, G. Games Chaves y E. Romano (1982), "Tipificación de casos-problema, configuraciones y sus características, en *ídem, El grupo y sus configuraciones,* Argentina, Lugar Editorial, pp. 181-234.
17. Roger de García Reinoso, G. y H. Scornik (1986), "La dimensión institucional en una tarea clínica, los grupos de admisión", *Análisis grupal,* México, III, (3), 51-86.
18. Romano, E. (1982), "Factores terapéuticos e índices curativos", en J. Puget, M. Bernard, G. Games Chaves y E. Romano, *El grupo y sus configuraciones,* Argentina, Lugar Editorial, pp. 259-290.
19. Rutan, J.S. y W.N. Stone (1993), "Patient Selection", en *ídem, Psychodynamic Group Psychotherapy,* Nueva York, The Guilford Press, 2a. ed., cap. V, pp. 83-95.
20. ――, "Issues of Group Composition", cap VI, pp. 96-111.
21. Salvendy, J.T. (1993), "Selection and Preparation of Patients and Organization of the Group", en H.I. Kaplan y N.J. Sadock (comps.), *Comprehensive Group Psychotherapy,* Baltimore, Williams & Wilkins, 3a. ed., pp. 72-84.
22. Sadock, B.J. y H.I. Kaplan (1993), "Clinical Diagnosis in Group Psychotherapy", en H.I. Kaplan y N.J. Sadock (comps.), *Comprehensive Group Psychotherapy,* Baltimore, Williams & Wilkins, 3a. ed., pp. 57-72.
23. Slavson, S.R. (1953), "La relación entre la psiquiatría y la psicoterapia grupal", en *ídem, Tratado de Psicoterapia Grupal Analítica,* Buenos Aires, Paidós, 1976, cap. III, pp. 76-94.
24. ――, "Psicoterapia grupal analítica de ciertas perturbaciones del carácter, agresión, hostilidad y retraimiento", cap. XV, pp. 421-450.

25. Usandivaras, R.J. (1979), "Errores frecuentes en la psicoterapia de grupo", en: *Acta psiquiát. psicol.* America Latina, xxv, pp. 15-23.
26. Wolf, A. y E.K. Schwartz (1962), "Psicoanálisis en grupos", México, Pax-México, 1967.
27. Yalom, I.D. (1995), "The Selection of Patients", en *ídem, The Theory and Practice of Group Psychotherapy,* Nueva York, Basic Books, 5a. ed., cap. viii, pp. 217-243.
28. ——, "The Advanced Group", cap. xii, pp. 326-368.
29. Zimmermann, D. (1969), *Estudios sobre psicoterapia analítica de grupo,* Buenos Aires, Ediciones Hormé.

Capítulo 16

Agrupabilidad

La preocupación por la selección de pacientes para determinados grupos se basa en el supuesto de que podemos predecir, con cierto grado de certeza, el comportamiento grupal de un individuo a partir de nuestra visión preterapéutica. Sin embargo, el diagnóstico psiquiátrico es insuficiente como indicador del desempeño del paciente dentro de un grupo. Así, por ejemplo, las diferencias marcadas en diversos aspectos (edad, posición socioeconómica, religión) entre los miembros, dificultan tanto la atracción hacia el grupo, como la posibilidad de descubrirse en él; independientemente del diagnóstico psicopatológico y caracterológico (12 y 26).

Los pacientes considerados dentro de los criterios de exclusión citados en el capítulo anterior se derivan, en general, a grupos homogéneos en relación con el diagnóstico psicopatológico o sintomático. Así hay grupos de pacientes psicóticos, psicópatas, narcisistas, ulcerosos, adictos, frígidas, impotentes, homosexuales, suicidas, tartamudos, epilépticos y otros trastornos orgánicos. Se ha encontrado que los grupos homogéneos parecen aliarse de manera más rápida, ofrecen apoyo más inmediato a los miembros, tienen mejor asistencia, menos conflictos y proporcionan alivio sintomático más rápido. Sin embargo, se considera que permanecen en niveles más superficiales de interacción y además son menos efectivos para generar el aprendizaje interpersonal más fundamental. La similitud de diagnósticos, por ejemplo, un mismo cuadro psicosomático, aunque en un principio resulta favorable, porque los pacientes comparten su problemática superficial, siempre dan lugar a estancamientos inmanejables (4 y 12).

Pines, M. (1990), por ejemplo, está convencido de que existe ya evidencia más que suficiente para concluir que es imposible tratar a un grupo totalmente constituido por pacientes *borderline*, porque el grupo debe tener posibilidad de operar en niveles más altos de funcionamiento, que no existen en estos pacientes. Este grupo homogéneo no representa lo habitual socialmente, ya que todos son desviantes y sus agrupamientos terminan siendo caóticos, aterrorizadores, destructivos y no logran obtener cohesión. Pero es perfectamente posible incluir a uno o dos pacientes borderline en grupos capaces de mantener niveles de funcionamiento elevados. El grupo se beneficia por el contacto con las poderosas fuerzas primitivas de la psique del border y sirve a éste como símbolo de contención y completud, elementos que internaliza.

Se considera que en los grupos heterogéneos se incrementan al máximo las oportunidades de aprendizaje y cambio. Yalom, I. (1995) desentraña dos supuestos teóricos subyacentes al enfoque heterogéno de los grupos terapéuticos: la teoría del microcosmos social (evidente en Grinberg, Langer y Rodrigué) y la teoría de la disonancia. La primera sostiene que el grupo es un universo social en miniatura, que obliga a los pacientes a desarrollar nuevos métodos de interacción interpersonal. El grupo heterogéneo incrementa las oportunidades de aprendizaje. La teoría de la disonancia sugiere que el aprendizaje proviene de las acciones que realiza el individuo para reducir el estado de disonancia en el que se encuentra, la cual crea incomodidad psicológica, que se reduce al encontrar un estado más consonante con el ambiente. Por esto, el paciente debe exponerse en el grupo a individuos que no llenan sus necesidades interpersonales, sino que las frustran, retándolo a percatarse de áreas conflictivas, diferentes de aquéllas que maneja con facilidad, por constituir viejos patrones de conducta. Sin embargo, si la frustración y el reto son demasiado intensos y la atracción hacia el grupo es baja, el individuo se aleja psíquica o físicamente de él. Y si el reto es muy escaso, no hay aprendizaje. Los miembros se coluden para inhibir la exploración.

Una vez seleccionados los pacientes adecuados para tratamiento en grupo heterogéneo, se plantea el problema de su inclusión en el grupo más adecuado para ellos, que además hasta donde sea posible, sea susceptible de beneficiarse con su presencia (criterio de agrupabilidad).

Algunos autores con orientación psicoanalítica consideran que, debido a la universalidad del inconsciente, el vencimiento de las resistencias iniciales al agrupamiento es suficiente para cohesionar a los pacientes alrededor de la tarea común: investigar la existencia de motivaciones inconscientes, con lo que de inmediato aparece la posibilidad de identificarse con los compañeros del grupo. Estas consideraciones dejan a un lado, en la formación de grupos, la opinión de otros clínicos que recoge Yalom, I. (*op. cit.*): "La composición inicial del grupo terapéutico tiene una poderosa influencia sobre el destino final del grupo entero." A lo que Sadock, B. J. and Kaplan, H. I. (1993)

añaden que, la presencia de pacientes inadecuados en el grupo puede reforzar la patología de los demás y crear tensiones innecesarias.

Es comprensible, aunque difícilmente justificable (si se pretende lograr cambios en los pacientes a través de modificaciones estructurales), la práctica institucional de referir pacientes a un grupo utilizando el simple criterio de la existencia de lugares disponibles. Wolf, A. y Schwartz, E. K. (1962) concluyen que lo heterogéneo no significa que todo el mundo deba mezclarse con todo mundo.

Por lo anterior, una buena parte de los terapeutas considera que un grupo en verdad terapéutico, presupone la selección planificada y el agrupamiento de los pacientes sobre la base de los diagnósticos clínicos y de la anticipación de los efectos que los pacientes se producirán recíprocamente. Tienen en cuenta tanto las necesidades específicas de los grupos como las de los pacientes. Señalan que ciertas personalidades pueden ser útiles o perjudiciales para determinados grupos y no para otros. Lo mismo cabe decir con respecto al paciente que, de acuerdo con sus características particulares, cuadrará mejor en determinado grupo (o momento del desarrollo de un grupo) que en otro. Sugieren buscar homogeneidad en cuanto a problemas nucleares (por ejemplo, con los padres) y heterogeneidad en uso de defensas, fortaleza yoica, personalidad y carácter. Debe tenerse también presente que la inclusión de pacientes en un grupo para el que es conveniente un miembro que catalice una conflictiva determinada, no debe perder de vista proporcionarle al nuevo un grupo en el que encuentre similitudes con su situación vital (10, 11, 14, 15, 19, 22 y 24).

Los grupos heterogéneos en cuanto a sexo activan sentimientos e impulsos más consonantes con la vida cotidiana. Las actitudes que surgen de fuentes edípicas y los desajustes sexuales se manifiestan más pronto y en forma realista. Ser contemplado por miembros de ambos sexos permite un mejor contacto con la realidad y disminuye muchas de las fantasías de los pacientes sobre sí mismos. Cuando las edades son muy divergentes, los pacientes responden a la situación a partir de sistemas de valores semejantes a los que distinguen a padres e hijos. Esto puede impedir que exista la base común para el intercambio y también poner en acción de un modo muy realista, reacciones de desplazamiento del tipo progenitor-hijo. La falta absoluta de similitudes impide el surgimiento de un terreno común en el que pueda afirmarse la comunicación. Los pacientes deben hallarse, en los grupos, con personas de su misma generación. La máxima distancia, en los grupos de adultos, debe ser de 20 años, aunque es preferible que sea de diez. Cuanto menor la edad de los pacientes, menor debe ser la diferencia. En los grupos de escolares, preadolescentes y adolescentes el ideal es que la diferencia de edades no rebase los dos años (5 y 10).

Dupont, M. A. (et al., 1976) encuentran conveniente que las personas mayores de 45 años compartan la experiencia con sus congéneres en época vital, porque las tareas adaptativas que encara el yo tienen diferencias marcadas en los distintos niveles del proceso madurativo del hombre, que de no respetarse se erigen en resistencias a veces insuperables. Kadis, A. (et al., 1963) aconseja no colocar en grupos cuyos miembros tienen relaciones activas de cualquier tipo, a personas mayores, sobre todo mujeres de más de 60 años, conllevan vidas solitarias y aisladas. Recomiendan combinar pacientes con amplia diversidad de educación, ocupación y grados de sofisticación y *status* económico. Aunque reconocen que las grandes diferencias ocasionan tensión y fricciones, valoran el estímulo que proporciona el encuentro de personalidades, patologías y problemas contrastantes.

Mientras Foulkes, S. H. y Anthony, E. J. (1957), Foulkes, S. H. (1975) y Slavson, S. R. (1953) consideran deseable la existencia de una base común entre los pacientes, en cuanto a idioma, pautas culturales, sentimientos nacionales, edad, sexo, religión, medio social, inteligencia, educación, profesión y *status* matrimonial. Buscan un equilibrio terapéuticamente efectivo entre diagnósticos (psicóticos con psiconeuróticos); temperamentos (impulsivos con tímidos); participación (parlanchines con callados). En su experiencia, a mayor "espacio" entre los tipos "polares" que pueda tolerar el grupo, mayor es el potencial terapéutico.

La mayoría de los autores establece que el grado de heterogeneidad no debe llevar a la presencia de individuos aislados, por una u otra característica dentro del grupo, para evitar que la frustración y la intensidad del reto los haga alejarse psíquica o físicamente del grupo. Por esto sugieren "balancear" la composición del grupo en factores tales como transferencia al terapeuta, contratransferencia, estilos caracterológicos dominantes (dominio-sumisión, gregarios-tímidos, homosexualidad-heterosexualidad, pasivos-agresivos), habilidad para expresar afecto, introspección, roles habituales y fuerza yoica. Como conclusión, en los grupos debería haber heterogeneidad en áreas de conflicto y forma de enfrentar éstos y homogeneidad en fortaleza yoica.

Yalom (*op. cit.*) considera que dado el limitado valor predictivo de la entrevista inicial tradicional, es muy posible engañarse pensando que puede alcanzarse el sutil balance, así como el entrelazamiento de personalidades, necesario para lograr una diferencia significativa en el funcionamiento del grupo. Sugiere, como línea primaria en la composición grupal, la búsqueda de cohesión, por lo que propone no incluir en un grupo a pacientes con alta posibilidad de resultar incompatibles con la cultura grupal prevalente, o incluso con uno de los miembros ya existentes.

La presencia de un número excesivo de pacientes rígidos, compulsivos y obsesivos retarda la aparición de un clima grupal permisivo. Su intolerancia y reacciones cargadas de censura provocan culpa en los pacientes restantes, con lo que se impide la descarga de hostilidad. La inclusión de demasiados pacientes con caracteres agresivos mantiene al grupo en tensión continua, lo que dificulta la elaboración del material grupal. Dos o más pacientes *borderline* pueden crear un "clima psicótico" que atemoriza a los menos enfermos y puede llevarlos a abandonar el grupo, o a tornarse agresivos y punitivos hacia los pacientes fronterizos. En cambio, si su número es menor, se benefician del grupo porque introyectan el yo de los compañeros más sanos. Y el grupo, a su vez, resulta beneficiado por el papel instigador que tiene el paciente fronterizo. De cualquier forma, el paciente prepsicótico no debe ser tan extravagante, ni diferir tanto de los demás pacientes que los haga sentir incómodos (18, 19 y 20).

Zimmermann, D. (1969) considera inconveniente agrupar a varios individuos que tengan elementos familiares destruidos. Rutan (*op. cit.*) recomienda no incluir en un mismo grupo demasiados pacientes que controlen difícilmente sus afectos o que intelectualizan tanto que carecen de movilidad afectiva. Y Grotjahn, M. (1977) organiza sus grupos siguiendo la composición de la familia y considera útil proveer una pareja a cada paciente (principio del Arca de Noé).

Sin embargo, las indicaciones específicas para formar grupos o incluir en ellos nuevos pacientes, resultan generales, contradictorias, o tan aleatorias como el recurso a la experiencia: "Los terapeutas con experiencia tienen menos deserciones, porque su selección de pacientes es mejor y porque su confianza en el grupo se transmite a los pacientes." O no especifican en qué elementos se apoyan para decidir que un determinado grupo necesita: "un hombre fuerte", " una mujer femenina" o "un provocador" (22).

Foulkes y Anthony (*op. cit.*) y Bach, G. R. (1984), entre otros terapeutas, consideran posible que el propio grupo realice la selección del miembro nuevo, usando como prueba la situación de terapia grupal en curso. Piden al candidato a tratamiento grupal que asista a una sesión de prueba. Los miembros antiguos "votan" si se le incluye o no. Suponen que esta conducta permite que el paciente valore más al grupo, porque le costó trabajo entrar y que es ventajosa para el grupo porque constituye un proceso "democrático", que le facilita responsabilizarse de su decisión, ayudando al nuevo miembro a integrarse.

Se ha señalado que el fracaso para integrar a un nuevo miembro puede deberse tanto al paciente como al grupo. Si el primero no es aceptado en un grupo, puede ser acogido con gran éxito en otro. Yalom (*op.*

cit.) advierte que, excepto en los casos de flagrante incompatibilidad, el grupo seleccionador difícilmente asume la responsabilidad de excluir a una persona que recién conoce y que, por otra parte, el candidato a ser incluido, sabiéndose en situación de prueba, rara vez despliega frente al grupo sus aspectos más rechazables. Otra desventaja que encuentro en esta práctica es que, si el paciente asiste a una sesión y no resulta aceptado, es dudoso que obtenga algún provecho de la experiencia de sentirse rechazado por todo un grupo. El terapeuta queda en una posición altamente cuestionable con respecto a sus criterios de inclusión y capacidad para proteger al paciente contra traumas innecesarios. Y, si el grupo no rechaza nunca, ¿para qué sirve su votación? (23).

Se ha sugerido hacer ingresar a los nuevos miembros de un grupo en marcha por pares, a fin de protegerlos de la hostilidad latente de los viejos miembros y disminuir el riesgo de deserciones. Los miembros que entran juntos experimentan una alianza poderosa e inmediata entre sí y el grupo recibe menos perturbaciones en su equilibrio que si los ingresos se dan uno a uno. La única excepción al respecto es la de no incluir un número de nuevos miembros que sobrepase la cantidad de los ya existentes. Por otra parte, sumar individualmente miembros al grupo les da la oportunidad de presentarse por separado, permite su individualización y brinda una visión más exacta de la dinámica de apertura de esa persona (15).

Considero que, si para indicar una terapia individual de orientación psicoanalítica, la presencia o posibilidad de desarrollar motivación adecuada y capacidad de *insight* son imprescindibles, en lo que al grupo se refiere, incluir a pacientes resistentes a autoexplorarse resulta muy dañino, pues los esfuerzos de los miembros ya existentes se pierden, inútilmente, en tratar de motivar al nuevo. Esta labor deja una sensación de fracaso y en ocasiones culpa, por no haber podido brindar al recién llegado un ambiente acogedor y atractivo.

Con frecuencia, fracaso y culpa se niegan y aparece enojo contra quien no acepta el tratamiento, lo que puede expresarse a través de ataques en su contra, más o menos manifiestos, que aumentan la devaluación del nuevo y constituyen una fuente de nuevas resistencias frente a ulteriores intentos terapéuticos. Un criterio de agrupabilidad adecuado facilita la cohesión grupal, la inclusión del miembro nuevo y disminuye el riesgo de deserción.

La cualidad de las experiencias que se comparten en un grupo terapéutico proscribe reunir a personas que poseen relaciones sociales cercanas, de parentesco, amistad, trabajo, estudios. Es fácil comprender la resistencias que se generan cuando se encuentran en un mismo grupo jefe y subalterno, amante y esposa, o compañeros de cuarto, de estudios, socios. De ahí la imperiosa necesidad de evaluar adecuadamente a quienes se pretende agrupar.

El develamiento de lo inconsciente y por ende, el hallazgo y aceptación de lo que une, por sobre lo que separa a los humanos, requiere de un laborioso trabajo interpretativo previo. Durante este lapso, ocurre con frecuencia que, si no existe nada que una a los miembros, más allá de la concordancia en temores y ansiedades, la cohesión y atracción hacia el grupo serán escasas y las deserciones frecuentes. En contraste con esta situación, en los grupos de instituciones educativas, que ofrecen tratamiento a estudiantes de Psicología; por ejemplo, la alta cohesión inicial, correspondiente al interés mutuo entre los miembros del grupo en torno a su rol de alumnos, se convierte rápidamente en resistencia que debe ser interpretada, para que vean en el grupo el dispositivo terapéutico que pretende ser, en vez del nuevo seminario que quisieran tener. Así pues, tanto la ausencia de puntos de coincidencia, como la homogeneidad en cuanto a una situación externa, plantean la necesidad de equilibrar similitudes y diferencias entre los integrantes del grupo.

Yalom (*op. cit.*) ha encontrado en sus investigaciones que las únicas variables predictivas confiables del éxito terapéutico son la atracción del paciente hacia el grupo y su popularidad en éste. La capacidad de descubrirse y estar dispuesto a hacer introspección, son algunos de los prerrequisitos para recibir la estimación y respeto de los compañeros. Los miembros de un grupo terapéutico se sienten atraídos por el grupo y dispuestos a permanecer en él si: a) lo visualizan como un satisfactor de sus necesidades personales (por ejemplo, de sus deseos de cambio); b) sus relaciones con los otros miembros les resultan agradables; c) se encuentran satisfechos con su forma de participar en el grupo y d) la pertenencia al grupo encuentra aceptación social.

Tanto en mi práctica privada, como en la formación de grupos de colegas a quienes he tenido el privilegio de supervisar, he constatado los beneficios de agrupar a personas que pueden encontrar rápidamente elementos conscientes de coincidencia entre sí; con lo que se facilita de entrada la identificación entre ellos, favoreciéndose, por ende, la cohesión grupal.

Tales elementos, base de una pronta identificación, pueden ser situaciones vitales o caracterológicas similares: estado civil, profesión, etapa de la vida, gemelaridad y familias de procedencia, entre otros. Pero resulta igualmente eficaz elegir un emparejamiento por complementariedad, o contrastante, por ejemplo, un hombre machista y arrogante, con otro suave y sumiso.

En las entrevistas iniciales se trata de ubicar mentalmente al paciente dentro de un grupo en el cual pueda decir, desde el principio, por ejemplo: "a propósito de flores...yo tengo, me gusta, me dan miedo o repugnan, las violetas"; principio modificado del ya mencionado como "Arca de Noé", que busca disminuir las angustias iniciales frente al procedimiento y personas desconocidos, ante quienes deben exponerse los más íntimos aspectos de la existencia. Esta posición es opuesta a la de otros autores, que desprovistos de todo criterio de agrupabilidad, consideran natural la existencia, en el inicio de todo grupo, de intensos montantes de ansiedad y que atribuyen su alto índice de deserciones a la patología y resistencias de sus pacientes, no a su ausencia de criterio de agrupabilidad (3).

> En un grupo, mencionado en un trabajo anterior (2), reuní a dos pacientes que se sentían, transferencialmente, mis hijas favoritas: Piedad y Tita. Pero, mientras la primera era intensamente agresiva, la segunda sufría pasivamente las agresiones. Piedad además, coincidía con Rodrigo en sus conflictos con compañeros de trabajo oportunistas y aduladores. Constituía el lado opuesto de su compañero, en cuanto a valoración y defensa de sus logros y derechos en todas las áreas de su vida. Rodrigo criticaba fuertemente a las mujeres, en especial a su esposa, a la que veían inferior a él en todo. Por otra parte, se sentía poco capaz y carente de estímulos y reconocimientos profesionales. Lo que para Altagracia resultaba novedoso y divertido, pues pensaba que los hombres siempre gozaban de todas las ventajas en la vida y no tenían motivos para sufrir.
>
> Mientras Altagracia, estaba recibida, Rodrigo era pasante de la misma licenciatura y además se sentía incapaz de enfrentarse a la realización de su tesis recepcional. Juan compartía con Rodrigo la incapacidad para asumir en forma adecuada la autoridad necesaria en algunas actividades. Su ineficacia para poner límites razonables a las demandas de su ex esposa, podía beneficiarse de la experiencia de Altagracia de un divorcio, inicialmente muy conflictivo, pero resuelto al final en forma satisfactoria para ella.

Como puede verse en la viñeta anterior, las líneas de entrecruzamiento vital, consciente, entre los integrantes del grupo son múltiples y gracias a ello, ninguno de los pacientes mencionados dejó el tratamiento antes de cumplir nueve meses en él.

> En otro grupo reuní inicialmente a Socorro, sudamericana con ocho años de residencia en el país, maestra universitaria; extraordinariamente bien integrada a su nuevo ambiente, con Ivonne, norteamericana, que tras 10 años de vivir en México y cuando menos quince más de radicar en otros países hispanohablantes, mostraba una pobre adaptación como inmigrada. Ambas mujeres sustentaban ideologías totalmente opuestas. Socorro se sentía culpable por haber abandonado a sus hijos. Ivonne se quejaba de haber sido relegada por los suyos.

Junto con Eduardo, ellas formaban el subgrupo de los divorciados. El hombre coincidía política y laboralmente con Socorro y era, por su modalidad viril suave y contemporizadora, el reverso de Mario; típico ejemplo de machismo, quien, a su vez, en forma burda y violenta, podía ser la reedición del marido de Vicky, con la que compartía el tener un matrimonio de más de 15 años de duración. Y también podía beneficiarse en el grupo, de las experiencias de sus compañeras en cuanto a la conflictiva entre padres e hijos adolescentes tardíos.

La primera deserción se presentó en este grupo a los 14 meses de iniciado.

Agrupé en otra ocasión, a Isidro, hombre de más de 40 años, quien a pesar de haber terminado una carrera universitaria, ganaba tan poco dinero que era incapaz de separarse del hogar familiar, con Graciela, estudiante universitaria en sus años veinte, que no visualizaba la forma en que intervenía en sus depresiones y fracasos amorosos, la dependencia hacia sus padres. Miguel constituía una réplica adecuada del padre de Graciela, por su alta sofisticación intelectual, su forma de expresarse y el abandono de un hijo extramatrimonial; repetición del abandono del padre de Graciela, cuando ésta tenía 6 años. Tito compartía con Miguel: profesión, estado civil y ambiciones profesionales. Ambos eran el reverso, en cuanto a esfuerzo personal por adquirir independencia económica y emocional, de sus otros dos compañeros.

El nuevo miembro se incluye en el grupo que se juzgue será capaz de ayudarlo y de beneficiarse con su ingreso. Un grupo de lento progreso puede necesitar de un catalizador constituido por un paciente agresivo, o borderline. Otros pueden requerir de una mujer seductora para favorecer el surgimiento de material sexual, o de un hombre firme pero sereno, para mitigar la competencia hostil. Los pacientes borderline llevan con frecuencia el grupo a una cultura más cándida e íntima, por su mayor percatación del inconsciente y su ausencia de formalismos.

Antes de los dos meses de trabajo con el grupo que mencioné en último lugar, incluí en él a dos nuevos miembros, en el intervalo de un mes: Xóchitl, madre soltera abandonada, que permitió a Miguel visualizar su ambivalencia frente al hijo rechazado. Nora, el otro nuevo miembro, era una activa luchadora social, pasante de la misma carrera que Isidro, soltera y unida a su madre por un vínculo de dependencia que, a diferencia del de Graciela, estaba más teñido de rebeldía que de culpa, lo que le aportó a esta última numerosos ejemplos de las manipulaciones maternas que provocan rabia y llevan a la autodestrucción. Los componentes de este grupo superaron el año de pertenencia a él sin abandonarlo.

En un grupo que me fue referido por su terapeuta previo, constituido por cuatro mujeres y un hombre, incluí después de varios meses de trabajo, a una joven con poca formación académica, al igual que una de las antiguas integrantes. Amanda era además gemela como el varón del grupo. Sirvió como ejemplo de superación personal y autoestima adecuada a su compañera y se benefició al visualizar los aspectos simbióticos negados de la relación con su gemela, a través del compañero.

Puede concluirse que las consideraciones cuidadosas con respecto a la agrupabilidad, disminuyen las deserciones e incrementan los beneficios que obtienen los pacientes en el grupo terapéutico.

Bibliografía

1. Bach, G.R. (1984), "Preparación e introducción de los nuevos pacientes", en *ídem, Psicoterapia intensiva del grupo,* Buenos Aires, Ediciones Hormé, 3a. ed., cap. III, pp. 41-48.
2. Díaz Portillo, I. (1983), "De la terapia individual al grupo", en: *Rev. Análisis Grupal,* México, I (1), pp. 44-52,
3. ———, (1988), "Un criterio de agrupabilidad", en: *Rev. Análisis Grupal,* México, V (4), pp. 3-12.
4. Dies, R.R. (1993), "Investigación en psicoterapia de grupo: Perspectiva general y aplicaciones clínicas", en A. Alonso y H.I. Swiller (comps.), *Psicoterapia de grupo en la práctica clínica,* México, El Manual Moderno, 1995, cap. XXIV, pp. 463-507.
5. Dupont, M.A., C. Enciso, H. Flores y S. Mckler (1976), "La personalidad terapéutica, Análisis de un concepto básico en psicoterapia", en: *Cuadernos de Psicoanálisis, México,* IX (2-3).
6. Foulkes, S.H. (1975), "Diagnóstico", en *ídem, Psicoterapia grupoanalítica, Método y principios,* Barcelona, Gedisa, 1981, cap. III, pp. 85-142.
7. Foulkes, S.H. y Anthony (1957), "Algunos aspectos técnicos y prácticos de la situación analítica de grupo", en *ídem, Psicoterapia de grupo,* Buenos Aires, Paidós, 1964, cap. IV, pp. 81-100.
8. Grinberg, L., M. Langer y E. Rodrigué (1957), "Iniciación de un grupo", en *ídem, Psicoterapia de grupo,* Buenos Aires, Paidós, 5a. ed., 1977, cap. IV, pp. 75-100.
9. Grotjahn, M. (1977), "Preparación para el grupo", en *ídem, El arte y la técnica grupal analítica,* Buenos Aires, Paidós, 1979, cap. V, pp. 56-61.
10. Kadis, A.L., J.D. Krasner, C. Winick y S.H. Foulkes (1963), "La selección de pacientes para la psicoterapia de grupo", en *ídem, Manual de psicoterapia de grupo,* México, Fondo de Cultura Económica, 2a. reimpresión, 1982, cap. V, pp. 63-81.
11. Mullan, H. y M. Rosenbaum (1962), "The Organization of the Therapeutic Group", en *ídem, Group Psychotherapy. Theory and Practice,* Nueva York, The Free Press, cap. VII, pp. 125-136.

12. Palacios, A. (1975), "Escrutinio clínico inicial y constitución del grupo", *Técnica de grupo en psicoanálisis,* Mexico, Prensa médica, cap. IV, pp. 52-77.
13. Pines, M. (1990), "Group Analytic Psychotherapy and the Borderline Patient", en B. Roth, W.N. Stone, y H.D. Kibel, *The Difficult Patient in Group,* Connnecticut. Int. Universities Press, Inc., pp. 31-44.
14. Rutan, J.S. y W.N. Stone (1993), "Issues of Group Composition", en *ídem, Psychodynamic Group Psychotherapy,* Nueva York, The Guilford Press, 2a. ed., cap. VI. pp. 96-111.
15. ——— "Beginning the Group", cap. IX, pp. 146-160.
16. Sadock, B.J. y H.I. Kaplan (1993), "Clinical Diagnosis in Group Psychotherapy", en H.I. Kaplan y N.J. Sadock (comps.), *Comprehensive Group Psychotherapy,* Baltimore, Williams & Wilkins, 3a. ed., pp. 57-72.
17. Slavson, S.R. (1953), "Algunas orientaciones para la constitución de los grupos", en *ídem, Tratado de Psicoterapia Grupal Analítica,* Buenos Aires, Paidós, 1976, cap. VII, pp. 183-212.
18. ———, "La sesión grupal analítica, su fenomenología, cap. X, pp. 258-298.
19. ———, "Psicoterapia grupal analítica de ciertas perturbaciones del carácter", cap. XV, pp. 421-450.
20. ———, "La psicoterapia grupal y la naturaleza de la esquizofrenia", cap. XVI, pp. 451-485.
21. Wolf, A. y E.K. Schwartz (1962), *Psicoanálisis en grupos,* México, Pax-México, 1967.
22. Yalom, I.D. (1995), "The Selection of Patients", en *ídem, The Theory and Practice of Group Psychotherapy,* Nueva York, BasicBooks, 5a. ed., cap. VIII, pp. 217-243.
23. ———, "The Creation of the Group, Place, Time, Size, Preparation", cap. X, pp. 266-292.
24. ———, "In the Beginning", cap. XI, pp. 293-325.
25. Zimmermann, D. (1969), *Estudios sobre psicoterapia analítica de grupo,* Buenos Aires, Ediciones Hormé.

Capítulo 17

En los inicios del grupo terapéutico

Coincido con Slavson, S. R. (1976) en que seccionar el *continuum* terapéutico en las llamadas fases "inicial, media y terminal" es un artificio que puede provocar confusión y errores. Sólo en los grupos a tiempo limitado y objetivos focalizados puede hablarse en forma congruente de fases discernibles, cuya presencia obedece más a la presión del terapeuta para alcanzar el objetivo terapéutico, que al desenvolvimiento espontáneo de un proceso de comunicación, interacción, descubrimiento y elaboración de motivaciones inconscientes entre personas con patologías, capacidades y metas terapéuticas distintas. El proceso grupal se desarrolla de sesión en sesión y sus avatares dependen de la composición del grupo, del contexto en el que está inmerso (práctica privada o institucional, clima social apacible o tormentoso); del prestigio de la terapia grupal en el ambiente del cual provienen los pacientes; del estilo y experiencia del terapeuta (53).

Además, en los grupos abiertos, sin límite de tiempo, lo que pudiera constituir la "fase de apertura" para el nuevo, puede corresponder al proceso de terminación de otros. Pretender que todo un grupo abierto, sin límite de tiempo y heterogéneo, avance al mismo ritmo contradice el dispositivo técnico que lo instaura. Las fases que se describen en la literatura sólo aluden, con terminologías distintas, a fenómenos grupales que caracterizan momentos de un proceso. Si a esto añadimos que las "fases" de algunos autores pueden presentarse juntas en una sola sesión, resulta cuestionable su utilidad. Pretender conocer de antemano lo que debe presentarse después de tres o seis meses en un grupo determinado, puede llevar al terapeuta bisoño a desilusiones o a intervenir en forma autoritaria para inducir la aparición de los fenómenos requeridos por la "fase" en la que supuestamente debe encontrarse su grupo.

Como lo estableció Freud para el análisis individual, en el grupal, como "en el noble juego de ajedrez, sólo pueden enseñarse apertura y cierre." Por esta razón, me limito a presentar un somero resumen de las fases que describen algunos autores en la evolución del proceso grupal. La exposición deja en evidencia los criterios que eligen, según sus preferencias individuales los terapeutas. Variaciones difíciles de unificar, que enfatizan aspectos diversos del acontecer grupal, y que con frecuencia se refieren a los mismos fenómenos con diferente nomenclatura. Lo anterior dificulta la percepción de que, lo que para algunos sucede al inicio del grupo, otros lo observan con posterioridad o al final del tratamiento.

Kadis, A. (et al., 1963) y Bach, G. R. (1984) consignan que Stout encuentra tres fases en el proceso grupal: resistencia, fomento de la discusión de los problemas profundos y libertad y amistad. Cholden las llama: indagación hasta percibir límites, advertencia de acontecimientos provocadores en el grupo y discusión del origen de las emociones y conflictos. Taylor encuentra descubrimiento de sí mismo; transformación del problema personal en problema de grupo e interpretación del grupo. Wender añade una fase: establecimiento de relaciones; interpretación por el terapeuta; así como principio de autocomprensión y reorientación. Abrahams las denomina: relaciones conectadas con el pasado, interacción, disminución de la resistencia y mutualidad terapéutica.

Bach (*op. cit.*) establece siete fases, "algunas de las cuales pueden coexistir en una misma sesión": a) Prueba de la situación inicial (formación del grupo). b) Dependencia del líder. c) Regresiva familiar. En estas tres fases prevalece el supuesto básico de dependencia. d) Compañerismo asociativo. e) Autoexploración. f) Conciencia de grupo (manifestación de los supuestos básicos restantes). g) Grupo de trabajo.

Adhiérase o no el terapeuta a la observación de las "fases" por las que atraviesa el proceso grupal, para iniciar un grupo o incluir en él nuevos pacientes, es necesario realizar ciertas actividades.

Preparación previa al ingreso al grupo

El proceso de selección y agrupabilidad culmina con la referencia del paciente al grupo que se considera adecuado para él. Sin embargo, algunos terapeutas encuentran que, en el caso de personas aisladas, sensibles, esquizoides o resistentes a esta indicación terapéutica, es necesario establecer una alianza de trabajo firme, antes de incluirlos en el grupo, a fin de evitar una experiencia dolorosa para ellos y para el grupo. La necesidad de una preparación previa, así como el tiempo de espera que puede existir entre la selección y la reunión del número adecuado de miembros para constituir un nuevo grupo, implican la necesidad de trabajar con los pacientes en sesiones individuales o en grupos de espera (25, 38, 39, 46, 50, 56, 57 y 59).

Algunos terapeutas todavía temen que el trabajo individual previo al ingreso al grupo interfiera con la formación de transferencias laterales y al grupo. Por el contrario, la exploración de prejuicios, temores y expectativas irreales con respecto al grupo, disminuye la ansiedad ante el ingreso. Lo facilita, e inicia el desarrollo de la "educación para el trabajo terapéutico", sin la cual el grupo puede funcionar, simplemente, como escenario para la autoafirmación defensiva, el exhibicionismo o voyeurismo o erigirse en lugar, a veces sadomasoquista, de intercambio de consejos y "confrontaciones honestas" (5).

Dies, R. R. (1993) resume los hallazgos de algunas encuestas a terapeutas, calificadores independientes y pacientes, junto con los resultados de las pruebas psicológicas de estos últimos, comparando los resultados de quienes recibieron cierto tipo de preparación previa a su ingreso a grupos terapéuticos, con sujetos no preparados. Concluye que la asistencia y permanencia en el grupo terapéutico fue mayor entre los pacientes que recibieron preparación. La ambigüedad que genera el desconocimiento de lo que se espera del paciente en las primeras sesiones alimenta sus distorsiones, temores interpersonales y angustia, con lo que se interfiere el desarrollo grupal inicial y se incrementan las deserciones prematuras.

Sin embargo, si la preparación del nuevo paciente toma meses e incluye lectura de protocolos de las reuniones del grupo, instructivo escrito de los principios de conducta que deben acatar los miembros y escucha de sesiones grabadas, tras lo cual el candidato elige el grupo que considera adecuado para él, como sugiere Bach, G. R. (1979), el ingreso se realiza en medio de transferencias preformadas al terapeuta, los pares y el grupo en sí; situación que puede complicar la labor terapéutica.

Durante el proceso de selección y agrupabilidad habitual, es necesario explorar la existencia de personas conocidas del paciente en el grupo que se considera adecuado para incluirlo. La amistad u otro tipo de intimidad entre los futuros miembros del grupo incrementa la resistencia a mostrar lo que realmente se siente y piensa, con el temor a la traición o pérdida del afecto de los amigos. La imposibilidad de conservar el anonimato en clínicas y comunidades pequeñas lleva a los pacientes a ocultar informaciones esenciales sobre sí mismos, para no perder prestigio ante sus vecinos. Esta desconfianza es un impedimento serio para el establecimiento de los grupos terapéuticos, que Slavson (*op. cit.*) sugiere subsanar mediante sesiones individuales previas al grupo o por medio de terapia conjunta (36 y 50).

Congruente con mi criterio de agrupabilidad, según el cual formo grupo, o incluyo en los que ya están en marcha, a pacientes que encuentren fácilmente con quienes identificarse en forma consciente, o que son su polo opuesto y cuyo ingreso juzgo conveniente para el grupo en sí, comunico al candidato las características de los integrantes que considero le serán útiles para beneficiarse de la interacción con ellos. Por ejemplo: "a X también la crió su abuela; fue violada; es el único varón de la familia, tampoco encuentra su lugar en este mundo." O "Y posee el tipo de arrojo, despreocupación y espontaneidad que quisieras alcanzar." Guardo el anonimato de los miembros del grupo mencionando al candidato, primero sólo el nombre (sin apellidos) y la ocupación de sus futuros compañeros. Por ejemplo: "Juan es Arquitecto..." Si no resulta conocido, entonces explico las características que considero valiosas para el nuevo paciente y el grupo. Sigo la misma conducta ante el grupo, cuando le anuncio la probable llegada de un nuevo compañero.

El respeto por mis pacientes me obliga a comunicarle al grupo a quién pretendo incluir y por qué. No hacerlo expone a situaciones antiterapéuticas, como hacer coincidir a la esposa y la amante de un individuo; a alumno y maestro; jefe y subalterno; compañeros de clase, que no podrán descubrirse totalmente unos frente a otros. Explicar por qué se considera útil el ingreso de un nuevo miembro permite además, que el grupo corrija la posibilidad de distorsiones contratransferenciales del terapeuta, que lo llevan a evaluar, en forma equivocada, la tolerancia de los miembros a diversas situaciones.

> En una ocasión dudaba de incluir en un grupo a una paciente que podía interrumpir el tratamiento un año después de iniciado, si obtenía la beca al extranjero que había solicitado. Consideraba que su sometimiento a sus padres era una cruel caricatura del de otros dos integrantes. Mi duda obedecía a que poco antes se había despedido del grupo, tras ocho meses de pertenencia, un miembro que se vio obligado a volver a su país por razones laborales. El grupo estuvo de acuerdo en aceptar a la "nueva" por considerar que, el caso en cuestión, como otras interrupciones del tratamiento previas, sólo había perturbado al grupo alrededor de la despedida, que además siempre dejaba algo bueno. La "nueva" fue recibida con la ambivalencia que despierta siempre la perturbación del equilibrio grupal. No tuvo que interrumpir el tratamiento porque no le concedieron la beca.

En otras ocasiones, son los mismos miembros del grupo los que me anuncian su deseo de no incluir a alguien conocido, que han sabido está buscando tratarse conmigo. Petición que siempre respeto, independientemente de que explore las razones que la motivan. Hacer lo contrario, además de constituir una actitud autoritaria que se paga caro, expone al nuevo miembro al rechazo de todo el grupo, que lógicamente se unirá con el compañero contra la falta de sensibilidad y arbitrariedad del terapeuta. El enojo contra él puede desplazarse hacia al nuevo o provocar la salida de quienes se opusieron a su ingreso. Los miembros de los grupos conducidos por terapeutas demagógicos o inamoviblemente idealizados, se someten a su autoridad sin mayores protestas aparentes, pero presentan un alto índice de deserciones y mejorías superficiales.

Los terapeutas que ejercen en la práctica privada y dedican el tiempo suficiente para llevar a cabo una selección cuidadosa, establecen el contrato con los pacientes antes de referirlos al grupo. En la praxis institucional es frecuente que los nuevos miembros sean enviados al grupo por terapeutas distintos a los encargados de la terapia, por lo que es necesario, durante la primera sesión del paciente o del nuevo grupo, establecer los elementos del encuadre que se consideran necesarios para el trabajo. Todos los terapeutas están de acuerdo en hacer saber a los pacientes cosas tan indiscutibles como lugar, día, horario, confidencialidad, honorarios y suspensiones de las sesiones y si se trabajará con coterapeuta(s) u observador silencioso (16, 18, 24, 25, 29, 36, 39, 44, 47, 52, 55, 56, 57 y 59).

Este acuerdo obedece a que es indiscutiblemente ridículo dejar a los pacientes deambular por un hospital o edificio de consultorios preguntando dónde, a qué horas y qué días se reúne el grupo. También es absurdo no establecer de antemano los honorarios y si se deben pagar o no las sesiones a las que faltan los pacientes, porque no puede contratarse razonablemente ningún servicio, terapéutico o no, sin saber su precio y la posibilidad de solventarlo. La regla de confidencialidad protege tanto al grupo como a sus integrantes y casi todos la viven más como garantía de esta protección que como algo externo a ellos. Pero, de aquí en adelante, las diferencias en la conducta de los terapeutas cubren una gama que va desde dejar al grupo la decisión de la frecuencia con que se reunirán, hasta la explicitación de 15 normas o más, que dependen, tanto del contexto en el que se lleva a cabo la terapia, como de las características del terapeuta. Hay quien, por ejemplo, sugiere a los pacientes no hacer nada destructivo o peligroso para sí, para el grupo y las propiedades del terapeuta, "como lo haría un buen padre con sus hijos." Otros prohíben masticar chicle, fumar o tomar refresco, mientras algunos tienen café a la disposición de sus pacientes. Unos prohíben la socialización fuera del grupo y otros la aplauden.

Cuando se trabaja con pacientes hospitalizados el contrato necesita ser más explícito que en la práctica privada, tanto porque se requiere de un funcionamiento acorde con las reglas de la institución, como porque, con frecuencia, el estado mental de los miembros es confusional, alejado de la realidad y su control de impulsos es pobre. Estas condiciones justifican explicitar, con claridad y precisión lo que se espera haga el paciente, cuál es la labor del terapeuta dentro del grupo; la meta del tratamiento; dificultades esperables en la terapia; exclusión de violencia física, intimidación y actividad sexual; conveniencia de discutir las decisiones importantes antes de llevarlas a cabo; requisitos para ser dado de alta; posibilidad de grabar, filmar o utilizar el material del grupo para enseñanza y empleo de cámara de Gesell.

Con pocas o muchas reglas, el terapeuta de grupo, que no es ni líder ni autoridad, sino un observador participante, sabe que un contrato es el acuerdo de voluntades entre dos seres libres y contrata sin imponer, dispuesto a aclarar el por qué de las reglas que no entiende o no acepta de buen grado el paciente. Si durante este proceso el candidato manifiesta desconfianza, ansiedad o resistencia, puede ser necesario demorar su ingreso al grupo para trabajar exploratoria e interpretativamente sus angustias, que de no atenderse pueden llevarlo a abandonar el grupo durante las primeras sesiones.

El terapeuta tiene la responsabilidad de proporcionar al grupo el lugar de reunión, que debe contar con una buena posibilidad de privacía; tranquilidad; asientos cómodos, de preferencia móviles, para facilitar que los pacientes puedan acercarse o alejarse entre sí, respetando la distancia que necesita cada quien. Los lugares se disponen en círculo o en U, para permitir que se expongan a todas las miradas, los segmentos corporales que transmiten emociones (cara, manos y pies); con mesa central o sin ella. Si el terapeuta acostumbra realizar dramatizaciones, debe disponer de un espacio separado de aquél donde se llevan a cabo las sesiones regulares. La consistencia del tratamiento es fuente de seguridad para los pacientes. La permanencia de la habitación, mobiliario y arreglo, el ambiente que no cambia, instaura una zona de confianza, de continencia firme. No constituyen una rigidez anquilosada, sino un marco operativo que facilita la interacción flexible y permite que los pacientes no tengan que realizar adaptaciones frecuentes al mundo externo (5, 17, 38, 44, 55, 57 y 59).

Ansiedades y conductas iniciales

En el grupo terapéutico los individuos se confrontan con una serie de extraños que rivalizan en autoestima, poder (en términos de dominio y sumisión), asunción de roles o búsqueda de atención; que proceden de distintos orígenes, situaciones socioeconómicas y educativas y poseen valores diferentes a los suyos. Enfrentan necesidades de intimidad e inclusión y temor al engolfamiento o abandono y rechazo; experimentan deseo y temor de despojarse de sus máscaras ante otros que no son confiables todavía y para los que no significarán nada al final de la sesión.

Soledad que, si se vive como pérdida del vínculo empático, hace que el individuo se sienta incomprendido y traicionado. Hay que tolerar también, la herida narcisita de ser uno más, no la estrella. Estos factores despiertan temor de ver aniquilado el *self*, amenazan la identidad, constituyen una situación de intensa ansiedad psicótica (esquizoparanoide), que provoca la emergencia de las defensas y resistencias típicas del individuo (1, 2, 19, 21, 33 y 41).

La situación grupal reactualiza las etapas de estructuración del yo, del sentimiento de identidad, lo que explica la intensidad de los afectos, de la angustia, defensas narcisistas, proyecciones y ataques. El inicio del vínculo grupal se vive, regresivamente, como retorno al período pre-especular. Espejo que no refleja la imagen del sujeto, despierta tensiones agresivas y la amenaza de ser engullido, perder los límites, ser despedazado. Todo lo cual ubica al terapeuta como figura de autoridad angustiante, devoradora, en la cual además, se depositan elementos de la transferencia negativa, cuyo contenido agresivo impide que los participantes establezcan con él verdaderas relaciones de objeto. Por esto temen ser maltratados, transformados, destruidos. La dinámica grupal también permite a cada uno utilizar a los otros en el sentido de sus deseos o defensas: facilita hablar por ellos, o hacerlos portavoces de distintas demandas; buscar uniones y alianzas para atacar, descargar tendencias sadomasoquistas, persecutorias, depresivas y reparatorias (11, 12, 13 y 27).

Pero también existe la búsqueda de una relación tranquila y satisfactora de necesidades con la madre, que hace del grupo un objeto positivo y benigno, mientras el líder y los demás miembros del grupo se convierten en objeto de una gama de actitudes ambivalentes, aunque en su mayoría son hostiles y atemorizantes. El terapeuta es el centro de interés de los miembros, que amoldan su comportamiento, en cierto sentido, al patrón tradicional de la relación médico-paciente. Pero la fantasía infantil regresiva lo coloca en una posición mágica, de omnipotencia y omnisapiencia (45).

La dinámica del grupo se juega entre los polos de la realización del deseo y la amenaza. Se viene para curar y para nacer. En el fondo, para adquirir autonomía con respecto al cuerpo materno. Los participantes son ambivalentes hacia este objetivo. La invitación a expresar lo que se piensa, hace emerger lo reprimido: deseos prohibidos que los miembros necesitan acallar, de ahí el frecuente silencio que sigue a la invitación. Los participantes demandan amor del grupo y del psicoterapeuta. Sólo la frustración de esta demanda suscita en el sujeto el proceso de cambio y el trabajo de análisis. Otras demandas son: aprender a conseguir que los demás adopten las reglas de coexistencia que el paciente necesita; definir quién se es y qué se puede; obtener curación u omnipotencia. El cambio se busca, pero se teme. Se desea modificar lo que produce sufrimiento, pero se teme que el cambio implique la pérdida de una idiosincracia valiosa, atractiva. Cuanto más narcisista sea el paciente mayor es su temor, producto de confundir la meta terapéutica: curar la neurosis, con la destrucción de sublimaciones importantes (3, 18 y 28).

El conflicto primario del hombre como animal de grupo es la dominación, en el sentido del dominio de los padres sobre los hijos. En los grupos surge la reacción frente a la autoridad y figuras autoritarias transferidas al terapeuta, nueva fuente de ansiedades persecutorias junto con la ambivalencia en relación con la dependencia de esta figura ansiada y temible. Las relaciones entre los miembros y las percepciones de todos los aspectos de la situación grupal (líder, miembros y grupo en su conjunto) son regresivas, reactivación de antiguos patrones de conducta y de múltiples identificaciones primitivas, individuales y grupales. En este clima ahistórico y atemporal predominan el pensamiento mágico, irracional y el lenguaje de acción facilitador de la dramatización de las necesidades, que incluyen fantasías orales. Se suscitan proyecciones de imágenes fraternas: relación sadomasoquista, competencia larvada o abierta; unión homo o heterosexual (alianza defensiva); la demanda quejumbrosa o persecutoria y la culpabilidad o el remordimiento (13, 18, 32, 41, 45 y 49).

Caos y masificación son las dos ansiedades más amenazantes para la vida del grupo. La vivencia de caos corresponde a la imposibilidad de encontrar formas mínimas de vincularse, lo cual remite a la soledad desesperante y la anomia. El caos se manifiesta como a-organización o desorganización por pérdida brusca de normas compartidas. La defensa contra dicha ansiedad es la adhesión a pautas estereotipadas y también la rigidización de la dependencia al encuadre, así como el empobrecimiento de los contenidos. También es un refugio en el mundo narcisista, como negación maníaca y omnipotente de la necesidad del "otro." Cada quien anda por su lado (42).

La vivencia de masificación es equivalente a la sensación de pérdida del yo individual en pro de un yo ilusorio grupal, en el que ya no existe el nosotros sino una entidad sincrética: "grupo", a la cual se atribuyen significaciones diversas. Se manifiesta como cohesión intensa que llega a la aglutinación expresada, en el discurso, con un empleo frecuente de términos tales como "el grupo dice... siente... hace...", como si el "grupo" fuera una superestructura que absorbe y controla. Pueden aparecer momentos de elación correspondientes a la negación del empobrecimiento vincular. La vivencia de masificación encubre una gran violencia. En el caos, el yo individual impide la comunicación con el otro. En la masificación, el proceso de comunicación está interrumpido por una pérdida de diferenciación entre el yo y el otro, que imposibilita la existencia de una estructura interaccional (42).

La negativa del terapeuta a establecer normas y directivas incrementa la angustia ante lo desconocido. Hay tensos silencios, miradas perplejas y desconfiadas, sonrisas huecas o apaciguadoras. No se sabe de qué hablar. Como personas bien educadas, los miembros del grupo recurren a presentarse de manera informal; con énfasis en los aspectos más externos y convencionales de la identidad. Son cautelosos en sus preguntas y respuestas, de las que omiten lo que pudiera ser más importante. Se aferran a normas conocidas y aceptadas, manteniéndose en un plano superficial, dentro de lo que es socialmente aceptable: problemas y experiencias de su vida actual con hijos, maestros, amigos; dificultades financieras o de convivencia con los vecinos; descripción de actividades laborales. Toda su conducta y actitud constituyen una defensa frente a lo nuevo amenazador (15, 22, 36, 52 y 55).

Bejarano, A. (1972) afirma que la toma de la palabra en un grupo que se inicia, es un acto de afirmación pero también (imaginariamente) de rivalidad e identificación (siempre primaria) con el agresor (imaginario): el monitor. Por un lado, es él quien "tiene" la palabra primera, fundante, que se percibe como amenazante. Tomarla puede satisfacer el deseo envidioso de apoderarse del saber y del "poder", omnipotencia que, se supone, posee el terapeuta (12).

Los pacientes se esfuerzan por mantener el precario equilibrio que logran las presentaciones, intentando construir una organización formal (orden para tomar la palabra, distribución del tiempo), y observan, al mismo tiempo, el carácter, maneras y respuestas de los compañeros. Están alertas al peligro de recibir críticas, ataques o humillaciones y se dirigen con más frecuencia a quienes parecen diferentes del resto, para descubrir las similitudes con ellos, disminuir la angustia ante el extraño y convertirlos en aliados, mientras esperan que el terapeuta deje de observar y diga qué hacer. El grupo defensivo busca semejanzas y niega la competencia, envidia, enojo y agresión. Las relaciones con los pares son más bien de naturaleza parasitaria o anaclítica que de tipo igualitario; las mueve la dependencia, la inseguridad, la necesidad de protección, de vincularse con objetos transferenciales parentales o fraternos. Es frecuente que un tímido se acerque primero a otro, su igual no temible y con posterioridad pueda unirse con alguien agresivo, su complemento y modelo (2, 40, 36, 50, 52 y 55).

Se recurre colectivamente a ciertos estilos defensivos: el obsesivo, muy común entre los psicologistas, aparece en primer lugar, con su jerga derivada de la psicología, que neutraliza el afecto y establece una distancia con el interlocutor. A éste le sigue el estilo hipomaniaco, con proliferación de cuentos, juegos de palabras, neologismos. Después viene el estilo depresivo, con predominio de vínculos transferenciales y objetales reales, cuya destrucción se teme, debido al incremento de manifestaciones sexuales y agresivas (3, 19, 32 y 41).

La organización narcisita individual se sostiene con la de los demás sin reconocer a profundidad el propio aislamiento, ni el temor a lo desconocido en los otros. Los miembros intentan encontrar bases de identificación y atracción mutua. Poco a poco, se atreven a ser más sinceros. Entonces notan las diferencias que hay entre ellos, preguntándose por qué se les ha reunido, cuál es el plan. Esto los lleva a intentar saber más unos de otros, con lo que surge material más personal y auténtico. La enfermedad se vive con culpa, por lo que tratan de convencerse a sí mismos y a los demás, de que son los integrantes más "normales" del grupo. Fracasan en su intento, porque los otros descubren el subterfugio; "cada uno se convierte en verdugo de los demás", hasta que se visualiza al tercero como portador de valores diferentes de los propios, sin que esto resulte terrible o disruptivo. La comunicación se desenvuelve entonces en un clima amistoso y los miembros se sienten a gusto en el grupo (19, 22, 23, 30 y 41).

En las primeras sesiones se instaura un clima grupal característico, debido al contacto visual, la obtención de gratificaciones directas (elogios e intercambio de datos útiles entre otros) y el contagio emocional. Se impone una convivencia sin los pasos previos necesarios. Se producen confesiones, discusión de síntomas y expresión de grandes esperanzas por la oportunidad de programar al grupo para apoyar y responder a deseos irracionales y ansiedades neuróticas. Los pacientes se ven inmersos en procesos, temáticas o acciones que pueden serles ajenos, sin disponer de un tiempo propio para hacerlos suyos, elaborarlos o pensarlos. La asimetría de la comunicación entre el terapeuta y los pacientes produce extrañeza, malestar y frustración; pone en juego mecanismos regresivos. Se recurre a establecer vínculos emocionales primarios y se intensifican las defensas (5, 41 y 45).

Algunos tratan de preservar un rol de alto *status*, una fachada de fría autosuficiencia y no piden ayuda directamente; nunca reconocen lo que se les da, pero se lo llevan a casa a rumiarlo a solas. Pueden competir o buscar aliados entre los demás miembros en función de protegerse del terapeuta. Otros son efusivos en su gratitud; pueden mostrarse dependientes, desamparados y renunciar a su propio interés en un esfuerzo aparente por no parecer egoístas, por apaciguar o hacer cosas por los otros. O bien se muestran desafiantes con los terapeutas e incluso intentan separar o provocar desacuerdos o rivalidades entre la pareja coterapéutica. Es decir, despliegan los roles que han sido funcionales a través de su historia para evitar la ansiedad y el temor ante lo desconocido (61).

Un miembro puede transformarse en figura parental de otro, remitir al grupo arcaico en el que los roles se discriminan sólo sobre la base de proveer gratificación o frustración. Se crean vínculos alimentados por: a) fantasías primitivas desencadenadas por el aspecto real y concreto de las relaciones; b) simbolización de estas relaciones, a partir de un "como si" y c) procesos generados por la comunicación. La estructura del grupo liga de tal modo los elementos de los roles de sus integrantes, que la modificación de uno de los elementos produce cambios en los otros. Cuando los participantes se enfrentan entre sí, intentando imponer su demanda en detrimento de la de los otros, la dinámica movilizadora de los procesos inconscientes se bloquea. Sólo la interpretación grupal, oportuna y exacta, sobre la diversidad de las demandas disuelve la obstrucción (3 y 41).

El individuo siente desconfianza, hostilidad y miedo frente al terapeuta y a sus compañeros. Teme que el terapeuta lo dañe o revele ante el grupo lo "malo", prohibido y peligroso de su realidad psíquica. Envuelto en conflictos de rivalidad y envidia con los compañeros, recela el que los demás obtengan más amor del terapeuta, lo que despierta sus impulsos destructivos y el deseo de posesión absoluta. Al mismo tiempo, la sensación de ser el preferido lo hace temer la envidia de los demás. En algunos casos los miembros se encuentran abrumados a su ingreso al grupo por el peso de duelos no elaborados por hermanos muertos, modelos idealizados por los padres, imposibles de imitar, o "reemplazar" (a veces incluso llevando su nombre), situación que reviven en los compañeros (13, 22 y 23).

El supuesto básico de dependencia defiende contra estas emociones al transformar al terapeuta temido e inconscientemente odiado, en una figura idealizada que provee todas las necesidades del grupo, en quien se delega toda la responsabilidad de la tarea. Al volcar toda la atención en la figura del terapeuta, los individuos niegan su pertenencia al grupo; no se conectan interpersonalmente. Para mantener la fantasía de que todos reciben por igual del terapeuta se funden en una entidad única: el grupo. Se pierden los límites del yo y la individualidad de los miembros para negar las diferencias. Este fenómeno suele acompañarse de angustia más o menos intensa. La posición de dependencia es una defensa, al inicio del tratamiento, contra las angustias primitivas que aparecen en el seno del grupo. A través de ella se niega la angustia paranoide que despierta la situación colectiva. El terapeuta idealizado, por su posición omnipotente, que lo coloca a demasiada distancia de los integrantes del grupo, queda a salvo de la envidia (22 y 24).

Los miembros se comunican inicialmente en su nivel manifiesto habitual, sin percatarse de los significados emocionales latentes. Las intervenciones del terapeuta los inducen a descubrir estos significados en sí mismos y en sus compañeros. La movilización hacia el cambio caracterológico requiere que la comunicación emocional latente juegue un papel central, de mayor importancia que la comunicación de ideas (31).

Al principio, el individuo analiza defensivamente a los demás, los utiliza como pretexto para exteriorizar las emociones ligadas a las necesidades que empiezan a surgir en él y que el grupo le devuelve para que las reconozca como propias. Muchas veces la exteriorización de fantasías da la impresión de espontaneidad creativa, pero corresponden en realidad, a la emergencia de defensas contrafóbicas (5).

Es frecuente que el grupo que se inicia pase de una posición de dependencia a una de lucha y fuga, lo cual constituye un cierto progreso terapéutico (el grupo reconoce su angustia y agresión). Sin embargo, está lejos de adquirir un verdadero *insight*, ya que proyecta el conflicto fuera de su seno. Idealización y persecución coexisten en el grupo, pero mientras una de ellas es sostenida por el grupo en forma ostensible, la otra se encuentra disociada en forma inconsciente (22).

Es habitual que la expresión de hostilidad se contenga hasta que los pacientes experimentan una seguridad mínima. Aparece primero en quienes están menos conflictuados. Los sentimientos correspondientes a relaciones infantiles significativas se transfieren hacia los compañeros del grupo y se manifiestan en forma verbal y preverbal. La hostilidad que acompaña a estas transferencias laterales genera temor y culpa, que pueden bloquear la comunicación. A medida que se reconoce el significado de la hostilidad en función de las necesidades infantiles y que se examina la naturaleza de las distorsiones proyectivas, progresa el tratamiento. De manera que el terapeuta puede esperar que el grupo busque voluntaria, recíproca y espontáneamente los significados de sus comunicaciones e interacción. Junto con las tendencias paranoides y destructivas (ataques y desconfianza), se presentan las reparadoras (de apoyo y ayuda) (22, 23, 52 y 55).

Los miembros de los grupos que han superado las vicisitudes de la apertura desarrollan un cierto orgullo y superioridad sobre quienes no pertenecen al grupo, al cual defienden; por ejemplo, si lo ataca un nuevo miembro. El sentimiento de pertenencia es un soporte poderoso del autorespeto y la autoestima; para preservarlos, los pacientes ocultan su membresía si ésta provoca conflicto con los valores de sus otros grupos de pertenencia, lo que puede incluir a los cónyuges y amigos íntimos. Si el grupo se constituye en una "camarilla selecta", la hostilidad se dirige hacia el exogrupo, a las personas influyentes del ambiente social de los pacientes. Se tiende a evitar el ingreso de nuevos miembros y a excluir a quienes no encuentran atrayentes, lo que provoca tensión en el grupo (10, 30, 57 y 59).

La emergencia de líderes y la diferenciación de funciones son fenómenos que se inician tan pronto como se reúne el grupo. Dependiendo del grado de agresión de los individuos surge un líder rebelde, uno sumiso, o dos que encarnan cada tendencia en forma simultánea. La conducta del líder inicial se halla determinada por su relación con el terapeuta y con los demás miembros del grupo, además de los factores específicos de su personalidad. En su relación con el terapeuta existe hostilidad y desconfianza (y también el deseo de cooperar, de contrarrestar la pasividad del resto del grupo). Frente a éste prevalecen la rivalidad y necesidad de diferenciación. Con frecuencia el primer líder emergente se perfila en el momento en que el grupo pasa del supuesto básico de dependencia al de ataque y fuga porque el grupo no encuentra en el terapeuta solidaridad con su espíritu bélico y necesidad de acción violenta. Cuanto más se haya idealizado al terapeuta en la posición de dependencia, mayor será la hostilidad y el resentimiento que provoque cuando la frustración termina con la idealización. La desilusión lleva al grupo a improvisar el caudillo que necesita. Para algunos terapeutas como Grotjahn, M. (1977), los psiquiatras jóvenes son los miembros más dispuestos para manifestar su intensa hostilidad hacia el terapeuta, asesinándolo simbólicamente a través de sus intentos de suplantarlo (24 y 25).

Ingreso de nuevos miembros

Recibir nuevos pacientes sin avisar antes al grupo, es una actitud poco cuidadosa, autoritaria y por tanto antiterapéutica, aunque puede ser inevitable en situaciones institucionales. Repite la conducta de ciertos padres que no anuncian el próximo nacimiento de un nuevo hermano. Las respuestas que se despiertan en el grupo ante tal conducta, mal pueden llamarse transferencia, aunque el terapeuta desvíe, gracias a ella, la rabia que despierta su conducta real y refuerce su imagen idealizada, porque permite atacar a los "malos padres del pasado." La posibilidad de inclusión del nuevo miembro se anuncia con tiempo suficiente para que el grupo la elabore. Algunos terapeutas invitan al grupo a discutir sus sentimientos al respecto. Yo encuentro más útil esperar a que el grupo tome la iniciativa. La presentación previa al ingreso del nuevo miembro que describí en páginas anteriores despierta curiosidad, risa o conmiseración, nunca silencio, que de existir se trabaja como resistencia.

Los pacientes pueden manifestar fastidio por tener que poner al corriente sobre su conflictiva al nuevo. Algunos temen que esto los vuelva a enfermar. Se vive a los novatos como amenaza para el progreso del grupo, porque se tiene que dedicar tiempo para incluir al principiante quien, al final de cuentas puede abandonar el grupo, como algunos de sus antecesores, a los que se recuerda con resentimiento por la herida narcisista implícita en no haber podido responder al tiempo y afecto que se les depositó. Los miembros con una cierta antigüedad sienten como si se les rebajara a primer año. O resienten la posibilidad de quedar despojados del lugar que creen haber ganado ante los compañeros. Otros integrantes se preparan para encontrar un aliado en su resistencia; un estímulo para el cambio; un futuro romance o la posibilidad de reparar en el nuevo las culpas por "no haber hecho lo suficiente" para evitar la partida de otros compañeros, hermanos dañados en la transferencia, u objetos del pasado a quienes no se pudo mostrar que además de hostilidad, también existía amor hacia ellos.

La conducta de los miembros de un grupo en marcha oscila entre intentos de integrar y excluir a los nuevos, porque perturban las estructuras de los subgrupos establecidos y presionan hacia el reagrupamiento de roles. Igual que el principiante, los miembros antiguos se preguntan cómo se adaptarán al cambio en la composición del grupo y sus reacciones forman parte del intento de mantener la homeostasis. La reacción del grupo ante el recién llegado depende del comportamiento de éste y del momento grupal en el que se lleva a cabo su inclusión. Es inadecuado, en términos generales, incluir pacientes en grupos en crisis; en los que la liberación de la hostilidad permite intercambios muy agresivos y en los que se encuentran en medio de descubrimientos recientes importantes, porque, o rechazan al recién llegado, o se dedican a atenderlo para evadir la confrontación con el tema grupal presionante. El mejor momento para la inclusión de nuevos miembros es cuando existe estancamiento en el trabajo grupal, o la salida de algunos integrantes hace necesario substituirlos (10 y 60).

La llegada de nuevos pacientes puede compararse con el nacimiento del bebé en una familia, que estimula la ambivalencia de los hermanos. Los viejos rivalizan y compiten con el nuevo, como si quisieran eliminarlo. Surgen sueños y fantasías en los que se teme que el nuevo hermanito obtendrá todo el amor, cuidado y alimento. Hay temor al rechazo, a que se les exija más que al recién llegado, que crezcan y se vayan porque hay un bebé que demanda atención. Los celos se derivan del recuerdo de la actitud de los padres hacia el recién nacido y el resto de los hijos. Aumenta la regresión a partir del temor a perder la atención del grupo-madre. Siempre existe hostilidad, aunque el grupo pudiera haber pedido incluir a otros pacientes. La recepción se complica además, si el nuevo miembro reemplaza a otro hacia el cual aún hay sentimientos irresueltos (20, 34, 50 y 60).

Algunos miembros antiguos se identifican con la ansiedad del nuevo y tienden a sobreprotegerlo; lo reaseguran con paciente amabilidad ante sus temores y defensas; hablan sobre los logros que han obtenido en el tratamiento y le descubren las bondades del grupo. Otros pretenden asustarlo, contando historias de horror sobre el pasado del grupo, revelando material perverso, agresivo, psicótico o dudas sobre el terapeuta y la terapia, para intentar desacreditarlos. Las reacciones sadomasoquistas se basan en fantasías sobre la actuación del grupo como superyó sádico que dicta normas, demanda y espera respuestas específicas. Pueden tratar de congelar al nuevo, excluirlo refiriendo incidentes previos a su ingreso, o haciéndole saber que todo tiempo pasado fue mejor, y que nadie puede llenar el vacío que dejaron los viejos compañeros. Si el terapeuta trata de mitigar la "reacción al extraño" ayudando a hablar al nuevo miembro, o demuestra interés especial en él, puede intensificar la hostilidad del grupo (20, 34, 50 y 60).

Una actitud intermedia hacia el recién llegado es el cuestionamiento personal, con frecuencia de tinte malicioso, que puede expresar urgencia por identificar y asimilar al extraño; probar su disposición para aceptar al grupo; demostrar cómo funciona éste o expulsarlo. Los viejos miembros pueden intentar facilitar la integración del nuevo demostrándole, a través de sus interacciones, cómo funciona el grupo, o informándolo directamente. La forma en que cada quien recibe al novato depende de la constitución interna individual e indica la movilización o persistencia de los conflictos que se han trabajado dentro del grupo (10, 30 y 60).

A veces se ataca al nuevo por desplazamiento de la rabia al terapeuta porque introduce cambios: "no se satisface con los hijos-pacientes que tiene"; se envidia su fertilidad, su independencia que le permite substituir a los que se van, mientras los miembros del grupo necesitan del terapeuta, como el bebé de su madre. La reacción al nuevo se debe a la resistencia al cambio en la configuración del grupo, necesidad de mantener la cohesión y restaurar su homeostasis. Pero excluir a los extraños por siempre, lleva a la muerte del grupo por inanición (10, 20 y 60).

La inclusión de pacientes que provienen de grupos minoritarios o inmigrantes recientes provoca, con frecuencia, que se repita en el grupo terapéutico la tendencia al rechazo que se manifiesta en el macrogrupo debido, en muchas ocasiones, a la actitud del paciente que genera el fenómeno de la profecía autocumplida. Esta situación se ve favorecida por la existencia de una estructura grupal rígida, en la que predominan los sujetos con identidades poco firmes, que se ven amenazadas ante cualquier diferencia, vivida como riesgo de cuestionamiento al propio grupo de origen (43).

El grupo puede abrir un nicho al recién llegado para intentar que cumpla ciertas necesidades emocionales insatisfechas de los miembros. Algunas son transferenciales, pero otras están al servicio de la maduración (deseos de encontrar, a través de la identificación, la solución a los problemas). Por ejemplo, una mujer que no considera obstáculo su maternidad para realizarse como profesionista; un hombre firme y seguro de su masculinidad, capaz de manifestar ternura. Si el candidato llena estas expectativas, el grupo lo integra con rapidez. También encuentra pronto su lugar en el grupo que apenas ha trabajado unas cuantas sesiones y aún no desarrolla el sentimiento de cohesión grupal. O cuando el grupo es tan pequeño que su sobrevivencia resulta dudosa, por lo que la llegada de miembros nuevos es garantía de que podrán continuar juntos los integrantes antiguos (10, 39, 57 y 59).

Sin embargo, es poco probable que el recién llegado se quede en el grupo cuando se espera de él que resuelva las tensiones de la situación grupal; si se le solicita, por ejemplo, como aliado contra un subgrupo, o para que haga compañía a los miembros solitarios, liberando así al grupo de la ansiedad que genera su existencia. Bien o mal dispuesto para el ingreso de un nuevo compañero, el grupo siempre reacciona con regresión, más intensa cuanto menos estructurados son sus integrantes (4, 10 y 58).

Los nuevos miembros se muestran al principio muy conscientes de su *status* extragrupal; adoptan los roles fijos que aprendieron a usar como defensa contra la angustia que implica lidiar con los demás, preservando la autoimagen y autoestima. Asumen conductas que revelan las fantasías sobre lo que creen los hará aceptables al grupo: por ejemplo, confesión compulsiva; mostrarse desvalidos, dependientes, tímidos, amistosos, corteses o abordables sexualmente; muy "adelantados" e identificados con el terapeuta o seguros, rebeldes e independientes de él. Pueden adoptar roles complementarios de los que observan en los miembros presentes, como si respondieran a la necesidad del grupo de llenar cierto lugar en su estructura. Hay pacientes sometidos que, para adaptarse a lo que suponen son las normas del grupo, se fuerzan a actuar agresivamente; seudoagresividad que puede iniciar cambios benéficos en sus relaciones fuera del grupo, pero que a la postre deben reconocer como ajena a su yo (10, 12, 16, 30, 34, 48, 50 y 51).

Los pacientes con limitaciones para interrelacionarse con otros, que están aislados, inadaptados, socialmente marginados, pueden hallar en el grupo, quizá por primera vez en su vida, un ambiente dispuesto a aceptar sus comunicaciones. Al principio son incapaces de intercambiar ideas, presentan tendencia al soliloquio, a la conversación egocéntrica. Solo aceptan los juicios de los otros miembros cuando coinciden con su línea de pensamiento. Pueden sentirse amenazados por los acercamientos amistosos de los demás, lo que representa un obstáculo adicional para que los integre el grupo (10 y 17).

Los miembros antiguos aceptan inicialmente al nuevo en el papel que desea representar porque necesitan incorporarlo. Los integrantes marginales del grupo, los solitarios que han quedado fuera de apareamientos y subgrupos son los que intentan, con más frecuencia, aliarse con el recién llegado. Si éste los rechaza y prefiere unirse con los miembros más atractivos, se verá rápidamente atacado, incluso por quienes marginaron al solitario. Y si el papel que adopta el nuevo provoca ansiedad en el grupo, entonces los conflictos que esto suscita pueden evitar su integración. De una u otra forma, el grupo descubre y confronta, a la postre, el rol inicial que adoptó el nuevo, lo que lo angustia, lo hace sentir criticado, rechazado, o lo lleva a actuar su rebeldía. Si el recién llegado acepta las confrontaciones, el grupo lo ayuda a analizar las motivaciones inconscientes de su conducta, flexibilizar su rol, adoptar una actitud más realista y percibir que, a pesar de provenir de diferentes ambientes, comparte intereses y sentimientos con los demás miembros (10, 16, 34, 48, 50 y 53).

Algunos terapeutas prefieren introducir dos pacientes nuevos al mismo tiempo para facilitar su alianza, disminuir su aislamiento en el grupo y ahorrar a éste energías al incluir a dos miembros en vez de uno. El número de pacientes incluidos influye en la velocidad de su absorción por el grupo. En un grupo de seis o siete pacientes se incluye con rapidez a dos nuevos. Pero introducir a tres, en un grupo de cuatro miembros detiene el proceso grupal en aras de su incorporación. Los viejos se preguntan qué tanto pueden confiar en los nuevos y éstos se integran con facilidad en un subgrupo defensivo. Lo mismo sucede cuando se intenta reunir los restos de dos grupos que se han disuelto (60).

Manejo técnico de las primeras sesiones

El éxito o fracaso de la terapia puede depender de la habilidad del terapeuta para estimular la participación consistente de los miembros del grupo. Para obtenerla es necesario establecer un clima que permita la expresión espontánea de las ideas, sentimientos y recuerdos; referentes no sólo a las experiencias extragrupales de los pacientes, sino a lo que emerge al escuchar las comunicaciones de compañeros y terapeuta. Éste puede instituir las normas de participación y restitución desde las entrevistas de selección; explicitarlas al establecer el contrato con el grupo en la primera sesión o enseñar al grupo a seguirlas a través de la interacción. Enseñanza no implica conferencia magistral o adoctrinamiento sobre las ventajas de la espontaneidad y honestidad, sino la posibilidad de identificación con la actitud directa, franca y aceptante del terapeuta; su actividad facilitadora de la expresión de afectos, comunicaciones e interacción y la interpretación de las resistencias que se oponen a la libre circulación del inconsciente en el grupo (7, 9, 16, 17, 53 y 54).

Algunos terapeutas inician sus grupos sin explicación previa, considerando que las tensiones y reacciones producidas por la toma de contacto entre personas desconocidas constituye un material de gran valor para ser interpretado y permite el surgimiento precoz de las dificultades y diferencias individuales en el grupo. Lo que resulta totalmente justificado cuando se ha establecido el contrato terapéutico durante el proceso de selección y agrupabilidad, pero absurdo si, como es frecuente en la práctica institucional, pacientes y terapeuta no se conocen. Caso en el cual se justifica que el terapeuta se presente y espere que los pacientes lo hagan. Tras lo cual, lo prudente es esperar a que los miembros del grupo den el siguiente paso.

Para favorecer el surgimiento del material inconsciente significativo en los miembros del grupo es necesario que la tensión grupal, producto de las angustias mencionadas en párrafos anteriores, se mantenga en un nivel óptimo. La tensión de grupo se deriva de la frustración simultánea de las necesidades de la mayoría de los miembros del grupo, de los temores que suscita iniciar el contacto interpersonal, la interdependencia y la posibilidad de perder el control sobre las emociones, mostrando frente al grupo de desconocidos los puntos vulnerables de la personalidad.

Si no hay tensión, debido a que el terapeuta interviene como maestro de ceremonias o director de teatro, que dice a cada quien lo que debe hacer: "ahora vamos a presentarnos", "ahora van a decir por qué vienen a la terapia" y demás, la angustia se apacigua de tal forma, que el grupo se convierte en un conjunto de escolares dispuestos a hacer bien la tarea. La tensión extrema paraliza al grupo, la regresión que induce impide que los pacientes utilicen las partes sanas del yo para diferenciar sus temores irracionales del acontecer terapéutico, con el consiguiente incremento del supuesto básico de dependencia, que instaura al terapeuta como la única figura del grupo capaz de brindar ayuda, favoreciendo su idealización y ocultando, con ello, la transferencia negativa inicial hacia él.

Lo anterior implica que el terapeuta necesita intervenir desde la primera sesión del grupo, tanto para contribuir a que la intensidad de la angustia se mantenga en el nivel óptimo, como para iniciar el desarrollo de la interacción adecuada entre los miembros. Si en vez de contestar a las preguntas de éstos, los invita a expresar su opinión sobre lo que desean saber, o lo que sienten con respecto a los problemas o preocupaciones de sus compañeros, comienza a poner la primera piedra para descentrar la atención sobre sí y también para hacer conscientes a los miembros de que su participación es necesaria y valiosa, tanto para los compañeros, a los que pueden ayudar a aclarar confusiones o hacer que se sientan comprendidos, como para el terapeuta que utiliza sus intervenciones con la finalidad de ampliar el entendimiento de lo que sucede en el grupo.

> Hombre 1: "Bueno, yo soy A, arquitecto y nunca he estado en uno de estos grupos. No sé si todos tenemos el mismo problema. Yo no me siento satisfecho con nada de mi vida. He picoteado por todos lados y al poco tiempo me aburro del trabajo. Lo mismo me pasa con las mujeres."
>
> Mujer 1: "Yo tampoco he podido tener una pareja estable. Pero no es porque me aburra. Creo que la aburrida soy yo. Me llamo B y soy maestra."
>
> Mujer 2: "Soy C y aquí se confirma lo de que el matrimonio es el estado en el que los que están afuera quieren entrar y los que estamos dentro queremos salir. (Risas). Me casé hace cinco años, tengo una niña de 3 y aunque la quiero mucho, deseo volver a trabajar. Pero mi marido se opone. Dice que mi sueldo no es necesario y que no me falta nada. Pero me da coraje que devalúe lo que puedo hacer. Soy enfermera, él es médico."
>
> Hombre 2: "Yo también estoy casado, pero ese no es mi problema. Lo que me pasa es que todo el tiempo estoy angustiado. Temo enfermarme, morir y dejar desprotegidas a mi esposa e hija. La angustia me quita la respiración; siento que me falta el aire y tengo que salirme del trabajo para no asfixiarme. A mí sí me gusta mi trabajo, tengo muchas oportunidades de ascender, pero si sigo así, todo se hundirá."
>
> Hombre 1: "¿Cómo te llamas?"
>
> Hombre 2: "Ah, sí; perdón, se me olvidó presentarme: soy D, economista."
>
> Hombre 3: "Yo soy E, contador, pero no ejerzo, tengo un negocio de maquinaria. Vengo porque no tolero a la gente. Todos me enojan. A unos los encuentro superficiales y a los que admiro no me atrevo a acercármeles mucho tiempo, porque siento que no tengo nada importante que decirles para interesarlos. Pero lo peor es que últimamente estoy a punto de romper con mis dos socios porque no me parece bien nada de lo que hacen y entonces yo asumo todo el trabajo y me siento explotado."

Mujer 3: "Me llamo F., soy viuda y desde que murió mi esposo hace tres años, vivo como autómata. No he podido salir de la depresión. Tengo una sola hija, ya casada. Si ella no viene a verme, o me llama para que la ayude a cuidar a mis nietos, me la paso sola, vagando por la casa, sin encontrar qué hacer. No se me antoja salir ni ver a nadie. Todo me recuerda a mi marido."

Silencio.

Hombre 1: "¿Ahora de qué hablamos?"

Terapeuta: "De lo que quieran."

Mujer 2: "Yo soy la única con problemas matrimoniales, no sé si voy a poder hablar a gusto de ellos, con gente que no los tiene."

Hombre 3: "Yo me llevo bien con mi esposa porque somos igual de antisociales. Pero me preocupa que mi hijo mayor se va pareciendo cada día más a mí."

Hombre 2: "Yo también temo que no puedan entender mi angustia."

Mujer 1: "A mí me preocupa lo que puedes llegar a pensar de mí, como toda la gente te aburre y yo siento que soy aburrida..."

Hombre 1: "Yo nunca me atrevo a decir que algo no me gusta. Pienso que la gente se va a enojar y que no me van a ayudar cuando los necesite."

Mujer 3: "Yo estoy igual. Nunca me atreví a disgustar a mi marido. Aunque era frío y autoritario, nunca le reclamé nada, para que no me dejara. No soporto la soledad. Siento que sola no valgo nada."

La sesión continuó alrededor de la necesidad de afecto y el temor al abandono, lo que permitió interpretar, casi al final, el temor a que en el grupo se repitieran las experiencias de incomprensión, crítica y rechazo referidas por los participantes.

Dejar al grupo la responsabilidad e iniciativa sobre los temas a tratar permite el abordaje temprano de las ansiedades y resistencias a la exploración terapéutica. Evita confirmar en la realidad el papel transferencial en el que se desea colocar al terapeuta, autoridad que todo lo sabe y puede (hasta interpretar el deseo de los pacientes de depender de él, cuando sólo han dicho sus nombres y los motivos por los que solicitan consulta). Devolver las preguntas al grupo no se aplica a las dudas con respecto a los acuerdos del contrato que no han quedado suficientemente claros, o que ha omitido el terapeuta. Las cuestiones referentes a horarios, frecuencia y honorarios deben responderse en forma directa y clara.

Más allá de este acuerdo, existen marcadas diferencias en la forma en que abordan a sus grupos los distintos terapeutas. Grinberg, L.; Langer, M. y Rodrigé, E. (1957) apoyan el punto de vista que sostiene que la tarea del terapeuta consiste, desde un principio, en interpretar y ven en las explicaciones amplias y técnicas de apoyo, vehículos para la evasión de la autoconfrontación que conduce al descubrimiento de las motivaciones inconscientes de los problemas de los pacientes.

Si bien es cierto que la expectativa de dirección implica dependencia, también lo es que, en el modelo médico, el paciente se queja y el doctor prescribe. Se asume el rol así aprendido, lo que no puede verse como resistencial, sino como desconocimiento. Es función del terapeuta enseñar a interactuar de manera que se facilite la espontaneidad, la libre interacción que permite acceder al inconsciente.

La mayor parte de quienes trabajan con grupos considera que el estímulo a la participación, facilita el paso de la dependencia hacia el terapeuta a la actitud de autoexploración y autoconocimiento. Por lo que prefieren empezar por explorar, preguntar para estimular el autoexamen y activar la catarsis, adaptando su conducta, función e intervenciones al clima del grupo y a la situación de los miembros. Reservan la interpretación para el momento en que el grupo se encuentra en situación de resonar afectivamente en relación con lo que se pretende hacer evidente en ese momento grupal (2, 8, 9, 19, 32 y 41).

Del inicio al final de la terapia el terapeuta reserva sus intervenciones (interpretativas o no) para el momento en el que la interacción se detiene, el material que se produce es insuficiente o confuso o la interacción amenaza con entronizar una pauta antiterapéutica. La reserva permite que los pacientes tengan la oportunidad de examinar los sentimientos y significados que les despiertan las comunicaciones de sus compañeros, como eco de sus propios conflictos y como inicio de la comprensión de las motivaciones ajenas. Las intervenciones prematuras del terapeuta pueden interrumpir la corriente catártica. Mientras el grupo interactúa, el terapeuta observa a quién se dirige cada paciente y quién le responde; así como las manifestaciones afectivas, verbales y preverbales que surgen de la interacción. De su observación extrae el material para sus intervenciones hacia algunos individuos, subgrupos o al grupo en su conjunto. Una vez que termina su intervención, vuelve a replegarse para observar las reacciones que manifiestan los miembros después de escucharlo (51, 52 y 55).

Si el terapeuta interviene tan pronto surge el primer silencio que interrumpe la interacción inicial en términos de presentaciones sociales y sintomatológicas, asume el rol que le ofrecen los pacientes de poseedor del saber que aliviará sus males. Se coloca ahora sí, como líder del supuesto básico de dependencia, con lo que refuerza la necesidad inicial de los miembros del grupo. Para evitarlo, no interviene de inmediato, con el fin de dar oportunidad para que lo haga algún miembro, mostrando, con su actitud, que él también espera que alguien tome la palabra. Pero mantiene el contacto visual con los asistentes, respondiendo a sus gestos con otros que invitan a participar. Si el terapeuta no se coloca en el papel directivo y didáctico se facilitan la interacción y la catarsis.

Si nadie se atreve a romper el silencio, tampoco es adecuado dejar pasar el resto de la sesión sin intervenir, contemplando las manifestaciones de angustia de los pacientes. Cuando éstas son evidentes, el terapeuta puede señalar, por ejemplo, que a pesar de la incomodidad que muestran a través de los movimientos de sus pies, risas nerviosas, juego con anillos, entre otras conductas, no se atreven a tomar la palabra para decir qué les incomoda, sin indicar quién debe empezar a hablar. Hacer lo contrario implica, de nuevo, asumir la dirección del grupo y, tal vez, colocar en el lugar del más enfermo a quien muestra mayor ansiedad, o por el contrario, en el papel de coterapeuta a quien se muestra más tranquilo.

Si la interacción se interrumpe y surge el silencio cuando, en el curso de las presentaciones iniciales, uno de los miembros expresa algún material sexual o agresivo impactante, el terapeuta invita a explorar pensamientos y sentimientos con respecto a lo que acaban de oír, aprovechando la oportunidad para establecer con su actitud que, en el trabajo grupal, el silencio no es el refugio seguro al que se recurre en el mundo exterior, porque también se explora: "tras lo que dijo X se han quedado muy callados, ¿qué estarán pensando y sintiendo?" Y, si cree saber lo que sucede, relaciona causa y efecto en una interpretación: "parece que no quieren hablar para evitar que Z se enoje y les rompa los dientes como a su esposa."

Cuando el material que aportan uno o varios pacientes es insuficiente o confuso y el resto del grupo no toma la iniciativa para aclararlo, el terapeuta interviene para solicitar las elucidaciones pertinentes. Es necesario que todo el grupo entienda lo mismo cuando alguien usa una determinada expresión o término, lo cual también constituye una enseñanza para pasar de la adjetivación a la descripción: "explícanos más, danos ejemplos de cómo te manipula tu mamá"; "no entendí si la hija con la que tienes problemas vive contigo." Esta petición de aclaraciones no tiene la finalidad de que los pacientes aporten las minucias de su experiencia vital. Tampoco se encaminan, al inicio del tratamiento, a intentar modificar las distorsiones en su percepción. Su meta única es facilitar la expresión de los sentimientos y fantasías implícitos en sus comunicaciones, evitando que se refugien en consideraciones intelectualizadas. La simple petición de aclaraciones hace que algunos pacientes sientan que, por primera vez en su vida, se presta atención a sus comunicaciones. Lo que dicen ha despertado el interés de los compañeros o del terapeuta.

Mullan, H. y Rosenbaum, M. (1962) consideran que las preguntas sobre el "por qué" de los sentimientos colocan al terapeuta en la posición autoritaria de oráculo de la sabiduría. Es evidente que, si se pregunta al paciente "¿por qué te enojas?" nos ubicamos en la actitud de los padres que descalifican los sentimientos de sus hijos con este cuestionamiento. Pero no podemos excluir en general, la pregunta "¿por qué?" de nuestro vocabulario. Si el grupo ha avanzado al grado de resultar conveniente facilitar la confrontación directa entre los pacientes, investigar "por qué" evitan verse o hablarse, resulta menos autoritario y directivo que invitarlos a que se miren y dirijan directamente al otro ("dile a él", "mírala cuando le hablas") (35).

Cuando de los relatos de los miembros del grupo surge un denominador común, sea éste la referencia a explotación, seducción, maltrato, crítica, burla, rechazo, abandono o cualquier otro sentimiento, por parte de diversos personajes significativos de su historia vital, aunque se trate de la primera sesión del grupo puede ser pertinente interpretar, por ejemplo, que "habiendo sufrido tantos malos tratos en su vida, es lógico suponer que se pregunten qué trato van a recibir en el grupo." Esta intervención no sólo abre el campo a la exploración de las ansiedades presentes al inicio del grupo, también favorece el desarrollo de la cohesión a través de la identificación con el temor de los compañeros. No asigna a nadie el lugar del más enfermo y muestra que, a partir del contenido manifiesto de las comunicaciones se puede descubrir algo no dicho.

Puget, J. (et al., 1982), observan que el líder de las primeras sesiones que invita a sus compañeros a presentarse expresa, en su actuación, una necesidad de poner orden. Quien se vuelve al terapeuta a preguntar "qué deben hacer" está ubicado en el lugar del deber, de obediencia superyoica y el grupo que sigue con mansedumbre estas sugerencias, manifiesta en su conducta la necesidad de ser conducido, de depender de alguien. Estas observaciones, como muchas otras que surgen en los inicios del grupo, por agudas y acertadas que sean, no siempre pueden utilizarse de inmediato, porque el grupo aún no está preparado para recibirlas. La necesidad de demostrar una gran habilidad en la comprensión y manejo del grupo corresponde a la urgencia del terapeuta de reasegurarse ante la ansiedad que también provoca en él la situación desconocida. No obedece a una indicación técnica. Intentar mostrar a los pacientes, desde la primera sesión, las raíces inconscientes de su conducta, puede resultar acusatorio y ubicar al terapeuta, desde un principio, en el lugar de una temible figura omnisapiente, de quien nada puede ocultarse (42).

Utilizar el lenguaje del grupo permite que éste comprenda con mayor facilidad lo que desea transmitir el terapeuta, pero debe tenerse siempre presente la advertencia de Anzieu, D. (1974), sobre que esto implica también, en cierto modo, entrar en el juego del grupo e incluso, puede constituir un intento de seducirlo. Por ejemplo, cuando el terapeuta se encuentra frente a un grupo particularmente coprolálico, ser tan soez como los pacientes intenta transmitir "porque somos iguales los puedo entender", lo que no siempre es cierto. Pero pasar por alto la inhibición de los pacientes para dar salida a las expresiones vulgares cargadas de afecto, que se suprimen en obediencia a los principios de la cortesía social, puede instaurar la norma antiterapéutica de una interacción cortés, no espontánea en el grupo, que termina intelectualizándolo todo, sin que se produzca ningún cambio terapéutico. Esto puede requerir, en las primeras sesiones, que el terapeuta asuma la responsabilidad de pronunciar la expresión omitida, haciendo notar que su supresión corresponde al temor a "quedar mal" frente al grupo, lo que comienza a facilitar la libre asociación e interacción grupales.

Cuando la ansiedad de alguno de los pacientes lo lleva a actuar en forma tal que atemoriza a los compañeros, monopoliza la atención del grupo o próximo el final de la sesión no parece dispuesto a hablar, entonces el terapeuta necesita intervenir, tanto para proteger al grupo de montantes de ansiedad que no puede manejar todavía, como para evitar que el ataque, la monopolización u ocultarse tras la participación de los otros se convierta en una conducta habitual. En el caso del presunto monopolizador está justificado no mostrar al grupo, desde el principio, que prefieren dejarlo hablar, porque sus participaciones pueden estimular las de otros miembros. Si no sucede así, es adecuado pedir al monopolizador, después de oírlo un tiempo prudente, que permita hablar a los compañeros que han dado muestras de querer hacerlo.

El silencioso y quien atemoriza al grupo requieren de intervenciones individuales más o menos tempranas. Al primero se le invita a hablar. A quien atemoriza puede ser necesario interpretarle la transformación en lo contrario (atemorizar) de su propio miedo. Si ante la actitud no directiva del terapeuta surge, desde la primera sesión el candidato a líder sustituto y su actividad facilita que el grupo manifieste sus sentimientos con respecto a los temas que les sugiere, el terapeuta puede considerar conveniente no intervenir.

La interacción adecuada incluye la expresión de los afectos que acompañan a la comunicación, por lo cual, cuando aparecen el llanto o el enojo se les presta atención de inmediato. Pero no se intenta calmarlos ofreciendo consuelo, apoyando su racionalización o inspirando bienestar o esperanza en que vendrán tiempos mejores. El terapeuta ayuda a expresar las emociones. Si para él es claro por qué llora o se enoja el paciente, lo manifiesta: "todavía te duele mucho tu divorcio"; "parece que te enojó que X te interrumpiera." Si el paciente intenta contener sus sentimientos se le invita a dejar de hacerlo, preguntándole por qué evita llorar o hablar de su enojo. Cuando a través de la exploración del sentimiento se descubre su origen transferencial, se interpreta la distorsión existente refiriéndola a su origen, si el paciente no puede discernir la diferencia: "la interrupción de X te hizo sentir ante tu padre autoritario. ¿Le respondiste como lo hacías con él o como hubieras querido enfrentártele?" No dejar pasar por alto las manifestaciones afectivas permite que los miembros del grupo se percaten del rico venero de autoconocimiento que entraña su exploración.

La meta principal de la primera sesión, sin importar cuál haya sido el contenido formal de las comunicaciones que se intercambian, es que los pacientes comprueben, cuando menos en esta ocasión, que no se realizaron los temores anticipados. Sus manifestaciones, por superficiales, incompletas y defensivas que hayan sido, no fueron objeto de crítica, no se ridiculizaron, se escucharon, atendieron, e incluso pueden haber servido para ayudar a algún compañero a hablar. El alivio transitorio de la tensión que todo esto produce, hace que se desee volver al grupo.

En las siguientes sesiones el terapeuta, aunque saluda a los miembros del grupo, sigue sin decir qué deben hacer. Puede que algunos expresen cómo se sintieron después de la sesión anterior e inicien una interacción espontánea, lo cual sucede, por lo común, cuando en el grupo hay miembros que provienen de tratamientos individuales o grupales previos. Lo habitual es que, después de saludarse unos a otros, vuelvan a quedar en silencio, a la espera de las indicaciones del terapeuta. Es frecuente que surja en este momento un primer líder dispuesto a satisfacer las necesidades de dependencia que frustra el terapeuta. Su protagonismo, como se vio en el capítulo 12, hará surgir los motivos del grupo para rebelarse, dejando al descubierto las manifestaciones neuróticas tanto del líder como de los demás miembros.

Cada paciente actúa en sus relaciones más en función de las imágenes internalizadas o fantasmas de personas significativas de su pasado, que con la realidad de las personas presentes en el grupo. Además, la actitud que adoptan unos hacia otros es defensiva en general (gentileza, respeto mutuo, silencio). El terapeuta debe facilitar al grupo el desarrollo y exploración de todos los aspectos de la relación de cada miembro con los demás integrantes, consigo mismo y con el grupo. Primero llama la atención y pide verbalizar lo obvio: "hoy Y. está muy callada a diferencia de la sesión anterior"; "X ha intentado intervenir en dos ocasiones y no se le ha escuchado." Si los aludidos no responden, se pide al resto de los miembros su opinión al respecto, para facilitar el que los componentes del grupo se ayuden a hablar y puedan hacerlo en el lugar del otro, revelando sus propios sentimientos y fantasías (13, 23 y 58).

El estilo del terapeuta para realizar sus intervenciones es tan importante como su contenido. Decir, por ejemplo, que "a X no se le ha escuchado", transmite una observación. El grupo de formación reciente puede vivir como acusación u orden el que el terapeuta diga algo similar a "no dejan hablar a X", porque aún no se reconoce la importancia de la participación de todos en la interacción. Mostrar los puntos vulnerables, los aspectos de la personalidad que se consideran criticables, expresar fantasías y deseos que han sido culpabilizados y castigados por la familia de origen y los distintos agentes de la educación de un individuo, requieren de una gran confianza en el interlocutor ante quien se van a descubrir. Es función del terapeuta favorecer el establecimiento de un clima de confianza entre los pacientes del grupo y hacia sí mismo, a través del manejo terapéutico de las manifestaciones de ansiedad, dolor, vergüenza, culpa, ira, que surgen en el grupo. Su actitud exploratoria que intenta comprender sin juzgar, proporciona a los pacientes un modelo de identificación al respecto.

También se requiere su intervención para ayudar a que los pacientes reconozcan los puntos de coincidencia entre sus respectivos sentimientos y conflictos presentes y pasados, para favorecer la identificación con los pares. El grupo facilita la posibilidad de "reflejarse" en los otros en forma involuntaria. Cuando algunos intervienen para descubrir a otros los determinantes de una conducta, o los pensamientos que se ocultan tras lo que comunican, su aguda percepción y comprensión corresponden a que el suceso toca sus propios conflictos (29).

El terapeuta ayuda a los miembros del grupo a percatarse de que la persona que hace una observación habla tanto de sí como del otro; con lo que se instaura una base para aceptar las identificaciones existentes y los señalamientos de los compañeros. Reconocerse en el otro es el primer paso hacia la aceptación de la presencia en uno mismo de áreas problemáticas antes racionalizadas o reprimidas. Disminuye el temor a lo desconocido. La satisfacción por sentirse comprendidos, así como por compartir conflictos y rasgos indeseables favorece la interacción y universalización; disminuye los sentimientos de soledad y aislamiento; inicia la cohesión grupal; el sentimiento de pertenencia; el sentirse en una familia dispuesta a aceptar la manifestación de sentimientos y deseos ocultos a otros ojos. Estos sentimientos iniciales desaparecen una y otra vez cuando, en el curso del tratamiento, los miembros se acercan a la emergencia de nuevo material reprimido. Hasta el momento, sólo se ha cruzado una de las barreras que erige el temor al dolor psíquico, la que corresponde al encuentro con un grupo de desconocidos.

A pesar de su identificación inicial, los miembros no responden de acuerdo con sus expectativas recíprocas, lo que abre un nuevo escenario para representar viejas conductas. Todos se enfrentan con respuestas poco familiares, positivas o negativas por parte de sus compañeros de grupo ante las viejas conductas (egosintónicas), a través de las cuales han aprendido a evitar el dolor psíquico. Esto despierta, en el mejor de los casos, sorpresa y en el peor, angustia. En el grupo alguno de los miembros dice o hace justo lo que otro se defiende de decir, hacer o sentir. Nueva fuente de angustia o satisfacción. Cuando las consecuencias anticipadas no ocurren, algunos pacientes comienzan a liberarse, por primera vez, de las ataduras sofocantes de sus propias defensas.

> Durante la primera sesión de un grupo Martín fue el último en intervenir. Expresó como motivo de consulta una insatisfacción total con su vida. No se sentía aceptado por su familia, ni por sus compañeros de trabajo. Tampoco se atrevía a pedir aumento de sueldo. Carecía de amistades. No cabía en ningún lugar, por "ser homosexual." Tenía pensamientos suicidas. Su llanto conmovió al grupo, que se movilizó de inmediato para intentar tranquilizarlo. Algunos miembros le refirieron ejemplos de conocidos homosexuales exitosos, aceptados socialmente. Una compañera le informó de bares para homosexuales donde podía encontrar compañía. Yo pregunté cómo se manifestaba el rechazo de su familia.
>
> Martín aclaró que temía que lo rechazaran si se enteraban de su homosexualidad y no hubo tiempo para mayores exploraciones porque estábamos al final de la sesión. Al salir, varios miembros del grupo acompañaban a Martín, el cual llegó a la sesión siguiente muy contento y participativo. Había informado a su familia de su elección sexual y se encontró con que todos lo sospechaban y, al igual que al grupo, no parecía afectarles mayormente. Se sentía muy cercano y agradecido con los compañeros por haberlo aceptado. Situación que aproveché para hacerle ver que él, como la mayoría de la gente, colocaba en otros los pensamientos y sentimientos que les resultaban intolerables en sí mismos. A esto siguió un activo intercambio de experiencias al respecto por parte de los miembros del grupo.

Una vez superados el temor y desconfianza iniciales, el grupo se enfrenta a la tarea de lidiar con sus actitudes dependientes regresivas y ambivalentes hacia el terapeuta que se niega a guiar, que se manifiestan, con frecuencia, como espera atenta a sus intervenciones, mientras las de los compañeros caen en el vacío. Fijación resistencial en la transferencia central que se señala al grupo como un todo: "pareciera que sólo lo que yo digo logra captar la atención de todos, como si lo que dicen los compañeros careciera de valor." Esto puede despertar una serie de reclamos y acusaciones recíprocas que ponen en evidencia las "malas actitudes" de los compañeros con las que se pretende justificar su indiferencia actual ("me respondiste muy cortante", "se rieron de mí", "no me hicieron caso", "qué puedo esperar de ellos si están peor que yo").

Pueden formarse subgrupos que representan las polaridades de dependencia e independencia, que disputan sobre las características del grupo ideal. El bloque dependiente pide una dirección más efectiva; busca un experto. Los independientes se oponen a la imposición de una estructura y apoyan la libertad de expresión y sentimientos. Pero aún estos últimos expresan en forma desplazada la ira e insatisfacción contra el terapeuta, a través de violaciones al contrato toleradas por el resto de los compañeros; por ejemplo, llegar tarde e interrumpir la sesión con una ronda de saludos; faltar y no aludir a ello en la siguiente sesión a la que asisten. O bien se excluye de la participación al terapeuta, a través de una intensa interacción entre los miembros que no da lugar a que lo miren, e intenta evitar sus intervenciones.

Ante la resistencia, el terapeuta explora y/o interpreta. Cuando los pacientes se convencen de que el terapeuta no se venga por el enojo que existe en su contra y, por el contrario, da la bienvenida a la expresión de los sentimientos y pensamientos que pretendían ocultar, los miembros del grupo comienzan a atreverse a expresar, como una nueva prueba a la tolerancia y aceptación del terapeuta, material que pone de manifiesto aspectos de su vida actual y pasada que consideran un poco más criticables. Pueden así hablar, tal vez, en forma abierta de sus deseos de dependencia insatisfechos, o bien de sus fantasías de que se resuelvan mágicamente sus problemas o de la satisfacción que les causa ser mantenidos por padres, cónyuges, tener dinero suficiente para no necesitar trabajar, por ejemplo.

Hay pacientes que esperan a que el resto del grupo se despida, para plantear problemas, preguntas y peticiones al terapeuta. Actuación que requiere de una escucha tan tolerante como firme. Se recibe de principio a fin la comunicación que se produce, pero no se satisface el deseo de excluir al resto del grupo de la relación con el terapeuta, contestando las preguntas o intentando explorar el problema que se presenta con una urgencia aparente. Se invita a la persona a traer el material al grupo en la próxima sesión, señalando la necesidad de darle al problema el tiempo suficiente para intentar comprenderlo en forma adecuada. Si en el siguiente encuentro el paciente no habla de lo sucedido, el terapeuta no puede ser cómplice en la ruptura de la regla de restitución. Pero tampoco carga sobre sus hombros la tarea de comunicarlo al grupo, tomando el lugar del padre sobreprotector que pretende descargar a su hijo de responsabilidades. Ni se coloca en el lugar del que acusa a quien comete una falta. Su actitud debe ser explorar qué impide al paciente hablar al grupo sobre su abordaje postsesión al terapeuta. El material que se obtiene puede servir para demostrar la importancia de respetar la regla de restitución.

Como parte de sus funciones, el terapeuta vincula el material de sesiones previas con el que se presenta en el encuentro en curso, en especial cuando la reunión anterior provocó una intensa movilización afectiva. Si nadie alude a ella, el terapeuta pregunta al grupo lo que sintieron y pensaron después de la sesión. Con esta actitud demuestra al grupo que las expresiones emocionales intensas, constituyen un fenómeno que no se agota de una vez y por todas al darle salida en una sola ocasión. Además de que constituyen un material significativo para el descubrimiento de los conflictos inconscientes. Aislar unos encuentros de otros convierte la terapia en una presentación de sucesos cotidianos y experiencias aisladas, que no permiten comprender lo latente. Es bastante frecuente que los pacientes comiencen a vincular las sesiones por sí mismos al identificarse con el interés que muestra el terapeuta al respecto. Una vez más, el grupo aprende a trabajar analíticamente a través del ejemplo del terapeuta. A medida que avanza el proceso grupal y se diluyen las resistencias, las sesiones se "focalizan." El grupo en su conjunto, o una parte importante del mismo, dirige su atención a sentimientos, problemas o temas que se llevan de una reunión a otra (35, 53, 55 y 58).

Así como liga una sesión con otra, el terapeuta debe prestar atención y señalar la forma en que los pacientes pretenden aislar sucesos de la vida cotidiana, interacciones grupales, fenómenos transferenciales, sueños y recuerdos infantiles. La represión no solo afecta a los recuerdos en sí. El material mnémico puede estar presente en la conciencia, pero la falta de vinculación entre sus elementos (producto de la represión), impide su comprensión. No se presiona a los pacientes a abandonar la evitación defensiva de ciertos temas, ya que constituye una protección contra el descubrimiento de conflictos aún lejanos a la consciencia, cuya brusca emergencia puede provocar angustias innecesarias. Señalar la evitación intenta, al inicio del tratamiento, transmitir el mensaje al grupo de que todos los aspectos de la vida de los miembros son importantes (35 y 51).

A medida que el grupo avanza surge material cada vez más reprimido, así como las manifestaciones resistenciales que se oponen a su emergencia: violaciones al contrato, silencios, falta de participación, formación de subgrupos, interacciones que excluyen a los demás o al terapeuta. Y al mismo tiempo comienzan a delinearse distintos roles. El terapeuta favorece la interacción útil para la terapia a través de prestar atención al material del que nadie habla o aportando observaciones que facilitan el *insight* del grupo. Para lo cual resulta de gran valor retomar lo dicho por alguno de los miembros para ampliar exploraciones, mostrar la presencia de resistencias o elaborar interpretaciones. Por ejemplo: "Parece que Juan tiene razón al decir que el grupo prefiere hablar de las noticias del periódico que de lo que sucedió al salir de la sesión pasada." "Margarita es capaz de manifestar el enojo que Laura no se atreve a expresar ante el trato que recibe de su esposo", y así sucesivamente (9).

Entre los datos que se indican como señales de la transformación del grupo en un grupo terapéutico se encuentran: el que la mayoría de los miembros habla en forma directa con el compañero a quien dirige sus observaciones; la aparición de la transferencia fraterna; la libre y franca descarga de sentimientos con poca intelectualización; la adquisición de un cierto grado de estabilidad en las relaciones entre los miembros; la utilización de los datos que aportan las comunicaciones e interacción para explorar sus significados latentes, la aceptación de la responsabilidad en el logro de las metas terapéuticas y contribuir a través de comunicaciones verbales al análisis personal y al de los demás (7, 8, 34, 37, 52 y 55).

Así se llega a lograr establecer un grupo terapéutico integrado, que ha aprendido a trabajar en forma terapéutica y continúa con el proceso de descubrir las causas de sus sufrimientos, conductas desadaptadas y fracasos en la consecución de sus metas.

Bibliografía

1. Alonso, A. y S. Rutan, (1984), "The Impact of Object Relations Theory on Pyschodynamic Group Therapy", en: *Am. J. Psychiatry,* 141 (II), pp. 1376-1380.
2. Anzieu, D. (1972), "El monitor y su función interpretante", en D. Anzieu, A. Bejarano, R. Käes, A. Missenard y J.B. Pontalis, *El trabajo psicoanalítico en los grupos,* México, Siglo XXI Editores, 1978, parte III, pp. 223-348.
3. ——, (1974), "Perspectivas teóricas", en *ídem, El grupo y el inconsciente,* Buenos Aires, Biblioteca Nueva, 1978, parte II, cap. VIII, pp. 261-306.
4. Bach, G.R. (1979), "Observaciones sobre la transferencia y las relaciones de objeto desde el punto de vista de la dinámica de grupo", en M. Kissen (comp.), *Dinámica de grupo y análisis de grupo,* México, Limusa, cap. XIX, pp. 313-325.
5. —— (1984), "Orientación introductoria a la psicoterapia de grupo", en *ídem, Psicoterapia intensiva del grupo,* Buenos Aires, Ediciones Hormé, 3a. ed., cap. I, pp. 15-23.
6. ——, "Preparación e introducción de los nuevos pacientes", cap. III, pp. 41-48.
7. ——, "Tratamiento de las primeras resistencias", cap. IV, pp. 49-62.
8. ——, "Conciencia de grupo: sanción y autorregulación", cap. XI, pp. 180-205.
9. ——, "Significado clínico de la tensión en el grupo", cap. XX, pp. 379-391.

10. ———, "Tensión del grupo suscitada por los líderes y los solitarios", cap. XXI, pp. 392-410.
11. Bejarano, A. (1972), "Resistencia y transferencia en clínica grupal", en D. Anzieu, A. Bejarano, R. Käes, A. Missenard y J.B. Pontalis, *El trabajo psicoanalítico en los grupos,* México, Siglo XXI Editores, 1978, parte II, cap. II, pp. 124-130.
12. ———, "El liderazgo como función de resistencia y de transferencia", parte II, cap. IV, pp. 36-184.
13. ———, "Los 'otros' como objetos transferenciales específicos", parte II, cap. V, pp. 185-202.
14. Dies, R.R. (1993), "Investigación en psicoterapia de grupo, Perspectiva general y aplicaciones clínicas", en A. Alonso y H.I. Swiller (comps.), *Psicoterapia de grupo en la práctica clínica,* México, El Manual Moderno, 1995, cap. XXIV, pp.: 463-507.
15. Díaz Portillo, I. (1983), "De la terapia individual al grupo", en: *Rev. Análisis grupal,* México, I (1), pp. 44-55.
16. Foulkes, S.H. y E.J. Anthony (1957), "Algunos aspectos técnicos y prácticos de la situación analítica de grupo", en *ídem, Psicoterapia de grupo,* Buenos Aires, Paidós, 1964, cap. IV, pp. 81-100.
17. ———, "Ilustraciones clínicas comentadas", cap. V, pp. 101-144.
18. ———, "La historia natural del grupo terapéutico", cap. VI, pp. 145-182.
19. Ganzarain, R. (1989), "Object Relations Group Psychotherapy", en *ídem, Object Relations Group Psychotherapy,* Madison, Conn. International Universities Press, 2a. ed., 1990, cap. I. pp. 3-21.
20. ———, "The 'Bad Mother' Group", cap. IV, pp. 67-87.
21. ———, "Borderline Problems within the Group Context", cap. IX, pp. 169-175.
22. Grinberg, L., M. Langer y E. Rodrigué (1957), "Historia y encuadre de la psicoterapia del grupo", en *ídem, Psicoterapia del grupo,* Buenos Aires, Paidós, 5a. ed., 1977, cap. I, pp. 19-35.
23. ———, "Diferencias del grupo social y del grupo terapéutico", cap. II, pp. 36-51.
24. ———, "Iniciación de un grupo", cap. IV, pp. 75-100.
25. Grotjahn, M. (1977), "Preparación para el grupo", en *ídem, El arte y la técnica grupal analítica,* Buenos Aires, Paidós, 1979, cap. V, pp. 56-61.
26. Kadis, A., J. Krasner, C. Winick y S.H. Foulkes (1963), "La primera sesión del grupo, preparación, procedimientos y estructuración", en *ídem, Manual de psicoterapia de grupo,* México, Fondo de Cultura Económica, 2a. reimpresión, 1982, cap. VI, pp. 82-95.
27. Käes, R.(1993), 6, "El aparato psíquico grupal, Estructuras, funcionamientos, transformaciones", en *ídem, El grupo y el sujeto del grupo,* Buenos Aires, Amorrortu Editores, 1995, pp. 249-286.
28. ——— (1994), "La histérica y el grupo", en *ídem, La invención psicoanalítica del grupo,* Asociac. Argentina de Psicol. y Psicoter. de Grupo, Buenos Aires, pp. 87-114.
29. Kauff, P.F. (1993), "Contribuciones de la terapia analítica de grupo al proceso psicoanalítico", en A. Alonso y H.I. Swiller (comps.), *Psicoterapia de grupo en la práctica clínica,* México, El Manual Moderno, cap. I, pp. 3-27.

30. MacKenzie, K.R. (1992), "Some Determinants, Manifestations, and Effects of Cohesiveness in Therapy Groups, *Jerome D. Frank*", en *ídem, Classics in Group Psychotherapy,* Nueva York-Londres, The Guilford Press, pp. 154-165.
31. ——, "Toward a Common Basis for Group Dynamics, Group and Therapeutic Processes in Group Psychotherapy, *Helen E. Durkin*", pp. 183-198.
32. ——, "On the Concept of the 'Mother Group', *Saul Scheidlinger*", pp. 284-294.
33. ——, "Analytic Group Psychotherapy, *Morris B. Parloff*", pp. 233-257.
34. Mullan, H. y M. Rosenbaum (1962), "The Administration of the therapeutic Group", en *ídem, Group Psychotherapy, Theory and Practice,* Nueva York, The Free Press, cap. II, pp. 21-44.
35. ——, "The Promise of Group Psychotherapy", cap. IV, pp. 65-90.
36. ——, "The Group Psychotherapeutic Techniques", cap. x. pp. 161-213.
37. Munich, R.L. (1993), "Group Dynamics", en H.I. Kaplan y N.J. Sadock (comps.) (1993), *Comprehensive Group Psychotherapy,* Baltimore, Williams & Wilkins, 3a. ed., pp. 21-32.
38. O'Donnell, P. (1977), *La teoría de la transferencia en psicoterapia grupal,* Buenos Aires, Nueva Visión.
39. Palacios, A. (1975), "Escrutinio clínico inicial y constitución del grupo", en *ídem, Técnica de grupo en psicoanálisis,* México, Prensa Médica, cap. IV, pp. 52-77.
40. Pines, M. y L.E. Hearst (1993), "Group Analysis", en H.I. Kaplan y N.J. Sadock (comps.), *Comprehensive Group Psychotherapy,* Baltimore, Williams & Wilkins, 3a. ed., pp. 146-156.
41. Puget, J. (1982), "Terapia psicoanalítica de grupo y psicoanálisis", en J. Puget, M. Bernard, G. Games Chaves y E. Romano, *El grupo y sus configuraciones,* Argentina, Lugar Editorial, pp. 10-42.
42. Puget, J., M. Bernard, G. Games Chaves y E. Romano (1982), "Modelo de interpretación", en *ídem, El grupo y sus configuraciones,* Argentina, Lugar Editorial, pp. 143-177.
43. Romano, E. (1982), "Factores terapéuticos e índices curativos", en J. Puget, M. Bernard, G. Games Chaves y E. Romano, *El grupo y sus configuraciones,* Argentina, Lugar Editorial, pp. 259-290.
44. Salvendy, J.T. (1993), "Selection and Preparation of Patients and Organization of the Group", en H.I. Kaplan y N.J. Sadock (comps.), *Comprehensive Group Psychotherapy,* Baltimore, Williams & Wilkins, 3a. ed., pp. 72-84.
45. Scheidlinger, S. (1979), "El concepto de regresión en la psicoterapia de grupo", en M. Kissen (comp.), *Dinámica de grupo y psicoanálisis de grupo,* México, Limusa, cap. XV, pp. 253-270.
46. Sckolnick, M.R. (1992), "The Role of the Therapist from a Social Systems Perspective", en R.H. Klein, H.S. Bernard, y D.L. Singer (edits.), *Handbook of Contemporary Group Psychotherapy,* EE.UU., Internat. Univ. Press Inc. 2a. ed., 1995, pp. 321-362.
47. Singer, D.L., H.S. Bernard y R.H. Klein (1992), "Summary, The Role of the Therapist", en R.H. Klein, H.S. Bernard y D.L. Singer (eds.), *Handbook*

of Contemporary Group Psychotherapy, EE.UU., Internat. Univ. Press Inc., 2a. ed., 1995, pp. 371-497.
48. Slavson, S.R. (1953), "Criterios para diferenciar los grupos terapéuticos de los no terapéuticos", en *ídem, Tratado de Psicoterapia Grupal Analítica*, Buenos Aires, Paidós, 1976, cap. II, pp. 40-75.
49. ——, "Dinámicas básicas de la psicoterapia grupal", cap. V, pp. 122-165.
50. ——, "Algunas orientaciones para la constitución de los grupos", cap VII, pp. 183-212.
51. ——, "La comunicación en la psicoterapia grupal analítica", cap. IX, pp. 236-257.
52. ——, "La sesión grupal analítica, su fenomenología", cap. X, pp. 258-296.
53. ——, "La sesión psicoterapéutica grupal analítica, su dinámica", cap. XI, pp. 297-332.
54. ——, "La sesión en psicoterapia grupal analítica, regresión y acting out", cap. XII, pp. 332-358.
55. ——, "Psicoterapia grupal analítica de ciertas perturbaciones del carácter, agresión, hostilidad y retraimiento", cap. XV, pp. 421-450.
56. Tuttman, S. (1992), "The Role of the Therapist from an Object Relations Perspective", en R.H. Klein, H.S. Bernard y D.L. Singer (edits.), *Handbook of Contemporary Group Psychotherapy*, EE.UU., Internat. Univ. Press Inc., 2a. ed., 1995, pp. 241-277.
57. Yalom, I.J. y S. Vinogradov (1993), "Interpersonal Group Psychotherapy", en H.I. Kaplan y N.J. Sadock (comps.), *Comprehensive Group Psychotherapy*, Baltimore, Williams & Wilkins, 3a. ed., pp. 185-195.
58. Yalom, I.D. (1995), "The Therapist Basic Tasks", en *ídem, The Theory and Practice of Group Psychotherapy*, Nueva York, Basic Books, 5a. ed., cap. V, pp. 106-128.
59. ——, "The Composition of Therapy Groups", cap. IX, pp. 244-265.
60. ——, "The Creation of the Group, Place, Time, Size, Preparation", cap. X. pp. 266-292.
61. ——, "In the Beginning", cap. XI, pp. 293-325.

Capítulo 18

De la desestructuración a la integración

Bejarano, A. (1972) describe, en forma magistral, la evolución psicológica de los grupos, por lo que refiero al lector a la fuente original del resumen que consigno en los dos párrafos siguientes:

El grupo reactiva las fantasías arcaicas del individuo que, a través de esta desestructuración aparente se ve llevado a revivir (en forma abreviada) las etapas de su estructuración (y de su socialización). Es decir, los diferentes modos de "relaciones de objeto" por las que pasó. La regresión en los grupos reactiva en el inconsciente individual (y colectivo), procesos psíquicos de la ontogénesis: indiferenciación primaria de los seres; dependencia total ante los adultos; surgimiento del yo ideal (líder); angustias persecutoria, de aniquilamiento y despedazamiento; escisión; proyección de los objetos malos (superyó arcaico sádico) y de la pulsión destructiva; incorporación, a través de la identificación primaria, de los objetos buenos parciales (de la buena madre), para defenderse contra las amenazas destructivas de los objetos malos, que configuran la posición esquizoparanoide, de tipo psicótico.

Cuando las angustias y escisiones defensivas comienzan a disminuir en el curso del tratamiento, se inicia la diferenciación del yo de cada uno de los miembros y la integración de los objetos parciales escindidos, en objetos totales. Surgen la culpa, ansiedad depresiva por la pérdida del objeto bueno dañado y necesidad de reparación. Fase neurótica que puede aparecer como la "perversión polimorfa" de la infancia y la neurosis infantil. La evolución del liderazgo anuncia y facilita el paso de una etapa a otra. Ontofilogenéticamente el grupo reactiva el mito de la horda primitiva (7).

Las dificultades para tolerar la depresión inducen la regresión a la posición esquizoparanoide. De aquí que la solución de una fijación esquizoide pueda recaer, paradójicamente, en el lento vencimiento de las defensas contra las ansiedades depresivas. La escisión, proyección y negación son mecanismos de defensa patógenos contra ansiedades depresivas. Los dos primeros combinan sus efectos frecuentemente para generar desintegración mental esquizoide. La negación omnipotente puede contribuir a tal regresión o promover una fuga a estados maníacos. La resolución de las ansiedades depresivas consiste en un desarrollo emocional progresivo, basado en la reparación efectiva de los objetos amorosos dañados, que consigue una integración realista del amor y odio a ellos y de sus buenos y malos aspectos. Entonces se vence la culpa, por el reconocimiento de que el amor mitiga el odio a los objetos, mientras persisten ambos efectos (20).

Cuando emergen defensas maníacas o esquizoides se niegan, escinden o proyectan la culpa y dependencia. Estas defensas tienen que entenderse para apoyar al paciente en el camino de aliviar su culpa inconsciente negada. Esto ayuda a relajar su situación defensiva y a moverse de la fragmentación intrapsíquica a la integración personal. Los grupos terapéuticos pueden entonces desplegar una dependencia apropiada, que conduce a la asimilación de la ayuda ofrecida, integrándola para favorecer la prosecución del desarrollo emocional del miembro. La integración individual resultante aumenta la cohesión grupal. Cada miembro del grupo trabaja entonces más intensamente para alcanzar las metas terapéuticas comunes. Los pacientes toleran su culpa respecto a sus impulsos oral sádicos y aceptan sus partes hostiles ávidas. Desarrollan así un sentimiento de realidad psíquica, reconociendo tanto la dependencia como la ambivalencia hacia sus objetos. También modifican su creencia en la omnipotencia de los impulsos destructivos y amorosos (20).

La sensación de comodidad que proporciona el grupo cohesivo ayuda al individuo a tolerar la ansiedad y soledad, y sirve como fenómeno transicional que promueve un clima de seguridad, dentro del cual el individuo desarrolla la capacidad de estar solo dentro del grupo, similar al "estar solo como en presencia de la madre" de Winnicott, lo que se manifiesta en que el paciente recuerda al grupo o a alguno de sus integrantes cuando se encuentra con situaciones vitales angustiosas (1).

Los miembros del grupo terapéutico son tanto reales como no reales. El espacio transicional que brindan es un lugar seguro para jugar entre sí, lo que les permite librarse de la ansiedad cotidiana, así como dejar emerger sus impulsos libidinales y agresivos. En este ambiente, el individuo se permite internamente ceder, jugando, a sentimientos omnipotentes y hasta al relajamiento y desintegración de su yo. Durante las fragmentaciones controladas, el individuo se atreve a confrontar las posibilidades terroríficas de la inermidad y a aceptar las partes escindidas de su yo a manera de prueba. La vivencia de ser tanto sujeto como objeto, es la raíz del sentimiento de identidad, lo que beneficia a todos los pacientes, en especial a los fronterizos (25).

El contenido total o parcial de una sesión puede tener su origen en comunicaciones de los pacientes las cuales aluden a: a) una preocupación compartida por todos los integrantes; b) una defensa contra ansiedades básicas; c) el problema de alguno de los participantes al que se unen los demás, para eludir el planteo de su propia conflictiva o para someterse al interés de la mayoría; d) la asunción de un rol dentro de una configuración dada; e) la capacidad de despertar interés y deseo de comprensión. Varios mensajes simultáneos de los pacientes pueden aludir a aspectos distintos de un mismo problema (33).

La situación de grupo se ha comparado con un "corredor de espejos", laboratorio social donde se confronta al individuo con varios aspectos de su imagen social, psicológica o corporal. El paciente se observa desde dentro de sí mismo y a través del grupo. Verifica en la realidad, los efectos de su neurosis sobre los demás y el de éstos sobre sí mismo. Visualiza la discrepancia entre su autoimagen y lo que perciben los demás. Comparte con sus compañeros el temor a reconocer los desacuerdos entre motivación inconsciente y pautas de conducta conscientes, racionalizadas, esto facilita la aceptación de lo inconsciente. Con el tiempo, obtiene una imagen de sí mismo que no es en extremo discordante de la valoración objetiva y externa. Descubre su verdadera identidad y la vincula con sus identidades antiguas. La participación en el grupo brinda apoyo, ilumina significados y motivaciones inconscientes, reacciones interpersonales inadvertidas y anima a ampliar el repertorio de respuestas personales (10, 12 y 19).

El contagio involucra una regresión en los afectos, que dejan de usarse como señal, para producir conductas y otras respuestas defensivas, como molestias somáticas y el recurso a temas religiosos con los que se intenta limitar o contener la regresión, invocando a poderes superiores (41).

La apertura a la influencia de los demás varía dependiendo de la psicopatología individual. Las personalidades histéricas se dejan sugestionar con facilidad, se identifican con los otros en busca de amor. Los depresivos adoptan los puntos de vista ajenos para lograr aceptación y personas de quienes depender. Los esquizoides muestran una autonomía aparente ante las presiones externas, por la distancia afectiva que establecen en sus relaciones. Las personalidades "como si" cambian de opinión de un extremo a otro, dependiendo de la persona a quien tienen enfrente. Y las caracteropatías y neurosis obsesivas muestran la resistencia más tenaz contra la influencia del medio ambiente (34).

Cuando una persona se compara con otra puede surgir envidia. La actitud de: "yo también" niega las diferencias, nivela. Es una defensa inconsciente contra la envidia. En la psicoterapia de grupo se refuerza, en cierta medida, el efecto igualador de la actitud "yo también." Se anima y espera que los miembros funcionen como coterapeutas, lo que les facilita utilizar la terapia. Cada paciente puede volverse defensivamente del objeto primario de dependencia -el terapeuta- hacia los compañeros de grupo. Estos inducen en gran medida el proceso terapéutico utilizando el recuerdo de las actitudes recurrentes del paciente para ayudarlo a percatarse de que sus acciones y reacciones están, otra vez en ese momento, bajo la égida de la compulsión a la repetición, dentro y fuera de la sesión, más allá de la imagen que pretenda mostrar en el grupo. La participación de los pares es un vehículo para la identificación con la capacidad de amar y reparar que comienzan a adquirir los coterapeutas transitorios. Permite que cada paciente se sienta útil y necesario para los compañeros. Disminuye la ansiedad narcisista que despiertan las interpretaciones del terapeuta y facilita la resolución de la envidia que provoca el poder que se le transfiere, a partir de la imagen de la madre preedípica omnipotente (11, 21 y 27).

Aunque resulte paradójico, para que el grupo sea capaz de satisfacer las necesidades personales de todos los miembros se requiere que éstos desarrollen y mantengan normas y fines que, en realidad, limitan la búsqueda de gratificaciones personales. Cuando en el grupo todos desean obtener la misma gratificación en el mismo momento, las "emociones comunes" dan lugar a una situación que impide, tanto la gratificación individual como la cohesión grupal. De esto puede surgir una adaptación que lleve a experimentar y aceptar los recursos y habilidades del propio yo, lo que permite evadir o superar conflictos y frustraciones y experimentar placer por la individualidad y autodiferenciación; influir en forma significativa sobre los otros para obtener las respuestas que se necesitan y establecer el principio de causalidad entre los medios y fines involucrados en la obtención de satisfacciones por medio del contacto con los demás (12).

Las reacciones de algunos miembros ante el relato de los problemas personales de los compañeros no siempre tienen la intención de ayudar ni transmiten aceptación. Los consejos iniciales en los grupos están cargados de juicios, desaprobaciones, indicaciones sobre lo que es "correcto", "debido", "razonable." Pero, ante situaciones de impacto emocional severo, el tribunal calla, deja de funcionar como guardián de la salud mental de los miembros y espera que el terapeuta resuelva la situación cuando alguien sufrió una pérdida importante, padece una enfermedad grave o se muestra muy perturbado, al grado de la confusión mental. El aconsejado puede obtener ciertas satisfacciones neuróticas al constituirse en centro de la atención cuando se muestra desvalido (9).

Los pacientes histéricos pueden llegar a cometer acciones insensatas entre una sesión y otra para poder ser debidamente juzgados, amonestados y encaminados. Si un paciente parece sentirse bien sólo cuando los afectados por su actitud sufren, lloran y se deprimen, el terapeuta necesita proteger el clima grupal de trabajo explorando las fuentes de su conducta hostil. La fase del tribunal en la vida del grupo es terapéutica en un grado limitado, constituye una simple catarsis del sadismo inconsciente (dominar y reprender). Cuando se descubre la naturaleza proyectiva de los consejos, disminuye su cantidad e intensidad y ceden el paso a la discusión con los demás, sobre las motivaciones para aconsejar y elegir a ese compañero para pretender guiarlo hacia la solución de un determinado problema (9 y 11).

Hay una transición en la educación del grupo desde la fase del tribunal a la de autopercepción y exploración. La resistencia expresa a menudo intolerancia del grupo por la enfermedad de sus miembros e impaciencia por la lentitud del proceso terapéutico. El terapeuta debe evitar transmitir la impresión de que dar consejos es siempre un problema proyectivo o patológico, porque a veces, las percepciones de los miembros son muy exactas y evidencian una considerable compenetración de la conducta de la otra persona. Los neuróticos tienen una aguda percepción para captar, a través de indicios casi subliminales, "evidencias" de rechazo, impopularidad, "mala suerte", injusticia, u hostilidad contra ellos. Esta susceptibilidad neurótica es una cualidad positiva en el grupo terapéutico, porque permite detectar los movimientos emocionales de los compañeros (9 y 11).

El grupo ofrece a sus miembros una gran variedad de oportunidades para ensayar, durante las sesiones, patrones de interacción diferentes de los antiguos, que llevan a nuevas formas de relacionarse con los demás. Por ejemplo, existe la posibilidad de invertir roles, cuando el paciente descubre y enseña a otro el significado de los mismos conflictos que previamente se le interpretaron a él. Cuando se discuten los problemas de los otros, el paciente se fortalece por medio de la identificación, que acrecienta la introspección. Aprende que, las confrontaciones de los compañeros con alguna característica o actitud que ignora poseer, surgen de la identificación de los otros con él. Ellos también padecen lo que señalan. Esto facilita el pasaje a la autoexploración y a tolerar las indagaciones que se hacen unos a otros. La comparación de la naturaleza y causa de las perturbaciones propias con la de compañeros, abre el camino para su modificación (12, 19 y 27).

Cuando la cultura del grupo terapéutico ha logrado establecer una atmósfera segura, permisiva, para comprender sin juzgar, el material de los miembros, se manifiestan las defensas que interfieren con la comunicación y adaptación social y quedan al descubierto aspectos sensibles y vulnerables de los pacientes, que ponen en peligro la protección al narcisismo e ideal del yo. Estas áreas vulnerables pueden consistir en la existencia de fantasías o actuaciones homosexuales, incestuosas, autodestructivas, infidelidades, sentimientos de inferioridad y formaciones reactivas contra ellos por la apariencia y defectos físicos; pertenencia a grupos sociales o religiosos minoritarios, etcétera. Los miembros que no están afectados por los mismos "defectos", proporcionan una ayuda inestimable al descubrirse que, también ellos se sienten inferiores por sus deficiencias emocionales y sociales.

La autoimagen defectuosa y la baja autoestima pueden proceder del fracaso en la rivalidad fraterna, la privación del afecto, el castigo y rechazo excesivo de los padres, así como de un superyó severo o de un yo débil. Los varones pueden dudar de su potencia sexual y las mujeres creerse poco atractivas, y unos y otras pueden sentirse avergonzados de su origen socioeconómico (31, 37, 38 y 39).

> Delia comienza a confiar en la aceptación de su grupo (terapeuta incluida), después de un prolongado, doloroso y esforzado periodo de integración al grupo, debido a su temor al rechazo y también a sentirse siempre criticada, correspondientes a un profundo sentimiento de devaluación, sobrecompensado por un perfeccionismo abrumador, que cierra el circuito realimentador de la devaluación. Obtiene logros familiares, laborales y académicos. Su momento vital coincide con el ingreso de una paciente, reencarnación de la Delia de los primeros tiempos del tratamiento en muchos aspectos.
>
> Delia refiere, una vez más, su preocupación ante la indefinición vocacional de su hijo mayor. Varios miembros intentan tranquilizarla, refiriendo experiencias similares. Al mismo tiempo le muestran cómo, en vez de tranquilizar a su hijo, lo angustia más al recordarle el fracaso económico y social de primos y tíos que abandonaron los estudios. Para evitar que, una vez más, Delia se sienta criticada y culpable, señalo que ella, como los demás, no puede transmitir algo que no se tiene, en este caso: tranquilidad. La invito a explorar un poco más los motivos de su angustia. Comenta que, como bien sabemos, para ella lograr un título universitario fue un privilegio, algo increíble que le permitió salir del ambiente carente, económica y culturalmente de su familia de origen, vendedores ambulantes que no dan importancia a los estudios. Para Delia fue "necesario" demostrar que podía obtener hasta un postgrado, para "reivindicarse" y "reivindicar" a su familia.
>
> El grupo la confronta, una vez más, con la vergüenza y rechazo que le provocan la pobreza e incultura de sus padres. La nueva también refiere estos mismos sentimientos hacia su madre. Otra

compañera señala que, a su llegada al grupo se sentía igual de devaluada y necesitada de demostrar su inteligencia y cultura, para anular las humillaciones que le infería su abuela paterna. Ante cualquier falla, le recordaba el ser hija de una prostituta. Ahora está consciente de que hay hijos de intelectuales que son delincuentes e hijos de padres criminales que son sacerdotes. Puede ser más vergonzoso ser hija de una prostituta que de un comerciante. Delia debería sentirse agradecida con sus padres, porque a diferencia de lo que hizo su madre con ella, los de Delia no la abandonaron y gracias a eso, pudo estudiar y salir de su medio. Lo que cuenta, señala, es el valor y la fuerza para buscar lo que se quiere.

Delia y la nueva reconocen que saben todo esto, pero no pueden evitar seguir sintiéndose avergonzadas de su origen. Delia lo justifica aduciendo el desprecio de la gente por el comercio ambulante. El grupo la presiona para que hable de lo que a ella la avergüenza. Con intenso dolor recuerda una ocasión en que, estando su madre muy enferma, necesitaban dinero para comprarle medicinas. Junto con su padre y hermanos salieron a trabajar. La policía llegó a correrlos. Les destruyeron el puesto y les robaron la mercancía. El padre no se defendió. Delia y sus hermanos eran niños aún. Ella hubiera querido golpear, matar a los policías que se reían de ellos. Y la gente que pasaba también reía. La humillación, dolor y rabia que acompañan este recuerdo la incapacitan para ser paciente y tolerante cuando ve flojear a sus hijos. No quiere que sufran por ser pobres e ignorantes.

El grupo ayuda a Delia a ver que la conducta de su padre en el incidente no fue humillante, sino realista. De haberse opuesto a la policía a golpes, como quería Delia, no sólo hubieran perdido enseres y mercancía; habría ido a parar a la cárcel. Delia parece sorprendida y dudosa sobre el punto de vista de sus compañeros, que le aportan material referente a que tampoco ellos tienen los padres que hubieran querido tener, e insisten en hacerle ver las buenas cualidades de su padre: trabajador, honrado, sin vicios, responsable. La nueva reconoce que su madre la impulsó a trabajar así como a ser responsable desde pequeña. Tal vez este sea su problema, tener que mostrarse siempre capaz y responsable para dar gusto a mamá.

Yo pregunto a Delia si sintió que su padre era cobarde por no haberse defendido de los policías. Lo confirma con renovado llanto; la vergüenza es, en realidad por la cobardía, no por la pobreza e ignorancia. Le interpreto que, tal vez para no ser como él, ahora ella no se deja de nadie, lo que no siempre le ha dado buenos resultados. Como respuesta a la interpretación recuerda que, cuando ya mayores, su hermano sí se enfrentó a la policía, quedó preso en tres ocasiones, lo que angustió a la familia y provocó gastos y deudas para sacarlo de la cárcel.

Aunque la emergencia de estos materiales provoca ansiedad, el paciente no soporta solo la situación, porque la mayor parte del grupo comparte, en diferentes formas, muchos de sus sueños, temores y deseos infantiles e irreales. El valor de exponer los aspectos dolorosos y vulnerables ante el grupo recibe, como recompensa, el aumento de prestigio. El *status* que esto confiere puede colocar al miembro en una situación privilegiada para influir eficazmente sobre los demás. Es frecuente que el paciente más desvalido y traumatizado obtenga esta posición en el grupo cuando abandona sus defensas (12).

El grupo permite el análisis del pasado a través de la exploración e interpretación de las distorsiones transferenciales que perturban las relaciones interpersonales dentro y fuera del grupo. El relato de sueños también trae a la consciencia escenas de la temprana vida familiar. Cuando a través de la historia personal se descubren las fuentes de la conducta actual, disminuye la tensión y aumenta la tolerancia al análisis de los conflictos que despierta la interacción grupal en algunos pacientes. En otros casos, el dolor que produce la emergencia de recuerdos reprimidos genera resistencias. Hablar acerca del pasado puede constituir una defensa encaminada a enfrentar y dominar las emociones y conflictos inconscientes, instigados por las nuevas relaciones interpersonales en el aquí y ahora del grupo, o servir de racionalización para continuar sin cambios, porque se ha sido víctima de la patología de los padres. En ambos casos, la referencia al pasado constituye una resistencia. Los miembros más perturbados se encargan con frecuencia de regresar una y otra vez al pasado con la esperanza de construirse un futuro mejor (8, 11 y 13).

A medida que el grupo se mueve del estadio inicial a la exploración y modificación de sus pautas de conducta habituales, las intervenciones del analista se vuelven menos frecuentes y necesarias, porque los miembros aprenden, poco a poco, a autoanalizarse. Los pacientes más regresivos se identifican y trabajan con sus pares. Esta participación permite liberar al paciente de su dependencia con respecto a la autoridad, con menos angustias y amenazas que en la terapia individual, gracias al apoyo del grupo en este enfrentamiento con los padres transferidos al terapeuta. La sumisión a los progenitores puede provocar dificultades en la formación de pareja y trato con los hijos. La crítica y sugerencias directas sobre el modo de manejarse con el progenitor, sumado al análisis de la gratificación que produce la dependencia, apuntala el yo del paciente y reduce el temor a la autoafirmación.

La oportunidad de ejercer el liderazgo del grupo en ciertos momentos y funciones: detección de pautas de conducta neuróticas y afectos encubiertos, descubrimiento e interpretación de motivaciones inconscientes, contribuciones hacia el desarrollo del juicio de realidad, análisis de sueños, induce en los pacientes el reconocimiento de sus cualidades positivas, de su percepción adecuada, buena inteligencia y sensibilidad a la vez que la confirmación de ser útiles y valiosos para sí y para los demás. Si pueden ayudar a otros, pueden hacerlo consigo mismos, sin requerir de figuras omnipotentes que los protejan y salven de los peligros de la vida cotidiana (4, 5, 6, 7, 12, 14, 28 y 37).

Cuando los miembros empiezan a reconocer su capacidad para utilizar sus propios recursos, dan el primer paso hacia la satisfacción realista de sus necesidades de dependencia subyacentes. Dejan de percibir al terapeuta como autoridad empeñada en humillarlos, disminuye el rencor y la irritación pasiva contra el "líder manipulador que los trata como títeres" y dejan de ignorar las interpretaciones de los compañeros y las propias. La solución de los problemas de dependencia abre el paso para acercarse más a los distintos miembros del grupo y beneficiarse así, de la retroalimentación recíproca que esto produce. Permite contemplar las dificultades con la intimidad y agresión que esta interacción deja al descubierto. Lo que era egocéntrico y centrado en un líder se vuelve altruista y centrado en el grupo. Las referencias al "yo" y al "mi" se transforman en "nosotros" y "nuestro" (19 y 30).

En estas circunstancias de mayor comodidad y confianza, cada miembro intenta llevar al grupo a su terreno, pretende mantener el interés en sus asuntos particulares para obtener el tipo de satisfacción emocional que inconscientemente busca. Evita los cambios a través de la adopción del rol que le es característico y ofrece a los compañeros aquéllos que complementan la escena que debe representar. Busca aliados entre los miembros del grupo, terapeuta incluido e intenta suscitarles (a través de la manipulación, seducción, halago y coerción) las conductas que le son necesarias para mitigar su tensión. En estos intentos el paciente aprende, muchas veces con amargas consecuencias, a distinguir entre los aspectos saludables y progresivos, de los patológicos y regresivos que subyacen a sus necesidades (4, 10, 11, 12, 22, 24, 26, 29 y 40).

Tarde o temprano la mayoría del grupo capta la reiteración del mismo tipo de problemas que aquejan a un paciente dado. Detecta las pautas caracterológicas que despliega en sus contactos interpersonales y las reacciones que esta conducta provoca en los demás y confrontan al paciente con ellas. El carácter constituye la defensa más firme en contra del acercamiento al inconsciente. Es la forma habitual de reaccionar a estímulos internos y externos, a la crítica, la calidez o el enojo. La egosintonía de estas respuesta impide que se crea necesario y posible modificarlas y la confrontación del grupo al respecto se experimenta como amenaza para el yo. Los señalamientos de los compañeros y el ver reflejadas en ellos las propias actitudes neuróticas, pone en marcha el trabajo inicial con respecto a todo rasgo de carácter: hacer distónico lo sintónico. Al percibir las actitudes que provocan el rechazo o agresión de los demás y la irrealidad de sus expectativas, tanto con respecto a sí mismos, como en relación con los demás, algunos pacientes se sienten tan avergonzados y culpables que huyen del tratamiento. Reconózcase o no la exactitud de las observaciones de los compañeros, éstas despiertan agresión y diversos movimientos defensivos (racionalización, minimización, retraimiento).

Los miembros encuentran apoyo en este tiempo difícil en la buena cohesión, el alto valor que tiene para ellos la pertenencia al grupo y el alivio de la ansiedad que provoca la posibilidad de invertir roles de confrontado a confrontador. El terapeuta y los miembros restantes invitan a quien confronta a reconocer la agudeza con que se percata de los problemas ajenos, como señal de su existencia en sí mismo. El conocimiento de los demás se transforma en autoconciencia. Lo que se suponía era una percepción objetiva de otra persona se convierte en una percepción del propio yo. Disminuye la identificación proyectiva y se incrementa la autoexploración. Los participantes visualizan la forma en que la neurosis complica sus vidas y las de los demás dentro y fuera del grupo. Encuentran así la causa de su ineficiencia social. Contemplan a sus compañeros responder con sentimientos distintos a los propios ante problemas similares, lo que puede constituir un modelo de rol para intentar conductas alternativas.

Descubren que cuando están en un cierto estado de ánimo, o sienten un determinado deseo, entonces sus compañeros presentan otros que son independientes, tanto del contenido como de la forma en que el paciente expresó su demanda. Es decir, responden según sus propios conflictos internos y externos. Se reconoce la posibilidad de no ser comprendido, no porque se sea incapaz de darse a entender, sino porque también en los oyentes hay perturbaciones para recibir comunicaciones por cansancio, prejuicios y distorsiones transferenciales propias. Sentir que no siempre se es culpable de los malos entendidos que se producen en la comunicación disminuye la ansiedad y la culpa por creerse defectuoso. Pero aceptar que, aún siendo muy claros en sus demandas justas, no siempre se logra lo que se desea, e incluso se merece, es una realidad difícil de aceptar.

La interpretación transferencial ayuda a los pacientes a reconocer la confusión entre presente y pasado, la proyección en compañeros y terapeuta de los objetos internos ante los que fue necesario defenderse adoptando actitudes de reto, indiferencia, complacencia, que resultan ineficientes en el momento actual, frente a personas cuyas características y conducta no justifican el trato que se les da. Esta diferenciación logra que se reconozca al otro como alguien verdaderamente diferente y se comprenda la necesidad de pedir lo que se necesita, preguntar lo que no se sabe y solicitar explicaciones sobre lo que no se entiende, o se percibe en forma distinta.

La confrontación con los rasgos caracterológicos que defienden contra el surgimiento de la ansiedad y la frustración de las necesidades neuróticas que subyacen a ellos, favorece el surgimiento de la hostilidad en el grupo terapéutico, en el cual, a diferencia de los grupos organizados, las reglas de no omisión y restitución establecen la necesidad de comunicar sentimientos y pensamientos, aunque se consideren agresivos hacia compañeros y terapeutas.

Las resistencias que despierta el enojo, sea cual fuere la situación que lo provoca, varían desde intentos de autocontrol, evasión de temas que pueden provocarlo, hasta retraimiento, proyección, entre otros. Puede haber intensos sentimientos de culpa que obligan a dirigir la agresión contra sí mismo, dando origen a episodios depresivos. O bien se actúa la ira dentro del grupo, en especial cuando el paciente proviene de familias, culturas o barrios en donde las manifestaciones agresivas francas constituyen un requisito para la sobrevivencia (2, 36, 40 y 42).

> En el grupo, Jesús y Amanda representaban los dos extremos en el manejo de la agresión. Ella era suave, contenida, conciliadora, buscaba siempre los aspectos positivos de los demás para justificar cualquier acto que pudiera provocar su enojo. Hablaba de él sin que nada en su actitud revelara su ira. Jesús, por el contrario, mostraba su irritación desde su arreglo personal: zapatos y ropa sucios, lenguaje soez, relatos de peleas a golpes y confrontaba en forma directa, agresiva a sus compañeros: "Si sientes como falta de respeto que venga sucio del trabajo es tu problema, no tienes que verme, yo así me siento cómodo." "Te vas por las ramas para no ver que eres un ... con tu pareja." "Cuando empiezas a hablar ya ni te oigo, me aburre que no salgas de lo mismo".
>
> Mientras Amanda había crecido dentro de un ambiente religioso en el cual estaba prohibida toda manifestación pulsional y la función de los fieles era servir de ejemplo a los demás, para ayudarlos a alcanzar la Salvación. Jesús era producto de un ambiente callejero bravío, agresivo, en donde había que protegerse hasta de los perros. A base de mucho sufrimiento había aprendido a defenderse hasta lograr el respeto de sus vecinos. Aunque actuaba en forma agresiva, se sentía malo y culpable, porque también había tenido una educación religiosa, durante los años que pasó en un internado regido por sacerdotes.
>
> Pero Jesús era muy querido y bien aceptado por el grupo porque también era franco al mostrar su dolor y al descubrir todos los aspectos de su vida pasada y presente. El grupo lo aceptó porque fue fácil comprender que con su agresión protegía una sensibilidad

exquisita, una necesidad de afecto que lo llevaba a dejarse robar y explotar por sus seres queridos, desplazando la rabia que le producía su sometimiento, a personas con las que no lo unían lazos afectivos. En cambio, la suave Amanda despertaba sentimientos ambivalentes en sus compañeros. Algunos la vivían como una buena madre, siempre comprensiva y aceptante. Pero en la mayoría despertaba enojo su poca movilidad afectiva y vital. La sentían distante, poco sincera en su perpetua tolerancia. La confrontaban con el papel de verdugo que hacía jugar a su esposo, para quedar ella como la buena y sufrida mujer mexicana típica. Agresión más difícil de responder que la actitud retadora de Jesús, porque la sentían encubierta, solapada y tramposa.

Si la terapia no permite la expresión y exploración de la hostilidad, el cambio en la estructura superyoica es escaso. Poder enojarse disminuye los temores irreales, mágicos y omnipotentes que se atribuyen a la rabia infantil. El grupo recibe con beneplácito el estallido de los miembros antes inhibidos para expresar su ira. Además, la experiencia de ser agredido verbalmente por los compañeros, permite comprobar que no se es tan vulnerable e inerme como en la infancia frente a los adultos abusivos. Puede descubrirse la irracionalidad y naturaleza proyectiva del ataque del otro; familiarizarse con los temores que llevan a la defensa apasionada de un determinado punto de vista, con el que se pretende proteger puntos vulnerables de la personalidad. Reconocer la irracionalidad y prejuicios de los demás facilita resistirse a su presión y asumir que nadie tiene siempre la razón. El terapeuta debe vigilar, que la agresividad no sobrepase el nivel óptimo que permite elaborarla, para lo cual necesita explorar e interpretar los significados conscientes e inconscientes de las palabras, actitudes y sucesos que despiertan la hostilidad de los miembros.

La psicoterapia favorece el abandono y reemplazo de las identificaciones primarias del paciente por otras más sanas. La interpretación de las distorsiones transferenciales ayuda a determinar las razones históricas que cristalizaron una determinada pauta de conducta y a distinguir la realidad interna de la externa, con lo que la visión del propio *self* resulta más adecuada y realista. Las múltiples transferencias grupales proporcionan diversos modelos y objetos de identificación. Pero el abandono de los objetos primarios despierta angustia de separación que debe elaborarse, para estimular el progreso hacia la resolución de la posición depresiva y evitar la regresión a las defensas esquizoparanoides y maníacas. Superar la posición depresiva implica adquirir la capacidad de reparación, así como la prevalencia de la preocupación amorosa del paciente sobre el odio hacia sus objetos. A medida que se reducen el odio a sí mismo, el descontento y la autoinculpación, disminuyen los sentimientos hostiles hacia los demás y la culpa proyectada en el mundo externo (1, 4, 10, 12, 27 y 36).

Los pacientes descubren que su compañía ya no es intolerable. Inician la búsqueda de formas realistas de satisfacer las necesidades cuya frustración desencadenaba su hostilidad. Seleccionan y desarrollan sus relaciones interpersonales dentro y fuera del grupo y se percatan de los límites que impone el grupo a la satisfacción de algunas de sus necesidades. Con lo que su interés se dirige cada vez más hacia el mundo extragrupal. Pero siempre que se perturba el viejo equilibrio psíquico de los pacientes surge ansiedad. Dentro de su previa organización yoica se movían con cierta libertad. En el territorio nuevo, producto de los cambios que han experimentado, no pueden predecir lo que va a sucederles. Surgen entonces momentos regresivos y resistenciales, que constituyen un dispositivo protector contra nuevos desequilibrios. Pausa necesaria para que el yo integre sus adquisiciones recientes con las antiguas y las fusione en una nueva estructura.

Las fuerzas derivadas de la cohesión grupal y de la liberación de las pulsiones reprimidas impulsan al paciente a evolucionar. El apoyo del grupo en la búsqueda de conductas alternativas para satisfacer necesidades y deseos se deriva del consenso grupal: "si la mayoría ve bien independizarse de la familia, el equivocado puedo ser yo." Los miembros aprenden que sus necesidades, personalidad y modos de hacer las cosas son tan válidos y respetables como los de sus compañeros. La ausencia de correspondencia entre el deseo del sujeto y el del otro marca una discriminación que se inscribe también como pérdida y desilusión, pero una vez que se supera el dolor psíquico que esto produce, se fortalecen los límites del yo. El paciente se diferencia e individualiza, tiene la sensación de haber encontrado su independencia y adquiere tolerancia para la individualidad de los otros, lo que se traduce, para motivos prácticos, en la comprensión solidaria de los compañeros del grupo. Se aprende que, para cooperar con los demás, no se requiere que todos sean semejantes. Sólo se necesita la simple coordinación y complementariedad de roles y cualidades (4, 5, 12 y 32).

Aceptar que el mismo hecho tiene diversos sentidos para cada uno de los integrantes del grupo los libera de convencionalismos y de tener que defender su individualidad a través de establecer diferencias intersubjetivas. Así surge la posibilidad de una asociación verdadera, distinta de la unión por complacencia o regida por los automatismos de repetición. Escuchar al otro implica oírse a sí mismo y a los efectos que se producen al asociarse con el otro. En estas condiciones, el proceso asociativo se comunica con la parte de verdad psíquica que se manifiesta en los sujetos del grupo. Käes, R. (1994) establece que, para que exista asociación verdadera se requiere: a) tolerancia a las irrupciones de los efectos del inconsciente dentro de sí mismo y del otro; b) rechazar la destrucción activa del aparato para asociar y pensar (significar/interpretar) y c) el reconocimiento de que los ataques contra este aparato son la expresión no elaborada de un movimiento de odio contra el inconsciente, o de la imposición, sobre el yo, de un superyó arcaico y cruel.

Pero al mismo tiempo que hay progresos existen fuerzas que se oponen al cambio. Así emergen las resistencias individuales y grupales descritas en el capítulo 8. El grupo como un todo se opone a los cambios en su composición y en el status de sus integrantes. Se recibe mal o hay oposición abierta al ingreso de nuevos miembros y a dejar partir a quienes se adelantan en el logro de sus metas individuales. Por ejemplo, quienes se casan, por primera vez o después de un divorcio, además de despertar celos, rivalidad y envidia, se viven como menos necesitados del grupo que el resto; se les siente en retirada, poco disponibles y, en ocasiones, los compañeros se sienten rechazados e innecesarios. Todo logro (académico, laboral, social o económico) de un miembro despierta sentimientos ambivalentes en el grupo. Hay satisfacción porque alguien avanza, ya que infunde esperanza en que los demás también pueden lograrlo si se esfuerzan. Pero, al mismo tiempo, se envidia al compañero y puede sentírsele como el hijo predilecto, al que se le ha prestado mayor atención, facilitándole avanzar, lo que despierta los resentimientos contra el terapeuta.

Los pacientes tienen un concepto muy restringido de la gratificación sexual, como lo demuestran sus fantasías y tendencia a disociar la actividad sexual del resto de su vida, por la ansiedad que les provoca el tema. La participación en el grupo disminuye la culpa por experiencias y fantasías sexuales gracias a su universalización. Diferenciar ternura y excitación sexual permite a los pacientes acercarse entre sí; manifestarse sentimientos cálidos recíprocos, tanto con el sexo opuesto como con el propio, porque deja de existir la presión de tener que reafirmar la identidad sexual a través de ir a la cama con cualquiera. Entonces los miembros del grupo empiezan a sentirse más cómodos al alternar con el sexo opuesto en el grupo y en las situaciones sociales, laborales, deportivas, y otras. El proceso de aprender a satisfacer las pulsiones sexuales y agresivas en forma realista, sin daño para sí ni para el prójimo, es una parte imprescindible de la terapia. Lograrlo implica desentrañar las fantasías que despiertan culpa y ansiedad e inhiben el ejercicio pleno de una sexualidad satisfactoria.

La sexualidad desempeña un papel esencial en el grupo, favorecida por la posición frente a frente y la cercanía física de los participantes, que despierta las viejas fantasías referentes a la escena primaria, dirigida ahora en forma hetero u homosexual, hacia compañeros y terapeuta, dando lugar a rivalidades y defensas. La sospecha de que el terapeuta se une en una relación exclusiva o privilegiada con alguno de los pacientes despierta los celos, desafío y rebelión de los que se sienten excluidos. La fantasía incestuosa de franco contenido sexual es una forma de canalizar deseos de fusión pregenitales, que se expresan, por ejemplo, a través de peticiones de entrevistas individuales con el terapeuta y preocupación sobre el secreto profesional, los riesgos de romper la confidencialidad a través de publicaciones y la desconfianza con respecto a la discreción del grupo (3, 17 y 18).

Una de las manifestaciones del mito edípico es la comida totémica, que implica la incorporación del padre (terapeuta), simbólicamente asesinado a través de excluirlo de los encuentros extragrupales: "nos fuimos al restaurante de la esquina a cenar terapeuta; estuvieron ricas las quesadillas de sesos"; "no debes haber podido trabajar con el paciente que viene después de nosotros, por el ardor de orejas, estuvimos hablando de ti"; "vengo seguido con mi pareja a comer en el restaurante X de aquí cerca, me gusta mucho cómo cocinan"...

La referencia a situaciones del pasado permite la emergencia de las fantasías y aproximaciones de carácter sexual hacia los padres, los juegos infantiles con hermanos y los castigos y culpa que provocaron. Así como episodios de seducción, abuso y violación por parte de adultos, que llevaron al temor y repudio de la sexualidad. El análisis de todos estos sucesos permite liberar la vida sexual de las trabas neuróticas que interfieren con una relación amorosa plena.

Todo paso hacia la proximidad o la intimidad amenaza la individualidad y diferenciación yoicas adquiridas recientemente. Lo que despierta nuevas angustias, regresión y situaciones resistenciales. El conocimiento recíproco entre los pacientes lleva a la confrontación inmediata de las viejas pautas caracterológicas con las que se pone a distancia a compañeros, terapeuta y objetos del mundo externo, que pone en marcha el proceso de elaboración y estimula una nueva forma de relacionarse con el mundo fuera del grupo, que muestra la modificación de las viejas pautas de conducta generadoras de rechazo y frustración.

El miembro previamente aislado puede unirse súbitamente con distintos tipos de grupos, lo que no siempre constituye una "fuga a la salud." Su conducta es, en ocasiones, parte de una búsqueda de objetos que satisfagan las múltiples necesidades que emergen a través del análisis y ya no se encuentran con el rechazo de su superyó. El material de los encuentros extragrupales aporta elementos valiosos para constatar el cambio de los pacientes. Los compañeros comparan lo que se dice en las sesiones con la conducta real del paciente fuera del grupo: "Yo dudo que puedas enfrentarte a tu esposo como dices, porque sigues faltando al grupo cuando quedamos en reunirnos para festejar algo después de la sesión. ¿Por qué a nosotros no puedes decirnos que no quieres ir? Luego te quejas de que se te hace a un lado." Estas confrontaciones que muestran al paciente la repetición de sus pautas de conducta inmodificadas, que provocan el rechazo de los demás, ayudan a adquirir *insight* y a progresar en la elaboración de los conflictos neuróticos (1, 15 y 35).

Los pacientes traen a colación una y otra vez lo que "ha dado en el blanco", lo que los ha conmovido profundamente en las sesiones precedentes. Una vez en confianza con el grupo, expresan con facilidad sus experiencias dolorosas, pero omiten con mucha frecuencia las placenteras, por temor a la envidia de los compañeros, e incluso a la del terapeuta. Mostrarse triunfadores es exponerse a la rabia destructiva de los demás, que pueden intentar devaluar los logros ajenos o dirigir críticas malévolas sobre las áreas menos exitosas de la vida del envidiado, para intentar robarle el gozo por sus triunfos. Sólo la interpretación del temor a la envidia de los demás, como consecuencia de la proyección en ellos de las propias fantasías envidiosas, hace que se pierda el miedo al ataque y se constate que el deseo de despojar al otro de sus logros y cualidades, no es suficiente para conseguirlos. El envidioso es en el fondo pasivo y devaluado; no se cree capaz de conseguir lo que desea por su propio esfuerzo. La lucha contra la pasividad y el pensamiento mágico, que alberga la esperanza de recibirlo todo sin tener que esforzarse por conseguir lo que se desea, ocupa un tiempo prolongado del análisis en los pacientes narcisistas, borderline e hipocondriacos (9 y 21).

En los grupos se da un alto número de situaciones imprevisibles, originales. La aceptación de la incertidumbre constituye un aspecto particular del grado de tolerancia a la frustración. La experiencia de fusión con lo incierto, desconocido, distinto de sí, provoca angustia por el temor a que se rompa el vínculo con las figuras parentales arcaicas. Soportar la incertidumbre incrementa la espontaneidad del individuo. El terapeuta facilita la admisión de la falta de certezas si se abstiene de ocultar su no saber con seudoconocimientos e interpretaciones racionales (34).

Los miembros obtienen una posición de popularidad e influencia en los grupos con base en su participación activa en las tareas de: a) descubrir, ante los demás, los pensamientos, fantasías y acciones correspondientes al momento actual y a su historia; b) autoexploración de motivaciones inconscientes; c) honestidad en la manifestación de sentimientos respecto a sí mismos y a los demás; d) asumir el liderazgo en forma transitoria en la confrontación, interpretación, análisis de sueños, e) interés y aceptación de los demás y cuidado por el buen funcionamiento del grupo; f) mejoría personal. Es decir, ganan aprobación participando al máximo en la tarea grupal (29).

Intervenciones del terapeuta

La actividad del terapeuta de grupo constituye, de la apertura al cierre de la terapia, un modelo de identificación para los pacientes, en cuanto a la observación de las manifestaciones verbales y preverbales de afectos; en la detección de pautas de conducta repetitivas y en la confrontación directa, pero cuidadosa con las reacciones que desencadenan las comunicaciones y actitudes propias en los demás. Su atención a la interacción y comunicación entre los integrantes del grupo se dirige al descubrimiento, exploración e interpretación de las resistencias que impiden, tanto la expresión afectiva como la de pensamientos, recuerdos y fantasías.

Si bien los pacientes aprenden tarde o temprano a explorar, analizar e interpretar sus estereotipias, lapsus, olvidos y motivaciones inconscientes, la intervención del terapeuta, aunque menos frecuente, sigue siendo necesaria, en especial cuando todo el grupo queda inmerso en intensas emociones o en situaciones resistenciales. Por ejemplo, en los grupos abiertos, sin límite de tiempo, ingresan y salen pacientes en distintos momentos de la vida grupal. Los desequilibrios que esta situación provoca arrastran a los miembros (incluso los más antiguos y eficaces en el análisis), a situaciones regresivas que obstruyen, en forma transitoria, su objetividad para autoexplorarse y ayudar a los compañeros a analizarse.

Algunos pacientes requieren de ayuda especial para interactuar en forma terapéutica. La atención a ellos beneficia al resto del grupo, no sólo porque les enseña a entender a otros seres con dificultades similares, sino porque los alerta con respecto al manejo de estos mismos problemas en sí mismos, aunque no hayan advertido antes su existencia, debido a que poseen muy escasa intensidad. Por ejemplo, los pacientes con bloqueo afectivo refieren no poder sentir, amar, llorar, o enojarse. Consideran a los compañeros melodramáticos, con poco control emocional. Su aislamiento afectivo los hace parecer desinteresados y carentes de empatía con respecto a los otros miembros. Aunque niegan tener sentimientos, los expresan en forma preverbal (sudoración, enrojecimiento, palpitaciones) y el grupo se percata de la discrepancia entre lo que dicen y su manera de reaccionar. La repuesta de los demás va de la curiosidad e intriga a la incredulidad, solicitud, irritación, frustración, desprecio y exclusión. Señalar estas reacciones permite reconocer el uso de defensas similares ante los propios afectos (39).

Sergio, paciente esquizoide con un bloqueo afectivo generalizado y somatizaciones múltiples, rayanas en la hipocondría, abandonó la sesión durante unos minutos, mientras una de sus compañeras revivía, con intenso dolor, la muerte de uno de sus hijos por asfixia. Mientras los demás miembros expresaban la comprensión empática del dolor de la compañera, Sergio daba muestras evidentes de dificultad para respirar. Con voz apenas audible pidió se le atendiera porque sentía que se ahogaba. Los compañeros se volvieron hacia él entre intrigados y molestos por la interrupción, señalándole la identificación con el niño muerto como intento de "robarle el micrófono" a la madre doliente. Esta, que a raíz de la interrupción había recuperado el control sobre su llanto, salió al rescate de Sergio preguntándole qué le pasaba.

En forma sorpresiva, Sergio comenzó a quejarse de la incomprensión de sus compañeros que querían encontrar explicaciones piscológicas, hasta en su incapacidad para respirar, sin dar ya muestras de ésta, lo que le hizo notar la compañera. El resto del grupo trató de hacer reconocer a Sergio cuánto lo había afectado el relato de la compañera. Él sólo aceptó que podía imaginarse que perder un hijo ha de doler, pero no sentía dolor porque no había experimentado nunca algo así, por lo que consideraba que todos los demás eran hipócritas en sus manifestaciones hacia la compañera. El grupo trató de hacerle entender que tampoco podían sentir lo mismo que ella, pero sí los conmovía su dolor. Sergio insistía en que él no sentía nada, pero tampoco aceptaba la propuesta de algunos de cambiar de tema. Todos se sentían incomprendidos, mutuamente tercos y aferrados a sus respectivos puntos de vista y el enojo generalizado comenzaba a paralizar a algunos.

Intervine para explicar la disociación mente-cuerpo con fines defensivos y la conveniencia de prestar atención a las manifestaciones corporales que se despiertan como reacción a distintas interacciones, comunicaciones y sucesos de la vida cotidiana. Recordé a Sergio la frecuencia con la que presentaba afecciones de la piel, cuero cabelludo y articulaciones aparentemente sin relación con problemas afectivos, señalando que, tal vez hoy nos había dado la oportunidad de contemplar cómo registraba su cuerpo lo que su mente trataba de evadir. Sergio pudo al fin aceptar que sí sentía, pero no se dejaba invadir por sus sentimientos porque "no toleraba las manifestaciones exageradas de afecto, la pérdida de control, la sensiblería."

Interpreté al grupo que, al igual que Sergio, en más de una ocasión habían tratado de negar lo que sentían, por temor a ser objeto de burlas, críticas o creer que, mostrarse sensibles era equivalente a ser débiles, vulnerables y a quedar a merced de los demás. Recordé a cada miembro los incidentes en los que habían mostrado una conducta evasiva frente a sus afectos. La paciente cuyo llanto se interrumpió por la intervención de Sergio continuó su descarga. La disminución de la tensión grupal y el material subsecuente, confirmatorio de mi interpretación, permitió proseguir el trabajo grupal de rectificación de los aspectos superyoicos perfeccionistas y punitivos, que exigen ser controlado e insensible y por tanto fuerte, tener la razón, no equivocarse.

Como Sergio, los pacientes con bloqueos afectivos importantes requieren ayuda para aprender a relacionar sus respuestas corporales con sus emociones. Una vez que los admiten, se ha vencido una defensa caracterológica importante; que permite explorar el significado afectivo del material que revelan; así como las fuentes infantiles del bloqueo que invalida sus vidas, produciéndoles sensaciones de vacío, hastío y falta de sentido. El grupo puede reconocer, en forma paulatina la exquisita sensibilidad narcisista de estos pacientes, oculta tras su fachada de indiferencia defensiva.

Los miembros intentan siempre mantener el equilibrio que van adquiriendo a través del proceso terapéutico, por lo que tienden a preservar la estabilidad del clima grupal, sea éste cordial o agresivo y se coluden, inconscientemente, para evitar tocar temas que pueden llevarlos a realizar nuevos esfuerzos adaptativos. El terapeuta alerta a las resistencias al cambio, señala la evasión grupal, diciendo, por ejemplo, "me llama la atención que de pronto dejó de hablarse (o nunca se hable) de los problemas en el trabajo (con la familia, por ejemplo)." Los miembros más resistentes responden que no tienen nada que comunicar al respecto. Otros dicen temer "interrumpir" a sus compañeros con asuntos que pueden no interesarles; esperan a que terminen de hablar y en la espera, se les va la sesión. Y algunos abordan el tema eludido.

Cuando la evasión se produce en grupos conscientes de la importancia de las reglas de no omisión y restitución, el terapeuta necesita explorar lo que provoca la resistencia grupal después de señalar la evasión del tema. En algunos casos, la omisión corresponde a desconfianza en la discreción tanto de compañeros como de terapeutas en relación con infidelidades y actividades políticas, por ejemplo, que se desvanecen al referir el temor a la infidencia a experiencias reales pasadas. Lo más común es que la evasión corresponda a la angustia que produce un tema determinado, que puede relacionarse con las circunstancias vitales de los miembros fuera del grupo, sus sueños, fantasías, experiencias pasadas o con sus ausencias y retrasos a las sesiones, molestia por la presencia de miembros silenciosos o agresivos y encuentros, programados o fortuitos, fuera de la terapia.

Las vacaciones del terapeuta son separaciones que despiertan en los pacientes las angustias infantiles de desprotección, abandono y falta de amor. Deben anunciarse con tiempo suficiente para poder analizar los sentimientos y fantasías que surgen ante la separación. Algunos pacientes pueden tomar vacaciones antes que el terapeuta para abandonarlo en vez de sentirse abandonados y unos pocos no regresan más. Si vuelven, es necesario hacerles consciente su huída para evitar el dolor de la separación, que refiere a experiencias tempranas de soledad y abandono. Para el inconsciente, ausencia y muerte son equivalentes, por lo que ciertos pacientes temen que el terapeuta no vuelva más. La conducta terapéutica proscribe reasegurar y tranquilizar con respecto a su regreso. Lo procedente es explorar el significado y angustias que despierta su partida. Con frecuencia surge también la rabia por el abandono, por sentir que se necesita al terapeuta mientras él puede prescindir de los pacientes. Estos lo despiden con un rosario de quejas para hacerlo sentir culpable de abandonarlos cuando más lo necesitan. O bien niegan su dependencia alegrándose del dinero que se ahorran cuando no hay sesión. Tanto los intentos de provocar culpa como la negación deben mostrarse. En general, cuando el terapeuta regresa de vacaciones, se encuentra con que ni sucedieron las catástrofes anunciadas, ni se disfrutó tanto como se esperaba, del dinero ahorrado.

La suspensión de las sesiones por enfermedad del terapeuta también debe anunciarse, en la medida de lo posible. Mullan, H. y Rosenbaum, M. (1962), recomiendan que el terapeuta se encargue personalmente de hacerlo, porque los pacientes se tranquilizan al percatarse de que, si los llama, no debe estar tan enfermo. Sugieren que si es otra persona quien debe dar el aviso, necesita ser clara con respecto a la gravedad de la enfermedad y su duración prevista. Los autores sugieren, incluso, proporcionar a los pacientes una lista de colegas a los que pueden recurrir. No todos los terapeutas suscriben esta opinión, en especial cuando la enfermedad toca sus conflictos narcisistas o despierta la angustia de muerte. Cuando el padecimiento que aqueja al terapeuta es grave, los pacientes perciben su deterioro físico, sin atreverse a hablar de él y se sienten engañados, resentidos y excluidos cuando enfrentan una muerte prevista, pero no hablada, que no les permitió mostrar su solidaridad y afecto hacia el terapeuta (31).

La muerte de un miembro del grupo o su enfermedad severa tienen un fuerte impacto en el grupo. Los compañeros expresan dolor, desamparo y en ocasiones culpa o rabia, tanto por el vínculo afectivo que han desarrollado, como por la angustia que despierta la identificación con el enfermo; la consciencia de la propia vulnerabilidad, el descuido de la salud, el recuerdo de haber padecido enfermedades similares o haber asistido en ellas a alguna persona significativa. Surgen también los recuerdos y sentimientos sobre la preocupación o falta de cuidado y responsabilidad de los padres y se comparan con la actitud del terapeuta, que debe estar alerta para diferenciar las reacciones realistas de los miembros hacia el enfermo, de las transferenciales.

Si el terapeuta trata de ocultar sus sentimientos frente al grupo, a éste no le queda más que verlo como un ser superior al que nada perturba, contribuyendo así a su idealización, o como una persona tan lejana e indiferente hacia lo que sucede a sus pacientes, que después les resulta difícil creer en su empatía. Decir: "yo también me siento triste por la muerte de X", "lamento lo que te pasa" o algo similar, a quien tiene una enfermedad grave, no convierte al grupo en el paño de lágrimas del terapeuta; por el contrario, verbalizar lo que siente en tales circunstancias, libera su capacidad para explorar y analizar los sentimientos del grupo y del paciente, en su caso, sin actuar contratransferencialmente brindando esperanzas irreales para escapar de la situación dolorosa.

> A pesar de mantener una buena relación con el grupo, ninguno de sus compañeros visitó a Andrea en el hospital, ni la llamó para enterarse del resultado de la intervención quirúrgica a la que se sometió. En la sesión a la que faltó por este motivo, el grupo mostró abiertamente el temor a que Andrea tuviera cáncer. Habían tratado de ayudarla, incluso ofreciéndole dinero para que se proporcionara la mejor atención médica posible. La sentían poco cuidadosa de sí; más preocupada por cumplir sus compromisos laborales, que por atender su salud. Todos los miembros del grupo reflexionaron sobre su propio descuido, malas experiencias propias, de amigos y familiares con respecto a intervenciones quirúrgicas. Temor a la anestesia; a descubrirse problemas graves de salud si continuaban exámenes médicos inconclusos; a tenerse que someter a tratamientos dolorosos.
> La paciente que tenía también cercana la posibilidad de una intervención quirúrgica, no asistió a la sesión en la que se esperaba el regreso de Andrea al grupo. Esta saludó con un: "ya estoy aquí de nuevo." Los miembros del grupo le dieron la bienvenida y quedaron en un silencio tenso, que rompió Andrea preguntándoles cómo estaban ellos. Se inició una ronda espontánea, superficial, inafectiva, de informes sobre lo que había sucedido durante la semana precedente; que dio lugar a una interacción generalizada, de tono un tanto festivo; sin alusiones a la sesión previa, ni intentos de informarse más sobre el resultado de la operación y el estado de Andrea, la cual se mostraba participativa, tranquila en apariencia, pero sus labios contraídos revelaban tensión; lo mismo que las miradas en exceso complacientes y aprobatorias que le dirigían sus compañeros.
> Señalé que parecía que, tanto el grupo como Andrea no querían echar a perder la satisfacción que les producía reencontrarse, con los detalles de su operación y recuperación. Andrea aceptó que no se sentía con derecho a cargar al grupo con su preocupación desde el inicio de la sesión. Primero quería saber cómo estaban ellos;

si no tenían un problema importante que resolver, porque aún no tenía el resultado del examen histopatológico de su tumor y se sentía tan angustiada, que temía ocupar toda la sesión. Entonces sí retomaron sus compañeros algo de lo discutido en la sesión previa, para confrontar a Andrea con su conducta reiterada de dejar pasar siempre primero a los demás. Le hicieron ver que necesitaba hablar de su angustia para ayudar en su recuperación y le dejaron bien claro que era querida e importante para el grupo.

Andrea hizo un amplio relato de la intervención y postoperatorio, minimizando dolores y malos tratos por parte de algunos médicos. Los miembros del grupo seguían su comunicación atentos, aliándose con sus justificados resentimientos; impulsándola a quejarse ante las autoridades del hospital, pero nadie le preguntó qué la angustiaba. Interpreté que, tanto el grupo como Andrea preferían hablar de las dificultades que había superado, frente a las cuales se sentían tan fuertes que hasta podían pelear, pero evitaban hablar del temor a que fuera maligno el tumor que le habían extraído; motivo más que justificado de su angustia y de la del grupo. Andrea pudo hablar de sus temores y sus compañeros le infundieron esperanza a través de referencias a familiares y amigos tratados exitosamente de distintos tumores malignos.

En términos generales, tras una interpretación al grupo como un todo, se muestra la forma en la que cada quien evade un tema, maneja una tensión o se defiende de una interpretación, que deja al descubierto aspectos inconscientes que provocan culpa o angustia. Estos señalamientos ayudan a que los pacientes comprendan los mecanismos de defensa que emplea cada uno frente a la misma situación emocional; lo que no sólo favorece el autoconocimiento, sino la diferenciación con respecto a los compañeros; ya que, a pesar de compartir todos la misma angustia, uno puede responder con agresión, otro con llanto y un tercero con racionalizaciones, en función de las series complementarias que determinan el predominio del uso de un mecanismo de defensa en particular (11).

En el ejemplo consignado en la viñeta anterior, omití estos señalamientos para permitir que Andrea tuviera espacio suficiente para liberarse de su angustia a través de manifestarla sin interferencias; no sólo en consideración a su condición crítica, sino a no facilitarle su técnica habitual de ocultar sus sentimientos a través de ceder el paso ante los demás. Esto nos trae al tema de la función del terapeuta en el seno de un grupo que ha aprendido a interactuar y comunicarse en forma terapéutica, que puede resumirse en no intervenir mientras no emerge una resistencia, o el grupo no ha adquirido aún los recursos necesarios para enfrentarse con impulsos, deseos y defensas que surgen por primera vez en el proceso grupal.

La muerte o enfermedad severa de una madre, padre, hermanos o cónyuges acerca esta posibilidad a cualquier miembro del grupo o sus familiares. Se evidencian sentimientos de culpa relacionados con agresión expresa u oculta (por haber deseado la muerte o vivirla como triunfo o liberación de una carga). Para miembros del grupo que han perdido ya a alguien cercano, es el momento para renovar esos sentimientos y colocar la pérdida en una perspectiva realista. Predominan los sentimientos de desamparo y desesperación. El paciente puede requerir, como cuando la angustia por una enfermedad grave es severa, de sesiones individuales, que no despiertan envidia en el resto del grupo, porque se obtiene el contacto exclusivo con el terapeuta al precio de un sufrimiento que nadie pretende disputar.

Tampoco se siente excluido el grupo, cuando es necesario complementar la terapia grupal con sesiones individuales, durante las emergencias que presentan pacientes con alto riesgo de suicidio o inminencia de quiebra psicótica con angustia invasora; situaciones que no pueden ser contenidas en el ámbito grupal sin detrimento de los demás miembros.

En los grupos con tiempo suficiente de análisis, cualquier miembro inicia la sesión, comunicando a sus compañeros un material que puede referirse a la sesión anterior, a cualquier aspecto de su vida cotidiana, a un sueño o recuerdo infantil. Según la situación intrapsíquica de los demás asistentes, se inicia la exploración del relato precedente o surgen otros que despiertan el interés del grupo; lo cual se manifiesta a través de comunicaciones que muestran convergencias o divergencias con el tema a discusión. De aquí pueden surgir observaciones, aclaraciones y confrontaciones hacia alguno de los participantes. Si el paciente inicia la defensa de la forma de pensar o actuar que le señalan sus compañeros como conflictiva, en forma tal que agota la paciencia del grupo, provocando su retirada o ataques violentos, el terapeuta debe intervenir para evitar que se aísle o hiera en forma irreparable al paciente resistente. La viñeta de este capítulo correspondiente al paciente que llamé Sergio, puede servir también en este caso como ejemplo al respecto.

El terapeuta ayuda a que el paciente acepte la verdad que hay en las observaciones de los compañeros mostrándole su forma de defenderse, pero también investigando los motivos de irritación de quienes terminaron atacándolo; con lo que se descubre que la intolerancia hacia el compañero corresponde al deseo de que él resuelva por los otros un problema o rasgo de carácter que, sin saberlo, comparten con él. O bien surge la rivalidad transferida de un hermano, padre u otras figuras significativas al paciente, cuya actitud recuerda la del personaje del pasado que no aceptaba tener fallas o errores. Ir del paciente al grupo evita que el primero quede colocado en la situación transitoria del único defectuoso que, de perpetuarse podría derivar en la creación de un chivo expiatorio. Además, señala al grupo la proyección de actitudes, deseos y objetos internos en los compañeros, con ello se favorece la universalización de los contenidos del inconsciente y se inicia la rectificación de las distorsiones transferenciales.

    Márgara: "Van a decir que soy una veleta, que no sé lo que quiero. Aunque yo lo que siento es que ahora que ya me destapé, quiero demasiadas cosas y no sé si sea válido. En la semana me reuní con amigas. El tema fue lo difícil de la situación económica. Mi exsocia está sin trabajo, lo mismo que las otras dos. Empezamos a fantasear negocios muy en grande y poco factibles. Aunque yo sí estoy trabajando y ya me aceptaron para Septiembre en la Maestría, me gustaría tener más ingresos. Se me ocurrió organizar fiestas infantiles de todo a todo. No se requiere inversión porque una amiga tiene jardín y salón de fiestas en su casa. Lo que no sé es cómo le voy a hacer con tantas actividades para atender a mi familia."

    Germán (paciente diabético): "¿Por qué crees que sea buen negocio hacer fiestas infantiles en plena época de crisis?"

    Márgara: Aporta argumentos que al grupo le parecen realistas. "Mi problema es si tendré el tiempo."

    Beatriz: "Como falta para Septiembre, puedes probar qué tiempo ocupas en esto. Yo creo que lo que realmente te preocupa es que te veamos muy ambiciosa y te critiquemos como tu marido. Yo te lo digo porque ando medio como tú. Me empiezan a salir bien las cosas y ahora no sé que hacer. Mi trabajo en provincia va viento en popa, pero mi pareja cree que voy a dejarlo y no es esa mi intención. En lo único que he cambiado es en que ya no me paso los fines de semana sufriendo a ver si me habla, sino trabajando y pasándola bien. Pero él dice que esto no puede seguir así; que necesitamos definir la situación. Sé que no va a divorciarse y no siento que tampoco vaya a dejarme a mí; ni se atrevería a pedirme que deje de salir a trabajar los fines de semana, pero me preocupa verlo sufriendo."

    Germán: "Yo realmente estoy muy preocupado por la situación del país. Me angustió mucho el asesinato del Lic. X. Si a él le pasó eso, qué nos espera a nosotros. Es la ley de la selva. Asaltos, secuestros y asesinatos por todos lados. Ya no va uno a poder salir a la calle sin armarse. Con tanto policía y judicial cesados y las bandas de narcos, uno no tiene protección. Esa impotencia es la que me angustia. Siento a mi familia amenazada y tengo el deber de defenderla. Pueden raptar a mi hija y violar a mi esposa. Es terrible. La violencia está desatada. Si al Lic. X no lo protegieron a nosotros menos. Voy a comprar una pistola para la casa y una para el coche."

El resto del grupo ha oído con atención burlona el apasionado relato de su compañero. Yo me preocupo en silencio porque Germán es impulsivo y capaz de armarse en la realidad.

Beatriz: "A él lo mataron por razones políticas. Nosotros no somos importantes en ese sentido, así que no tenemos nada que temer. Y en cuanto a ser secuestrables, no somos buen negocio."

Jaime: "¿Tú conocías al Lic. X? ¿Era amigo de tu hermano?"

Germán: "No".

Jaime: "Entonces ¿no crees que estás pegando tu angustia en un lugar que no corresponde? Porque no de ahora, sino hace mucho, hay asaltos y secuestros en la ciudad."

Todos los integrantes del grupo relatan asaltos de los que habían sido objeto, ya trabajados en el grupo. Insisten en las precauciones que toman ahora para protegerse física, económica y psicológicamente de los peligros de la ciudad (traer poco dinero, bolsas de mano, portafolios y tarjetas de crédito imprescindibles, ocultos en sitios distintos de la cartera; no usar joyas; tomar sólo taxis de sitio; bardas electrificadas; pago de vigilancia).

Sergio: "Germán, a ti te han asaltado cinco veces y la has librado sin daño; realmente ¿qué es lo que te angustia tanto?."

Germán: "Es no poder ser libre; no poder hacer lo que quiero; no poder despegar los ojos ni un momento de mi hija. Temer lo que pueda pasarle a mi mujer cuando sale sin mí".

Jaime: "Bueno, mi cuate, ninguno de nosotros puede hacer todo lo que quiere. Yo qué más querría que mi mujer no se metiera en mi trabajo y no estar sacando de una tarjeta para pagar otra. Me están comiendo los intereses. Pero eso es ahora. Yo, como M., me estoy moviendo para ganar más. Pero ahorita, aunque ando ahorcado, estoy tranquilo."

Laura: (mujer) "¿Qué libertades sientes que no puedes tener ahora?."

Germán: "Me molesta no poderme descuidar ni un momento de la niña, porque me la pueden arrebatar. Lo mismo con dejar sola la casa, me pueden asaltar."

Laura: "Pero entonces el problema está en que te pesa tener que cuidar a tu hija y tomar las precauciones necesarias para proteger tu casa."

Germán: "No es eso, quiero enseñar a la niña a cuidarse; le he enseñado a que no debe cruzar la calle. Por la casa los vecinos pusimos alarmas, pero asaltaron a un vecino y el único que llamó a la patrulla fui yo. Lo mismo sucede cuando hay choques en la esquina, sólo yo llamo a la ambulancia. Y no es que los demás no se den cuenta de lo que pasa. Veo al señor de enfrente muy tranquilo tomando su cerveza mientras en la calle gritan los heridos. El de la casa siguiente oye su música y así los demás; están en su casa sin hacer nada, en la apatía. Siento que no cuento con ayuda de nadie; que todo lo tengo que hacer yo solo; sólo yo, sólo yo. Nadie quiere responsabilizarse; hacer nada. Mi esposa me ignora. Los vecinos no colaboran y el país cada vez va más en picada y yo los veo a ustedes muy tranquilos." Vuelve a reiterar en el tema del Lic. asesinado, insistiendo en la apatía de funcionarios, vecinos y sociedad en general.

Sergio: "Yo no te quisiera por vecino. Estás pendientísimo de todo lo que sucede en tu calle."

Todo el grupo participa burlonamente, aplicando a Germán calificativos de "detective de balcón", o de "el vengador anónimo de la calle X", mientras el aludido calla, rojo de ira.

Terapeuta: "Creo que J dio en el clavo cuando mencionó que la angustia de Germán corresponde a otra cosa; yo añadiría que a peligros más inmediatos, como su diabetes. Pero si prestamos atención, parece que la tónica del grupo hoy es: vamos a ocuparnos de Germán que pone el problema donde no está. Y me parece que ustedes hacen lo mismo. Germán tiene problemas con sus vecinos, como S. Está insatisfecho con su pareja, como J y B; le preocupa la educación de su hija como a L y no acaba de encontrar la forma de evitar cargar con responsabilidades que lo abruman como M. Pero si nos enojamos porque Germán no quiere jugar a que lo analicemos sólo a él, tendríamos que analizar nuestro enojo. Mejor nos reímos y él sigue siendo el del problema. Es el único enojado aquí."

Germán aceptó haber descuidado: su salud (por la renuncia a los placeres orales que implicaba) y el grupo reconoció el enojo tras la broma. Sentían que Germán los hacía perder el tiempo hablando de la muerte de alguien a quien no conocían, pero M y B no querían, por hoy, más que disfrutar de lo que estaban logrando. S comenzaba a sentirse demasiado observado por el grupo. J se angustiaba ante la posibilidad de un divorcio y L temía dañar a sus hijos adolescentes si les daba mucha libertad porque se podían "destrampar" y si los controlaba demasiado podía hacérseles odiosa.

En el grupo terapéutico la presencia de sus miembros es una invaluable ayuda para el terapeuta, cuando mediante su interacción se colocan entre él y algún paciente que entra en una transferencia negativa intensa y acusa al terapeuta de estar en contra suya o de tener favoritos. Algunos integrantes intervienen para mostrar al resentido su distorsión, lo que deja al terapeuta fuera de la lucha transferencia-contratransferencia y le permite dedicarse a observar lo que sucede en el grupo e intervenir, a posteriori, con mayor objetividad. Pero también, como se mencionó en el capítulo 10, constituyen una brújula confiable cuando el terapeuta se encuentra arrastrado por sus sentimientos contratransferenciales. Ayuda de la que carece el terapeuta individual (27 y 28).

Bibliografía

1. Alonso, A. y S. Rutan (1984), "The Impact of Object Relations Theory on Pyschodynamic Group Therapy", en: *Am. J. Psychiatry,* 141 (II), pp. 1376-1380.
2. Anzieu, D. (1972), "El monitor y su función interpretante", en D. Anzieu, A. Bejarano, R. Käes, A. Missenard y J.B. Pontalis, *El trabajo psicoanalítico en los grupos,* México, Siglo XXI Editores, 1978, parte III, pp. 233-348.
3. ——— (1974), "Perspectivas teóricas", en *ídem, El grupo y el inconsciente,* Buenos Aires, Biblioteca Nueva, 1978, parte II, cap. VIII, pp. 261-306.
4. Bach, G.R. (1979), "Observaciones sobre la transferencia y las relaciones de objeto desde el punto de vista de la dinámica de grupo", en M. Kissen (comp.), *Dinámica de grupo y análisis de grupo,* México, Limusa, cap. XIX, pp. 313-325.
5. ——— (1984) "Orientación introductoria a la psicoterapia de grupo", en *ídem, Psicoterapia intensiva del grupo,* Buenos Aires, Ediciones Hormé, 3a. ed., cap. I, pp. 15-23.
6. ———, "Tratamiento de las primeras resistencias", cap. IV, pp. 49-62.
7. ———, "Principales medios y temas de la comunicación del grupo", cap. VI, pp. 80-93.
8. ———, "Discusiones espontáneas, hechos concernientes a la historia personal", cap. VII, pp. 94-106.
9. ———, "Actividades espontáneas, consejos y actividades sociales", cap. VIII, pp. 107-134.
10. ———, "Observación del proceso de progreso terapéutico", cap. XII, pp. 206-217.
11. ———, "Análisis de las operaciones de contacto", cap. XIV, pp. 227-261.
12. ———, "Desarrollo del yo y diferenciación individual sobre el trasfondo del grupo", cap. XV, pp. 262-283.
13. ———, "Modelos y conceptos de la vida del grupo", cap. XVIII, pp. 333-360.
14. ———, "Tensión del grupo suscitada por los líderes y los solitarios", cap. XXI, pp. 392-410.
15. ———, "Los subgrupos y el consenso de la mayoría", cap. XXII, pp. 411-430.
16. Bejarano, A. (1972), "Los 'otros' como objetos transferenciales específicos", en D. Anzieu, A. Bejarano, R. Käes. A. Missenard y J.B. Pontalis, *El trabajo psicoanalítico en los grupos,* México, Siglo XXI Editores, 1978, parte II, cap. V, pp. 185-202.
17. ———, "'El grupo' como objeto transferencial específico", parte II, cap. VI, pp. 202-222.
18. Bernard, M. (1982), "Mecanismos básicos de la dinámica grupal, las fantasías incestuosas", en J. Puget, M. Bernard, G. Games Chaves y E. Romano *El grupo y sus configuraciones,* Argentina, Lugar Editorial, pp. 127-139.
19. Foulkes, S.H. y E.J. Anthony (1957), "La historia natural del grupo terapéutico", en *ídem, Psicoterapia de grupo,* Buenos Aires, Paidós, 1964, cap. VI, pp. 145-182.

20. Ganzarain, R. (1989), "Working through in Analytic Group Psychotherapy", en *ídem, Object Relations Group Psychotherapy,* Madison, Conn. International Universities Press, 2a. ed., 1990, cap. VIII, pp. 153-168.
21. ——, "An Object Relations Approach to Hypochondriasis", cap. X, pp. 177-219.
22. Kadis, A., J. Krasner, C. Winick y S.H. Foulkes (1963), "Algunos fenómenos de grupo", en *ídem, Manual de psicoterapia de grupo,* México, Fondo de Cultura Económica, 2a. reimpresión, 1982, cap. VII, pp. 96-119.
23. Kaës, R. (1994), "Las condiciones de posibilidad del proceso asociativo en los grupos", en *ídem, La invención psicoanalítica del grupo,* Asociac. Argentina de Psicol. y Psicoter. de Grupo, Buenos Aires, pp. 41-54.
24. Kauff, P.F. (1993), "Contribuciones de la terapia analítica de grupo al proceso psicoanalítico", en A. Alonso y H.I. Swiller (comps.), *Psicoterapia de grupo en la práctica clínica,* México, El Manual Moderno, cap. I, pp. 3-27.
25. Kosseff, J.W. (1990), "Anchoring the Self trough the Group, Congruences, Play, and the Potencial for Change", en B.Roth, W.N. Stone, y H.D. Kibel *The Difficult Patient in Group,* Connecticut, Int. Universities Press, Inc., pp. 87-108.
26. Kutash, I.L. and Wolf, A. (1993), "Psychoanalysis in Groups", en H.I. Kaplan y N.J. Sadock (comps.), *Comprehensive Group Psychotherapy,* Baltimore, Williams & Wilkins, 3a. ed., pp. 126-138.
27. MacKenzie, K.R. (1992),"The Working Alliance in Analytic Group Psychotherapy", *Henriette T. Glatzer,* en *Ibidem, Classics in Group Psychotherapy,* Nueva York-Londres, The Guilford Press, pp. 305-316.
28. ——, "Indications for Concurrent (Combined and Conjoint) Individual and Group Psychotherapy, *Aaron Stein*", pp. 329-343.
29. Mullan, H. y M. Rosenbaum (1962), "The Method of overcoming Resistance to the Group", en *ídem, Group Psychotherapy, Theory and Practice,* Nueva York, The Free Press, cap. VIII, pp. 137-148.
30. ——, "Group Psychotherapeutic Techniques", cap. X, pp. 161-214.
31. ——, "Emergency, Crisis and Emergence", cap. XII, pp. 243-266.
32. Puget, J. (1982), "Terapia psicoanalítica de grupo y psicoanálisis", en J. Puget, M. Bernard, G. Games Chaves y E. Romano (1982), *El grupo y sus configuraciones,* Argentina, Lugar Editorial, pp. 10-42.
33. Puget, J., M. Bernard, G. Games Chaves y E. Romano (1982), "Modelo de interpretación", en *ídem, El grupo y sus configuraciones,* Argentina, Lugar Editorial, pp. 143-177.
34. Romano, E. (1982), "Factores terapéuticos e índices curativos", en J. Puget, M. Bernard, G. Games Chaves y E. Romano, *El grupo y sus configuraciones,* Argentina, Lugar Editorial, pp. 259-290.
35. Rosenthal, L. (1993), "Resistance and Working Through in Group Psychotherapy", en H.I. Kaplan y N.J. Sadock (comps.), *Comprehensive Group Psychotherapy,* Baltimore, Williams & Wilkins, 3a. ed., pp. 105-115.
36. Slavson, S.R. (1953), "Dinámicas básicas de la psicoterapia grupal", en *ídem, Tratado de Psicoterapia Grupal Analítica,* Buenos Aires, Paidós, 1976, cap. V, pp. 122-165.

37. ——, "Algunas orientaciones para la constitución de los grupos", cap. VII, pp. 183-212.
38. ——, "La comunicación en la psicoterapia grupal analítica", cap. IX, pp. 236-257.
39. ——, "La sesión en psicoterapia grupal analítica, su dinámica", cap. XI, pp. 297-332.
40. ——, "Psicoterapia grupal analítica de ciertas perturbaciones del carácter, agresión, hostilidad y retraimiento", cap. XV, pp. 421-450.
41. Stone, W.N. (1990), "On Affects in Group Psychotherapy", en B. Roth, W.N. Stone y H.D. Kibel, *The Difficult Patient in Group,* Connecticut, Int. Universities Press Inc., pp. 191-213.
42. Yalom, I.D. (1995), "The Advanced Group", en *Ibidem, The Theory and Practice of Group Psychotherapy,* Nueva York, Basic Books, 5a. ed., cap. XII, pp. 326-368.

Capítulo 19

Terminación de la terapia

Criterios de terminación

En su forma más pura, la terminación es un acto planeado en función de la resolución exitosa de los problemas que trajeron a la persona a tratamiento. Esto presupone poseer criterios definitorios de las metas que deben alcanzarse para dar de alta al paciente. Implica el acuerdo entre éste y el terapeuta con respecto a haber obtenido los resultados deseados, por lo que el paciente podrá funcionar sin el grupo, apoyado en sus propias fuerzas y recursos, no en las figuras omnipotentes del pasado. En el caso de los grupos a tiempo limitado, el criterio para dar por terminada la terapia es haber completado el tiempo que se acordó para llevarla a cabo (12 y 20).

Yalom, I. (1975) considera que es más fácil establecer criterios de fracaso que de éxito terapéutico, por la ambigüedad de los conceptos de "cura" y Kadis, A. (et al., 1963) señalan que los terapeutas hablan cada vez más de recuperación que de curación y aún así, no existen indicadores simples para medirla. El grado de recuperación sólo puede estimarse en relación con la intensidad de los trastornos del paciente al inicio del tratamiento y su potencial para mejorar. Algunos terapeutas confían en las pruebas de personalidad para decidir sobre la aptitud de los pacientes para terminar el tratamiento, comparándolas con sus resultados al inicio de la terapia. Sin embargo, los investigadores del campo psicométrico consideran que las pruebas realizadas en cuanto termina el tratamiento no muestran sus beneficios totales, porque el paciente necesita tiempo para integrarlos.

Pero es innegable que el grupo actúa terapéuticamente en la medida en que suprime los síntomas, facilita y estimula una mejor adaptación individual y tiende a la integración interna y social de sus miembros. La recuperación se inicia cuando (como resultado de la adquisición de *insight*, de la comprensión vivencial y total de sí mismo), las partes en lucha y las dos pulsiones se unen, gracias a lo cual desaparecen los conflictos internos y las fantasías destructivas que mantenían dividido al paciente. Los distintos miembros del grupo cambian cuando cada uno, después de haber proyectado lo suyo en los demás (terapeuta incluido), introyecta algo nuevo, menos destructivo y supera la culpa que se origina a partir de sus tendencias inconscientes, antes reprimidas, rechazadas y negadas (8, 13 y 14).

El proceso de reparación afirma el desprendimiento de lo imaginario, posibilita el uso de los compañeros y terapeuta como objetos suficientemente buenos que se introyectan en forma parcial, instaurados en una dialéctica no ya preedípica, sino edípica, lo cual inaugura el proceso de desprendimiento, con la consiguiente capacidad para catectizar a los objetos externos con libido, simbolizar, aceptar la existencia de un tercero y establecer relaciones de objeto más diferenciadas. La personalidad reconstruida no sólo es socialmente consciente, sino que también está involucrada en forma creativa con su propia vida (8 y 23).

El paciente cercano a la terminación del tratamiento ha experimentado la mejoría de su autoimagen a través de la redistribución de la libido, el fortalecimiento del yo y la disminución en la severidad del superyó. El grupo colabora en este proceso a través de su aceptación, corrección de las distorsiones de la autoimagen a través de la prueba de realidad y también aportando al individuo la posibilidad de identificarse con los aspectos valiosos de sus compañeros. El proceso terapéutico atenúa o hace desaparecer el deseo de dominar a los demás y de someterse a ellos. La autoridad deja de ser un objeto ante el cual hay que humillarse o rebelarse, en función de los resentimientos que existen contra las figuras de autoridad del pasado (12 y 31).

En la última fase del proceso terapéutico el paciente se atreve a experimentar nuevos modos de pensar, actuar y relacionarse. Reconoce la existencia de sus necesidades antes inconscientes y rechazadas, e intenta satisfacerlas en forma sublimada, usando en forma constructiva sus potencialidades; con lo que logra tener una vida creativa y satisfactoria. Para ello, el miembro necesita haber aceptado no sólo su ser interno y sus necesidades, sino también su interdependencia con otros. Esto se manifiesta en la actitud de comprensión solidaria y ayuda hacia los compañeros del grupo menos maduros que él. A pesar de lo cual comienza a ver al grupo como una situación especial y artificial, creado para superar la insatisfacción neurótica y aun cuando sea amado y respetado en él, se percata de que ya no tiene sentido su participación en este medio especial. No le provee satisfacciones reales. La vida en el mundo exterior lo incita a realizar contactos y acciones verdaderamente gratificadoras (1, 4, 5 y 6).

Entre los factores decisivos para considerar la posibilidad de dar de alta a un paciente, la psicología del *self* señala: a) la recuperación de las partes escindidas del aparato psíquico, con el progreso consiguiente de la escisión a la ambivalencia. b) Diferenciación entre el *self* integrado y los otros, lo que permite establecer relaciones interpersonales exitosas y ampliar el rango de recursos individuales y colectivos. c) Habilidad para encontrar las relaciones *self*-objetos/sí mismo necesarias para alimentar la consolidación, mantenimiento y restauración del *self* (internalización transmutadora). d) Capacidad realista del *self* para evaluarse; sostener relaciones estables con los otros y no responder en forma catastrófica a las desilusiones y privaciones que se experimentan en el mundo (3, 10, 11, 18, 29 y 32).

Desde las otras perspectivas teóricas, para la terminación es importante valorar el grado de integración y fortaleza yoicas, según: a) la plasticidad y utilización no compulsiva de los mecanismos de defensa (que se expresa, tanto en la vida cotidiana como en la sustitución de pesadillas por sueños que se recuerdan con facilidad y expresan los deseos con mayor libertad). b) La resolución o atenuación de los síntomas. c) Reconocimiento y capacidad de expresar sentimientos genuinos, que ahora concuerdan con la situación que los provoca, se usan en forma adaptativa, sin angustia ni culpa desorganizadoras. d) Relaciones interpersonales satisfactorias e independientes, sin sometimiento ni rebeldía frente a la autoridad, ni autoritarismo respecto a pares e inferiores dentro y fuera del grupo, gracias a la resolución de las transferencias central y laterales. e) Capacidad de reconocer la realidad y enfrentar los retos de la vida cotidiana (trabajar, planear, cooperar, jugar, amar y ser amado). f) Capacidad de tolerancia a la frustración, la incertidumbre y la discrepancia. g) Balance adecuado entre el propio interés y las necesidades ajenas. h) Posibilidad de manejar la separación como una experiencia de crecimiento, que incrementa el autoconocimiento (15, 17, 20, 22 y 26).

i) La adecuada neutralización del superyó primitivo, punitivo; su transformación de un estado corrupto (se le cohecha con dolor, para que acepte los deseos disfrazados del ello), a uno incorruptible es esencial para dar por terminado un tratamiento. Algunos miembros del grupo intervienen como refuerzo de este nuevo superyó (21).

Características de la terminación

En los grupos abiertos, la terminación es decisión individual de cada miembro. Su recuperación se valora durante todo el curso de la terapia y no sólo al final de la misma. En general, el paciente indica su disposición para dar por concluido el tratamiento, lo que en sí mismo puede ser un indicio saludable. El juicio del terapeuta determina si el paciente está listo para partir. Pero en ocasiones, los miembros se percatan de los cambios sustanciales del compañero antes que él mismo. Otras veces un sueño anuncia que el paciente está listo para caminar solo. La recuperación del paciente debe determinarse en forma realista para él y su situación peculiar de vida. Cuando la terminación es planeada, quien se va muestra sus sentimientos hacia los compañeros y el grupo. El paciente se enfrenta a la representación simbólica de los problemas universales de la vida, la muerte y la sustitución, que lo obligan a aceptar que nadie es indispensable. El grupo continuará su existencia a pesar de su partida (2, 5, 15, 17, 19, 20, 26, 27, 30, 33 y 34).

Los grupos se oponen, por principio, a cualquier cambio. Por esta razón, la pérdida de miembros, sea por deserción o alta, se vive como emergencia; es una crisis que provoca temor y se encuentra, casi siempre, con la oposición de los demás. Aparecen sentimientos de ansiedad, culpa, rechazo, desamparo y desesperanza, los cuales se relacionan con las vicisitudes de vínculos previos, más que con figuras significativas definidas. La necesidad de constancia en la configuración grupal tiene que ver con la relación casi permanente, pero en realidad inestable, que existió en la cultura familiar de los pacientes (23).

La idea de terminación remueve en pacientes y terapeuta asociaciones con la etapa de separación-individuación: pérdida, disolución, futilidad, impotencia, dependencia, muerte, inadecuación y abandono y genera movimientos defensivos. Provoca el retorno de conductas resistenciales que aparentemente habían desaparecido en el que ya a partir y en sus compañeros. Puede haber temor de haber dañado a quien se va y sensación de desvalimiento y desesperación sobre la posibilidad de lograr las metas personales. En especial, cuando quien parte no ha alcanzado los objetivos que persiguen los demás, éstos se desilusionan, angustian, deprimen y devalúan (2).

En otros miembros se despiertan celos y rivalidad hacia el que se va de alta. Intentan retenerlo buscándole nueva patología; afirman que aún no resuelve algunos problemas; lo atacan o rechazan y pueden hacerlo dudar sobre su decisión. La capacidad del paciente para comprender estas tácticas hostiles con la ayuda del terapeuta o sin ella, es un buen indicio de que está listo para dar por terminada la terapia. También la envidia ante el que parte puede hacer que algunos compañeros pretendan terminar su tratamiento, efectuando cambios abruptos en algún aspecto de su vida sin analizarlos. Y el enojo contra el terapeuta porque no los ayudó tan rápido como al que se va, favorece terminaciones prematuras como defensa contra la rabia y el dolor por la frustración. En el paciente próximo a partir, la regresión provoca la reaparición de los síntomas que lo trajeron a consulta. Intenta enfermarse una vez más para evadir la separación, o puede mostrarse desvalido, dependiente y angustiado con la misma finalidad. Aunque reconoce que ha adquirido fuentes reales de satisfacción, resiente como pérdida tener que abandonar sus gratificaciones neuróticas habituales, por lo que puede parecer deprimido y decepcionado, como muda acusación al terapeuta, que no satisfizo sus demandas neuróticas.

A diferencia de los grupos cerrados, en los que la proximidad de la terminación despierta intensas ansiedades de separación, la terminación planeada en los grupos abiertos genera una elaboración gradual de las angustias de separación y muerte que se repiten, una y otra vez, ante la salida de miembros que abandonan el grupo, después de la primera sesión, o tras años de tratamiento sin concluir el proceso terapéutico. Brinda a los miembros la oportunidad de hacer el duelo por el que se va y adquirir esperanzas de resolver los propios conflictos, si se esfuerzan como lo hizo el que parte. La experiencia facilita, en cierta medida, la salida de quienes son dados de alta, así como el manejo de las ansiedades que despierta el ingreso del nuevo que ocupará el lugar vacante (17 y 23).

Cuando se acerca el final del grupo cerrado, los miembros se resisten a separarse. Surge el temor a ser mal evaluados. La angustia que provoca la fecha de terminación puede ser un estímulo para acelerar el proceso de cambio; pero a otros les perturba el equilibrio psíquico y la relación con el grupo. A éstos es necesario hacerles ver la necesidad de integrarse a otro grupo o de recurrir a otro tipo de ayuda terapéutica y analizar su dependencia al grupo, para evitar que la angustia que les genera no sentirse listos para dejar el tratamiento, se descargue en un *acting out* que los lleva a abandonar el grupo en forma prematura. Otros se irritan por los pocos beneficios obtenidos y lo reprochan al terapeuta, compañeros y a sí mismos. En general, posteriormente se realiza una apreciación más realista de los beneficios que se derivan de la participación en el grupo.

El clima de fiesta de la última sesión del paciente que se da de alta, o del grupo que termina como un todo, puede ser una negación de la angustia de separación; pero también puede constituir una manifestación de la genuina satisfacción y alegría que experimenta el grupo por el compañero que completa un proceso y que, como parte del mismo, ha ayudado a los demás a conocer las reglas del juego, mostrando una actitud comprensiva hacia las angustias y culpas irracionales que también a él lo atormentaban al inicio de la terapia (20).

Las terminaciones no planeadas evitan que el paciente elabore la mayoría de los problemas que lo trajeron a terapia. No es un acontecimiento que ocurra exclusivamente entre paciente y terapeuta, o en el interior del paciente mismo. Incluye la dinámica de todo el grupo; tiene además un efecto adverso en los demás miembros, quienes se ven amenazados y desmoralizados por las deserciones tempranas. El trabajo grupal, que requiere estabilidad en la membresía, puede demorarse meses por los abandonos prematuros. La fase inicial de la terapia provoca numerosas huidas del tratamiento debido a: el *stress* que implica la membresía grupal; el temor a manifestar deseos prohibidos, a la hostilidad, frialdad y falta de empatía del grupo, que despierta fantasías de pérdida, rechazo, abandono y temor a sufrir agresiones y ataques sexuales como en la infancia. Los pacientes que descubren demasiado pronto sus puntos vulnerables se exponen a una disminución traumática de la autoestima, que los hace abandonar rápidamente el grupo. La mala selección y agrupabilidad y algunos errores técnicos dejan a los pacientes que desertan, y en ocasiones también al terapeuta, con una sensación de fracaso e incompletud (15, 20 y 36).

El porcentaje de terminaciones prematuras varía, según diversos autores de 13 a 63%, con un promedio de 35% entre las tres sesiones y el año de tratamiento. Se estima que, en promedio, el grupo pierde entre un tercio y la mitad de sus miembros originales. Aunque la selección cuidadosa puede moderar los efectos de la interrupción temprana, no la altera en forma significativa (15, 20 y 36).

La mayoría de los pacientes que abandonan el tratamiento muestran una o varias de las siguientes características: 1) Pobre motivación (falta de sofisticación psicológica, incapacidad para hacer introspección, o los candidatos a ser terapeutas que emprenden el tratamiento como requisito para su formación). 2) Defensas caracterológicas que dificultan la intimidad y autorrevelación: a) desconfianza (por ejemplo, en los pacientes esquizoides y paranoides); b) negación (es decir, no asumirse como pacientes y esperar que los demás sean los que cambien); c) hostilidad, con tendencia a ofender en forma verbal; d) sometimiento que encubre la hostilidad; e) autodescubrimiento promiscuo; f) demandas de intimidad inmediata. 3) Expectativas irreales con respecto al tratamiento (como pretender el desarrollo de capacidades creativas sin tener los dones necesarios, por ejemplo). 4) Existencia de situaciones de crisis (problemas matrimoniales severos con divorcio inminente, duelos recientes, por ejemplo). 5) Resistencia al cambio (como sucede en el pasaje de la dependencia de la autoridad a una orientación igualitaria, inmigración, cambio de trabajo, etcétera). 6) Enganche de una transferencia negativa con la contratransferencia correspondiente. 7) Interferencia de circunstancias externas (cambio de residencia, de horarios de trabajo) (7, 15, 16, 20, 26, 28 y 36).

El paciente que deserta, con frecuencia está muy perturbado por la alteración de su equilibrio intrapsíquico. Encuentra poco tolerables los cambios que le acontecen, racionaliza los motivos para irse (falta de dinero, por ejemplo) y busca como aliados a otros miembros del grupo para que apoyen su huída. Si se trata de un miembro clave, otros lo siguen cuando abandona el grupo. Inmediatamente después de las vacaciones del terapeuta, también se presenta el contagio de las deserciones, por el enojo y resentimiento del grupo que se siente abandonado y trata de vengarse abandonando él primero.

La forma en que el miembro maneja su despedida refleja su manera de lidiar con la separación en otras relaciones. Los que evitan conflictos y los pasivos pueden rehusarse a tomar la responsabilidad por la terminación, diciendo que dejan el grupo por razones financieras o de trabajo. Quienes temen los sentimientos que despierta la despedida terminan la relación en forma abrupta, buscan algún motivo de enojo y al final de una sesión se despiden o no aparecen más, sin dar aviso (19, 25, 32 y 35).

La decisión del paciente de abandonar el tratamiento por una mejoría aparente constituye una "seudocura", que puede corresponder a reacciones maníacas del tipo "fuga a la salud"; a curas por depositación (proyección de los objetos malos introyectados en el terapeuta u otros miembros del grupo); o a alivios transferenciales. El ingreso a un grupo terapéutico da la oportunidad de obtener gratificaciones directas, apoyo, orientación, alivio de los sentimientos de culpa provenientes de las tendencias reprimidas que enferman. Cuando el individuo comparte con otros sus conflictos, se ve tentado a experimentar cambios sin esfuerzo ni sufrimiento. Los desplazamientos, idealización y toda una gama de fenómenos sugestivos, constituyen los elementos de las curas transferenciales (26).

Kadis, A. (et al., *op. cit.*) denominan "terminación cíclica" a un fenómeno grupal que refleja el patrón de vida de los pacientes. Retroceden en su pasado hasta los días escolares, en los que, al terminar el año escolar, eran promovidos al grupo superior. El permanecer en la misma clase, el ser dejados atrás, se asocia con un sentimiento de fracaso. Así, al finalizar cualquier año, un miembro del grupo hace recuento del tiempo que lleva en tratamiento y plantea terminarlo porque se siente bien. Otros lo siguen en esta pauta y en muy poco tiempo todos los miembros del grupo, con una o dos excepciones, pueden desear también terminar el tratamiento. Esto despierta en el terapeuta la angustia de quedarse sin grupo en forma repentina e inesperada. Se trata en realidad, de una resistencia grupal, cuyo manejo es, como siempre, la interpretación de lo que afecta al grupo como un todo y la forma en la que cada miembro enfrenta ese conflicto.

Los factores grupales que contribuyen al abandono del grupo son la escasa cohesión y la producción de chivos expiatorios. El estilo del terapeuta, su alejamiento, falta de apoyo, contratransferencia e inexperiencia, favorecen las interrupciones del tratamiento. La unión con los demás miembros impide que algunos pacientes cedan al deseo de abandonar el grupo cuando pasan por momentos difíciles. Los otros simbolizan a los objetos primarios que creen haber destruido, por lo que para curarse e irse, necesitan salvar, "curar", al resto del grupo, es decir, recuperar sus objetos internos reparados e intactos (7, 13, 14, 26 y 28).

El extremo opuesto de quienes abandonan el tratamiento, sin cumplir las metas terapéuticas, lo constituyen otros pacientes también resistenciales. Estos no quieren terminar, porque temen abandonar a sus compañeros. Algunos utilizan las sesiones de grupo como sustituto de una vida satisfactoria propia, en el exterior. Peligro peculiar de los grupos que aceptan la conducta anormal sin insistir en que se analice y elabore. El paciente puede entonces depender mórbidamente de este ambiente para el *acting out* habitual de su perturbación. Otro obstáculo para la terminación son las expectativas del pacientes o de su familia, por ejemplo, el paciente puede esperar ser rehecho en forma tan completa que iguale su imagen ideal. Y su familia puede desear que se transforme en un miembro exitoso de la sociedad, para obtener a través de él prestigio y poder (17).

Grotjahn, M. (1979) y Lothstein, L. M. (1993), se refieren a un tipo particular de terminación. El primero la califica de deserción, aunque se trata en realidad de la expulsión de un miembro por parte del grupo, que lo rechaza con violencia y lo invita a retirarse. Considera que esta situación puede presentarse cuando el paciente es realmente imposible (dominante, manipulador o controlador) por lo que interfiere con la tarea grupal. Lo describe como el prototipo de la "madre mala que amenaza la cohesión grupal." Actitud que provoca la confrontación del grupo "dolorosa, pero necesaria" y "se requiere que abandone el grupo". Lothstein, por su parte, habla de "terminación forzada" cuando retira del grupo al paciente que resulta "demasiado divergente para el grupo" (sociopatía, narcisismo maligno o porque la composición del grupo no es adecuada para el paciente).

La situación que describen los autores mencionados merece una reflexión cuidadosa, a fin de evitar tomar como pretexto sus consideraciones, para descuidar los procesos de selección y agrupabilidad. Lothestein parece aludir a un problema correspondiente a selección fallida. El autor reconoce que, cuando se retira a un miembro, los compañeros temen que, si actúan como el que debe salir del grupo, también puede pedírseles que se vayan. Y antes que esto suceda huyen. Para evitarlo, recomienda discutir estos temas para convertir la partida del paciente en una experiencia positiva, haciendo ver las diferencias con quien se va y explorando los temores de retaliación por parte del terapeuta (20).

Con Grotjahn puede pensarse en algo distinto. Un grupo puede considerar insoportable a un paciente que resulta acogido con beneplácito por otro; por lo que es conveniente considerar la presencia de un problema contratransferencial, en el que el terapeuta refiere al paciente "imposible" (para él), al grupo que lo castigará por confrontar al terapeuta con sus propias limitaciones. Conducta que hiere al paciente y deja al grupo la culpa por rechazar a quien, como los demás, necesita ayuda para despojarse de las características que lo hacen, en forma real o fantasea, rechazable. Los errores en la selección y agrupabilidad son responsabilidad del terapeuta. La única solución honesta a un problema de este tipo es asumir nuestros errores y reconocerlos ante paciente y grupo.

Lothstein también alude a una situación diferente, con la que no puede más que estarse de acuerdo. Cuando un miembro sufre un episodio psicótico durante su estancia en el grupo, no puede recibir en éste toda la atención que requiere. Y el grupo que se esfuerza en dársela sufre la detención del análisis de sus propios problemas. Aquí sí, tanto el paciente como el grupo se benefician de la separación y todos lo comprenden de esta manera.

El paciente que termina su tratamiento sin resolver sus transferencias hacia el terapeuta y el grupo, tratará de aferrarse en privado a sus miembros, llamándolos por teléfono e invitándolos a reunirse socialmente, *acting out* de la resistencia transferencial que debe analizarse con los pacientes que están en el grupo. Pero el terapeuta no debe interpretar todas las amistades que surgen en el grupo sólo como remanentes transferenciales. La creación, después de la terminación exitosa del tratamiento, de una sana relación con los compañeros con los que se pasó una parte importante de la vida y conocen muchos de sus respectivos problemas, es uno de los claros triunfos de la terapia grupal. Es una fortuna y un signo de madurez, poder buscar ayuda en un antiguo compañero del grupo ante experiencias que sobrepasan el nivel de tolerancia a la frustración (17).

Manejo técnico de la terminación

La personalidad del terapeuta puede, en ocasiones, dificultar su juicio objetivo sobre la capacidad del paciente para terminar el tratamiento, si es demasiado ambicioso y perfeccionista, no sólo hacia sus pacientes, sino consigo mismo. La contratransferencia tanto positiva como negativa y sus valores y preferencias personales pueden influir en la evaluación del progreso de un paciente y su aptitud para dar por terminada la terapia. Antes de dar de alta a un paciente, el terapeuta debe examinar con cuidado sus propias motivaciones. Necesita preguntarse si quiere librarse de esta persona por sentimientos contratransferenciales de cólera, decepción o frustración porque no se realizaron las esperanzas racionalizadas que colocó en el paciente (17).

En ocasiones la terminación de los miembros es difícil para el terapeuta. Significa la pérdida de una persona con quien ha sostenido un vínculo reparatorio. O el terapeuta puede nutrir su autoestima sobre la base de ser necesitado, por lo que intentará buscar problemas adicionales para retener al paciente. Por estas razones, el terapeuta necesita elaborar los sentimientos contratransferenciales que le despiertan las asociaciones referentes a separación, pérdida, muerte y culpa por el abandono, para que su .ansiedad no interfiera con el proceso de terminación. También es necesario que revise su contratransferencia al enfrentar los deseos de los pacientes de abandonar el tratamiento en forma prematura. ¿Es un alivio que se vayan?. O por el contrario, ¿existen obstáculos para mostrarles la huida como resistencia porque se fantasea que el grupo puede pensar que se les necesita; no se respeta el ejercicio de la libertad individual?

Para evitar deserciones tempranas es conveniente estimular la expresión de los sentimientos ambivalentes hacia la terapia y mantener en niveles óptimos la regresión y la angustia, a través de la exploración e interpretación sistemática de los temores hacia el surgimiento de deseos y temores inconscientes. Cuando el paciente decide abandonar el grupo siempre es necesario que el terapeuta pregunte por qué se considera listo para marcharse. El paciente tratará de convencer al grupo de sus logros terapéuticos y los compañeros ofrecerán sus propias valoraciones. La interacción resultante arroja valiosos índices sobre el grado de recuperación del paciente y de la patología que aún persiste. La aceptación de la invitación del terapeuta para analizar su deseo de suspender el tratamiento puede ser un indicio de que salir del grupo no es un *acting out* de cualquier resistencia transferencial. En algunos grupos se practica la técnica de "dar la vuelta", para recoger la opinión del que se va sobre los que se quedan y viceversa. En general no es necesario utilizar esta técnica. Si el grupo evita hablar de la próxima partida de alguno de sus integrantes, entonces lo adecuado es interpretar la resistencia (15, 17, 20 y 33).

Mientras terapeutas como Mullan, H. y Rosenbaum, M. (1962), consideran que las decisiones súbitas de dejar la psicoterapia siempre se cuestionan, por lo que invitan al paciente a quedarse para explorar, con honestidad, sus sentimientos y "razones" para determinar su partida. Otros, con Yalom (*op. cit.*) a la cabeza, consideran que esta actitud no da buen resultado porque los pacientes asisten sin ampliar sus razones para abandonar el tratamiento, pues han dejado a un lado el compromiso y las normas del grupo. Se comunican en forma defensiva y cautelosa, y el intercambio no es benéfico ni para ellos ni para el grupo, por lo que recomienda trabajar la resistencia en sesiones individuales. El mismo autor señala que los terapeutas principiantes entran en pánico frente a los pacientes que amenazan con abandonar la terapia y los presionan para que continúen en el grupo. Esta conducta hace que el paciente considere que lo que se le pide no es algo para sí mismo, sino para el terapeuta o el grupo, con lo que se refuerza su resistencia y la idea de abandonar la terapia. Pero es distinto presionar al paciente para que se quede, que analizar su resistencia; tarea en la que también participan los miembros de grupos acostumbrados a lidiar con las resistencias propias y ajenas (24 y 38).

> Casi al finalizar su segundo año de tratamiento en un grupo abierto, Miriam anuncia su deseo de abandonar el grupo:
>
> Miriam: "He estado pensando venir hasta fin de mes. Siento que me he estancado; me da flojera venir; me tengo que forzar para venir; me aburro en sesión. Además, fuera de aquí me siento muy bien. La llevo bien con mi marido; ya no me siento ni angustiada ni perdida en el mundo. Creo que puedo suspender el tratamiento por un tiempo."
>
> Hombre 1: "Hay veces que uno siente que la terapia no le funciona, justo antes de descubrir cosas importantes. Acuérdate que así estaba yo antes de empezar a ver que me había dejado apachurrar por mi esposa en todo."
>
> Miriam: "Yo creo que no es mi caso, yo no veo ya que tenga problemas."
>
> Mujer A: "Entonces, ¿por qué hablas de suspender y no de terminar?."
>
> Miriam: "Bueno, nadie sabe si voy a necesitar volver cuando crezcan mis hijos. Dicen que los adolescentes son terribles. A lo mejor entonces tengo que regresar con ustedes."
>
> Hombre 2: "Pues ya no nos vas a encontrar, porque ni te creas que vamos a estar todavía aquí dentro de diez años."
>
> Mujer B: "A mí se me hace que no quieres enfrentar lo que nos pasó con la salida de X. Tú fuiste la más cercana a ella y te hartó más que a cualquiera de nosotros. Traía problemas tan grandes y

urgentes que le dedicamos mucho tiempo. Total, para que se regresara a su tierra."

Hombre 1: "Es cierto, como se veía tan angustiada, no fuimos con ella como somos entre nosostros; estuvimos siempre muy cuidadosos."

Miriam: "Sí. El grupo se ha vuelto muy '*polite*', a ti tampoco se te puede tocar; te dice uno lo que cree que haces mal y no vienes a la siguiente sesión, A nada más habla de todo lo que le sucede a sus hermanos y B es muy buena para ver lo que nos pasa a los demás; pero sigue con su relación de siempre."

Hombre 2: "Falté yo."

Miriam: "Eres el único que se atreve aquí a decir las cosas como son. Me gusta que eres impulsivo, agresivo, pero hasta tú estuviste muy suave con X."

Terapeuta: "¿Qué hubieras querido decirle tú?"

Miriam: "No pude decirle que mi marido ya no quería salir con ellos porque todo el tiempo peleaban. Los invitamos a cenar en casa con unos amigos paisanos de ellos y fue muy desagradable. X se dedicó toda la noche a atacar a su marido. Me llamaba a las diez de la noche para que nos viéramos. Me sentía culpable de darle el esquinazo; ni aquí pude decirle por qué la evitaba."

Mujer A: "No sé cómo la toleraste tanto tiempo, a mí también quiso pegársseme, pero yo no me dejé. Cuando menos, a ella no la adopté como hermana a la que tengo que cuidar, pero tú hasta le cuidabas a sus niños."

Miriam: "Sí, sigo siendo la tonta de siempre, no puedo decir que no y después me enojo porque me meto en cosas que no quiero; me digo que soy una estúpida, pero ni digo no, ni ya que dije sí me aguanto. Hubiera tenido que decirle a X que si sigue tratando así a su marido, que es un buen hombre, lo va a perder. Ella se cree la perfecta y no puede ver cómo la riega. Va a hacer un desastre de su vida y no quiere darse cuenta."

Hombre 2: "De una u otra forma aquí todos se lo dijimos. Tú quieres irte porque no te decimos que eres muy buena, linda, sacrificada; la única que la hizo de paño de lágrimas con X."

Miriam: "No me siento linda, sino tonta."

Terapeuta: "Y antes de que te lo digamos nosotros, te lo dices tú y te vas. Creo que, aunque tu preocupación porque no pudimos ayudar más a X es real, tu deseo de dejar el grupo corresponde más al temor de dejar salir tu enojo con ella, con nosotros, con todo el mundo."

Miriam: "Quisiera, pero no puedo".

Terapeuta: "Por un lado quieres, pero al mismo tiempo temes dejar de ser agradable y siempre sonriente, como te enseñó mamá que debías ser. Si te vas, dejas de tener la tentación de desobedecerla y corres el riego de que deje de quererte."

Miriam continuó su tratamiento.

Cuando a pesar de los esfuerzos del terapeuta el paciente decide abandonar el tratamiento, debe trabajarse la situación en forma tal que se rescaten los aspectos positivos de la experiencia grupal, para evitarle la culpa y devaluación que pueden derivarse de la sensación de haber fracasado en el intento terapéutico. Sin que esta actitud implique ayudarle a negar los motivos resistenciales por los que suspende el tratamiento.

El acuerdo de terminación requiere de un tiempo para elaborar la separación. Algunos terapeutas dejan que el paciente fije el lapso que desee para despedirse. Otros consideran que el adiós toma de 3 a 6 meses y hay quien no concede más de cuatro semanas para elaborar la partida. Sea cual fuere el tiempo acordado entre el anuncio de la terminación y la última sesión del paciente, este intervalo se utiliza para valorar los problemas que lo trajeron a tratamiento, qué otros conflictos resolvió y si queda aún algo por solucionar. Es necesario interpretar y elaborar los efectos transferenciales específicos de la terminación: asociaciones inconscientes con pérdida, separación y muerte (20).

Hay terapeutas que son definitivos en cuanto a dar por terminado el tratamiento sin posibilidad de retorno, porque consideran que la terminación es una experiencia que debe aprenderse a enfrentar sin evasión. Si existe la posibilidad de que se requiera más tratamiento, no es tiempo de terminar. Si el paciente siente que siempre puede volver buscando ayuda en el terapeuta, ha quedado sin elaborar un área importante, que implica la existencia de problemas transferenciales no resueltos (20 y 24).

Pero la mayoría de los terapeutas deja la puerta abierta al retorno, aun en los casos de abandono de la terapia. Consideran que permitir la posibilidad de retomar la terapia no implica fracaso; no pone en duda la efectividad del tratamiento que termina. Constituye un honesto reconocimiento de que la persona madura es capaz de pedir ayuda cuando es necesario (15, 20, 31 y 38).

En los grupos a tiempo limitado el contrato incluye la fecha de terminación, que debe respetarse. El terapeuta recuerda el tiempo que queda antes de la despedida para mantener el foco en el cumplimiento de la tarea que acordaron realizar. Así el grupo enfoca su atención en la separación inminente, aunque intente seducir al terapeuta para que prolongue la terapia más allá del tiempo acordado. Cuando termina el grupo a tiempo limitado, los pacientes que necesitan continuar el tratamiento se refieren a otros grupos o a terapia individual, dependiendo de la indicación adecuada para cada caso (25 y 33).

Cuando todo el grupo se termina por razones circunstanciales (como la graduación, emigración o muerte del terapeuta, por ejemplo), surgen fantasías y recuerdos de rupturas en la familia de origen y sentimientos de vulnerabilidad, que pueden descompensar a algunos pacientes. Cuando esto sucede es necesario, en ocasiones, trabajar el desequilibrio en sesiones individuales. Si el terapeuta debe abandonar el grupo por cualquier motivo, de lo cual podría ser un ejemplo su cambio de residencia, se sugiere que anuncie su partida con un mínimo de seis meses de anticipación; explicitando en forma muy clara que deja al grupo por motivos personales, no porque no tolera más a los pacientes. Además de explorar los sentimientos que despierta su partida, debe responsabilizarse de buscar un nuevo terapeuta para el grupo, respetando el deseo de los miembros de proseguir trabajando juntos, o de tomar cada quien un rumbo distinto, eligiendo distintos terapeutas o formas de terapia. Los pacientes a veces se ponen de acuerdo para encontrarse tras la terminación e incluso algunos entablan relaciones de pareja, como *acting out* de la angustia de separación y la hostilidad subyacente a una terminación que sienten forzada (20 y 25).

La última sesión del paciente brinda al terapeuta la oportunidad de comprobar, en silencio, que el sujeto es capaz de bastarse a sí mismo frente a sus problemas y puede aprovechar la oportunidad para hacer notar al resto del grupo, las actitudes que favorecen el cambio terapéutico.

Raúl: "Ya llegó, ahora sí, ¡mi última sesión! Casi no puedo creerlo. Y tampoco quiero; ya no voy a verlos cada semana. Los voy a extrañar. Me siento triste y al mismo tiempo contento, porque es terminar algo bien. Cuando llegué al grupo pensaba que en un año iba a quedar como nuevo. El único problema que creía tener era con mi mamá. Terminé divorciado y vuelto a casar. No me daba cuenta de lo pedante y prepotente que era, para ocultar el ratoncito acomplejado que escondía dentro de mí. Cuando volví la cara, el tiempo se había ido sin darme cuenta. Estoy muy agradecido con todos, porque me aguantaron y ayudaron; los quiero, voy a extrañarlos. Pero sí creo que seguir viniendo sólo sería para estar con ustedes y para eso podemos reunirnos fuera. Ya tengo mis planes. Y sé que si algo se me atora, puedo buscar de nuevo a Isabel."

Mujer 1: "Nosotros también vamos a extrañarte. Cuando menos yo sí. Para mí fuiste un ejemplo de constancia, de tenacidad para trabajar tus cosas. No te creí cuando pusiste fecha para salirte de tu casa, pero lo cumpliste. Ya sin bronca abierta con tu ex esposa podías haberte quedado como tanta gente, viviendo bajo el mismo techo para cubrir las apariencias, pero te aventaste en dos años un divorcio que a mí me costó ocho. No te deseo que te vaya bien porque sé que te va a ir bien. Yo también te quiero mucho", (se le llenan lo ojos de lágrimas).

Hombre A: "Yo te envidio, porque te dan de alta. Nunca había oído que dieran de alta a nadie; eres la primera persona que conozco. Cuando Isabel te preguntó ¿y cuándo quieres irte?, yo pensé que bromeaba, pero la vi sonriente, lo que no hace cuando alguien del grupo dice que quiere irse y es por no querer ver algo. Así que me di cuenta de que hablaba en serio. Creo que tú también te sorprendiste."

Raúl: "Es cierto, cuando me lo dijo yo no me había dado cuenta de que estaba haciendo un recuento de todos mis cambios y diciendo que no tenía nada más que cambiar; incluso pensé: se quiere deshacer de mí. Pero antes de preguntarme cuándo me iba, me preguntó cómo iban las cosas con mi jefe, porque hacía tiempo que no hablaba de él y después que comenté cómo había cambiado la relación con él fue que me dijo: "a volar mi cuate", (todos ríen). Yo te envidio porque tú te quedas. Eres el más nuevo del grupo, creo que estás como yo cuando entré, tieso y temeroso de que te descubran tus fallas y pierdas tu imagen de buena onda. Ya descubrirás lo descansado que es quitarse la armadura."

Mujer 2: "Y de veras que la traías dura. Echabas puro rollo de lo que debía ser, nada de lo que sentías y tampoco nos dejabas sacar todo lo que sentíamos con tus bromas, ironías y regaños. Nos costó trabajo integrarte, como ahora con A, pero a mí me sirvió que un día me dijeras: "ya es bueno que dejes de llorar por lo que te pasó en tu infancia; estás desperdiciando tu presente. Si llegas a los 60 con la misma canción, entonces vas a llorar porque se te fue la vida sin haberla gozado. Me di cuenta de que era cierto y vi que realmente había infancias peores que la mía. Te siento mi amigo, te quiero muchísimo y aunque no te guste, no puedo evitar llorar porque te vas."

Mujer 3: "Al principio me caías muy mal por tu autosuficiencia; te las sabías de todas, todas. Me caíste muy mal, porque casi de entrada me dijiste que mi manera de comportarme y vestirme no iba de acuerdo con mis grados académicos. Por poco mato a Isabel por meternos al grupo a un machote. Pero en cuanto empezaste a dejar salir tu parte tierna y sensible, todo cambió. Me mostraste algo que, aunque había visto aquí, no lo podía creer: que también los hombres sufren cuando no se sienten queridos. Después me daba coraje que te dejaras maltratar. Aprendí junto contigo a no tolerar que me pisoteen, a no tener que quedar bien con todo el mundo. Yo también siento que te vayas. Me ganaste, creí que yo iba a irme antes que tú, pero le echaste al grupo más ganas que yo."

Raúl (con ojos llorosos): "No es la primera vez que me siento muy querido por ustedes, pero hoy es distinto. Me faltan palabras para agradecerles. A ti , porque me enfrentaste con que, con tal de sacar un chiste, era capaz de matar, no veía que hería. Aprendí a respetarte como colega, aunque no acabas de reconocer lo que vales. Tú (a 1) me ayudaste a dejar de sentirme culpable con mis hijos. De ellos no se divorcia uno, pero tampoco se casa y es rico tener pareja, no te lo pierdas. Contigo (2) me di cuenta de que mi mamá, como la tuya no pudieron darnos una seguridad que no tienen. Isabel, cambiaste mi vida. Ya no tengo que demostrar que valgo, ni ser perfecto para que me quieran, ni me duele que no me quieran por el universo entero y fue un regalo extra poderme acercar a mi papá y darme cuenta de todo lo que me quiere y de que tomé de él la tenacidad, responsabilidad y valor ante las dificultades de la vida. Nunca lo pude ver, antes de aquí, como un ser valioso y eso te lo debo a ti."

Terapeuta: "Se lo debes a tu trabajo con el grupo. Los cambios los hiciste tú; fuiste constante en el trabajo y valiente para tolerar los cuestionamientos de tus compañeros y míos y para buscar lo que te movía a actuar como lo hacías. Todo esto es mérito tuyo. Me da gusto que te vayas bien y te agradezco haberme permitido ayudarte."

Bibliografía

1. Alonso, A. y H.I. Swiller (1993), "Introducción, Defensa de la terapia de grupo", en *ídem*, (comps.), *Psicoterapia de grupo en la práctica clínica*, México, El Manual Moderno, 1995, pp. xv-xix.
2. Anzieu, D. (1972), "El monitor y su función interpretante", en D. Anzieu, A. Bejarano, R. Käes, A. Missenard y J.B. Pontalis, *El trabajo psicoanalítico en los grupos*, México, Siglo XXI Editores, 1978, parte III, pp. 233-348.
3. Aschbach, C. y V.L. Schermer, (1992), "The Role of the Therapist from a Self Psychology Perspective", en R.H. Klein, H.S. Bernard, y D.L. Singer, (Edits), *Handbook of Contemporary Group Psychotherapy*, EE.UU., Internat. Univ. Press Inc., 2a. ed., 1995, pp. 279-319.
4. Bach, G.R. (1979), "Observaciones sobre la transferencia y las relaciones de objeto desde el punto de vista de la dinámica de grupo", en M. Kissen (comp.), *Dinámica de grupo y análisis de grupo*, México, Limusa, cap. XIX, pp. 313-325.
5. —— (1984), "Observación del proceso de progreso terapéutico", en *ídem*, *Psicoterapia intensiva del grupo*, Buenos Aires, Ediciones Hormé, 3a. ed., cap. XII, pp. 206-217.
6. ——, "Desarrollo del yo y diferenciación individual sobre el trasfondo del grupo", cap. XV, pp. 262-283.
7. ——, "Tensión del grupo suscitada por los líderes y los solitarios", cap. XXI, pp. 392-410.
8. Bejarano, A. (1972), "El liderazgo como función de resistencia y de transferencia", en D. Anzieu, A. Bejarano, R. Käes. A. Missenard y J.B. Pontalis, *El trabajo psicoanalítico en los grupos*, México, Siglo XXI Editores, 1978, parte II, cap. IV. pp. 136-184.

9. ———, "El mundo 'exterior' como objeto transferencial", parte II, cap. VII, pp. 223-226.
10. Bernard, H., D.L. Singer y R.H. Klein (1992), "Summary, Clinical Applications to Patient Care", en R.H. Klein, H.S. Bernard y D.L. Singer (Edits.), *Handbook of Contemporary Group Psychotherapy*, EE.UU., Internat, Univ. Press Inc., 2a. ed., 1995, pp. 227-239.
11. Borriello, J.F. (1995), "Clinical Application of Social Systems Theory", en R.H. Klein, H.S. Bernard y D.L. Singer (Edits.), *Handbook of Contemporary Group Psychotherapy*, EE.UU., Internat, Univ. Press Inc., 2a. ed., 1995, pp. 209-225.
12. Foulkes, S.H. y E.J. Anthony (1957), "La historia natural del grupo terapéutico", en *ídem, Psicoterapia de grupo*, Buenos Aires, Paidós, 1964, cap. VI, pp. 145-182.
13. Grinberg, L., M. Langer y E. Rodrigué (1957), "Integración y continuidad de un grupo terapéutico", en *ídem, Psicoterapia del grupo*, Buenos Aires, Paidós, 5a. ed., 1977, cap. V, pp. 101-139.
14. ———, "Mecanismos de curación en el grupo", cap. VI, pp. 140-166.
15. Grotjahn, M. (1979), "Los problemas de la finalización", en *ídem, El arte y la técnica de la terapia grupal analítica*, Buenos Aires, Paidós, cap. VIII, pp. 125-136.
16. ———, "Conciencia de la contratransferencia y su utilización", cap. XII, pp. 178-184.
17. Kadis, A., J.D. Krasner, C. Winick y S.H. Foulkes (1963), "La terminación del tratamiento", en *ídem, Manual de psicoterapia de grupo*, México, Fondo de Cultura Económica, 2a. reimpresión, 1982, cap. XI, pp. 172-188.
18. Kibel, H.D. (1992), "The Clinical Application of Object Relations Theory", en R.H. Klein, H.S. Bernard y D.L. Singer (edits.), *Handbook of Contemporary Group Psychotherapy*, EE.UU., Internat. Univ. Press Inc., 2a. ed., 1995, pp. 141-176.
19. Kutash, I.L. y A. Wolf (1993), "Psychoanalysis in Groups", en H.I. Kaplan y N.J. Sadock (comps.), *Comprehensive Group Psychotherapy*, Baltimore, Williams & Wilkins, 3a. ed., pp. 126-138.
20. Lothstein, L.M. (1993), "Termination Processes in Group Psychotherapy", en H.I. Kaplan y N.J. Sadock (comps.), *Comprehensive Group Psychotherapy*, Baltimore, Williams & Wilkins, 3a. ed., pp. 115-126.
21. MacKenzie, K.R. (1992), "On the Concept of the 'Mother Group', Saul Scheidlinger", en *ídem, Classics in Group Psychotherapy*, Nueva York-Londres, The Guilford Press, pp. 284-294.
22. Malan, D.H., F.H. G. Balfour, V.G. Hood y A.M.N. Shootera (1976), "Group Psychotherapy", en: *Arch. Gen. Psychiatry,* XXXIII, pp. 1303-1315.
23. Mullan, H. y M. Rosenbaum (1962), "Group Psychotherapeutic Techniques", en *ídem, Group Psychotherapy, Theory and Practice*, Nueva York, The Free Press, cap. X, pp. 161-214.
24. ———, "Emergency, Crisis and Emergence", cap. XII. pp. 243-266.
25. ———, "The Last Group Session, The Departure", pp. 287-296.

26. Romano, E. (1982), "Factores terapéuticos e índices curativos", en J. Puget, M. Bernard, G. Games Chaves y E. Romano, *El grupo y sus configuraciones*, Argentina, Lugar Editorial, pp. 259-290.
27. Rosenthal, L. (1993), "Resistance and Working Through in Group Psychotherapy", en H.I. Kaplan y N.J. Sadock (comps.), *Comprehensive Group Psychotherapy*, Baltimore, Williams & Wilkins, 3a. ed., pp. 105-115.
28. Salvendy, J.T. (1993), "Selection and Preparation of Patients and Organization of the Group", en H.I. Kaplan y N.J. Sadock (comps.), *Comprehensive Group Psychotherapy*, Baltimore, Williams & Wilkins, 3a. ed., pp. 72-84.
29. Singer, D.L., H.S. Bernard y R.H. Klein (1992), "Summary, The Role of the Therapist", en R.H. Klein, H.S. Bernard y D.L. Singer (edits.), *Handbook of Contemporary Group Psychotherapy*, EE.UU., Internat. Univ. Press Inc., 2a ed., 1995, pp. 371-497.
30. Slavson, S.R. (1976), "La sesión psicoterapéutica grupal analítica, su dinámica", en *ídem, Tratado de psicoterapia grupal analítica*, Buenos Aires, Paidós, cap. XI, pp. 297-331.
31. ——, "Psicoterapia grupal analítica de ciertas perturbaciones del carácter, agresión, hostilidad y retraimiento", cap. XV, pp. 421-450.
32. Stone, W.N. (1992), "The Clinical Applications of Self Psychology Theory", en R.H. Klein, H.S. Bernard y D.L. Singer (edits.), *Handbook of Contemporary Group Psychotherapy*, EE.UU., Internat. Univ. Press Inc., 2a. ed., 1995, pp. 177-208.
33. Wiener, M.F. (1993), "Role of the Leader in Group Psychotherapy", en H.I. Kaplan, y N.J. Sadock (comps.), *Comprehensive Group Psychotherapy*, Baltimore, Williams & Wilkins, 3a. ed., pp. 84-98.
34. Yalom, I.J. y S. Vinogradov (1993), "Interpersonal Group Psychotherapy", en H.I. Kaplan y N.J. Sadock (comps.), *Comprehensive Group Psychotherapy*, Baltimore, Williams & Wilkins, 3a. ed., pp. 185-195.
35. Yalom, I.D. (1995), "Group Cohesiveness", en *ídem, The Theory and Practice of Group Psychotherapy*, Nueva York, Basic Books, 5a. ed., cap. III, pp. 47-68.
36. ——, "The Selection of Patients", cap. VIII, pp. 217-243.
37. ——, "In the Beginning", cap. XI, pp. 293-325.
38. ——, "The Advanced Group", cap. XII, pp. 326-368.

Anexo 1

Grupos especiales

Los grupos heterogéneos, abiertos y sin límite de tiempo constituyen el dispositivo terapéutico más generalizado en la consulta privada. Su meta es la reestructuración del aparato psíquico, por lo que requieren de un tiempo prolongado. Los grupos especiales se integran con pacientes para quienes está contraindicada una terapia exploratoria y reconstructiva y para aquellos que, por diversas circunstancias requieren de otro tipo de intervenciones: situaciones de *stress* como consecuencia de catástrofes naturales, cambio de situación vital, adaptación a discapacidades físicas y enfermedades orgánicas. Estos grupos son homogéneos y cerrados en su mayoría. Trabajan un tiempo preestablecido y poseen una meta específica, por ejemplo: ayudar a la socialización de pacientes que egresan de hospitales de salud mental; readaptar la vida alrededor de una incapacidad física o funcional (como la diabetes); favorecer la catarsis de situaciones traumáticas para prevenir el desarrollo de trastornos psicológicos permanentes, entre otros. Son, por tanto, *grupos a tiempo limitado* (breve en la realidad, comparado con el que requieren los pacientes en grupos abiertos) y *objetivos focalizados*.

La psicoterapia breve de grupo adapta las prácticas clínicas comunes a las restricciones del límite de tiempo. Implica modificaciones a la técnica del grupo abierto heterogéneo: toma de decisiones con respecto a la composición del grupo, objetivos y preparación pregrupo de los pacientes. Los objetivos de grupo se desarrollan en relación con las necesidades de una población en particular (por ejemplo, jóvenes bulímicas; inmigrantes; adolescentes con problemas de socialización). Trabajan alrededor de un foco que puede ser: aminorar la angustia; reestablecer el equilibrio emocional previo de los pacientes; promover el uso eficiente de sus recursos; desarrollar la comprensión del individuo con respecto a su perturbación actual y aumentar sus habilidades para enfrentar el futuro (13, 36 y 37).

La terapia focal surge como resultado del intento de sistematización y conceptualización de las terapias psicoanalíticamente orientadas a corto plazo; práctica también conocida en la actualidad como psicoterapia breve, psicoterapia focal, psicoterapia de tiempo limitado y psicoterapia dinámica de corta duración. Sea cual fuere el nombre que se les asigne, las psicoterapias breves constituyen tentativas deliberadas para superar los factores que prolongan el tratamiento: pasividad del terapeuta, asociación libre y rastreo de los factores implícitos en la sobredeterminación de síntomas y pautas de conducta. Implica renunciar a la ambición psicoanalítica de obtener cambios estructurales en amplitud y profundidad, en beneficio de la consecución de resultados a corto plazo (que pueden ser permanentes y abarcan más que el objetivo focalizado) (55).

Malan, D. H. (1963) y Small, L. (1967), incluyen la terapia focal en el grupo de las psicoterapias breves, derivadas directamente del psicoanálisis. Recuerdan que Freud inicia esta práctica en el tratamiento de "Catalina", incluido en los *Estudios sobre la histeria* de (1885). Pero se reconoce a Sandor Ferenczi (1950) como el precursor responsable de las actuales técnicas psicoterapéuticas breves de orientación psicoanalítica. Ferenczi, como O. Rank, no creía necesario esperar la reaparición de los recuerdos infantiles para lograr la desaparición de los síntomas neuróticos. Ambos consideraban que era suficiente reexperimentarlos en la neurosis de transferencia.

Alexander, F. (1965) contribuyó a este punto de vista sugiriendo: a) el abandono de la técnica pasiva del terapeuta en favor de la adopción de un rol, postura planificada con la finalidad de reforzar la experiencia emocional correctiva y b) la disminución en la frecuencia de las sesiones para evitar problemas de dependencia excesiva. Y Balint, M. (1986) instauró una terapia focal que mantiene la línea de continuidad con el psicoanálisis, ya que en ella, todas las actividades del terapeuta están restringidas a intervenciones interpretativas, con lo que se logran resultados terapéuticos satisfactorios.

French, T. (1965) introdujo entre 1958 y 1965 los conceptos de *conflicto focal* y *conflicto nuclear*. El primero es la condensación de las pulsiones en un único conflicto preconsciente, que explica la mayor parte del material clínico de una sesión. Se deriva de conflictos nucleares más profundos que se originan al comienzo de la vida y permanecen latentes, reprimidos o "irresueltos." La estructura de los conflictos focales es análoga a la visión de Ezriel para la tensión grupal común: un "motivo perturbador" (impulso, deseo) está en conflicto con un "motivo reactivo" (respuesta del superyó o del yo) lo que crea la necesidad de encontrar una solución (fórmula de transacción adaptativa o defensiva).

Características de la terapia focal

El *foco* es un artificio teórico-técnico; un recorte, delimitación de un tema restringido y coherente, extraído de la totalidad concreta y sintética que constituye la problemática general del paciente y/o los episodios de su vida. Esta delimitación se encuentra guiada por el predominio de una motivación que jerarquiza tareas, en función de resolver ciertos problemas que se viven como prioritarios. El foco es el objetivo del terapeuta y debería formularse idealmente en términos de una interpretación esencial al rededor de la cual gira la terapia y puede expresarse con todo su sentido hacia el final del tratamiento. El *foco* responde a la pregunta de qué es exactamente lo que desea el paciente, cuál es su demanda de ayuda (9, 16, 21, 39 y 55).

Para Kesselman, H. (1970), el foco se basa en el diagnóstico clínico-dinámico. Y el objetivo de la focalización es disminuir la intensidad de las ansiedades psicóticas de base. Winokur, M. y Dasberg, H. (1985), lo describen en términos del contenido psicodinámico general del área involucrada: edípico, de pérdida o caracterológico. Los autores mencionan que, para Davanloo las interpretaciones tempranas parecen constituir la esencia del foco. Y Mann formula el tema central en torno a "un sufrimiento" crónico del paciente, o un afecto central y recurrente que ha deteriorado, en forma crónica, su autoimagen.

Fiorini, H. J. (1973) asigna al *foco* un eje central, que con frecuencia constituye el motivo de consulta y es producto del interjuego del conflicto nuclear con la situación actual. Intervienen en él, además, la situación grupal; aspectos caracterológicos individuales (psicodinamismos, conductas defensivas y recursos adaptativos); determinantes del contexto social más amplio (económico, cultural e ideológico); aspectos histórico-genéticos, individuales, sociales y grupales y el momento evolutivo individual, grupal y social.

Braier, E. A. (1980) distingue: a) la *situación problema*, situación obstáculo o desencadenante, que se refiere a hechos manifiestos y objetivables no resueltos, que provocan en el sujeto inhibiciones y síntomas, que suelen constituir el motivo manifiesto de consulta. b) El *punto de urgencia*, que puede ser inherente al foco o extrafocal, como son las situaciones de emergencia (muerte de un ser querido). Su búsqueda parte de una interrogante: ¿a qué obedece la ansiedad del paciente en ese momento? Su presencia implica detener el trabajo focal hasta que se resuelve la ansiedad presente.

Malan (*op. cit.*) establece una *hipótesis psicodinámica inicial* según la cual cada síntoma es un tipo de expresión simbólica o psicofisiológica del conflicto entre pulsiones y fuerzas represoras. Intenta comprender en forma global la psicopatología que incluye todas las perturbaciones. La estructura del foco se organiza en torno a una determinada situación-problema. La hipótesis psicodinámica inicial abarca más y engloba la *hipótesis focal*; permite obtener los elementos suficientes para una devolución diagnóstica al paciente, que a su vez pone en marcha la búsqueda de convenios con él sobre las metas terapéuticas y el desarrollo de la planificación del tratamiento, consecuente con la hipótesis formulada y los objetivos seleccionados.

En el contrato para trabajar en forma focalizada es necesario el acuerdo del paciente para asistir el tiempo establecido (6 a 20 sesiones, en general), que por su brevedad debe aprovecharse al máximo, sin faltas ni retrasos. El paciente se compromete, además, a prestar su mayor colaboración para lograr la meta propuesta: resolver su crisis, prepararse para trabajar, renunciando a la pretensión de resolver en esta terapia, otros problemas que pueden ser también perturbadores. Algunos terapeutas comunican con claridad al paciente cuál es el foco elegido para trabajar, mientras otros no lo consideran necesario. Por su composición homogénea, los grupos de terapia breve favorecen la identificación inmediata entre sus miembros, por lo que alcanzan con rapidez el grado de cohesión necesario para abordar el foco elegido desde la primera sesión.

El terapeuta adopta una actitud de atención y desatención selectivas frente a las comunicaciones de los miembros, con la finalidad de mantenerse dentro del trabajo focal, con lo cual moldea el trabajo grupal en una sola dirección. En estos grupos es muy importante la información racional y consciente que ofrecen, tanto el terapeuta como los miembros sobre el problema focalizado. Las interacciones de los integrantes no se utilizan para descubrir sus problemas caracterológicos, sino para reforzar actitudes positivas y desalentar las negativas hacia la resolución del problema focal. La catarsis no se impide, pero tampoco se alienta, a menos que sea parte del trabajo sobre el foco seleccionado. Se acentúa el uso de la instilación de esperanza, mientras la interpretación se limita al descubrimiento del nudo pulsión-defensas que subyace al conflicto focalizado y a librarse de las interferencias de las transferencias negativas. El tiempo de elaboración del *insight* adquirido sobre el conflicto focal es mínimo.

La etapa de terminación (últimas cuatro a seis sesiones cuando se contrató a veinte), se centra alrededor de la adaptación a la pérdida del grupo, del terapeuta y la terapia. Un aspecto importante de los enfoques con tiempo limitado es la expectativa de que los pacientes aplicarán con rapidez y eficacia el aprendizaje logrado en el tratamiento a las circunstancias externas. La mejoría que comienza en la terapia continúa incrementándose en los seis meses posteriores a la terminación y pierde fuerza gradualmente después de un periodo de unos dos años (36 y 37).

En el Taller del Coterapeuta Docente de AMPAG se estudiaron grupos terapéuticos abiertos, heterogéneos, con duración limitada a dos años, en coterapia docente-alumno, traspolación de la práctica privada de grupos abiertos, sin límite de tiempo a la Clínica de la Institución, que en ésta tenía metas tan vagas como "enseñar a los pacientes a conocer su inconsciente." Se suponía que, dos años de este tipo de terapia exploratoria general era suficiente para algunos pacientes. El resto podía acceder a un nuevo grupo de dos años con otro equipo coterapéutico si se consideraba necesario. El resultado fue la peregrinación de pacientes de un grupo a otro y la imposibilidad de valorar los resultados terapéuticos. Se concluyó la necesidad de trabajar los grupos en forma focalizada, conservando el tiempo de dos años en función del aprendizaje de los alumnos, definiéndose el *foco grupal* como: "el conflicto común grupal, específico de cada grupo, dependiendo de la historia y antecedentes de sus integrantes." El foco se establece en forma específica y clara en términos del conflicto entre dependencia y autonomía; agresión o sexualidad y culpa, entre otras cosas (no alrededor de una idea general como "homosexualidad" o "complejo de Edipo" (17).

La focalización surge en forma gradual, como producto de la interacción entre grupo y terapeuta. El foco grupal común sólo puede establecerse cuando el grupo se ha consolidado y posee la cultura necesaria. El conflicto nuclear común explica los conflictos derivados, por lo que se trabaja a profundidad, intentando la reestructuración de las instancias en pugna. Se controla la amplitud de la regresión en cuanto a permanecer en el foco elegido, pero dentro de éste no se limita, con la finalidad de favorecer la posibilidad de lograr cambios estructurales sectoriales. La interpretación privilegia el trabajo sobre las transferencias laterales para favorecer la cohesión grupal; toma en cuenta las defensas individuales y grupales correspondientes a la etapa del proceso grupal (ansiedades esquizoparanoides, depresivas o supuestos básicos). La transferencia central sólo se interpreta en relación con el conflicto nuclear. La terminación del grupo debe verse en términos de la resolución de los conflictos relacionados con el foco elegido, al cual se adiciona, tres mese antes de la fecha fijada como última sesión, el tema de la terminación como un segundo foco, con la finalidad de elaborar el duelo por la terminación e incrementar el trabajo alrededor del foco común.

Modalidades de grupos especiales

MacKenzie, K. R. (1993) propone una clasificación de los grupos especiales en grupos de: a) habilidades sociales; b) psicoeducativos, c) interpersonales restitutivos y d) interpersonal-exploratorio, pero la mayoría de los grupos de terapia breve recurren, en su trabajo, a más de una de las categorías mencionadas.

El grupo homogéneo en cuanto a edad está indicado, en particular, en el tratamiento de niños, ancianos y adolescentes. A estos últimos les permite experimentar y observar el interjuego de los roles en la dinámica del control y poder (emergencia de chivos expiatorios, alianzas en subgrupos, lealtad, confianza) y las complejidades de las tareas que implican su edad, género y *status* en las relaciones de competencia y colaboración con los compañeros del grupo. Las confrontaciones de éstos les ayudan a diferenciar su autoimagen de la forma en que los perciben los demás. La identificación con la forma de resolver problemas similares de otros miembros del grupo enriquece su repertorio de conductas adaptativas. La meta de estos grupos es ayudar a los jóvenes a descubrir las barreras que impiden su individuación y establecer una identidad firme, que permita el equilibrio adecuado entre descarga pulsional y adaptación al medio ambiente. Estos grupos homogéneos se componen de adolescentes cuya diferencia de edad no rebasa dos o tres años, ya que los retos adaptativos difieren ampliamente del inicio al final de la adolescencia (43 y 47).

Dupont, M. A. y Jinich, A. (1993), han desarrollado una técnica psicoterapéutica aplicable al trabajo grupal con niños en edad de latencia: éste es el Grupo Infantil Natural (GIN), que entiende la psicopatología infantil como efecto y defensa de y contra los factores ansiógenos producto de la interacción entre constitución, psiquismo y ambiente. El agrupamiento de niños y niñas de edades similares, así como el espectro diagnóstico variado con dos terapeutas, hombre y mujer, constituye una óptima pantalla para la proyección y actuación de los conflictos intrapsíquicos e interpersonales de los niños, que se interpretan, tanto en la transferencia individual como en la grupal.

La propia evolución del trabajo devela tres momentos en las sesiones: a) acción, que rompe los esquemas tradicionales entre niños y adultos. Promueve el contacto que hace evidentes algunas actuaciones que son objeto de señalamientos, comentarios e interpretaciones. b) El material que brinda la "hora de la acción" permite la elaboración de los contenidos del juego previo, por parte de niños y terapeutas. c) La sesión termina con "la hora de poner las cosas en su lugar", que se propone estimular la actitud reparadora tras las frecuentes catarsis agresivas y constituye un marco que permite diferenciar el adentro del afuera de la sesión. El modelo sostiene, además, que la rectificación de los factores ansiógenos de los padres, que ha internalizado el niño, facilita la elaboración y solución del conflicto; por lo que junto con el tratamiento de los niños se trabaja con los padres, a los que se corresponsabiliza de lograr las modificaciones necesarias en la familia para el restablecimiento del paciente. La metodología GIN se ha utilizado en tareas marginales a la psicoterapia, como es la preparación de psicoterapeutas para auxiliar a personas damnificadas por desastres naturales.

Maclennan, B. W. (1993) consigna que los grupos terapéuticos que se apoyan en la psicología del sí mismo, resultan muy eficaces para ayudar a los ancianos a enfrentar las lesiones narcisistas y los problemas de relación que arrastran a través de toda su vida y se incrementan en las crisis que acompañan a la jubilación; duelos y trastornos en el equilibrio vital de las personas de más de 60 años. La finalidad de estos grupos es ayudar a los miembros a contemplarse de manera realista en sus capacidades y limitaciones y a considerar la forma en que desean continuar viviendo.

La terapia de grupo se ha utilizado para víctimas de distintos tipos de traumas: desastres naturales, incesto, violación, agresión física del cónyuge, reclusión en campos de concentración y neurosis de guerra. Su meta consiste en ayudar a los individuos a enfrentarse con los resultados del trauma, a través de la catarsis de las emociones, percepciones y recuerdos asociados con él, para intentar comprenderlos y elaborarlos. Se trabaja siguiendo el modelo de intervención en crisis en grupos homogéneos, cuya duración más común es de tres o cuatro sesiones (16, 53 y 54).

La ayuda que brindan los grupos de catarsis y apoyo, para liberarse de la tensión que genera el trabajo, resulta muy adecuada para el personal médico y paramédico que desempeña sus labores sujeto a las situaciones de *stress* que provoca la atención a víctimas de distintos tipos de desastre; a los pacientes de unidades de cuidados intensivos; de diálisis; quemados; cancerosos; sidosos; salas de urgencia y pabellones psiquiátricos demasiado poblados (35).

Doherty, P. y Enders, P. L. (1993); Ganzarain, R. and Buchele, B. J. (1993); Rice-Smith, E. (1993) y Sadock, V. A. (1993), consideran que el grupo homogéneo es la terapia de elección como primera fase del tratamiento para las víctimas de incesto, violación y maltrato físico por parte de varones. Los autores citados en primer término recomiendan que, una vez superados los episodios traumáticos las pacientes pasen a grupos heterogéneos, para facilitarles expresar, en forma adaptativa, su agresión hacia el hombre. Ganzarain y Buchele consideran necesario, además, realizar terapia conjunta con estas pacientes.

Los pacientes con enfermedades físicas crónicas, incapacitantes o incurables, requieren de conocimientos que les ayuden a comprender mejor su enfermedad y adquirir técnicas de relajación y manejo del *stress* para aliviar su tensión. El grupo les permite compartir afectos y emociones con los compañeros. La universalización de la lucha contra la misma pérdida de control sobre los procesos corporales proporciona consuelo, apoyo y revaloración; gracias a ello se facilita explorar la sobrecarga emocional que producen la pérdida, la perturbación de la imagen corporal, sexualidad, autoestima y factores existenciales (morbilidad y muerte). La principal meta terapéutica consiste en intentar disminuir el empleo de mecanismos de defensa nocivos: negación, racionalización e intelectualización. Se atienden las inhibiciones para expresar afectos, en particular amor y hostilidad y se discute el papel del estilo de vida sobre la etiología de la enfermedad y su influencia en la rehabilitación cuando ésta es posible (7, 30 y 48).

Frost, J. C. (1993) reúne en grupos de intervención en crisis de doce semanas de duración a las personas VIH positivas cuyo reciente diagnóstico desencadena confusión, temor, ideas suicidas y sensación de pérdida de control. La meta es restaurar el equilibrio emocional de los pacientes; aliviar el estigma y las complicaciones psicosociales, para favorecer el aprendizaje de medios que disminuyan los riesgos del padecimiento para sí y para los demás; evitar suicidios y ayudarlos a construir una red de apoyo que los sustente a través del curso de la enfermedad. Se enfatizan los aspectos psicoeducativos (conocimiento de la enfermedad y tratamientos posibles, sexo seguro, técnicas para manejar el *stress*) y el apoyo. La exploración intrapsíquica, regresión e interpretaciones, se mantienen en el mínimo nivel posible y se favorece la contención, desplazamiento y apoyo a las defensas alrededor del afecto.

Con frecuencia existe una cláusula en el contrato sobre el traslado de los pacientes a otros grupos en función de los cambios en su condición médica o clínica. Porque los pacientes con SIDA ya declarado, pierden con frecuencia a sus parejas, amigos, familias, colaboradores, trabajos y hogares, realidad que deprime y disminuye la esperanza en los compañeros asintomáticos. Existe con frecuencia un aura de culpa y disminución de autoestima que da por resultado el aislamiento. Las metas del grupo consisten en ayudar a los miembros a sentirse mejor, disminuir su soledad y aislamiento a través de fomentar los vínculos con otros miembros del grupo, reestablecer un sentido de control de la vida, reforzar el sentimiento de autoestima a la vez que desarrollar y estimular la esperanza. Se recomienda que el terapeuta trabaje en coterapia para disminuir su sobrecarga emocional.

La meta del tratamiento grupal con pacientes psiquiátricos hospitalizados es mejorar la alianza terapéutica con el hospital; aumentar su capacidad de relación y el contacto con la realidad; incrementar la autoestima y aprender a manejar la agresión, sin pretender forzosamente que adquieran *insight*, aunque algunos terapeutas alientan la exploración de los síntomas maladaptativos y realizan leves confrontaciones para estimular el cambio. Se agrupan de 7 a 9 pacientes con similar estado regresivo, en sesiones de 45 a 75 minutos de duración, según su tolerancia, dos a cuatro veces por semana (entre más corta sea la estancia, más frecuentes las sesiones), siempre en coterapia (34).

Una parte importante del programa de tratamiento actual en los hospitales psiquiátricos es la reunión comunitaria (reunión de pabellón, comunidad terapéutica), cuya meta es atender los conflictos, atracciones, temores y enojos que surgen entre las personas que viven, trabajan, comen y duermen bajo el mismo techo. Estos grupos abarcan a todo el personal y pacientes de una sala. Constituyen una manera efectiva de contener y articular las necesidades, deseos, conflictos interpersonales y proyecciones, a veces atemorizantes, de los miembros de la comunidad (pacientes y personal hospitalario). De este modo se reduce la presencia del *acting out* de las emociones no elaboradas. Y los pacientes aprenden cómo convivir con otros. El contrato de la reunión comunitaria se lleva a cabo entre la administración del hospital, el personal y los pacientes (42).

Los pacientes psiquiátricos que egresan de una hospitalización requieren de intervenciones multidimensionales: cuidado médico básico, administración de medicamentos psiquiátricos, psicoterapia de grupo, ayuda para obtener vivienda, alimento, vestido y transporte. La meta de los grupos psicoterapéuticos es, en primer lugar, ayudar a los pacientes a mantenerse dentro de la indicación medicamentosa psiquiátrica. Las metas secundarias varían, del intento de estabilizar el equilibrio emocional y evitar el deterioro social, a la adquisición y desarrollo de habilidades sensoriomotoras, verbales y de escritura para "comunicar y procesar mejor la información." Pueden incluir la interacción catártica y de apoyo a la expresión de sentimientos; reconocimiento y prevención de crisis o emprender la resolución de los conflictos entre autonomía y dependencia para facilitar la reintegración a la vida extrahospitalaria y preparar para el ingreso a grupos terapéuticos más dinámicos. El grupo provee a los pacientes el necesario vínculo de dependencia con el terapeuta que, a la postre, les permitirá relacionarse con los compañeros. Los terapeutas ayudan a los pacientes a identificar una o dos metas generales, como aprender a hablar con los demás, sentirse menos solos o mejorar su desempeño social. No se favorece la discusión de los afectos y fantasías que produce la interacción, para evitar el incremento de sentimientos negativos u hostiles, que no pueden manejar estos pacientes (10, 11, 31, 32, 49, 50 y 51).

El número de pacientes en estos grupos varía de 12 a 60; las sesiones duran de 60 a 75 minutos, con frecuencia de una vez por semana a una vez al mes. En general, son grupos homogéneos en cuanto a diagnóstico y medicación y heterogéneos con respecto a sexo y edad, a partir de los 20 años. Se mantienen abiertos porque reciben a nuevos integrantes dados de alta tras una primera hospitalización y a quienes retornan al grupo tras una recaída. Pierden miembros porque su mejoría o crisis, demanda otro tipo de terapia. Los pacientes eligen la frecuencia de asistencia que les acomoda según la cantidad de cercanía e intimidad que pueden tolerar. El equipo terapéutico se halla constituido por dos o tres terapeutas, uno de los cuales es un residente psiquiátrico, encargado de manejar los problemas de la medicación (dudas, ajustes en la dosificación, conocimiento y manejo de efectos secundarios). Durante los periodos de descompensación y en circunstancias vitales dolorosas, se recurre a terapia conjunta con el equipo coterapéutico, con la finalidad de disminuir resistencias y recurrencia de episodios psicóticos.

En el tratamiento del alcoholismo y drogadicción se combinan el internamiento, la convivencia reglamentada, actividades laborales y deportivas estructuradas, con los pequeños grupos terapéuticos, en donde los pacientes reciben una terapia expresiva de apoyo, diseñada para atender las vulnerabilidades y dificultades caracterológicas subyacentes, responsables de la susceptibilidad del adicto a consumir alcohol o drogas. Los pacientes comparten su apoyo, comprensión, experiencias, información y oportunidades para la auto-observación y confrontación tendientes a motivarlos para el cambio (22 y 26).

Las familias de pacientes crónicos, terminales y psiquiátricos severos, necesitan apoyo social, información médica acerca del estado y tratamiento del enfermo e indicaciones sobre la forma adecuada de atenderlo. Si se reducen su ansiedad y desamparo, aumenta su capacidad para enfrentar la enfermedad. Se incrementa la sensación de control y la posibilidad de asumir los cambios de roles dentro de la familia, necesarios para llevar a cabo las funciones que tenía a su cargo el enfermo, con lo que el paciente también se beneficia. Estos cambios dan por resultado la mejoría de la comunicación en el seno del sistema familiar, e incluso con el equipo médico encargado de atender al paciente. Los grupos de apoyo familiar se orientan en términos educativos, no terapéuticos; agrupan a familiares de pacientes con problemas similares y se estimulan sus encuentros extragrupales como medida de apoyo mutuo (12, 49 y 50).

Se han usado grupos especiales con objetivos diversos, para atender a pacientes *borderline*; con disfunción sexual; con trastornos de la alimentación (anoréxicas y bulímicas); diabéticos; cancerosos; lesbianas y homosexuales; niños con problemas de adaptación escolar; adolescentes delincuentes; etcétera. Con frecuencia, la permanencia en el grupo especial es un paso previo para la inclusión en grupos heterogéneos, sin límite de tiempo, cuya meta es la reestructuración de las instancias psíquicas. La variedad de finalidades y recursos técnicos que se emplean en los grupos especiales es muy amplia, por lo que refiero al lector a las obras específicas que se consignan en la bibliografía del presente capítulo. Una de sus modalidades requiere de un breve comentario en este lugar, por su finalidad estrechamente vinculada con la enseñanza (15, 28, 29, 44 y 45).

Grupos de aprendizaje

Ganzarain, R. (1989) considera que la meta de los grupos de desarrollo humano pertenece más al ámbito de la educación afectiva y cognitiva que al de la psicoterapia. Incluye en esta categoría los grupos T; los autoanalíticos, introducidos por primera vez en la Universidad de Harvard y los grupos de estudio de Tavistock. Es de aceptación general la auto-observación de los estudiantes mientras son pacientes (o participantes) en un grupo; de hecho, es el método preferido para aprender psicoterapia de grupo. Bion fue el primero en promover en Inglaterra el aprendizaje vivencial. K. Lewin, Leland P. Bradford y Kenneth Benne dirigieron laboratorios de entrenamiento para el desarrollo grupal en Bethel, Maine. El entrenamiento de la sensibilidad se aplica a un amplio rango de actividades humanas: educación, desarrollo organizacional y comunitario hasta crecimiento personal. Las interacciones entre los miembros de estos grupos evocan las relaciones subjetivas fantaseadas con los objetos internalizados del aprendiz, lo que desencadena ansiedades persecutorias que pueden inhibir el aprendizaje. La envidia intensa a los poseedores del conocimiento también puede interferir con el aprendizaje.

La experiencia de grupo intensivo o grupo T puede enfocarse en el entrenamiento específico de habilidades para las relaciones humanas; el encuentro básico o la expresión creativa. Los miembros del grupo se mueven hacia ser más espontáneos, flexibles; reconocen y aceptan sus sentimientos y permiten mayor intimidad en sus relaciones interpersonales, aunque los cambios no sean duraderos (36).

La escuela francesa sostiene opiniones un tanto distintas a las ya reseñadas. Anzieu, D. (1972 y 1974) establece que el grupo de formación deja intactos los fantasmas individuales y sólo trata el sistema de identificación-proyección de los participantes. Los supuestos básicos no se interpretan, pero se toman en cuenta para ajustar el estilo del trabajo, de liderazgo y de las relaciones entre los miembros. En el inicio del grupo la angustia, regresión y proyecciones arcaicas ubican al monitor en el lugar del tirano omnipotente y cruel, portador de una ley tiránica (la regla), superyó infantil particularmente sádico (debido a la angustia y defensas esquizoparanoides), que recibe las proyecciones destructivas, identificado con el significante muerte. La experiencia de grupo es formativa si desencadena en la mayoría de los participantes un proceso de reparación del objeto interno destruido.

La ideología del "buen grupo" y el trabajo colegial en equipo constituyen una defensa contra las angustias y fantasmas que circulan en el grupo; cambia las ideas de los miembros del grupo, pero no su actitud interior. La intensa experiencia de comunicación afectiva de reencuentro con el "vínculo" original de ciertos grupos de formación es, en realidad, el reencuentro con una dependencia arcaica, que corresponde a la ilusión grupal. Bejarano, A. (1972) consigna que el monitor no se presenta como objeto de identificación, ideal reconocido, que funciona con sus propias referencias ideales. Interroga los intentos de los participantes de fomentar un ideal que no les corresponde asumir. Cuestiona las identificaciones imaginarias que el grupo erige en ciertos momentos de la vida colectiva.

Swiller, H. I., Lang, E. A. y Halperin, D. A. (1993), denominan *grupo de proceso* a aquél que estudia su propia conducta con la finalidad de que sus miembros aprendan acerca de las comunicaciones interpersonales y la dinámica grupal e individual. El modelo se desarrolló en el trabajo con residentes psiquiátricos. Es aplicable, con modificaciones menores, al entrenamiento de cualquier profesional de la salud mental y ayuda a detectar la necesidad de someterse a una terapia formal. Se enseñan conceptos como resistencia y defensa y luego se combinan con la supervisión del trabajo con pacientes. La interacción honesta y con libertad emocional, combinada con la reflexión cuidadosa acerca de sí mismo, produce cambio y crecimiento personal.

Horwitz, L. (1976) y Swiller, Lang y Halperin (*op. cit.*) señalan algunos elementos coincidentes y diferenciales entre el grupo terapéutico y los de entrenamiento: a) en el grupo terapéutico el terapeuta determina la duración y composición del grupo. En los grupos para psiquiatras la administración del hospital establece el tiempo que tomará la formación y todos los residentes forman parte del grupo. Ambos tipos de grupo exploran los sentimientos del individuo inmerso en un grupo no estructurado, con el consiguiente surgimiento de sentimientos ambivalentes hacia el líder y consideran resistencial evitar la introspección, pero b) en el de grupo de entrenamiento hay libertad de explorar únicamente los fenómenos de grupo, es decir, las resistencias y conflictos colectivos, siendo potestativo señalar o no las modalidades individuales del manejo de la angustia y otros afectos. En los dos grupos se fomenta la regresión, pero c) en los de entrenamiento, la breve duración hace necesario evitar una regresión tan profunda que no pueda superarse al final del curso. d) Como el propósito de este grupo es didáctico, el líder proporciona un modelo de identificación, un modelo de rol con respecto a la calidad humana del terapeuta, que se expresa a través del sentido del humor y de la honestidad consigo mismo. e) Se muestran las bases de la interpretación discutiendo, por ejemplo, temas que al grupo no le parecen importantes, como retrasos, faltas, sitio donde se sientan. El aprendizaje vivencial se complementa con: f) sesiones de lecturas *ad hoc* sobre fenómenos clínicos y técnicas terapéuticas generales y grupales.

Michael Balint (1966) introdujo una práctica grupal que hoy lleva su nombre. Con la finalidad de acercar a los médicos generales al campo de la psicoterapia, coordinaba grupos de discusión sobre la relación médico-paciente. Los participantes aportaban sus experiencias en el manejo de los enfermos en las situaciones reales y concretas de su práctica profesional. La función del coordinador en estos grupos es analizar la contratransferencia de cada asistente, en relación con el caso que presenta, para comprender las emociones que surgen en su trabajo, con lo cual mejoran la eficiencia del médico y la atención al paciente.

Aunque algunos terapeutas utilizan los principios del *grupo operativo* o *de tarea* de Enrique Pichon-Rivière (1971) como abordaje terapéutico, su método es más conocido y aplicado como procedimiento para superar los obstáculos que se presentan en el abordaje de las tareas que requieren de la colaboración de varias personas. El grupo operativo es un grupo centrado en la tarea, cuya finalidad es aprender a pensar en términos de resolución de las dificultades que se crean y manifiestan en el campo grupal, no en cada uno de lo integrantes. La función del coordinador consiste en enseñar a pensar al grupo (aprender a aprender), a través de velar las dificultades que presenta el grupo para llevar a cabo la tarea propuesta.

Bleger, J. (1961) define el grupo operativo como el adiestramiento de un conjunto de personas (que tienen un objetivo común), para operar como equipo. La teoría que sustenta esta práctica supone que el pensamiento que funciona en el grupo parte del pensar vulgar o común hacia el pensamiento científico, a través de la resolución de sus contradicciones aparentes. La tarea del coordinador del grupo consiste en señalar el punto de partida falso, que pretende iniciar el trabajo con un pensamiento científico no elaborado, sin analizar previamente las fuentes vulgares del esquema referencial. Para este fin crea, mantiene y fomenta la comunicación a través de su desarrollo progresivo, que reconstruye las redes de comunicación perturbadas, origen del malentendido. Intenta llegar a su objetivo a través de replantear los vínculos y reestructurar el interjuego de roles, ya que la confusión y perturbaciones de la comunicación surgen en el proceso de adjudicación y asunción de roles.

En el grupo operativo coinciden el esclarecimiento, la comunicación, el aprendizaje y la resolución de la tarea. Ayuda a disminuir las ansiedades esquizo-paranoides y depresivas que paralizan la acción del yo. Las técnicas operativas crean nuevas condiciones que fortalecen el yo y lo hacen plástico y flexible. Considera a quien enuncia un acontecimiento en el grupo como el portavoz de sí mismo y de las fantasías inconscientes del grupo, lo que genera interpretaciones en dos tiempos y direcciones distintas (al grupo y al portavoz). El grupo terapéutico es aquél cuya tarea es la curación de sus miembros.

Bibliografía

1. Alexander, F. y T. French, (1965), *Terapéutica psicoanalítica*, Buenos Aires, Paidós.
2. Anzieu, D. (1972), "El monitor y su función interpretante", en D. Anzieu, A. Bejarano, R. Käes, A. Missenard y J.B. Pontalis, *El trabajo psicoanalítico en los grupos,* México, Siglo XXI Editores, 1978, parte III, pp. 233-348.
3. —— (1974), "Perspectivas teóricas", en *ídem, El grupo y el inconsciente,* Buenos Aires, Biblioteca Nueva, 1978, parte II, cap. VIII, pp. 261-306.
4. Balint, M. (1966), *El médico, su paciente y la enfermedad,* Buenos Aires, Libros Básicos.
5. —— (1986), *Psicoterapia focal,* Buenos Aires, Gedisa.
6. Bejarano, A. (1972), "El liderazgo como función de resistencia y de transferencia", en D. Anzieu, A. Bejarano, R. Käes, A. Missenard y J.B. Pontalis, *El trabajo psicoanalítico en los grupos,* México, Siglo XXI Editores, 1978, parte II, cap. IV, pp. 136-184.
7. Benioff, L.R. y S. Vinogradov (1993), "Group Psychotherapy with Cancer Patients and the Terminally Ill", en H.I. Kaplan y N.J. Sadock (comps.), *Comprehensive Group Psychotherapy,* Baltimore, Williams & Wilkins, 3a. ed., pp. 447-489.
8. Bleger, J. (1961), "Grupos operativos en la enseñanza", en *ídem, Temas de psicología, Entrevista y grupos,* Buenos Aires, Nueva Visión, 1972, pp. 55-86.
9. Braier, E.A. (1980), *Psicoterapia breve de orientación psicoanalítica,* Buenos Aires, Nueva Visión.
10. Brook, D.W. (1993), "Group Psychotherapy with Anxiety and Mood Disorders", en H.I. Kaplan y N.J. Sadock (comps.), *Comprehensive Group Psychotherapy,* Baltimore, Williams & Wilkins, 3a. ed., pp. 374-393.

11. ——, "Grupos bajo tratamiento farmacológico", en A. Alonso y H.I. Swiller (comps.), *Psicoterapia de grupo en la práctica clínica,* México, El Manual Moderno, 1995, cap. VIII, pp. 151-167.
12. Carroll, K.W. (1993), "Grupos de apoyo familiar para pacientes físicamente enfermos y sus familias", en A. Alonso y H.I. Swiller (comps.), *Psicoterapia de grupo en la práctica clínica,* México, El Manual Moderno, 1995, cap. XI, pp. 201-214.
13. Cohen, A. (1993), "Establecimiento de grupos en un consultorio de práctica privada", en A. Alonso y H.I. Swiller (comps.), *Psicoterapia de grupo en la práctica clínica,* México, El Manual Moderno, 1995, cap. XIX, pp. 353-362.
14. Cramer Azima, F.J. (1993), "Group Psychotherapy with Personality Disorders", en H.I. Kaplan, y N.J. Sadock (comps.), *Comprehensive Group Psychotherapy,* Baltimore, Williams & Wilkins, 3a. ed., pp. 393-407.
15. Dasberg, J. (1985), "Psicoterapias dinámicas breves", en J.A. Itzigsohn y H. Dasberg (comps.), *Terapias breves. Origen, aplicaciones, técnicas, enseñanza e investigación,* España, Biblioteca Salmanticensis, Universidad Pontificia de Salamanca, cap. II, pp. 23-36.
16. Díaz Portillo, I. (1987), "El sismo, repercusiones psicológicas. Un modelo terapéutico", en M. Campuzano, J.A. Carrillo, P.I. Díaz *et al., Psicología para casos de desastre,* México, Pax México, pp. 71-96.
17. Díaz Portillo, I. y F. Sifuentes (1993), "Terapias breves", Trab. presentado en el Congreso Nacional de AMPAG, Cuernavaca.
18. Doherty, P. y P.L. Enders (1993), "Mujeres en psicoterapia de grupo", en A. Alonso y H.I. Swiller (comps.), *Psicoterapia de grupo en la práctica clínica,* México, El Manual Moderno, 1995, cap. XX, pp. 365-385.
19. Dupont, M.A. y A. Jinich (1993), *Psicoterapia grupal para niños,* México, UDG-APJ.
20. Ferenczi, S. (1950), *Further Contributions to the Theory and Technique of Psychoanalysis,* Londres, The Hogarth Press.
21. Fiorini, H.J. (1973), *Teoría y técnica de psicoterapias,* Buenos Aires, Nueva Visión, 2a. ed., 1974.
22. Flores, P.J. (1993), "Group Psychotherapy with Alcoholics, Substance Abusers, and Adult Children of Alcoholics", en H.I. Kaplan y N.J. Sadock (comps.), *Comprehensive Group Psychotherapy,* Baltimore, Williams & Wilkins, 3a. ed., pp. 429-443.
23. Frost, J.C. (1993), "Psicoterapia de grupo con pacientes HIV positivos y con SIDA", en A. Alonso y H.I. Swiller (comps.), *Psicoterapia de grupo en la práctica clínica,* México, El Manual Moderno, 1995, cap. XIV, pp. 253-268.
24. Ganzarain, R. (1989), "The Group as a Training Base Introduction", en *ídem, Object Relations Group Psychotherapy,* Madison, Conn. International Universities Press, 2a. ed., 1990, parte III, pp. 215-219.
25. Ganzarain, R. y B.J. Buchele (1993), "Group Psychotherapy for Adults with a History of Incest", en H.I. Kaplan y N.J. Sadock (comps.), *Comprehensive Group Psychotherapy,* Baltimore, Williams & Wilkins, 3a. ed., pp. 515-525.

26. Golden, S., K. Halliday, E.J. Khantzian y W.E. McAuliffe (1993), "Terapia de grupo dinámica para pacientes adictos a sustancias: Reconceptuación", en A. Alonso y H.I. Swiller (comps.), *Psicoterapia de grupo en la práctica clínica,* México, El Manual Moderno, 1995, cap. xv, pp. 269-285.
27. Harper-Giuffre, H. y K.R. MacKenzie (1993), "Group Psychotherapy with Eating Disorders", en H.I. Kaplan y N.J. Sadock (comps.), *Comprehensive Group Psychotherapy,* Baltimore, Williams & Wilkins, 3a. ed., pp. 443-459.
28. Hawkins, D.M. (1993), "Group Psychotherapy with Gay Men and Lesbians", en H.I. Kaplan, y N.J. Sadock (comps.), *Comprehensive Group Psychotherapy,* Baltimore, Williams & Wilkins, 3a. ed., pp. 506-515.
29. Horwitz, L. (1976), "Grupos de capacitación para psiquiatras residentes", en M. Kissen (comp.), *Dinámica de grupo y psicoanálisis de grupo,* México, Limusa, 1979, cap. v, pp. 87-100.
30. Hubbs Ulmar, K.H. (1993), "Group Psychotherapy with Medically Ill", en H.I. Kaplan y N.J. Sadock (comps.), *Comprehensive Group Psychotherapy,* Baltimore, Williams & Wilkins, 3a. ed., pp. 459-477.
31. Kanas, N. (1993), "Group Psychotherapy with Schizophrenia", en H.I. Kaplan y N.J. Sadock (comps.), *Comprehensive Group Psychotherapy,* Baltimore, Williams & Wilkins, 3a. ed., pp. 407-318.
32. Kennedy, L.L. (1993), "Grupos en el hospital diurno", en A. Alonso y H.I. Swiller (comps.), *Psicoterapia de grupo en la práctica clínica,* México, El Manual Moderno, 1995, cap. vii, pp. 133-150.
33. Kesselman, H. (1970), *Psicoterapia breve,* Buenos Aires, Ediciones Kagierman, 2a. ed., 1972.
34. Kibel, H.D. (1993), "Psicoterapia de grupo para pacientes internos", en A. Alonso y H.I. Swiller (comps.), *Psicoterapia de grupo en la práctica clínica,* México, El Manual Moderno, 1995, cap. v. pp. 91-109.
35. Lederberg, M.S. (1993), "Grupos de apoyo al personal en instituciones con altos niveles de estrés", en A. Alonso y H.I. Swiller (comps.), *Psicoterapia de grupo en la práctica clínica,* México, El Manual Moderno, 1995, cap. ix, pp. 169-183.
36. MacKenzie, K.R. (1992), "The Process of the Basic Encounter Group, Carl R. Rogers", en *ídem, Classics in Group Psychotherapy,* Nueva York, London, The Guilford Press, pp. 215-231.
37. ——— (1993), "Teoría y técnica de grupo con tiempo limitado", en A. Alonso y H.I. Swiller (comps.), *Psicoterapia de grupo en la práctica clínica,* México, El Manual Moderno, 1995, cap. xxii, pp. 417-440.
38. Maclennan, B.W. (1993), "Psicoterapia de grupo para pacientes ancianos", en A. Alonso y H.I. Swiller (comps.), *Psicoterapia de grupo en la práctica clínica,* México, El Manual Moderno, 1995, cap. xiii, pp. 235-251.
39. Malan, D.H. (1963), *Psicoterapia breve,* traducción de la 1a. ed., Argentina, Centro Editor de América Latina, 1963.
40. Pichon-Rivière, E. (1971), *El proceso grupal, Del psicoanálisis a la psicología social,* Buenos Aires, Nueva Visión, 1977.
41. Rice, C.A. (1993), "Reunión comunitaria", en A. Alonso y H.I. Swiller (comps.), *Psicoterapia de grupo en la práctica clínica,* México, El Manual Moderno, 1995, cap. vi, pp. 111-132.

42. Rice-Smith, E. (1993), "Group Psychotherapy with Sexually Abused Children", en H.I. Kaplan y N.J. Sadock (comps.), *Comprehensive Group Psychotherapy,* Baltimore, Williams & Wilkins, 3a. ed., pp. 531-550.
43. Riester, A.E. (1993), "Creación de la experiencia de psicoterapia de grupo para adolescentes", en A. Alonso y H. I. Swiller (comps.), *Psicoterapia de grupo en la práctica clínica,* México, El Manual Moderno, 1995, cap. XII, pp. 217-234.
44. Sadock, V.A. (1993), "Group Psychotherapy with Sexual Dysfunctions", en H. I. Kaplan y N. J. Sadock (comps.), *Comprehensive Group Psychotherapy,* Baltimore, Williams & Wilkins, 3a. ed., pp. 489-506.
45. ———, "Group Psychotherapy with Rape Victims and Battered Women", pp. 525-531.
46. Small, L. (1967), *Psicoterapias breves,* Buenos Aires, Granica, 1972.
47. Speier, A. (1984), *Psicoterapia de grupo en la adolescencia,* Buenos Aires, Nueva visión.
48. Stern, M.J. (1993), "Terapia de grupo con pacientes físicamente enfermos", en A. Alonso y H.I. Swiller (comps.), *Psicoterapia de grupo en la práctica clínica,* México, El Manual Moderno, 1995, cap. x. pp. 185-199.
49. Stone, W.N. (1993), "Psicoterapia de grupo para pacientes con enfermedad mental crónica", en A. Alonso y H. I. Swiller (comps.), *Psicoterapia de grupo en la práctica clínica,* México, El Manual Moderno, 1995, cap. IV, pp. 69-89.
50. ———, "Group Psychotherapy with the Chronically Mentally Ill", en H.I. Kaplan y N.J. Sadock (comps.) (1993), *Comprehensive Group Psychotherapy,* Baltimore, Williams & Wilkins, 3a. ed., pp. 318-429.
51. Sussman, N. (1993), "Integrating Psychopharmacology and Group Psychotherapy", en H.I. Kaplan y N.J. Sadock (comps.), *Comprehensive Group Psychotherapy,* Baltimore, Williams & Wilkins, 3a. ed., pp. 363-374.
52. Swiller, H.I., E.A. Lang y D.A. Halperin (1993), "Grupos de proceso para entrenamiento de residentes psiquiátricos", en A. Alonso y H.I. Swiller (comps.), *Psicoterapia de grupo en la práctica clínica,* México, El Manual Moderno, 1995, cap. XXVI, pp. 523-535.
53. Van der Kolk B. A. (1993), "Group Psychotherapy with Posttraumatic Stress Disorder", en H.I. Kaplan y N.J. Sadock (comps.), *Comprehensive Group Psychotherapy,* Baltimore, Williams & Wilkins, 3a. ed., pp. 550-560.
54. ———, "Grupos para pacientes con antecedentes de trauma catastrófico", en A. Alonso y H.I. Swiller (comps.), *Psicoterapia de grupo en la práctica clínica,* México, El Manual Moderno, 1995, cap. XVI, pp. 287-303.
55. Winokur, M. y H. Dasberg (1985), "Psicoterapia dinámica breve, Técnicas terapéuticas", en J.A. Itzigsohn y H. Dasberg (comps), *Terapias breves, Origen, aplicaciones, técnicas, enseñanza e investigación,* España, Biblioteca Salmanticensis, Universidad Pontificia de Salamanca, cap. III, pp. 37-57.

Anexo 2

Coterapia

La coterapia es una práctica especial, en la que dos o más terapeutas tratan a un grupo. Para Rosenbaum, M. (1971) son sinónimos de coterapia los términos: liderazgo doble, terapia de roles divisibles, de tres esquinas, cooperadora, múltiple, entre otros. Remonta la práctica a S. Freud en el caso Juanito, que más bien puede considerarse equivalente a una de nuestras supervisiones actuales. El autor y Roler, B. y Nelson, V. (1993) ubican a Alfred Adler como el iniciador de la coterpia vera en 1920. Adler introdujo, en la Child Guidance Clinic de Viena, a dos profesionales para que trabajaran juntos en la terapia de niños en presencia de sus padres. La finalidad de este diseño era romper las resistencias en el tratamiento. La práctica se populariza a partir de 1940 en forma poco sistemática, por lo que no se evalúa, en esta época, su impacto sobre los pacientes (14, 20 y 21).

Algunos autores refieren el origen de la coterapia a las necesidades de enseñanza de los psicoterapeutas. Otros no toman en cuenta las necesidades que la hacen surgir, porque acentúan las ventajas de la coterapia entre pares, sobre la que se realiza con fines de docencia. Grotjahn, M. (1979) se adhiere a esta postura, aunque advierte sobre la dificultad de lograr la igualdad verdadera entre coterapeutas, ya que sus peculiaridades caracterológicas producen distintas conductas, actitudes, modalidades de dominio, control y estilo de liderazgo. Salvendy, J. T. (1993) afirma que, si el equipo coterapéutico proviene de disciplinas distintas, puede aumentar el *insight* de terapeutas y pacientes.

Entre las desventajas de la coterapia en general se mencionan: el debilitamiento de la conexión empática de los terapeutas con los pacientes, porque la presencia del coterapeuta disminuye la intensidad de los afectos que enfrenta cada miembro del equipo. Los hijos (pacientes) pueden alentar a los padres (terapeutas) a que peleen o se amen, para desviar sus propios sentimientos (transferenciales y proyectivos). La observación de las relaciones entre los coterapeutas distrae la atención de los pacientes sobre la problemática que los aqueja. Tener que compartir los honorarios puede implicar un sacrificio económico para los terapeutas. Y sus divergencias pueden interferir el proceso de grupo (6).

Coterapia de pares

Las ventajas de la coterapia de pares son bien conocidas: 1) Aumento en la efectividad terapéutica por: a) la división del trabajo (por ejemplo, un terapeuta sirve de continente y apoyo y el otro ataca e interpreta las defensas caracterológicas cuya ruptura genera montantes de angustia severos); b) el apoyo emocional recíproco que les permite mantener la objetividad y analizar sus sentimientos y contratransferencias. 2) Posibilidad de reproducir, en la transferencia, la relación madre-padre, así como el conflicto generacional. 3) Facilita la escisión bueno-malo, división muy conveniente al inicio del tratamiento con pacientes preestructurales. 4) Protege a los pacientes contra sus impulsos destructivos y también contra los del terapeuta único. 5) La coterapia en instituciones evita el síndrome de *stress* en los terapeutas y en la práctica privada amortigua la soledad profesional. 6) Incrementa el aprendizaje recíproco al compartir y discutir ideas 7) Permite suplir al compañero durante sus vacaciones. 8) Favorece la investigación del proceso de tratamiento, la evaluación de las habilidades de los terapeutas y el análisis de los estilos de liderazgo. 9) Los pacientes aprenden un modelo de relación adulta cuando contemplan diferir, sin violentarse, a sus terapeutas, iguales en poder y autoestima.

Los coterapeutas deben poderse comunicar abiertamente, trabajar en cooperación, estar dispuestos a compartir sus habilidades y ubicar el material inconsciente que afecta su función terapéutica. El equipo maduro reconoce mutuamente sus logros, lo que aumenta la satisfacción en el trabajo y refuerza el interés y disposición para continuar juntos.

La cualidad de la relación entre los coterapeutas determina el curso de la terapia. La efectividad de la coterapia se incrementa cuando: a) La pareja no se selecciona por amistad o coincidencia, sino por compatibilidad, que no depende de la concordancia entre sus respectivas orientaciones teóricas. b) Se dialoga antes y después de la sesión con la finalidad de establecer una estrategia previa a la sesión y favorecer el tipo de comunicación que permite elaborar la contratransferencia y los problemas de la coterapia. Lo anterior hace deseable que las instituciones permitan que los coterapeutas se elijan sin interferencias externas (1, 18, 20 y 21).

Entre los factores que facilitan la compatibilidad de los coterapeutas se mencionan: su orientación teórica; estilo personal; habilidad; cantidad y calidad de participación y la madurez para analizar sus problemas. Factores que deberían explorarse y discutirse antes de iniciar la relación coterapéutica. La dificultad para conciliar estos elementos hace que sea poco frecuente el trabajo en equipos de tres (triterapia) o más miembros. En la triterapia se presenta con frecuencia el fenómeno del tercero excluido, lo que genera conflictos innecesarios en el grupo terapéutico. La prueba más contundente del éxito de una coterapia es el deseo de ambos participantes de repetir la experiencia (8 y 22).

El resultado de una encuesta de la American Group Psychotherapy Association respecto a la coterapia revela que los terapeutas encuentran en la complementariedad de sus habilidades, el elemento principal para el éxito del equipo. La igualdad en términos de comunicación y apertura posibilita el que los coterapeutas interroguen y confronten a su pareja en forma empática. Permite balancear el tiempo, entusiasmo y energía que gasta cada uno. Discutir temas teóricos e interpersonales contribuye al manejo constructivo de las diferencias, acuerdos y desacuerdos fuera de las sesiones. Las luchas de poder cancelan la efectividad de la terapia y desgastan la energía de los coterapeutas (20).

James Dugo y Ariadne Beck (cit. por Roler, B. and Nelson, V., 1993), describen las siguientes fases en el desarrollo del equipo coterapéutico: a) contrato; b) formación de identidad; c) construcción de equipo; d) desarrollo de cercanía; e) definición de fuerzas y limitaciones; f) exploración de posibilidades; g) apoyo a la autoconfrontación; h) integración e implementación de cambios y i) cierre. Los equipos que pueden evolucionar cuando menos hasta la tercera fase del desarrollo cooperan en una forma que demuestra la efectividad de la coterapia.

Los problemas en la coterapia se deben a la existencia de rivalidad, narcisismo, contratransferencia, confusión, falta de comunicación, de congruencia (perciben el grupo en forma distinta) y sexualización de la relación entre los terapeutas. La edad, sexo, *status* social, profesional, laboral, de los coterapeutas reactivan, en mayor o menor grado, las dificultades en su interacción.

Las contradicciones entre los coterapeutas en conflicto, que por ello mismo no se discuten, generan problemas y escisiones en el grupo. Incrementan los sentimientos de inseguridad y desamparo de los miembros del grupo. Despiertan ansiedades similares a las del niño cuyos padres pelean, lo que, en ocasiones, da lugar a que los pacientes olviden sus propias necesidades y asuman la tarea de ayudar a sofocar la argumentación o desacuerdo de los terapeutas. Pero, las diferencias en los puntos de vista de los terapeutas, abordadas con honestidad y madurez, llegan a visualizarse, a la postre, como aportaciones complementarias a un problema, benéficas para el grupo. El riesgo de una competencia disruptora entre los coterapeutas se minimiza a través de la realización conjunta de: notas de cada sesión; discusión sobre las mismas; planeación de estrategias e intervenciones posibles (por ejemplo, sesiones prolongadas); toma de decisiones (referencia de los pacientes a estudios o tratamientos complementarios); publicaciones, (11 y 19).

La coterapia en la enseñanza

Las consideraciones anteriores con respecto a la igualdad entre los coterapeutas llevan, a la mayor parte de los autores mencionados, a visualizar como no coterapéuticos los equipos formados por alumno y maestro. Roler y Nelson (*op. cit.*) también excluyen de la categoría de coterapia a la unión de dos alumnos (coaprendices) porque, como en el caso de la reunión maestro-alumno, la meta del equipo no es, primariamente, la terapia, sino el aprendizaje. Yalom, I. (1975) tercia en la discusión, señalando que el futuro terapeuta de grupo puede adquirir la experiencia necesaria observando la terapia de un grupo a través de la cámara de Gesell o mediante videotapes. Pero reconoce que hay una larga tradición en el uso de la observación silenciosa en la formación de los futuros terapeutas, a pesar de los problemas que tal proceso introduce en el proceso grupal.

Quienes apoyan la observación silenciosa sostienen que es una experiencia inigualable para la formación del terapeuta. Facilita el paso a la coterapia y al manejo autónomo del propio grupo terapéutico. La práctica permite que los estudiantes aprendan en una situación objetivamente verificable, a través del registro y estudio de: a) las comunicaciones verbales y preverbales de pacientes y terapeutas durante la sesión; b) sus propias reacciones contratransferenciales; c) los obstáculos que se originan en su relación con el psicoterapeuta y d) las complicaciones que surgen en los pacientes debido a la observación. El observador es el espejo en el que se ven a sí mismos los pacientes; "juguete" con el cual se juega y explora y sirve para descargar hostilidad, hasta que se le acepta como persona real. Grinberg, L.; Langer, M. y Rodrigué, E. (1957), sugieren que las dificultades personales que surgen en el observador silencioso se analicen en grupos de experiencia con pares (1, 4, 9, 10, 12, 16 y 24).

Las primeras generaciones formadas en el Instituto de AMPAG, cumplían con el requisito de permanecer durante un año como observadores silenciosos en los grupos privados de los miembros de la Asociación. El cambio de observador año con año, provocó tan severas dificultades en los grupos y en los mismos alumnos, que la práctica fue modificándose de manera informal y paulatina, pasando de la observación silenciosa a la coterapia docente-alumno a través de un periodo de observación participante. Es un hecho de observación generalizada, que el proceso terapéutico se trastorna cuando se introducen, en un grupo con cierto tiempo de haberse formado, coterapeutas, observadores participantes o silenciosos o terapeutas estudiantes, Mullan, H. y Rosenbaum, M. (1962) señalan, incluso, que esta situación se vive como algo que ayuda al terapeuta, pero no al grupo, que por el contrario, con frecuencia se vive explotado. Aunque el resentimiento por ser objeto de investigación o aprendizaje, puede dormitar mucho tiempo, o no salir nunca a la superficie.

Los grupos tratados por un terapeuta experimentado y un estudiante ven en éste una niñera indeseada, esposa joven, inexperta o madrastra, solterona, madre y/o rival, mientras al docente se le vive como padre. En este tipo de coterapia el terapeuta experimentado es más activo, mientras el estudiante racionaliza su pasividad o la manifiesta en forma de falta de interés o somnolencia. La dicotomía entre los papeles de aprendiz y terapeuta en el alumno, y terapeuta, maestro y supervisor en el docente, provoca confusiones y problemas en el grupo; aumenta sus necesidades de dependencia y seguridad y dificulta la eliminación de residuos transferenciales. Facilita la emergencia de sentimientos agresivos en el estudiante contra la experiencia y poder del coterapeuta. Cuando existen tensiones entre los coterapeutas se detiene el crecimiento del grupo y surgen problemas entre los pacientes. Se menciona incluso, que la coterapia, muy valiosa en la enseñanza, es desventajosa para el grupo en sí (1, 7, 8, 18 y 22).

Diálogo post sesión

Trátese de coterapia de pares (graduados o no), o de docente-alumno, la comunicación entre la pareja es imprescindible, por lo que necesita dedicarse un tiempo (30 minutos mínimo), para llevarla a cabo al terminar la sesión terapéutica. Algunos terapeutas racionalizan su necesidad de acortar el diálogo aduciendo "falta de tiempo" para realizarlo. En cinco minutos comentan que la sesión fue "muy buena e interesante" o "estuvo muy difícil, resistencial."

La realidad es que evaden la discusión por temor a la confrontación del compañero con respecto a la existencia de conflictos personales y puntos ciegos, que interfieren con la adecuada percepción de las comunicaciones de los pacientes. Si estas deficiencias no se hablan, se pueden seguir negado. En la coterapia docente-alumno, ambos pueden sentirse mutuamente perseguidos, por la inseguridad con relación a sus respectivos conocimientos. El alumno no pregunta, para no mostrar su ignorancia y el docente huye del diálogo, en vez de ponerse a estudiar para llenar las lagunas de su formación (15).

El funcionamiento del equipo terapéutico se encuentra estrechamente ligado con la transferencia y contratransferencia de sus integrantes. Todo obstáculo en su comunicación dificulta la evolución de la terapia. El diálogo interclínico permite detectar la porción transferencial no metabolizada, a través del intercambio de las percepciones y pensamientos sobre el grupo, la contratransferencia, los ecos históricos que despierta el material en cada uno, lo que se percibe en el compañero y la reacción que provoca en el otro, así como los sucesos del afuera que inciden sobre la vida de los coterapeutas. Con frecuencia, la resistencia de los pacientes a analizar ciertos aspectos de su vida corresponde a la renuencia de los coterapeutas a explorar los problemas de su interacción. Cuando se confronta el modelo de relación que se propone al grupo (esclarecer conflictos a través de su verbalización) con la relación entre los coterapeutas que ni hablan ni esclarecen, existe un doble mensaje al grupo. La unidad de los coterapeutas es una ficción (3).

La envidia es un factor común entre los coterapeutas. Cuando existe una relación didáctica explícita, la coterapia puede modelarse de acuerdo con la dinámica del poder. Existe un goce narcisista ante los problemas que puede presentar el compañero. El análisis de la problemática relativa a la envidia, poder y goce o sufrimiento narcisistas, constituye una fuerza poderosa para el progreso y el cambio.

La escuela francesa ha estudiado en forma sistemática lo que sucede en las reuniones de los equipos de trabajo en sus Seminarios de Formación. Aunque este dispositivo grupal es diferente al del grupo terapéutico en sí, como se estableció en el capítulo 3, resumo en forma muy sucinta sus hallazgos para llegar a una de sus conclusiones que resulta aplicable en su totalidad a los grupos terapéuticos, como se muestra en la viñeta del final del presente capítulo.

Bejarano, A. (1972) establece que transferencia es la respuesta global y específica del equipo de analistas en el seno de una situación analítica en la cual, cada analista pertenece a dos o más grupos, uno de ellos (el equipo interpretante), es funcionalmente diferente de los otros (conferencias, grupos pequeños) e interfiere con la marcha de estos últimos. Käes, R. (1972) caracteriza el análisis intertransferencial como el estudio de la contratransferencia del equipo coterapéutico, más el de las relaciones transferenciales laterales, centrales, grupales y extragrupales.

La intertransferencia es la intersección entre el campo de la contratransferencia del terapeuta y el de las transferencias que se constituyen en el seno del equipo. Es la respuesta específica y global del equipo en el contexto de los seminarios de formación.

Anzieu, D. (1972) ve en el análisis intertransferencial un autoanálisis colectivo, que demanda de la verbalización de material personal, en forma similar a lo que sucede en la cura psicoanalítica, cuyo fin principal es favorecer el hallazgo de la interpretación pertinente. Limita su aplicación a las dificultades que plantea la circulación fantasmática en los seminarios de formación. El análisis intertransferencial puede captar, en el conflicto interno del equipo, el eco de una fantasía inconsciente que opera entre los participantes en el grupo, y escapa a la observación del equipo hasta que surgen dificultades en su seno.

El doctor Manuel Fuentes Osuna (Q.E.P.D.) y yo trabajamos durante dos años en coterapia con un grupo homogéneo y a tiempo limitado. Teníamos una vieja amistad, el mismo nivel de formación como terapeutas de grupo en el mismo Instituto y similar número de años de ejercicio profesional y de experiencia en el trabajo con el tipo de pacientes que seleccionamos para trabajar. Decidimos formar equipo con la finalidad de comparar la efectividad de la terapia grupal de un grupo homogéneo de pacientes homosexuales con los resultados del tratamiento en grupos heterogénos. En ambas situaciones eran variados los motivos de consulta y patología subyacentes (por ejemplo, pérdidas diversas, incapacidad para establecer relaciones satisfactorias, inhibiciones profesionales, dependencias familiares irresueltas).

Durante los seis primeros meses, los coterapeutas trabajamos en el clima de colaboración y cordialidad que había caracterizado nuestra relación. Recibíamos juntos al grupo, nos turnábamos para elaborar el registro de las sesiones y cuando terminábamos la discusión del material, todavía teníamos ánimo para comentar los sucesos de nuestras vidas cotidianas durante la semana que separaba una sesión de otra.

En el grupo se formaron dos subgrupos, correspondientes a la escisión de la transferencia. Uno sólo prestaba atención a las intervenciones de Manuel. El otro sólo a las mías. Aunque esta situación se interpretaba en forma consistente no cedía, por lo que, además de confrontar a los pacientes con ella, decidimos dividir nuestras intervenciones, de manera que las hiciera quien tuviera mayores posibilidades de ser escuchado. Aceptamos, sin dificultad aparente, recibir la depositación del objeto malo del subgrupo que nos veía como tal, mientras podíamos llegar a la etapa de integración de los aspectos buenos y malos del objeto total.

Sin percatarnos del motivo, ambos comenzamos a sentirnos cansados después de la sesión. El registro que llevábamos se convirtió en una versión taquigráfica de lo sucedido, que cada quien completaba en casa. Si nos encontrábamos lejos del trabajo con el grupo volvíamos a tener mucho que compartir de nuestras vidas, pero en la post-sesión cada vez era más evidente que lo único que queríamos era salir corriendo lejos el uno del otro, hasta que decidimos darnos un espacio especial; una comida de fin de semana, para hablar sin las presiones de tiempo con las que racionalizábamos nuestras bruscas separaciones.

Cada uno de nosotros estaba sintiendo que en el grupo le tocaba la peor parte, sin contar con el rescate del compañero. Los ataques de mis "fans" a Manuel, que me parecían ingeniosos y simpáticos, él los vivía agresivos e hirientes, mientras los que su "porra" me hacía, a él le parecían banales y a mí ofensivos. El se perdía en mis interpretaciones y yo sentía que me dejaba a mí todo el trabajo. Ninguno de los dos entendía hacia dónde iba el otro, nos contradecíamos y anulábamos nuestras respectivas interpretaciones. Cada uno pensaba que el subgrupo que manifestaba transferencia positiva con él había avanzado más que el del compañero.

Revisamos el registro del material que teníamos hasta el momento y descubrimos que mucho de lo que sentíamos correspondía a la dramatización de la competencia, rivalidad y descalificación entre los padres de nuestros pacientes. Todos ellos provenían de familias divididas por la proyección entre los progenitores y sus hijos aliados, de sus respectivos objetos malos en el cónyuge, para así poder asumir el papel del objeto bueno sacrificado. Este hallazgo nos permitió interpretar al grupo el deseo de aliarse con uno de nosotros para poderse enfrentar o excluir con menor riesgo al otro, como en su infancia. Defensa contra la terrorífica unión de la pareja parental sexual y sexualizada.

Enfrentados con la pareja coterapéutica reunida, surgieron las rivalidades edípicas y pregenitales con los padres y hermanos. La restauración del nivel previo de colaboración y eficiencia de la coterapia permitió llevar a término la terapia en el tiempo previsto, con resultados satisfactorios, tanto para los pacientes como para los coterapeutas.

Bibliografía

1. Anderson, S., R. Pine y M. McLee (1972), "Resident Training of Group Psychotherapist", Int. J. Group Psychother, XXII (2): 27-42.
2. Anzieu, D. (1972), "El monitor y su función interpretante", en D. Anzieu, A. Bejarano, R. Käes, A. Missenard y J.B. Pontalis, El trabajo psicoanalítico en los grupos, México, Siglo XXI Editores, 1978, parte III, pp. 233-348.
3. Aurón, F. y B.J. García (1987), "Análisis del espacio interterapéutico", Trab. recepcional, México, AMPAG.

4. Battesay, R. (1972), "Training in Group Psychotherapy", Switzerland, Psychother & Psychosom, xx (1-2): 82-91.
5. Bejarano, A. (1972), "Resistencia y transferencia en clínica grupal", en D. Anzieu, A. Bejarano, R. Käes, A. Missenard y J.B. Pontalis, *El trabajo psicoanalítico en los grupos*, México, Siglo XXI Editores, 1978, parte II, cap. II, pp. 124-130.
6. Cohen, A., "Establecimiento de grupos en un consultorio de práctica privada", en A. Alonso y H.I. Swiller (comps.), *Psicoterapia de grupo en la práctica clínica,* México, El Manual Moderno, 1995, cap. XIX, pp. 353-362.
7. Díaz, C., R. Döring, T. Guerra y O. Márquez (1986), "La coterapia", en: *Rev. Anal Grupal*, México, III (3-4), pp. 41-59.
8. Díaz P.I., J. Guadarrama, V. Ramos, H. Socorro y J. Ives (1986), "Dinámica de la relación experto-candidato", en: *Rev. Anal Grupal*, México, III (3-4), pp. 60-88.
9. Fenchel, G.H. (1980), "The Application of Group Dynamic Methods in the Training of Group Psychotherapists" (presentado en el VII Congreso Internacional de Psicoterapia. de Grupo en Copenhague).
10. Flapan, D. (1980), "A Multi-faceted Approach to Training Group Psychotherapists" (presentado en el VII Congreso Internal. de Psicoter. de Grupo en Copenhague).
11. Ganzarain, R. y B. Buchele (1989), "Countertransference when Incest is the Problem", en R. Ganzarain, *Object Relations Group Psychotherapy*, Madison, Conn. International Universities Press, 2a. ed., 1990, cap. VI, pp. 111-132.
12. Grinberg, L., M. Langer y E. Rodrigué (1957), "Problemas y aspectos prácticos de la psicoterapia de grupo", en *ídem, Psicoterapia del grupo,* Buenos Aires, Paidós, 5a. ed., 1977, cap. III, pp.52-74.
13. Grotjahn, M. (1979), "Conciencia de la contratransferencia y su utilización", en *ídem, El arte y la técnica de la terapia grupal analítica,* Buenos Aires, Paidós, cap. XII, pp. 178-184.
14. Hadden, S. (1975), The Utilization of Therapy Group in Teaching Psychotherapy", en M. Rosembaum y M. Berger, *Group Psychotherapy and Group Function,* Nueva York, Basic Books, Inc. pp. 275-289.
15. Izaurieta, M. y I. Lenz (1982), "Transferencia-contratransferencia en un grupo femenino", Trab. recepcional, AMPAG.
16. Kadis, A., J. Krasner, C. Winick y S.H. Foulkes (1963), "Adiestramiento y actividades profesionales de los psicoterapeutas de grupo (en Norteamérica)", en *ídem, Manual de psicoterapia de grupo,* México, Fondo de Cultura Económica, 2a. reimpresión, 1982, cap. XII, pp. 189-203.
17. Käes, R. (1972), "Los seminarios analíticos de formación, una situación social límite de la institución", en D. Anzieu, A. Bejarano, R. Käes, A. Missenard y J.B. Pontalis, *El trabajo psicoanalítico en los grupos,* México, Siglo XXI Editores, 1978, parte I, pp. 22-118.
18. Lothstein, L. (1980), "Co-therapy and Supervision", en L.R. Wolberg y M.L. Aronson, *Group and Family Therapy,* Nueva York, Brunner/Mazel, pp. 305-315.

19. Mullan, H. y M. Rosenbaum, (1962), "The Training of the Group Psychotherapist", en *ídem, Group Psychotherapy, Theory and Practice,* Nueva York, The Free Press, cap. xv, pp. 297-319.
20. Roler, B. y V. Nelson (1993), "Cotherapy", en H.I. Kaplan y N.J. Sadock (comps.), *Comprehensive Group Psychotherapy,* Baltimore, Williams & Wilkins, 3a. ed., pp. 304-314.
21. Rosenbaum, M. (1971), "Co-therapy", en H.I. Kaplan y N.J. Sadock (comps), *Comprehensive Group Psychotherapy,* Baltimore, Williams & Wilkins, 3a. ed., pp. 176-185.
22. Salvendy, J.T. (1993), "Selection and Preparation of Patients and Organization of the Group", en H.I. Kaplan y N.J. Sadock (comps.), *Comprehensive Group Psychotherapy,* Baltimore, Williams & Wilkins, 3a. ed., pp. 72-84.
23. Yalom, I.D. (1995), "Training the Group Therapist", en *ídem, The Theory and Practice of Group Psychotherapy,* Nueva York, Basic Books, 5a. ed., cap. XVII, pp. 511-532.
24. Zimmermann, D. (1969), Estudios sobre psicoterapia analítica de grupo, Buenos Aires, Ediciones Hormé.

Esta obra se terminó de imprimir
en febrero de 2015, en los Talleres de

IREMA, S.A. de C.V.
Oculistas No. 43, Col. Sifón
09400, Iztapalapa, D.F.